JN022103

2023

年度版

＼これで完成！／

登録販売者 全国 過去問題集

登録販売者試験講師

石川達也／鎌田晃博／村松早織

KADOKAWA

本書の特徴

ベスト講師陣が最新問題を徹底解説！

本書は、令和４年度に全国で実施された登録販売者試験を解説した過去問題集です。合格のカギは、受験ブロックの出題傾向を踏まえた問題演習にあります。解説は、ウェブで人気の講師陣が執筆。読むだけで合格に必要な知識が身につくよう構成しています。
この1冊で学習の仕上げはカンペキです。

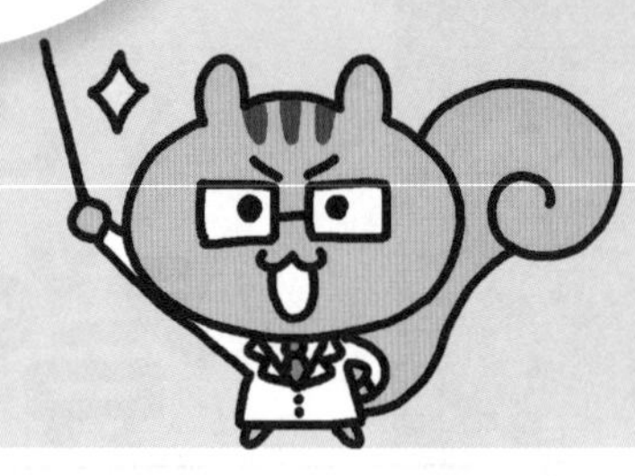

合格を叶える４つのポイント

1 必修ポイントを詳しく説明

出題傾向・実績を踏まえた解説で、読めば「出るところ」がしっかりわかります。

2 ２色刷で見やすい解説

別冊解説は本書だけの２色刷を採用。ひと目で重要なポイントがわかるから学習のしやすさ抜群です。

3 出題傾向がよくわかる講評

講師による各ブロックの問題分析が付属しており、試験の特徴がすぐにつかめます。

4 自分流の学習ができる

全国で実施された全960問を収録。苦手な章を横断して解いたり、複数ブロックの対策にも活用できます。

オールスター講師陣が解説！

石川 達也（いしかわ・たつや）

YouTuber講師の第一人者

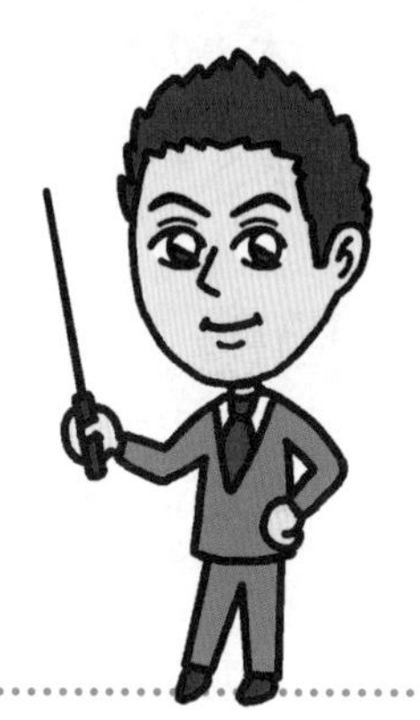

再生回数330万回を超える人気YouTuber講師。ポイントを押さえた明快な講義スタイルが特徴で、「先生のおかげで合格できました」と絶大な支持を集めている。講師歴は14年で、各種専門学校や社会人スクールで対策講師を務める。

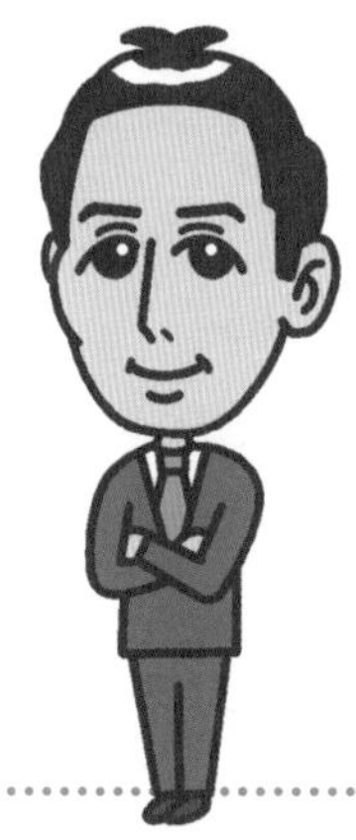

鎌田 晃博（かまだ・あきひろ）

受験サイト「医薬品 登録販売者DX」を運営

正確性に定評のある対策サイト「医薬品 登録販売者DX」の運営を行っている。製薬企業や薬局での勤務経験があり、調剤業務からOTC・漢方薬販売まで、実務にも造詣が深い。各地で受験対策講義も行っている。

村松 早織（むらまつ・さおり）

『医薬品暗記帳』のムラマツコ先生

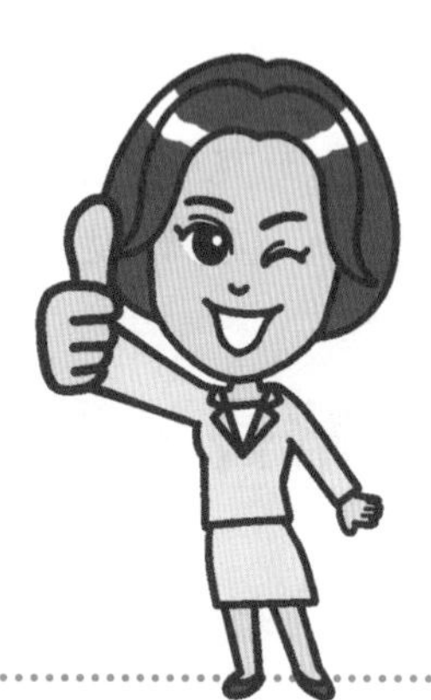

『医薬品暗記帳』など登録販売者書籍の人気著者。対策講義だけでなく、Twitter や YouTube（やっけんちゃんねる）では、延べ 1.8 万人を超えるフォロワーに向けて OTC 医薬品の情報発信を行う。ニックネームは「ムラマツコ」。

合格力が
これで身につく！

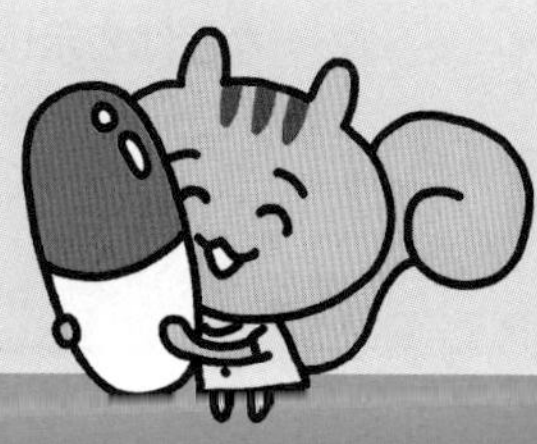

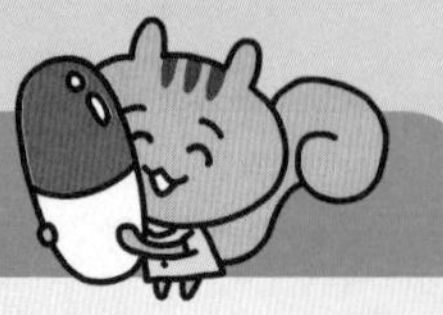

Contents

- 厚生労働省「試験問題の作成に関する手引き」（令和4年3月）に基づき2023年1月時点で解説を行っています。
- 「医薬品、医療機器等の品質、有効性及び安全性の確保等に関する法律」は、問題文中では「医薬品医療機器等法」と表記しています。
- 本文における製品名は、一般に各社の登録商標または商標です。本文中では ®、™ などは表示していません。

本文デザイン　川野有佐
本文イラスト　寺崎愛

すぐわかる！ 試験の概要

登録販売者とは

登録販売者は、一般用医薬品（OTC医薬品）を販売するために必要とされる専門資格です。「リスクが比較的高い」第二類医薬品、「リスクが比較的低い」第三類医薬品を取り扱うことができます。医薬品に関する代表的な専門資格には、薬剤師資格があります。薬剤師は全ての医薬品を扱うことができ、調剤、要指導医薬品に加え、一般用医薬品に関して「特にリスクが高い」第一類医薬品も対象とされています。

セルフメディケーションが推進されているなか、一般用医薬品はますます生活者にとって身近な存在となっています。医薬品の専門家として、登録販売者には購入者と医薬品との橋渡しを行うコーディネーターとしての役割が求められています。

登録販売者になるには

各都道府県が年1回実施する試験に合格し、販売従事登録を行うことで登録販売者となることができます。実際に業務を行うための販売従事登録については、従事する薬局等を所管する都道府県に対して申請を行う必要があります。

試験の概要

◎実施主体

試験の実施主体は各都道府県になりますが、全国で8ブロックに分かれています。各ブロック内で試験問題・試験日は共通です。試験自体は現住所や勤務地とは関係なく、どの都道府県でも受験することができ、他ブロックであれば複数回受験することも可能です。本書では、試験ブロックを下記の通り分類しています。

北海道・東北ブロック	北海道、青森、岩手、宮城、秋田、山形、福島
北関東・甲信越ブロック	茨城、栃木、群馬、新潟、山梨、長野
南関東ブロック	埼玉、千葉、東京、神奈川
北陸・東海ブロック	富山、石川、岐阜、静岡、愛知、三重
関西広域連合・福井県ブロック	滋賀、京都、大阪、兵庫、和歌山、徳島、福井
奈良県ブロック	奈良
中国・四国ブロック	鳥取、島根、岡山、広島、山口、香川、愛媛、高知
九州・沖縄県ブロック	福岡、佐賀、長崎、熊本、大分、宮崎、鹿児島、沖縄

◎受験資格

誰でも受験が可能であり、学歴や実務経験は問われません。

◎出題範囲

出題は、厚生労働省が公表している「試験問題の作成に関する手引き」に基づいて行われます。毎年特定の時期に改訂されるものではなく、不定期に内容の改訂が行われます。本書の刊行時点では、「令和４年３月」版が最新となります。なお、令和５年４月に手引きの一部改訂があり、追補をKADOKAWAオフィシャルサイトの書誌ページに掲載していますので、ご確認ください。

◎出題形式・出題数・試験時間

出題形式は択一式（マークシート方式、一部番号記述式）です。合計120問が出題されます。試験は午前と午後に分かれており、各120分の合計240分で行われます。なお、各ブロックによって試験項目の出題順序は異なります。

試験項目		出題数	試験時間
第１章	医薬品に共通する特性と基本的な知識	20問	40分
第２章	人体の働きと医薬品	20問	40分
第３章	主な医薬品とその作用	40問	80分
第４章	薬事関係法規・制度	20問	40分
第５章	医薬品の適正使用・安全対策	20問	40分
	合計	120問	240分

◎合格基準と合格率

配点は１問１点の120点満点となります。合格には、以下の２つの基準を満たすことが必要です。

・試験項目ごとに35～40％（都道府県により異なる）以上の正答

・総出題数（120問）の70％以上の正答（総得点84点以上）

全国平均の合格率は40％台ですが、各ブロックによって試験の難易度が異なるため、合格率の低い都道府県では30％程度、高い都道府県は60％程度とかなり地域差があります。

受験申込について

各都道府県が実施主体となりますので、受験予定地域の登録販売者試験に関するウェブサイト等をご確認のうえ、申込みや問合せを行ってください。

北海道・東北ブロック

北海道／青森／岩手／宮城／秋田／山形／福島

試験問題

（令和４年８月31日実施 ）

午前 （120分）	**医薬品に共通する特性と基本的な知識**（20問） **主な医薬品とその作用**（40問）
午後 （120分）	**人体の働きと医薬品**（20問） **薬事関係法規・制度**（20問） **医薬品の適正使用・安全対策**（20問）

合格基準　以下の両方の基準を満たすことが必要です。

1. 総出題数（120問）に対する正答率が70％以上（84点以上）であること
2. 試験項目ごとの出題数に対する正答率が40％以上であること

解答・解説は、別冊２ページを参照してください。

医薬品に共通する特性と基本的な知識

問1 次の記述は、医薬品の本質に関するものである。正しいものの組み合わせはどれか。

a　殺虫剤など人体に対して使用されない医薬品は、人体がそれに曝されても健康を害するおそれはない。

b　医薬品は、市販後にも、医学・薬学等の新たな知見、使用成績等に基づき、その有効性、安全性等の確認が行われる仕組みになっている。

c　医薬品医療機器等法では、健康被害の発生の可能性の有無にかかわらず、異物等の混入、変質等がある医薬品を販売等してはならない旨を定めている。

d　一般用医薬品は、医薬品医療機器等法の対象となるが、製造物責任法の対象とはならない。

1（a、b）　2（a、d）　3（b、c）　4（c、d）

問2 医薬品のリスク評価に関する以下の記述の正誤について、正しい組み合わせはどれか。

a　医薬品の効果とリスクは、用量と作用強度の関係（用量－反応関係）に基づいて評価される。

b　薬物用量が治療量上限を超えると、やがて効果よりも有害反応が強く発現する「中毒量」となり、「最小致死量」を経て、「致死量」に至る。

c　少量の投与であれば、長期投与された場合でも毒性が発現することはない。

d　動物実験により求められる50％致死量（LD_{50}）は、薬物の毒性の指標として用いられる。

	a	b	c	d
1	正	正	正	正
2	誤	正	正	正
3	正	誤	正	正
4	正	正	誤	正
5	正	正	正	誤

問3 健康食品に関する以下の記述の正誤について、正しい組み合わせはどれか。

a　健康増進や維持の助けになることが期待されるいわゆる「健康食品」は、あくまで食品であり、医薬品とは法律上区別される。

b　「栄養機能食品」は、身体の健全な成長や発達、健康維持に必要な栄養成分（ビタミン、ミネラルなど）の補給を目的としたもので、国が定めた規格基準に適合したものであれば、その栄養成分の健康機能を表示できる。

c　「特定保健用食品」は、事業者の責任で科学的根拠をもとに疾病に罹患していない者の健康維持及び増進に役立つ機能を商品のパッケージに表示するものとして国に届出された商品であるが、国の個別の許可を受けたものではない。

d　いわゆる健康食品は、医薬品との相互作用で薬物治療の妨げになることがある。

	a	b	c	d
1	正	正	誤	正
2	誤	正	正	誤
3	正	誤	正	正
4	誤	正	誤	正
5	正	誤	正	誤

問4 セルフメディケーションに関する以下の記述のうち、誤っているものはどれか。

1　地域住民の健康相談を受け、一般用医薬品の販売や必要な時に医療機関の受診を勧める業務は、セルフメディケーションの推進に欠かせない業務である。

2　適切な健康管理の下で医療用医薬品からの代替を進める観点から、セルフメディケーション税制が導入された。

3　セルフメディケーション税制は、条件を満たした場合に、税制の対象となるOTC医薬品の購入の対価について、一定の金額をその年分の総所得金額等から控除する制度である。

4　セルフメディケーション税制の対象となる一般用医薬品は、スイッチOTC医薬品のみである。

問5 以下の医薬品の副作用に関する記述について、（　）の中に入れるべき字句の正しい組み合わせはどれか。

世界保健機関（WHO）の定義によれば、医薬品の副作用とは、「疾病の予防、（ a ）、治療のため、又は身体の機能を正常化するために、人に（ b ）量で発現する医薬品の有害かつ（ c ）反応」とされている。

	a	b	c
1	診断	用いられる最小	意図しない
2	検査	通常用いられる	予測できる
3	検査	用いられる最小	予測できる
4	診断	通常用いられる	予測できる
5	診断	通常用いられる	意図しない

問6 免疫、アレルギー（過敏反応）に関する以下の記述の正誤について、正しい組み合わせはどれか。

a　免疫は、細菌やウイルスなどが人体に取り込まれたとき、人体を防御するために生じる反応である。

b　医薬品の有効成分だけでなく、基本的に薬理作用がない添加物も、アレルギーを引き起こす原因物質になり得る。

c　アレルギーには、体質的・遺伝的な要素はない。

d　医薬品の中には、鶏卵や牛乳を原材料として作られているものがあるため、それらに対するアレルギーがある人では使用を避けなければならない場合もある。

	a	b	c	d
1	正	正	正	正
2	誤	正	正	正
3	正	誤	正	正
4	正	正	誤	正
5	正	正	正	誤

問7 医薬品の使用等に関する以下の記述の正誤について、正しい組み合わせはどれか。

a　医薬品の乱用の繰り返しによって、慢性的な臓器障害等を生じるおそれがある。

b　一般用医薬品には、習慣性・依存性がある成分は含まれていない。

c　便秘薬や解熱鎮痛薬などはその時の不快な症状を抑えるための医薬品であり、長期連用すれば、重篤な疾患の発見が遅れる可能性がある。

d　使用する人の誤解や認識不足に起因する不適正な使用を防止するには、医薬品の販売等に従事する専門家が、購入者等に対して、正しい情報を伝えていくことが重要である。

	a	b	c	d
1	正	正	正	誤
2	誤	正	誤	正
3	正	誤	正	正
4	誤	誤	正	誤
5	正	誤	誤	正

問8 乳児、小児の医薬品使用に関する以下の記述のうち、誤っているものはどれか。

1　小児は、大人と比べて肝臓や腎臓の機能が未発達であるため、医薬品の成分の代謝・排泄に時間がかかる。

2　小児は、大人と比べて身体の大きさに対して腸が短く、服用した医薬品の吸収率が相対的に低い。

3　錠剤、カプセル剤等は、小児、特に乳児にそのまま飲み下させることが難しいことが多い。

4　乳児向けの用法用量が設定されている医薬品であっても、基本的には医師の診療を受けることが優先され、一般用医薬品による対処は最小限にとどめるのが望ましい。

問9 高齢者とその医薬品使用に関する以下の記述のうち、誤っているものはどれか。

1　基礎体力や生理機能の衰えの度合いの個人差はほとんどない。

2　一般に生理機能が衰えつつあり、若年時と比べて副作用を生じるリスクが高くなる。

3　医薬品の説明を理解するのに時間がかかる場合や、添付文書や製品表示の記載を読み取るのが難しい場合があり、情報提供や相談対応において特段の配慮が必要となる。

4　医薬品の副作用で口渇を生じることがあり、誤嚥を誘発しやすくなるので注意が必要である。

問10 次の記述は、妊婦又は妊娠していると思われる女性の医薬品使用に関するものである。正しいものの組み合わせはどれか。

a　ビタミンA含有製剤は、妊娠前後の一定期間に通常の用量を超えて摂取すると胎児に先天異常を起こす危険性が高まるとされている。

b　妊婦は、体の変調や不調を起こしやすいため、一般用医薬品の使用を積極的に促すべきである。

c　母体が医薬品を使用した場合に、血液－胎盤関門によって、どの程度医薬品の成分の胎児への移行が防御されるかは、すべて解明されている。

d　便秘薬には、配合成分やその用量によっては流産や早産を誘発するおそれがあるものがある。

1（a、b）　2（a、d）　3（b、c）　4（c、d）

問11 一般用医薬品の使用に関する以下の記述の正誤について、正しい組み合わせはどれか。

a　生活習慣病等の慢性疾患では、一般用医薬品を使用することでその症状が悪化することはない。

b　医療機関で治療を受ける際には、使用している一般用医薬品の情報を医療機関の医師や薬局の薬剤師等に伝えるよう購入者等に説明することが重要である。

c　医療機関での治療を特に受けていない場合であっても、医薬品の種類や配合成分等によっては、特定の症状がある人が使用するとその症状を悪化させるおそれがある。

d　一般用医薬品は、通常、その使用を中断することによる不利益よりも、重大な副作用を回避することが優先され、その兆候が現れたときには基本的に使用を中止することとされている。

	a	b	c	d
1	誤	正	誤	正
2	誤	正	正	正
3	正	正	誤	誤
4	正	誤	正	誤
5	正	誤	誤	正

問12 医薬品の品質に関する以下の記述の正誤について、正しい組み合わせはどれか。

a　医薬品の外箱等に記載されている使用期限は、未開封状態で適切に保管された場合に品質が保持される期限である。

b　一般用医薬品は、家庭における常備薬として購入されることも多いことから、外箱等に記載されている使用期限から十分な余裕をもって販売がなされることが重要である。

c　配合されている成分には、高温や多湿、光によって品質の劣化を起こしやすいものが多い。

d　医薬品は、適切な保管・陳列がなされると、経時変化による品質の劣化は起こらない。

	a	b	c	d
1	誤	正	誤	正
2	誤	正	正	誤
3	正	正	正	誤
4	正	誤	正	正
5	正	誤	誤	正

問13 適切な医薬品選択と受診勧奨に関する以下の記述のうち、誤っているものはどれか。

1　一般用医薬品の販売等に従事する専門家は、購入者等に対して常に科学的な根拠に基づいた正確な情報提供を行い、セルフメディケーションを適切に支援していくことが期待されている。

2　軽度の症状について一般用医薬品を使用して対処した場合であっても、一定期間若しくは一定回数使用しても症状の改善がみられない又は悪化したときには、医療機関を受診して医師の診療を受ける必要がある。

3　乳幼児や妊婦では、通常の成人の場合に比べ、一般用医薬品で対処可能な範囲は限られる。

4　一般用医薬品には、使用してもドーピングに該当する成分を含んだものはない。

問14 以下の医薬品医療機器等法第4条第5項第4号に規定されている一般用医薬品の定義に関する記述について、(　)の中に入れるべき字句の正しい組み合わせはどれか。

医薬品のうち、その効能及び効果において人体に対する作用が（ a ）ものであって、（ b ）情報に基づく需要者の選択により使用されることが目的とされているもの（要指導医薬品を除く。）

	a	b
1	著しい	薬剤師その他の医薬関係者から提供された
2	緩やかな	自ら取得した
3	緩やかな	薬剤師その他の医薬関係者から提供された
4	著しくない	薬剤師その他の医薬関係者から提供された
5	著しくない	自ら取得した

問15 一般用医薬品の役割に関する以下の記述の正誤について、正しい組み合わせはどれか。

a　重度な疾病に伴う症状の改善
b　健康状態の自己検査
c　生活の質（QOL）の改善・向上
d　健康の維持・増進

	a	b	c	d
1	正	正	正	正
2	誤	正	正	正
3	正	誤	正	正
4	正	正	誤	正
5	正	正	正	誤

問16 医薬品の販売時に専門家が購入者から確認しておきたい基本的なポイントに関する以下の記述の正誤について、正しい組み合わせはどれか。

a　その医薬品を使用する人として、小児や高齢者、妊婦等が想定されるか。
b　その医薬品を使用する人が過去にアレルギーや医薬品による副作用等の経験があるか。
c　その医薬品を使用する人が医療機関で治療を受けていないか。
d　何のためにその医薬品を購入しようとしているか（購入者等のニーズ、購入の動機）。

	a	b	c	d
1	正	正	正	正
2	誤	正	正	正
3	正	誤	正	正
4	正	正	誤	正
5	正	正	正	誤

問17 次の記述は、医薬品の販売時のコミュニケーションに関するものである。正しいものの組み合わせはどれか。

a　購入者側に情報提供を受けようとする意識が乏しい場合にあっては、コミュニケーションを取らなくてもよい。

b　購入者等が医薬品を使用する状況は、随時変化する可能性があるが、販売時のコミュニケーションの機会が継続的に確保されるよう配慮する必要はない。

c　一般用医薬品の場合、必ずしも情報提供を受けた当人が医薬品を使用するとは限らないことを踏まえ、販売時のコミュニケーションを考える必要がある。

d　情報提供を受ける購入者等が医薬品を使用する本人で、かつ、現に症状等がある場合には、その人の状態や様子全般から得られる情報も、状況把握につながる重要な手がかりとなる。

1（a、b）　2（a、c）　3（b、d）　4（c、d）

問18 サリドマイド製剤及びサリドマイド訴訟に関する以下の記述の正誤について、正しい組み合わせはどれか。

a　サリドマイド製剤は、血管新生を促進する作用がある。

b　サリドマイド訴訟とは、サリドマイド製剤を妊娠している女性が使用したことにより、出生児に四肢欠損、耳の障害等の先天異常が発生したことに対する損害賠償訴訟である。

c　日本では、西ドイツ（当時）の企業から勧告や警告が発せられていたにもかかわらず、出荷停止や販売停止、回収措置等の対応の遅さが問題視された。

d　サリドマイドの薬害事件によって、世界保健機関（WHO）加盟国を中心に市販後の副作用情報の収集の重要性が改めて認識され、各国における副作用情報の収集体制の整備が図られることとなった。

	a	b	c	d
1	誤	誤	正	正
2	正	正	誤	正
3	誤	正	誤	誤
4	誤	正	正	正
5	正	誤	誤	誤

問19 次の記述は、亜急性脊髄視神経症（スモン）及びスモン訴訟に関するものである。正しいものの組み合わせはどれか。

a　スモンの症状は、初期には腹部の膨満感から激しい腹痛を伴う下痢を生じ、次第に下半身の痺れや脱力、歩行困難等が現れる。

b　スモン患者に対しては、施術費及び医療費の自己負担分の公費負担や重症患者に対する介護事業等が講じられている。

c　スモン訴訟により、緊急に必要とされる医薬品を迅速に供給するための「緊急輸入」制度が創設された。

d　スモン訴訟により、血液製剤の安全確保対策として検査や献血時の問診の充実が図られた。

1（a、b）　2（a、c）　3（b、d）　4（c、d）

問20 ヒト免疫不全ウイルス（HIV）及びHIV訴訟に関する以下の記述のうち、正しいものはどれか。

1　血友病患者が、HIVが混入したアルブミン製剤の投与を受けたことにより、HIVに感染したことに対する損害賠償訴訟である。

2　HIVに感染することにより、認知症に類似した症状が現れ、死に至る重篤な神経難病となる。

3　国は、HIV訴訟の和解を踏まえ、エイズ治療・研究開発センター及び拠点病院の整備や治療薬の早期提供等の様々な取り組みを推進してきている。

4　HIV訴訟を契機として、医薬品副作用被害救済制度が創設された。

主な医薬品とその作用

問21 第1欄の記述は、かぜ薬として使用される漢方処方製剤に関するものである。第1欄の記述に該当する漢方処方製剤として正しいものは第2欄のどれか。

第1欄

体力中等度又はやや虚弱で、多くは腹痛を伴い、ときに微熱・寒気・頭痛・吐きけなどのあるものの胃腸炎、かぜの中期から後期の症状に適すとされる。

第2欄

1 桂枝湯　2 小青竜湯　3 柴胡桂枝湯　4 麻黄湯　5 香蘇散

問22 次の表は、あるかぜ薬に含まれている成分の一覧である。

9錠中

成分	分量
アセトアミノフェン	900mg
クレマスチンフマル酸塩	1.34mg
ジヒドロコデインリン酸塩	24mg
ノスカピン	48mg
dl-メチルエフェドリン塩酸塩	60mg
グアヤコールスルホン酸カリウム	240mg
無水カフェイン	75mg
ベンフォチアミン	24mg

この一般用医薬品に関する以下の記述の正誤について、正しい組み合わせはどれか。

a クレマスチンフマル酸塩は、抗アドレナリン作用によって鼻汁分泌やくしゃみを抑えることを目的として配合されている。

b ノスカピンは、鎮咳作用を目的として配合されている。

c グアヤコールスルホン酸カリウムは、去痰作用を目的として配合されている。

d ベンフォチアミンには疲労回復の作用がある。

	a	b	c	d
1	正	誤	正	正
2	正	誤	誤	誤
3	正	正	正	誤
4	誤	正	誤	正
5	誤	正	正	正

問23 以下の解熱鎮痛薬に関する記述について、( )の中に入れるべき字句の正しい組み合わせはどれか。

解熱鎮痛成分により末梢におけるプロスタグランジンの産生が（ a ）されると、腎血流量が（ b ）するため、腎機能に障害があると、その症状を悪化させる可能性がある。

また、胃酸分泌が（ c ）するとともに胃壁の血流量が低下して、胃粘膜障害を起こしやすくなる。そうした胃への悪影響を軽減するため、なるべく（ d ）を避けて服用することとなっている場合が多い。

	a	b	c	d
1	促進	増加	減少	食後
2	促進	増加	増加	空腹時
3	促進	減少	増加	食後
4	抑制	減少	増加	空腹時
5	抑制	減少	減少	空腹時

問24 解熱鎮痛薬の配合成分に関する以下の記述の正誤について、正しい組み合わせはどれか。

a　アセトアミノフェンは、主として中枢作用によって解熱・鎮痛をもたらすため、末梢における抗炎症作用は期待できない。

b　エテンザミドは、作用の仕組みの違いによる相乗効果を期待して、他の解熱鎮痛成分と組み合わせて配合されることが多い。

c　シャクヤクは、発汗を促して解熱を助ける作用を期待して配合される。

d　ブロモバレリル尿素は、解熱鎮痛成分の鎮痛作用を助ける目的で配合されている場合がある。

	a	b	c	d
1	正	正	正	正
2	正	正	正	誤
3	正	正	誤	正
4	正	誤	正	正
5	誤	正	正	正

問25 眠気を防ぐ薬の配合成分に関する以下の記述のうち、誤っているものはどれか。

1　カフェインの作用には、腎臓におけるナトリウムイオンの再吸収抑制があり、尿量の増加をもたらす。

2　吸収されて循環血液中に移行したカフェインの一部は、血液－胎盤関門を通過して胎児に到達する。

3　授乳中の女性がカフェインを大量に摂取したり、カフェインを連用したりした場合には、乳児の体内にカフェインが蓄積して、徐脈を引き起こす可能性がある。

4　眠気による倦怠感を和らげる補助成分として、ニコチン酸アミドが配合されている場合がある。

問26 乗物酔い防止薬の配合成分に関する以下の記述の正誤について、正しい組み合わせはどれか。

a　ジプロフィリンは、排尿困難の症状がある人や緑内障の診断を受けた人では、その症状を悪化させるおそれがある。

b　プロメタジンを含む成分については、外国において、乳児突然死症候群や乳児睡眠時無呼吸発作のような致命的な呼吸抑制を生じたとの報告があるため、15歳未満の小児では使用を避ける必要がある。

c　スコポラミン臭化水素酸塩水和物は、肝臓で代謝されにくいため、抗ヒスタミン成分と比べて作用の持続時間は長い。

d　脳に軽い興奮を起こさせて平衡感覚の混乱によるめまいを軽減させることを目的として、アリルイソプロピルアセチル尿素が配合されている場合がある。

	a	b	c	d
1	正	誤	正	正
2	正	正	誤	正
3	誤	正	誤	誤
4	誤	正	正	誤
5	誤	誤	誤	正

問27 次の表は、ある小児鎮静薬に含まれている成分の一覧である。

1日量（60粒中）

成分	分量
ジャコウ	1.0mg
ゴオウ	9.0mg
レイヨウカク	30.0mg
ギュウタン	12.0mg
ニンジン	110.0mg
オウレン	60.0mg
カンゾウ	60.0mg
チョウジ	9.0mg

この一般用医薬品に関する以下の記述の正誤について、正しい組み合わせはどれか。

a　ジャコウは、緊張や興奮を鎮め、また、血液の循環を促す作用を期待して用いられる。

b　チョウジは、香りによる健胃作用を期待して用いられる。

c　カンゾウは、他の医薬品等から摂取されるグリチルリチン酸も含め、その総量が継続して多くならないよう注意されるべきである。

d　ゴオウは、緊張や興奮を鎮め、また、血液の循環を促す作用を期待して用いられる。

	a	b	c	d
1	正	正	正	正
2	正	誤	誤	誤
3	正	正	正	誤
4	誤	正	誤	正
5	誤	誤	正	誤

問28 咳や痰が生じる仕組み及び鎮咳去痰薬に関する以下の記述の正誤について、正しい組み合わせはどれか。

a ジヒドロコデインリン酸塩を含む医薬品は、12歳未満の小児等への使用は禁忌である。

b 咳は、気管や気管支に何らかの異変が起こったときに、その刺激が中枢神経系に伝わり、延髄にある咳嗽中枢の働きによって引き起こされる反応である。

c 鎮咳去痰薬には、錠剤、カプセル剤、顆粒剤、散剤、内用液剤、シロップ剤のほか、口腔咽喉薬の目的を兼ねたトローチ剤やドロップ剤がある。

d 呼吸器官に感染を起こしたときは、気道粘膜からの粘液分泌が減り、その粘液に気道に入り込んだ異物や粘膜上皮細胞の残骸などが混じって痰となる。

	a	b	c	d
1	正	正	正	誤
2	誤	誤	正	正
3	誤	正	誤	正
4	正	誤	誤	正
5	誤	正	正	誤

問29 鎮咳去痰薬に配合される生薬成分に関する以下の記述の正誤について、正しい組み合わせはどれか。

a ナンテンジツは、知覚神経・末梢運動神経に作用して咳止めに効果があるとされる。

b セネガは、去痰作用を期待して用いられる。

c バクモンドウは、鎮咳、去痰、滋養強壮等の作用を期待して用いられる。

d オンジは、鎮咳作用を期待して用いられる。

	a	b	c	d
1	正	正	正	誤
2	誤	誤	正	正
3	誤	正	誤	正
4	正	誤	誤	正
5	誤	正	正	誤

問30 次の記述は、口腔咽喉薬及び含嗽薬に関するものである。正しいものの組み合わせはどれか。

a 噴射式の液剤は、息を吸いながら噴射すると気管支や肺に入ってしまうおそれがあるため、軽く息を吐きながら噴射することが望ましい。

b グリチルリチン酸二カリウムは、口腔内や喉に付着した細菌等の微生物を死滅させたり、その増殖を抑えることを目的として用いられる。

c デカリニウム塩化物は、炎症を生じた粘膜組織の修復を促す作用を期待して配合されている場合がある。

d クロルヘキシジングルコン酸塩が配合された含嗽薬は、口腔内に傷やひどいただれのある人では、強い刺激を生じるおそれがあるため、使用を避ける必要がある。

1（a、b） 2（a、d） 3（b、c） 4（c、d）

問31 次の記述は、胃腸の薬の配合成分に関するものである。正しいものの組み合わせはどれか。

a リュウタンは、胆汁の分泌を促す作用があるとされ、消化を助ける効果を期待して用いられる。

b オウバク、オウレン、センブリといった生薬成分が配合された健胃薬は、散剤をオブラートで包む等、味や香りを遮蔽する方法で服用されると効果が期待できない。

c 味覚や嗅覚に対する刺激以外の作用による健胃成分として、乾燥酵母やカルニチン塩化物が配合されている場合がある。

d スクラルファートは、炭水化物、脂質、タンパク質等の分解に働く酵素を補うことにより、胃や腸の内容物の消化を助けることを目的として用いられる。

1（a、b） 2（a、d） 3（b、c） 4（c、d）

問32 瀉下薬の配合成分に関する以下の記述のうち、誤っているものはどれか。

1　ヒマシ油は、小腸でリパーゼの働きによって生じる分解物が、小腸を刺激することで瀉下作用をもたらすと考えられている。

2　ピコスルファートナトリウムは、小腸で分解されて、小腸への刺激作用を示す。

3　カルメロースナトリウムは、腸管内で水分を吸収して腸内容物に浸透し、糞便のかさを増やすとともに糞便を柔らかくする。

4　マルツエキスは、主成分である麦芽糖が腸内細菌によって分解して生じるガスによって便通を促すとされる。

問33 止瀉薬の配合成分に関する以下の記述の正誤について、正しい組み合わせはどれか。

a　ビスマスを含む成分は収斂作用のほか、腸内で発生した有毒物質を分解する作用も持つとされるため、細菌性の下痢や食中毒のときに使用するとよい。

b　木クレオソートは、過剰な腸管の運動を正常化し、あわせて水分や電解質の分泌も抑える止瀉作用がある。

c　タンニン酸ベルベリンは、牛乳にアレルギーがある人では使用を避ける必要がある。

d　ロペラミド塩酸塩は、中枢神経系を抑制する作用があり、副作用としてめまいや眠気が現れることがある。

	a	b	c	d
1	正	正	正	誤
2	誤	誤	正	正
3	誤	正	誤	正
4	正	誤	誤	正
5	誤	正	正	誤

問34 第１欄の記述は、腸の不調を改善する目的で用いられる漢方処方製剤に関するものである。第１欄の記述に該当する漢方処方製剤として正しいものは第２欄のどれか。

第１欄

体力中等度以上で、下腹部痛があって、便秘しがちなものの月経不順、月経困難、月経痛、便秘、痔疾に適すとされるが、体の虚弱な人、胃腸が弱く下痢しやすい人では、激しい腹痛を伴う下痢等の副作用が現れやすい等、不向きとされる。

第２欄

1　桂枝加芍薬湯　　2　人参湯（理中丸）　　3　安中散

4　大黄牡丹皮湯　　5　麻子仁丸

問35 胃腸鎮痛鎮痙薬の配合成分に関する以下の記述のうち、正しいものはどれか。

1　パパベリン塩酸塩は、抗コリン成分と異なり自律神経系を介した作用ではないため、眼圧を上昇させる作用を示さない。

2　メチルベナクチジウム臭化物は、消化管の粘膜及び平滑筋に対する麻酔作用による鎮痛鎮痙の効果を期待して配合されている。

3　アミノ安息香酸エチルは、メトヘモグロビン血症を起こすおそれがあるため、12歳未満の小児への使用は避ける必要がある。

4　オキセサゼインは、局所麻酔作用のほか、胃液分泌を抑える作用もあるとされ、胃腸鎮痛鎮痙薬と制酸薬の両方の目的で使用される。

問36 浣腸薬及びその配合成分に関する以下の記述の正誤について、正しい組み合わせはどれか。

a　ビサコジルは、直腸内で徐々に分解して炭酸ガスの微細な気泡を発生することで直腸を刺激する作用を期待して用いられる。
b　グリセリンが配合された浣腸薬は、肛門や直腸の粘膜に損傷があり出血している場合に使用される。
c　ソルビトールは、浸透圧の差によって腸管壁から水分を取り込んで直腸粘膜を刺激し、排便を促す効果を期待して用いられる。
d　腹痛が著しい場合や便秘に伴って吐きけや嘔吐が現れた場合には、急性腹症の可能性があり、浣腸薬の配合成分の刺激によってその症状を悪化させるおそれがある。

	a	b	c	d
1	正	正	正	誤
2	誤	誤	正	正
3	誤	正	誤	正
4	正	誤	誤	正
5	誤	正	正	誤

問37 強心薬に配合される生薬成分に関する以下の記述の正誤について、正しい組み合わせはどれか。

a　ジンコウは、中枢神経系の刺激作用による気つけの効果を期待して用いられる。
b　1日用量中センソ1mgを超えて含有する医薬品は、劇薬に指定されている。
c　ロクジョウは、強心作用のほか、強壮、血行促進の作用があるとされる。
d　インヨウカクは、強心作用のほか、呼吸中枢を刺激して呼吸機能を高めたり、意識をはっきりさせる作用がある。

	a	b	c	d
1	正	誤	誤	正
2	正	正	正	誤
3	誤	誤	正	誤
4	正	正	誤	正
5	誤	誤	正	正

問38 以下の血中コレステロールに関する記述について、（　）の中に入れるべき字句の正しい組み合わせはどれか。

コレステロールは細胞の構成成分で、（ a ）や胆汁酸等の生理活性物質の産生に重要な物質である。

コレステロールは水に（ b ）物質であるため、血液中では血漿タンパク質と結合したリポタンパク質となって存在する。リポタンパク質は比重によっていくつかの種類に分類されるが、そのうち（ c ）は、コレステロールを肝臓から末梢組織へと運ぶリポタンパク質である。

	a	b	c
1	副腎皮質ホルモン	溶けやすい	高密度リポタンパク質
2	副腎皮質ホルモン	溶けにくい	低密度リポタンパク質
3	副腎皮質ホルモン	溶けにくい	高密度リポタンパク質
4	副腎髄質ホルモン	溶けにくい	低密度リポタンパク質
5	副腎髄質ホルモン	溶けやすい	高密度リポタンパク質

問39 次の記述は、貧血及び貧血用薬の配合成分に関するものである。正しいものの組み合わせはどれか。

a　ビタミンB6は、消化管内で鉄が吸収されやすい状態に保つことを目的として用いられる。
b　鉄分の摂取不足を生じても、初期にはヘモグロビン量自体は変化せず、ただちに貧血の症状は現れない。
c　コバルトは、ヘモグロビンの産生過程で、鉄の代謝や輸送に重要な役割を持つ。
d　鉄分の吸収は、食後より空腹時のほうが高いとされている。

1（a、b）　2（a、c）　3（b、d）　4（c、d）

問40 次のうち、循環器用薬に含まれる成分とその主な作用として、正しいものの組み合わせはどれか。

	成分		主な作用
a	ヘプロニカート	―	高血圧等における毛細血管の補強、強化
b	ルチン	―	遊離したニコチン酸による、末梢の血液循環の改善
c	コウカ	―	末梢の血行を促してうっ血を除く
d	ユビデカレノン	―	心筋の酸素利用効率を高めて、収縮力を高める

1（a、b）　2（a、d）　3（b、c）　4（c、d）

問41 次の記述は、外用痔疾用薬及びその配合成分に関するものである。正しいものの組み合わせはどれか。

a　坐剤及び注入軟膏は、局所に適用されるものであるため、全身的な影響を考慮する必要はない。

b　アミノ安息香酸エチルは、局所麻酔成分として痔に伴う痛み・痒みを和らげることを目的として用いられる。

c　ジフェンヒドラミンは、痔に伴う痒みを和らげることを目的として用いられる。

d　セチルピリジニウム塩化物は、肛門部の創傷の治癒を促す効果を期待して配合される組織修復成分である。

1（a、b）　2（a、d）　3（b、c）　4（c、d）

問42 内用痔疾用薬の配合成分に関する以下の記述の正誤について、正しい組み合わせはどれか。

a　セイヨウトチノミは、殺菌作用を期待して配合される。

b　カルバゾクロムは、止血効果を期待して配合される。

c　ビタミンEは、うっ血を改善する効果を期待して配合される。

d　オウゴンは、抗炎症作用を期待して配合される。

	a	b	c	d
1	正	正	誤	正
2	正	誤	誤	正
3	正	誤	正	誤
4	誤	正	正	誤
5	誤	正	正	正

問43 泌尿器用薬として用いられる生薬成分に関する以下の記述の正誤について、正しい組み合わせはどれか。

a　ウワウルシは、尿路の殺菌消毒効果を期待して用いられる。

b　カゴソウは、利尿作用を期待して用いられる。

c　キササゲは、利尿作用を期待して用いられる。

d　モクツウは、利尿作用を期待して用いられる。

	a	b	c	d
1	正	誤	正	正
2	正	正	誤	誤
3	正	正	正	正
4	誤	正	誤	正
5	誤	誤	正	誤

問44 婦人薬として用いられる主な漢方処方製剤に関する以下の記述の正誤について、正しい組み合わせはどれか。

a 加味逍遙散は体力中等度以下で、手足がほてり、唇が乾くものの月経不順、月経困難、こしけ（おりもの）、更年期障害、不眠、神経症、湿疹・皮膚炎、足腰の冷え、しもやけ、手あれ（手の湿疹・皮膚炎）に適すとされるが、胃腸の弱い人では、不向きとされる。

b 五積散は、体力虚弱で、冷え症で皮膚が乾燥、色つやの悪い体質で胃腸障害のないものの月経不順、月経異常、更年期障害、血の道症、冷え症、しもやけ、しみ、貧血、産後あるいは流産後の疲労回復に適すとされるが、体の虚弱な人（体力の衰えている人、体の弱い人）、胃腸の弱い人、下痢しやすい人では、胃部不快感、腹痛、下痢等の副作用が現れやすい等、不向きとされる。

c 当帰芍薬散は、体力中等度又はやや虚弱で、冷えがあるものの胃腸炎、腰痛、神経痛、関節痛、月経痛、頭痛、更年期障害、感冒に適すとされるが、体の虚弱な人（体力の衰えている人、体の弱い人）、胃腸の弱い人、発汗傾向の著しい人では、不向きとされる。

d 桂枝茯苓丸は、比較的体力があり、ときに下腹部痛、肩こり、頭重、めまい、のぼせて足冷えなどを訴えるものの、月経不順、月経異常、月経痛、更年期障害、血の道症、肩こり、めまい、頭重、打ち身（打撲症）、しもやけ、しみ、湿疹・皮膚炎、にきびに適すとされるが、体の虚弱な人（体力の衰えている人、体の弱い人）では不向きとされる。

	a	b	c	d
1	正	誤	誤	誤
2	正	正	誤	誤
3	誤	正	正	正
4	誤	正	正	誤
5	誤	誤	誤	正

問45 抗ヒスタミン成分に関する以下の記述の正誤について、正しい組み合わせはどれか。

a クロルフェニラミンマレイン酸塩は、肥満細胞から遊離したヒスタミンが受容体と反応するのを妨げることにより、抗ヒスタミン作用を示す。

b 抗ヒスタミン成分は、抗コリン作用を示さず、排尿困難の副作用が現れることはない。

c ジフェンヒドラミン塩酸塩は、吸収されたジフェンヒドラミンの一部が乳汁に移行して乳児に昏睡を生じるおそれがある。

d メキタジンは、まれに重篤な副作用としてショック（アナフィラキシー）、肝機能障害、血小板減少を生じることがある。

	a	b	c	d
1	誤	誤	誤	正
2	正	正	誤	誤
3	誤	誤	正	誤
4	正	誤	正	正
5	誤	正	正	誤

問46 次の記述は、アレルギー及びアレルギー用薬（鼻炎用内服薬を含む。）に関するものである。正しいものの組み合わせはどれか。

a 一般用医薬品のアレルギー用薬は、一時的な症状の緩和に用いられるが、５～６日間使用しても症状の改善がみられない場合であっても、医師の診療を受ける必要はない。

b 一般用医薬品のアレルギー用薬には、アトピー性皮膚炎による慢性湿疹の治療に用いることを目的とするものがある。

c アレルギー用薬と鼻炎用点鼻薬には、同じ成分又は同種の作用を有する成分が重複することがあり、それらは相互に影響し合わないとの誤った認識に基づいて、併用されることのないよう注意が必要である。

d 皮膚症状が治まると喘息が現れるというように、種々のアレルギー症状が連鎖的に現れることがある。

1（a、b）	2（a、c）	3（b、d）	4（c、d）

問47 **鼻炎用点鼻薬の配合成分に関する以下の記述の正誤について、正しい組み合わせはどれか。**

a　アドレナリン作動成分が配合された点鼻薬は、過度に使用されると鼻粘膜の血管が反応しなくなり、鼻づまりがひどくなりやすい。

b　鼻粘膜の炎症を和らげることを目的として、グリチルリチン酸二カリウムが配合されている場合がある。

c　ベンザルコニウム塩化物は、黄色ブドウ球菌、溶血性連鎖球菌及び結核菌に対する殺菌消毒作用を示す。

d　鼻粘膜の過敏性や痛みや痒みを抑えることを目的として、リドカイン塩酸塩が配合されている場合がある。

	a	b	c	d
1	正	正	正	誤
2	誤	誤	正	正
3	正	正	誤	正
4	正	誤	誤	正
5	誤	正	正	誤

問48 **次の記述は、眼科用薬の配合成分に関するものである。正しいものの組み合わせはどれか。**

a　イプシロン-アミノカプロン酸は、炎症の原因となる物質の生成を抑える作用を示し、目の炎症を改善する効果を期待して用いられる。

b　ネオスチグミンメチル硫酸塩は、結膜を通っている血管を収縮させて目の充血を除去することを目的として、配合されている場合がある。

c　パンテノールは、末梢の微小循環を促進させることにより、結膜充血、疲れ目の症状を改善する効果を期待して用いられる。

d　アスパラギン酸カリウムは、新陳代謝を促し、目の疲れを改善する効果を期待して、配合されている場合がある。

1（a、b）　2（a、d）　3（b、c）　4（c、d）

問49 **殺菌消毒成分に関する以下の記述のうち、誤っているものはどれか。**

1　アクリノールは、黄色ブドウ球菌に対する殺菌消毒作用を示す。

2　オキシドール（過酸化水素水）は、黄色ブドウ球菌に対する殺菌消毒作用を示す。

3　イソプロピルメチルフェノールは、細菌や真菌類のタンパク質を変性させることにより殺菌消毒作用を示す。

4　ベンザルコニウム塩化物は、石けんとの混合により殺菌消毒効果が高まる。

問50 **皮膚に用いる薬に関する以下の記述の正誤について、正しい組み合わせはどれか。**

a　皮膚に温感刺激を与え、末梢血管を収縮させて患部の血行を促す効果を期待して、カプサイシンが配合されている場合がある。

b　ケトプロフェンが配合された外皮用薬を使用している間及び使用後は、当分の間、塗布部が紫外線に当たるのを避ける必要がある。

c　インドメタシンを主薬とする外皮用薬には、11歳未満の小児向けの製品はない。

d　ステロイド性抗炎症成分を含有する外皮用の一般用医薬品は、広範囲に生じた皮膚症状を対象とするものである。

	a	b	c	d
1	正	正	誤	誤
2	誤	誤	誤	正
3	正	正	正	正
4	正	誤	正	誤
5	誤	正	正	誤

問51 歯痛・歯槽膿漏薬の配合成分に関する以下の記述の正誤について、正しい組み合わせはどれか。

a 炎症を起こした歯周組織の修復を助け、また、毛細血管を強化して炎症による腫れや出血を抑える効果を期待して、アスコルビン酸が配合されている場合がある。
b 抗炎症、抗菌などの作用を期待して、カミツレが用いられる。
c 炎症を起こした歯周組織からの出血を抑える作用を期待して、チモールが配合されている場合がある。
d 炎症を起こした歯周組織の修復を促す作用のほか、歯肉炎に伴う口臭を抑える効果も期待して、銅クロロフィリンナトリウムが配合されている場合がある。

	a	b	c	d
1	正	正	誤	正
2	正	誤	正	誤
3	誤	正	正	誤
4	誤	誤	正	正
5	誤	正	誤	誤

問52 口内炎及び口内炎用薬に関する以下の記述の正誤について、正しい組み合わせはどれか。

a 一般用医薬品の副作用として口内炎が現れることがある。
b 口内炎は、通常であれば１～２週間で自然寛解する。
c フィトナジオンは、患部からの細菌感染防止を目的として配合されている場合がある。
d シコンは、組織修復促進や抗菌などの作用を期待して配合される。

	a	b	c	d
1	正	正	誤	正
2	正	誤	正	誤
3	正	正	正	誤
4	誤	誤	正	正
5	誤	正	誤	誤

問53 禁煙補助剤に関する以下の記述の正誤について、正しい組み合わせはどれか。

a 咀嚼剤を噛む際は、なるべく多くの唾液が分泌されるように噛む必要がある。
b 口腔内が酸性になるとニコチンの吸収が増加するため、口腔内を酸性にする食品を摂取した後しばらくは咀嚼剤の使用を避けることとされている。
c 禁煙に伴うイライラ感、集中困難、落ち着かないなどのニコチン離脱症状は、通常、禁煙開始から１～２週間の間に起きることが多い。
d アドレナリン作動成分が配合された医薬品（鎮咳去痰薬、鼻炎用薬、痔疾用薬等）との併用により、その作用を減弱させるおそれがある。

	a	b	c	d
1	正	誤	誤	正
2	正	正	正	誤
3	誤	誤	正	誤
4	正	正	誤	正
5	誤	正	正	正

問54 ビタミン成分に関する以下の記述の正誤について、正しい組み合わせはどれか。

a ビタミンＡは、夜間視力を維持したり、皮膚や粘膜の機能を正常に保つために重要な栄養素である。
b ビタミンＢ１は、炭水化物からのエネルギー産生に不可欠な栄養素で、腸管運動を促進する働きがある。
c ビタミンＣの過剰症として、高カルシウム血症と異常石灰化がある。
d ビタミンＤは、赤血球の形成を助け、また、神経機能を正常に保つために重要な栄養素である。

	a	b	c	d
1	正	正	誤	正
2	正	誤	正	誤
3	誤	正	正	誤
4	誤	誤	正	正
5	正	正	誤	誤

問55 滋養強壮保健薬の配合成分に関する以下の記述の正誤について、正しい組み合わせはどれか。

a　ヘスペリジンは、肝臓の働きを助け、肝血流を促進する働きがあり、全身倦怠感や疲労時の栄養補給を目的として配合されている場合がある。
b　ガンマ－オリザノールは、米油及び米胚芽油から見出された抗酸化作用を示す成分である。
c　ハンピは、イネ科のハトムギの種皮を除いた種子を基原とする生薬で、肌荒れやいぼに用いられる。
d　アスパラギン酸ナトリウムは、皮膚におけるメラニンの生成を抑えるとともに、皮膚の新陳代謝を活発にしてメラニンの排出を促す働きがある。

	a	b	c	d
1	正	正	誤	正
2	正	誤	正	誤
3	誤	正	正	誤
4	誤	誤	正	正
5	誤	正	誤	誤

問56 第１欄の記述は、漢方処方製剤の適用となる症状・体質、主な副作用に関するものである。第１欄の記述に該当する漢方処方製剤として正しいものは第２欄のどれか。

第１欄

体力中等度以上で、のぼせぎみで顔色赤く、いらいらして落ち着かない傾向のあるものの鼻出血、不眠症、神経症、胃炎、二日酔い、血の道症、めまい、動悸、更年期障害、湿疹・皮膚炎、皮膚のかゆみ、口内炎に適すとされるが、体の虚弱な人（体力の衰えている人、体の弱い人）では不向きとされる。まれに重篤な副作用として肝機能障害、間質性肺炎、腸間膜静脈硬化症が起こることが知られている。

第２欄

1　黄連解毒湯　　2　防已黄耆湯　　3　防風通聖散　　4　小柴胡湯　　5　清上防風湯

問57 生薬成分に関する以下の記述の正誤について、正しい組み合わせはどれか。

a　サンザシは、鎮痛、抗菌の作用を期待して用いられる。
b　ブクリョウは、解熱、鎮痙の作用を期待して用いられる。
c　ブシは、心筋の収縮力を高めて血液循環を改善する作用を期待して用いられる。
d　サイコは、抗炎症、鎮痛の作用を期待して用いられる。

	a	b	c	d
1	正	正	誤	正
2	正	誤	正	誤
3	誤	正	正	誤
4	誤	誤	正	正
5	誤	正	誤	誤

問58 感染症及び消毒薬に関する以下の記述の正誤について、正しい組み合わせはどれか。

a　一般に、夏はウイルスによる食中毒が、冬は細菌による食中毒が発生することが多いと言われている。
b　殺菌・消毒とは、物質中のすべての微生物を殺滅又は除去することである。
c　イソプロパノールのウイルスに対する不活性効果はエタノールよりも低い。
d　次亜塩素酸ナトリウムは有機物の影響を受けやすいので、殺菌消毒の対象物を洗浄した後に使用した方が効果的である。

	a	b	c	d
1	正	正	誤	正
2	正	正	正	誤
3	誤	正	正	誤
4	誤	誤	正	正
5	誤	誤	誤	正

問59 次の１～５で示される殺虫成分のうち、有機リン系殺虫成分に分類されるものはどれか。

1　フェノトリン　　2　オルトジクロロベンゼン　　3　プロポクスル
4　ダイアジノン　　5　メトキサジアゾン

問60 尿糖・尿タンパク検査薬の使用に関する以下の記述のうち、誤っているものはどれか。

1　激しい運動の直後は、尿タンパク検査を避ける必要がある。
2　中間尿を採取して検査することが望ましい。
3　採尿後は、速やかに検査することが望ましい。
4　検査薬を長時間尿に浸す必要がある。

人体の働きと医薬品

問61 消化器系に関する以下の記述のうち、正しいものはどれか。

1　膵臓は胃の後下部に位置し、弱酸性の膵液や血糖値を調節するホルモンを分泌する。
2　口腔内は唾液により、pHがほぼ中性に保たれることで、酸による歯の齲蝕を防いでいる。
3　食道から送られてきた内容物は、胃から小腸に送り出されるまで数時間、胃内に滞留しており、その滞留時間は炭水化物主体の食品のほうが脂質分の多い食品より長い。
4　胃腺から分泌される胃酸には、胃内を強酸性に保つ役目やトリプシノーゲンをトリプシンにする作用がある。

問62 胆嚢、肝臓に関する以下の記述の正誤について、正しい組み合わせはどれか。

a　脂質の消化を容易にする胆汁酸塩は、腸内に放出された後、その大部分は小腸で再吸収されて肝臓に戻る。
b　胆汁中のビリルビンは白血球由来であり、腸管内で腸内細菌によって代謝され糞便を茶褐色にする色素となる。
c　黄疸は、肝機能障害や胆管閉塞によりアンモニアが循環血液中に滞留することで生じる。
d　肝臓では、胆汁酸やホルモンの生合成の出発物質であるコレステロールが産生される。

	a	b	c	d
1	正	正	正	誤
2	誤	正	誤	誤
3	正	誤	誤	正
4	誤	誤	正	正
5	正	誤	誤	誤

問63 消化器系に関する以下の記述の正誤について、正しい組み合わせはどれか。

a　炭水化物は小腸でラクターゼ等によって単糖類まで分解される。
b　大腸の腸内細菌は、血液凝固や骨へのカルシウム定着に必要なビタミンE等の物質を産生している。
c　糞便はS状結腸、直腸に滞留し、直腸に溜まった糞便が下行結腸に送られてくるとその刺激に反応して便意が起こる。
d　十二指腸の上部を除く小腸の内壁には輪状のひだがあり、その粘膜表面は絨毛に覆われている。

	a	b	c	d
1	正	正	正	誤
2	誤	正	誤	誤
3	正	誤	誤	正
4	誤	誤	正	正
5	正	誤	誤	誤

問64 次の記述は、呼吸器系に関するものである。正しいものの組み合わせはどれか。

a　喉頭は、咽頭と気管の間にある軟骨に囲まれた円筒状の器官である。
b　肺胞の壁を介して、心臓から送られてくる血液から二酸化炭素が肺胞気中に拡散し、代わりに酸素が血液中の赤血球に取り込まれることでガス交換が行われる。
c　鼻腔から気管支までの呼気及び吸気の通り道を気道といい、そのうち咽頭、喉頭、気管までの部分を上気道という。
d　呼吸器系では、侵入してくる細菌、ウイルス等に対する免疫反応は行われない。

1（a、b）　2（a、c）　3（b、d）　4（c、d）

問65 循環器系に関する以下の記述のうち、正しいものはどれか。

1　アルブミンは、ホルモンや医薬品の成分等と複合体を形成して、それらが血液によって運ばれるときに代謝や排泄を受けにくくする。
2　疲労や血色不良などの貧血症状は、ビタミンが不足することによって現れることはない。
3　赤血球は血液全体の約40％を占め、赤い血色素であるフィブリンを含む。
4　一般的に脾臓は胃の後方の右上腹部に位置する。

問66 **次の記述は、泌尿器系に関するものである。正しいものの組み合わせはどれか。**

a　食品から摂取あるいは体内で生合成されたビタミンDは、腎臓で活性型ビタミンDに転換される。

b　膀胱の出口にある膀胱括約筋が収縮すると、同時に膀胱壁の排尿筋が弛緩し、尿が尿道へと押し出される。

c　高齢者では、膀胱や尿道の括約筋の働きによって排尿を制御する機能が低下し、また、膀胱の容量が小さくなるため、尿失禁を起こしやすくなる。

d　副腎髄質から分泌されるアルドステロンは、電解質と水分の排出調節の役割を担っている。

1（a、b）　2（a、c）　3（b、d）　4（c、d）

問67 **次の記述は、目に関するものである。正しいものの組み合わせはどれか。**

a　涙液は、ゴミ等の異物や刺激性の化学物質が目に入ったときに、それらを洗い流す作用があるが、角膜に酸素や栄養分を供給する働きはない。

b　水晶体は、その周りを囲んでいる毛様体の弛緩によって、近くの物を見るときには扁平になる。

c　神経性の疲労、睡眠不足、栄養不良等が要因となって、慢性的な目の疲れに肩こり、頭痛等の全身症状を伴う場合を眼精疲労という。

d　目が紫外線を含む光に長時間曝されると、角膜の上皮に損傷を生じることがあり、これを雪眼炎という。

1（a、b）　2（a、c）　3（b、d）　4（c、d）

問68 **次の記述は、耳に関するものである。正しいものの組み合わせはどれか。**

a　外耳道の軟骨部には耳毛が生えていて、空気中の埃等が入り込むのを防いでいる。

b　小さな子供では、耳管が太く短くて、走行が水平に近いため、鼻腔からウイルスや細菌が侵入し感染が起こりやすい。

c　内耳は、鼓膜、鼓室、耳小骨、耳管からなる。

d　聴覚器官である前庭と平衡器官である蝸牛の内部は、リンパ液で満たされている。

1（a、b）　2（a、c）　3（b、d）　4（c、d）

問69 **皮膚、骨に関する以下の記述の正誤について、正しい組み合わせはどれか。**

a　体温が上がり始めると、皮膚を通っている毛細血管に血液がより多く流れるように血管が開き、体外へより多くの熱を排出する。

b　骨は体の器官のうち最も硬い組織の一つで、造血機能を持たない。

c　骨の成長が停止すると骨吸収と骨形成は行われず、カルシウムが骨から溶け出し骨密度は低下する。

d　ヒトの皮膚の表面には常に一定の微生物が付着しており、それら微生物の存在によって、皮膚の表面での病原菌の繁殖が抑えられている。

	a	b	c	d
1	正	正	誤	正
2	正	誤	正	誤
3	正	誤	誤	正
4	誤	誤	正	正
5	誤	正	誤	誤

問70 **脳や神経系の働きに関する以下の記述の正誤について、正しい組み合わせはどれか。**

a　視床下部は、自律神経系、ホルモン分泌等の様々な調節機能を担っている。

b　脳には血液脳関門が機能しているが、一般に小児では未発達であるため、循環血液中に移行した医薬品の成分が脳の組織に達しにくい。

c　脊髄において、末梢からの刺激の一部に対して脳を介し刺激を返す現象を脊髄反射と呼ぶ。

d　神経細胞の細胞体から伸びる細長い突起（軸索）を神経線維という。

	a	b	c	d
1	正	正	正	誤
2	正	正	誤	正
3	正	誤	誤	正
4	誤	誤	正	正
5	誤	正	誤	誤

問71 副交感神経系が活発になっているときの各効果器とその反応の関係について、正しいものの組み合わせはどれか。

	効果器		反応
1	目	—	瞳孔散大
2	気管、気管支	—	収縮
3	心臓	—	心拍数増加
4	腸	—	運動低下
5	肝臓	—	グリコーゲンの分解

問72 医薬品の作用に関する以下の記述のうち、正しいものはどれか。

1 内服薬は、全て全身作用を示す。
2 外用薬には、全身作用を目的としているものはない。
3 局所作用を目的とする医薬品により、全身性の副作用が生じることはない。
4 一般に、局所作用は、全身作用よりも比較的速やかに反応が現れる。

問73 医薬品の剤形とその特徴に関する以下の記述のうち、誤っているものはどれか。

1 錠剤（内服）は、適切な量の水（又はぬるま湯）とともに飲み込む必要があるが、口腔内崩壊錠は水なしで服用できる。
2 チュアブル錠は、口の中で舐めたり噛み砕いたりして服用する。
3 経口液剤は、服用後、固形製剤よりも比較的速やかに消化管から吸収されるため、有効成分の血中濃度が上昇しやすい。
4 クリーム剤は、軟膏剤に比べて皮膚への刺激は弱く、傷等への使用を避ける必要はない。

問74 次の記述は、全身的に現れる医薬品の副作用に関するものである。正しいものの組み合わせはどれか。

a ショック（アナフィラキシー）は、生体異物に対する即時型のアレルギー反応の一種である。
b 皮膚粘膜眼症候群は、発症の可能性がある医薬品が限られているため、発症の予測がしやすい。
c 偽アルドステロン症は、体内にカリウムが貯留し、体からナトリウムが失われることによって生じる病態である。
d 中毒性表皮壊死融解症は、発生は非常にまれであるとはいえ、一旦発症すると多臓器障害の合併症等により致命的な転帰をたどることがある。

1（a、c） 2（a、d） 3（b、c） 4（b、d）

問75 精神神経系に現れる医薬品の副作用に関する以下の記述の正誤について、正しい組み合わせはどれか。

a 医薬品の副作用によって生じる精神神経症状は、医薬品の大量服用や長期連用等の不適正な使用がなされた場合に限らず、通常の用法・用量でも発生することがある。
b 無菌性髄膜炎は、多くの場合、発症は急性で、首筋のつっぱりを伴った激しい頭痛、発熱、吐きけ・嘔吐、意識混濁等の症状が現れる。
c 無菌性髄膜炎は、過去に軽度の症状を経験した人であれば、再度、同じ医薬品を使用しても再発することはない。
d 医薬品の副作用によって中枢神経系が影響を受け、物事に集中できない、落ち着きがなくなる等のほか、不眠、不安、震え（振戦）、興奮、眠気、うつ等の精神神経症状を生じることがある。

	a	b	c	d
1	正	正	正	誤
2	誤	誤	正	正
3	正	正	誤	正
4	正	誤	誤	正
5	誤	正	正	誤

問76 以下の消化器系に現れる医薬品の副作用に関する記述について、（　）の中に入れるべき字句の正しい組み合わせはどれか。

消化性潰瘍になると、胃のもたれ、食欲低下、胸やけ、吐きけ、胃痛、（ a ）時にみぞおちが痛くなる、消化管出血に伴って糞便が（ b ）なるなどの症状が現れる。

	a	b
1	空腹	黒く
2	空腹	赤く
3	満腹	赤く
4	満腹	黒く
5	空腹	白く

問77 次の記述は、医薬品の副作用として現れる間質性肺炎に関するものである。正しいものの組み合わせはどれか。

a　気管支又は肺胞が細菌に感染して炎症を生じたものである。

b　症状は、かぜや気管支炎の症状と区別がつきやすく、鑑別が容易である。

c　症状が一過性に現れ、自然と回復することもあるが、悪化すると肺線維症に移行することがある。

d　息切れは、初期には登坂等の運動時に感じられるが、病態が進行すると平地歩行や家事等の軽労作時にも意識されるようになる。

1（a、b）　2（a、c）　3（b、d）　4（c、d）

問78 次の記述は、泌尿器系に現れる医薬品の副作用に関するものである。正しいものの組み合わせはどれか。

a　医薬品の使用中に、尿が出にくい、尿が少ししか出ない、残尿感がある等の症状を生じることがあるが、これらの症状は、尿閉へ進行することがある。

b　膀胱炎様症状では、尿の回数減少、排尿時の疼痛、残尿感等の症状が現れる。

c　腎障害では、ほとんど尿が出ない、尿が濁る・赤みを帯びる等の症状が現れる。

d　前立腺肥大等の基礎疾患がない人であれば、排尿困難等の副作用が現れることはない。

1（a、b）　2（a、c）　3（b、d）　4（c、d）

問79 以下の記述は医薬品の主な副作用の症状に関するものである。これらの症状を示す副作用の名称について、正しい組み合わせはどれか。

a　接触皮膚炎は、医薬品が触れた皮膚の部分にのみ生じ、正常な皮膚との境界がはっきりしているのが特徴である。

b　うっ血性心不全は、全身が必要とする量の血液を心臓から送り出すことができなくなり、肺に血液が貯留して、息切れ、疲れやすい、足のむくみ、急な体重の増加、咳とピンク色の痰などの症状を認める。

c　肝機能障害は、軽度の場合、自覚症状がなく、健康診断等の血液検査で初めて判明することが多い。

d　皮膚粘膜眼症候群は、38℃以上の高熱を伴って広範囲の皮膚に発赤が生じ、全身の10％以上に火傷様の水疱、皮膚の剥離、びらん等が認められ、かつ、口唇の発赤・びらん、眼の充血等の症状を伴う病態で、ライエル症候群とも呼ばれる。

	a	b	c	d
1	正	正	正	誤
2	誤	誤	正	正
3	正	正	誤	正
4	正	誤	誤	正
5	誤	正	正	誤

問80 **医薬品の副作用に関する以下の記述のうち、正しいものはどれか。**

1　登録販売者は、医薬品の副作用等を知った場合において、保健衛生上の危害の発生を防止するため必要があると認めるときは、その旨を医薬品医療機器等法に基づき厚生労働大臣に報告しなければならない。
2　一般用医薬品においては、副作用の報告数は少ないため、情報を収集する必要はない。
3　薬疹が起きる医薬品は限られている。
4　薬疹は、医薬品の使用後１～２週間で起きることが多く、長期使用後に現れることはない。

薬事関係法規・制度

問81 **第１欄の記述は、医薬品医療機器等法第１条の条文である。（　）の中に入れるべき字句の正しい組み合わせは、第２欄のどれか。**

第１欄

この法律は、医薬品、医薬部外品、化粧品、医療機器及び再生医療等製品の品質、有効性及び安全性の確保並びにこれらの使用による保健衛生上の危害の発生及び（ a ）のために必要な規制を行うとともに、（ b ）の規制に関する措置を講ずるほか、医療上特にその必要性が高い医薬品、医療機器及び再生医療等製品の（ c ）の促進のために必要な措置を講ずることにより、保健衛生の向上を図ることを目的とする。

第２欄

	a	b	c
1	対策の強化	危険ドラッグ	販売
2	拡大の防止	危険ドラッグ	研究開発
3	拡大の防止	指定薬物	研究開発
4	対策の強化	指定薬物	研究開発
5	拡大の防止	危険ドラッグ	販売

問82 **登録販売者の販売従事登録に関する以下の記述の正誤について、正しい組み合わせはどれか。**

a　麻薬、大麻、あへん又は覚醒剤の中毒者は、登録販売者として登録することはできない。
b　二以上の都道府県において登録販売者として一般用医薬品の販売に従事しようとする者は、それぞれの都道府県知事の登録を受けなければならない。
c　登録販売者は、転居により住所を変更したときは、30日以内に、その旨を登録地の都道府県知事に届け出なければならない。
d　登録販売者が死亡したときは、戸籍法による死亡の届出義務者は、30日以内に、登録販売者名簿の登録の消除を申請しなければならない。

	a	b	c	d
1	誤	誤	正	誤
2	正	誤	正	正
3	正	誤	誤	正
4	誤	正	正	誤
5	正	正	誤	誤

問83 **医薬品医療機器等法で定める医薬品の定義等に関する以下の記述の正誤について、正しい組み合わせはどれか。**

a　日本薬局方とは、医薬品の性状及び品質の適正を図るため、薬事・食品衛生審議会が必要な規格・基準及び標準的試験法等を定めたものである。
b　一般用医薬品として販売されている医薬品は、日本薬局方に収載されない。
c　人の疾病の診断に使用されることを目的とするものであっても、人の身体に直接使用されないものは、医薬品に該当しない。
d　無承認無許可医薬品は、医薬品に該当する。

	a	b	c	d
1	正	正	正	誤
2	誤	誤	正	誤
3	誤	正	誤	正
4	誤	誤	誤	正
5	正	誤	正	正

問84 **一般用医薬品及び要指導医薬品に関する以下の記述の正誤について、正しい組み合わせはどれか。**

a　効能効果の表現に関しては、要指導医薬品では通常、診断疾患名で示されているのに対し、一般用医薬品では、一般の生活者が判断できる症状で示されている。
b　検体の採取に身体への直接のリスクを伴う検査薬（例えば、血液を検体とするもの）は、原則として、要指導医薬品に指定される。
c　薬剤師が区域管理者であっても、配置販売業者は要指導医薬品の販売を行うことができない。
d　卸売販売業者は、店舗販売業者に対し、一般用医薬品及び要指導医薬品以外の医薬品を販売してはならない。

	a	b	c	d
1	誤	正	正	誤
2	誤	誤	誤	正
3	正	正	正	正
4	正	正	誤	誤
5	誤	誤	正	正

問85 **次の記述は、店舗販売業者における毒薬及び劇薬の取扱い等に関するものである。正しいものの組み合わせはどれか。**

a　毒薬を貯蔵、陳列する場所には、かぎを施さなければならない。
b　劇薬は、容器等に赤地に白枠、白字をもって、当該医薬品の品名及び「劇」の文字が記載されていなければならない。
c　劇薬は、18歳未満の者その他安全な取扱いに不安のある者に交付することはできない。
d　店舗管理者が登録販売者である店舗販売業者は、劇薬を開封して販売してはならない。

1（a、c）　2（a、d）　3（b、c）　4（b、d）

問86 **次のうち、医薬品医療機器等法の規定による一般用医薬品の容器・外箱等への表示が義務付けられている事項として、誤っているものはどれか。**

1　製造販売業者の氏名又は名称及び住所
2　重量、容量又は個数等の内容量
3　配置販売品目以外の一般用医薬品にあっては、「配置不可」の文字
4　一般用医薬品のリスク区分を示す字句

問87 **医薬部外品に関する以下の記述の正誤について、正しい組み合わせはどれか。**

a　医薬部外品は、効能効果があらかじめ定められた範囲内であって、成分や用法等に照らして人体に対する作用が緩和であることを要件として、医薬品的な効能効果を表示・標榜することが認められている。
b　薬用化粧品類、薬用石けん、薬用歯みがき類等として承認されているものは、医薬部外品に該当する。
c　医薬部外品のうち、衛生害虫類（ねずみ、はえ、蚊、のみその他これらに類する生物）の防除のため使用される製品には、「防除用医薬部外品」の表示が義務付けられている。
d　薬用化粧品は、医薬品的な効能効果を表示・標榜することは一切認められていない。

	a	b	c	d
1	正	正	誤	正
2	正	正	正	誤
3	誤	誤	誤	正
4	誤	正	正	正
5	正	誤	正	誤

問88 **化粧品の効能効果として表示・標榜することが認められている範囲に関する以下の記述の正誤について、正しい組み合わせはどれか。**

a　皮膚の水分、油分を補い保つ。
b　体臭を防止する。
c　脱毛を防止する。
d　口唇にうるおいを与える。

	a	b	c	d
1	誤	誤	誤	正
2	正	正	正	正
3	正	誤	誤	正
4	誤	正	正	誤
5	正	正	誤	誤

問89 **食品表示基準に基づく栄養機能食品における栄養成分と栄養機能表示との関係について、正しいものの組み合わせはどれか。**

	栄養成分		栄養機能表示
a	パントテン酸	—	パントテン酸は、皮膚や粘膜の健康維持を助ける栄養素です。
b	ビタミンB１	—	ビタミンB１は、たんぱく質からのエネルギーの産生と皮膚や粘膜の健康維持を助ける栄養素です。
c	鉄	—	鉄は、赤血球の形成を助ける栄養素です。鉄は、多くの体内酵素の正常な働きと骨の形成を助ける栄養素です。
d	ビタミンE	—	ビタミンEは、抗酸化作用により、体内の脂質を酸化から守り、細胞の健康維持を助ける栄養素です。

1（a、c）　2（a、d）　3（b、c）　4（b、d）

問90 **次の記述は、薬局での医薬品の販売等に関するものである。正しいものの組み合わせはどれか。**

a　薬局で一般用医薬品の販売を行うときは、薬局開設許可の他に店舗販売業の許可が必要である。
b　薬局では、特定の購入者の求めに応じて医薬品の包装を開封して分割販売することは認められるが、医薬品をあらかじめ小分けし、販売することは認められない。
c　第一類医薬品を販売する薬局において、薬剤師を薬局の管理者とすることができない場合には、要指導医薬品若しくは第一類医薬品を販売する薬局等において登録販売者として３年以上業務に従事した者を薬局の管理者とすることができる。
d　医薬品医療機器等法施行規則第１条第２項第２号で規定する薬局の薬剤師不在時間には、登録販売者が従事していたとしても第二類医薬品又は第三類医薬品以外の医薬品の販売を行うことはできない。

1（a、c）　2（a、d）　3（b、c）　4（b、d）

問91 **店舗販売業に関する以下の記述の正誤について、正しい組み合わせはどれか。**

a　店舗管理者は、都道府県知事の許可を受けることなく、管理する店舗以外の店舗で、薬事に関する実務に従事することができる。
b　店舗販売業者は、第三類医薬品を販売した登録販売者の氏名、当該店舗の名称、店舗の電話番号その他連絡先を、第三類医薬品を購入しようとする者に対し、登録販売者から必ず伝えさせなければならない。
c　店舗販売業者は、指定第二類医薬品を販売したときは、品名、数量、販売した日時等を書面に記載し、２年間保存しなければならない。
d　店舗管理者は、保健衛生上支障を生ずるおそれがないよう、その店舗の業務につき、店舗販売業者に対して必要な意見を書面により述べるよう努めなければならない。

	a	b	c	d
1	正	誤	誤	正
2	正	正	正	正
3	誤	誤	正	正
4	誤	正	誤	誤
5	誤	誤	誤	誤

問92 配置販売業に関する以下の記述の正誤について、正しい組み合わせはどれか。

a　申請者の住所地の都道府県知事から許可を受けた配置販売業者は、全国で医薬品の配置販売を行うことができる。

b　配置販売業者は、医薬品を開封して分割販売することはできない。

c　配置販売業者は、一般用医薬品のうち経年変化が起こりにくいこと等の基準に適合するもの以外の医薬品を販売してはならない。

d　配置販売業者又はその配置員は、医薬品の配置販売に従事しようとするときは、配置販売業者の氏名及び住所、配置販売に従事する者の氏名及び住所並びに区域及びその期間を、あらかじめ、配置販売に従事しようとする区域の都道府県知事に届け出なければならない。

	a	b	c	d
1	正	誤	誤	正
2	誤	誤	正	正
3	誤	正	誤	誤
4	正	正	誤	誤
5	誤	正	正	正

問93 医薬品医療機器等法における要指導医薬品の情報提供等に関する以下の記述の正誤について、正しい組み合わせはどれか。

a　要指導医薬品を販売する場合には、薬局開設者は、薬剤師に必要な情報を提供させ、必要な薬学的知見に基づく指導を行わせなければならないと規定されている。

b　要指導医薬品の販売後、購入者から相談があった場合には、薬局開設者は、薬剤師に必要な情報を提供させ、又は必要な薬学的知見に基づく指導を行わせなければならないと規定されている。

c　要指導医薬品を使用しようとする者が所持しているお薬手帳には、要指導医薬品の購入歴を記録することができないと規定されている。

d　要指導医薬品の情報の提供及び指導を行わせるに当たっては、薬局開設者は、対応する薬剤師に、必要に応じて、年齢や他の医薬品の使用の状況等について確認させることが望ましいと規定されている。

	a	b	c	d
1	正	正	誤	正
2	誤	誤	正	正
3	誤	誤	誤	正
4	誤	正	正	誤
5	正	正	誤	誤

問94 次の記述は、要指導医薬品及び一般用医薬品の添付文書又は容器等（直接の容器又は被包）若しくは外箱等（外部の容器又は被包）への記載事項に関するものである。正しいものの組み合わせはどれか。

a　医薬品の容器等が小売りのために包装されている場合において、医薬品医療機器等法で定められた容器等への記載が、外箱等を透かして容易に見ることができないときには、その外箱等にも同様の事項が記載されていなければならない。

b　医薬品の添付文書には、原則として、厚生労働大臣の承認を受けていない効能又は効果を記載してはならないが、製造販売業者が効能又は効果を保証できる場合にはこの限りではない。

c　医薬品の法定表示事項は、日本で製造された医薬品は邦文で、海外で製造された医薬品は英文で、それぞれ記載しなければならない。

d　医薬品は、その添付文書、容器等又は外箱等に、当該医薬品に関する最新の論文その他により得られた知見に基づき、用法用量その他使用及び取扱い上必要な注意等が記載されていなければならない。

1（a、c） 2（a、d） 3（b、c） 4（b、d）

問95 **薬局開設者及び店舗販売業者が行う特定販売に関する以下の記述の正誤について、正しい組み合わせはどれか。**

a 「その薬局又は店舗におけるその薬局又は店舗以外の場所にいる者に対する要指導医薬品又は一般用医薬品の販売又は授与」を特定販売という。

b 特定販売を行う薬局又は店舗以外の場所に貯蔵又は陳列している一般用医薬品についても販売することができる。

c 広告には、特定販売を行う一般用医薬品の使用期限を表示しなければならない。

d 一般用医薬品を特定販売により購入しようとする者から、対面又は電話による相談応需の希望があった場合は、その薬局又は店舗において、医薬品の販売に従事する薬剤師又は登録販売者が、対面又は電話により情報提供を行わなければならない。

	a	b	c	d
1	誤	誤	正	正
2	正	誤	誤	誤
3	正	正	正	誤
4	正	誤	誤	正
5	誤	正	正	正

問96 **店舗販売業者の遵守事項に関する以下の記述の正誤について、正しい組み合わせはどれか。**

a 店舗販売業者は、医薬品を購入したときは、品名、数量、購入等の年月日等を書面に記載しなければならないが、他の医薬品販売業者に医薬品を販売したときは書面に記載する必要はない。

b 同一法人が複数の店舗で店舗販売業の許可を受けている場合には、その店舗間の医薬品の移転に係る記録について、記載の日から２年間保存しなければならない。

c 店舗販売業者は、医薬品の貯蔵設備を設ける区域に立ち入ることができる者を特定しなければならない。

d その店舗において医薬品の販売等に従事する薬剤師、登録販売者又は一般従事者であることが容易に判別できるよう、その店舗に勤務する者に名札を付けさせること等の必要な措置を講じなければならない。

	a	b	c	d
1	正	正	誤	正
2	誤	正	正	正
3	誤	誤	正	正
4	誤	正	誤	誤
5	正	誤	誤	誤

問97 **医薬品の販売広告に関する以下の記述のうち、正しいものはどれか。**

1 一般用医薬品の販売広告において、医師による診断・治療によらなければ一般に治癒が期待できない疾患（例えば、がん、心臓病等）について自己治療が可能であるかの広告表現は認められない。

2 一般用医薬品の販売広告としては、製薬企業等の依頼によりマスメディアを通じて行われるものが含まれるが、薬局において販売促進のため用いられるチラシやダイレクトメール、薬局に設置されているポスター等による店内広告は含まれない。

3 医薬品医療機器等法第66条（誇大広告等）及び第68条（承認前の医薬品、医療機器及び再生医療等製品の広告の禁止）に関する規定は、広告等の依頼主だけが対象であり、その広告等に関与するその他の者は対象外である。

4 医薬品の広告に該当するか否かについては、（１）顧客を誘引する（顧客の購入意欲を昂進させる）意図が明確であること、（２）特定の医薬品の商品名（販売名）が明らかにされていること、（３）一般人が認知できる状態であることのいずれか一つの要件を満たす場合は、広告に該当するものと判断されている。

問98 **次の成分（その水和物及びそれらの塩類を含む。）を有効成分として含有する製剤のうち、「濫用等のおそれのあるものとして厚生労働大臣が指定する医薬品」（平成26年厚生労働省告示第252号）において指定されているものとして正しいものの組み合わせはどれか。**

a ブロモバレリル尿素　b カルボシステイン　c プソイドエフェドリン　d カフェイン

1（a、c）　2（a、d）　3（b、c）　4（b、d）

問99 医薬品の販売業者に対して行政庁が行う処分に関する以下の記述の正誤について、正しい組み合わせはどれか。

なお、本設問において、「都道府県知事等」とは、「都道府県知事（薬局又は店舗販売業にあっては、その薬局又は店舗の所在地が保健所設置市又は特別区の区域にある場合においては、市長又は区長）」とする。

a　都道府県知事等は、店舗販売業者に対して、その構造設備が基準に適合しない場合においては、その構造設備の改善を命じ、又はその改善がなされるまでの間、当該施設の全部若しくは一部の使用を禁止することができる。

b　都道府県知事は、区域管理者について、その者が管理者として不適当であると認めるときは、その配置販売業者に対して、区域管理者の変更を命ずることができる。

c　都道府県知事は、配置販売業の配置員が、配置販売業の業務に関し、医薬品医療機器等法に違反する行為があったときは、その配置販売業者に対して、期間を定めてその配置員による配置販売の業務の停止を命ずることができる。

d　都道府県知事等は、不良医薬品の廃棄の命令に違反した店舗販売業者に対して、対象商品の売上額の4.5％の課徴金を納付させることができる。

	a	b	c	d
1	正	正	正	誤
2	正	誤	誤	誤
3	誤	誤	誤	正
4	誤	正	誤	誤
5	正	正	正	正

問100 次の記述は、苦情相談窓口に関するものである。正しいものの組み合わせはどれか。

a　都道府県の薬務主管課及び保健所では、薬局や医薬品の販売業の販売広告、販売方法等の一般用医薬品の販売等に関して、生活者からの苦情や相談は受け付けていない。

b　消費生活センターには薬事監視員が配属されていないため、一般用医薬品の販売等に関する苦情は受けていない。

c　独立行政法人国民生活センターは、生活者へのアドバイスを行うほか、必要に応じて行政庁への通報を行っている。

d　医薬品の販売関係の業界団体において、一般用医薬品の販売等に関する苦情相談窓口を設置し、自主的チェックを図る取り組みもなされている。

1（a、b）　2（a、d）　3（b、c）　4（c、d）

医薬品の適正使用・安全対策

問101 一般用医薬品（体外診断用医薬品を除く）の添付文書に関する以下の記述の正誤について、正しい組み合わせはどれか。

a　重要な内容が変更された場合には、改訂年月を記載するとともに改訂された箇所を明示することとされている。

b　添付文書の内容は、常に最新の情報を提供する必要があるため、月に1回定期的に改訂されている。

c　薬効名とは、その医薬品の薬効又は性質が簡潔な分かりやすい表現で示されたもので、販売名に薬効名が含まれている場合であっても、薬効名は必ず記載されている。

d　添付文書の販売名の上部に、「使用にあたって、この説明文書を必ず読むこと。また、必要なときに読めるよう大切に保存すること。」等の文言が記載されている。

	a	b	c	d
1	正	正	正	誤
2	正	誤	誤	正
3	正	正	誤	誤
4	誤	正	正	正
5	誤	誤	誤	正

問102 **一般用医薬品の添付文書における「使用上の注意」に関する以下の記述の正誤について、正しい組み合わせはどれか。**

a 摂取されたアルコールによって、医薬品の作用の増強、副作用を生じる危険性の増大等が予測される医薬品には、「してはいけないこと」の項目に「服用前後は飲酒しないこと」として記載されている。

b 使用上の注意の記載における「高齢者」とは、およその目安として75歳以上を指す。

c 重篤な副作用として、ショック（アナフィラキシー）、皮膚粘膜眼症候群、中毒性表皮壊死融解症、喘息等が掲げられている医薬品では、「アレルギーの既往歴がある人等」は「注意して使用すること」として記載されている。

d 小児が使用した場合に特異的な有害作用のおそれがある成分を含有する医薬品では、通常、「次の人は使用（服用）しないこと」の項目に、「15歳未満の小児」、「６歳未満の小児」等として記載されている。

	a	b	c	d
1	正	誤	正	誤
2	正	誤	誤	正
3	正	正	誤	誤
4	誤	正	正	誤
5	誤	誤	誤	正

問103 **次の１～５で示される医薬品成分のうち、長期連用によりアルミニウム脳症及びアルミニウム骨症を生じるおそれがあるため、一般用医薬品の添付文書の「してはいけないこと」の項目に、「長期連用しないこと」と記載されるものはどれか。**

1 グリチルレチン酸　2 センノシド　3 タンニン酸アルブミン
4 アルジオキサ　5 ロートエキス

問104 **次の１～５で示される成分のうち、アスピリン喘息を誘発するおそれがあるため、一般用医薬品の添付文書の「次の人は使用（服用）しないこと」の項目の中に、「本剤又は他のかぜ薬、解熱鎮痛薬を使用（服用）して喘息を起こしたことがある人」と記載することとされているものはどれか。**

1 ジフェンヒドラミン塩酸塩　2 イソプロピルアンチピリン　3 テオフィリン
4 コデインリン酸塩水和物　5 ロペラミド

問105 **次の１～５で示される一般用医薬品の漢方製剤のうち、うっ血性心不全、心室頻拍の副作用が現れることがあるため、添付文書の「してはいけないこと」の項目の中に、「症状があるときのみの服用にとどめ、連用しないこと」と記載することとされているものはどれか。**

1 芍薬甘草湯　2 大黄甘草湯　3 大柴胡湯　4 防風通聖散　5 小柴胡湯

問106 **次の記述は、医薬品の保管及び取扱い上の注意に関するものである。正しいものの組み合わせはどれか。**

a 医薬品は、適切な保管がなされないと化学変化や雑菌の繁殖等を生じることがあるが、シロップ剤は特に変質しにくいため、開封後も冷蔵庫内での保管は不要とされている。

b 乳・幼児は好奇心が強く、すぐ手を出して口の中に入れることがあるため、小児の手の届かないところに保管することが適当である。

c カプセル剤は、取り出したときに室温との急な温度差で湿気を帯びるおそれがないため、冷蔵庫内での保管が適当である。

d 医薬品として適切な品質が保持できなくなるおそれがあるため、医薬品を他の容器に移し替えることは不適当である。

1（a、b）　2（a、c）　3（b、d）　4（c、d）

問107 **医薬品の安全性情報に関する以下の記述の正誤について、正しい組み合わせはどれか。**

a　安全性速報はイエローレターとも呼ばれる。

b　緊急安全性情報はブルーレターとも呼ばれる。

c　緊急安全性情報は、都道府県知事からの命令、指示、製造販売業者の自主決定等に基づいて作成される。

d　独立行政法人医薬品医療機器総合機構のホームページでは、医薬品の承認情報が掲載されている。

	a	b	c	d
1	正	正	誤	誤
2	誤	誤	正	誤
3	正	誤	正	誤
4	誤	正	誤	正
5	誤	誤	誤	正

問108 **次の記述は、一般用医薬品の製品表示に関するものである。正しいものの組み合わせはどれか。**

a　医薬品によっては添付文書の形でなく、「用法、用量その他使用及び取扱い上必要な注意」等の記載を、外箱等に行っている場合がある。

b　外箱に「専門家への相談勧奨に関する事項」が記載されることはない。

c　使用期限の表示については、適切な保存条件の下で製造後３年を超えて性状及び品質が安定であることが確認されている医薬品においても法的な表示義務がある。

d　エアゾール製品には、高圧ガス保安法に基づく注意事項として「高温に注意」と記載されているものがある。

1（a、b）　2（a、d）　3（b、c）　4（c、d）

問109 **安全性速報に関する以下の記述の正誤について、正しい組み合わせはどれか。**

a　医薬品や医療機器が対象であり、再生医療等製品は対象とならない。

b　一般的な使用上の注意の改訂情報よりも迅速な注意喚起や、適正使用のための対応の注意喚起が必要な状況にある場合に作成される。

c　厚生労働省によって作成される。

d　医療機関や薬局等へ３ヶ月以内に情報伝達されるものである。

	a	b	c	d
1	正	正	正	誤
2	誤	正	誤	正
3	誤	正	誤	誤
4	誤	誤	正	誤
5	正	誤	正	正

問110 **医薬品・医療機器等安全性情報に関する以下の記述の正誤について、正しい組み合わせはどれか。**

a　医薬品、医療機器又は再生医療等製品について、緊急かつ重大な注意喚起や使用制限に係る対策が必要な状況にある場合に作成される。

b　厚生労働省が情報をとりまとめ、広く医薬関係者向けに情報提供を行っている。

c　医薬品の安全性に関する解説記事や、使用上の注意の改訂内容、主な対象品目、参考文献等が掲載されている。

d　各都道府県、保健所設置市及び特別区、関係学会等へ冊子が送付されているほか、厚生労働省ホームページ及び独立行政法人医薬品医療機器総合機構ホームページへ掲載されるとともに、医学・薬学関係の専門誌等にも転載される。

	a	b	c	d
1	誤	正	正	誤
2	誤	正	正	正
3	正	正	誤	正
4	誤	誤	誤	誤
5	正	誤	正	正

問111 **一般用医薬品（体外診断用医薬品を除く）の添付文書に関する以下の記述の正誤について、正しい組み合わせはどれか。**

a　紙の添付文書の同梱を廃止し、注意事項等情報は電子的な方法により提供されることになった。

b　有効成分の名称及び分量の記載と併せて、添加物として配合されている成分も掲げられている。

c　点眼薬では、複数の使用者間で使い回されると、薬液に細菌汚染があった場合に、別の使用者に感染するおそれがあるため、「他の人と共用しないこと」と記載される場合がある。

d　尿や便が着色することがある旨の注意が記載される場合がある。

	a	b	c	d
1	正	正	正	誤
2	誤	正	正	正
3	正	誤	誤	正
4	誤	誤	誤	誤
5	正	正	誤	正

問112 **一般用医薬品の添付文書の「相談すること」の項目中に、「次の診断を受けた人」と記載される基礎疾患等と、主な成分・薬効群等の組み合わせの正誤のうち、正しいものはどれか。**

	基礎疾患等		成分・薬効群等
a	胃・十二指腸潰瘍	—	スクラルファート
b	甲状腺疾患	—	ポビドンヨード
c	高血圧	—	メチルエフェドリン塩酸塩
d	緑内障	—	パパベリン塩酸塩

	a	b	c	d
1	正	誤	正	正
2	正	正	誤	誤
3	正	正	正	誤
4	誤	正	正	正
5	誤	誤	誤	正

問113 **企業からの副作用の報告に関する以下の表について、（　）の中に入れるべき字句の正しい組み合わせはどれか。**

<table>
<tr><td colspan="3">○企業からの副作用症例報告</td><td colspan="2">報告期限</td></tr>
<tr><td colspan="2"></td><td>重篤性</td><td>国内事例</td><td>外国事例</td></tr>
<tr><td rowspan="8">医薬品によるものと疑われる副作用症例の発生</td><td rowspan="3">使用上の注意から予測できないもの</td><td>死亡</td><td colspan="2">（ a ）</td></tr>
<tr><td>重篤（死亡を除く）</td><td colspan="2">15日以内</td></tr>
<tr><td>非重篤</td><td>定期報告</td><td></td></tr>
<tr><td rowspan="5">使用上の注意から予測できるもの</td><td>死亡</td><td>15日以内</td><td></td></tr>
<tr><td>重篤（死亡を除く）：
新有効成分含有医薬品として承認後（ b ）</td><td>15日以内</td><td></td></tr>
<tr><td>市販直後調査などによって得られたもの</td><td>15日以内</td><td></td></tr>
<tr><td>重篤（死亡を除く）：
上記以外</td><td>（ c ）</td><td></td></tr>
<tr><td>非重篤</td><td></td><td></td></tr>
</table>

	a	b	c
1	7日以内	2年以内	15日以内
2	7日以内	3年以内	30日以内
3	15日以内	2年以内	30日以内
4	15日以内	3年以内	15日以内
5	15日以内	3年以内	30日以内

問114 以下の副作用情報等の評価及び措置に関する記述について、（　）の中に入れるべき字句の正しい組み合わせはどれか。

収集された副作用等の情報は、その医薬品の製造販売業者等において評価・検討され、必要な安全対策が図られる。各制度により集められた副作用情報については、（ a ）において専門委員の意見を聴きながら調査検討が行われ、その結果に基づき、（ b ）は、薬事・食品衛生審議会の意見を聴いて、使用上の注意の改訂の指示等を通じた注意喚起のための情報提供や、効能・効果や用法・用量の一部変更、調査・実験の実施の指示、製造・販売の中止、製品の回収等の安全対策上必要な行政措置を講じている。

	a	b
1	一般財団法人日本医薬情報センター	厚生労働大臣
2	一般財団法人日本医薬情報センター	都道府県知事
3	独立行政法人医薬品医療機器総合機構	都道府県知事
4	独立行政法人医薬品医療機器総合機構	製造販売業者
5	独立行政法人医薬品医療機器総合機構	厚生労働大臣

問115 医薬品による副作用等が疑われる場合の報告に関する以下の記述の正誤について、正しい組み合わせはどれか。

a　医薬品との因果関係が明確でない場合は報告の対象とならない。

b　安全対策上必要があると認めるときは、医薬品の過量使用や誤用等によるものと思われる健康被害についても報告がなされる必要がある。

c　報告様式の記入欄すべてに記入がなされる必要がある。

d　複数の専門家が医薬品の販売等に携わっている場合であっても、当該薬局又は医薬品の販売業において販売等された医薬品の副作用等によると疑われる健康被害の情報に直接接した専門家１名から報告書が提出されれば十分である。

	a	b	c	d
1	正	正	正	誤
2	誤	正	誤	正
3	正	正	誤	誤
4	正	誤	誤	正
5	誤	誤	正	正

問116 以下の医薬品副作用被害救済制度に関する記述について、（　）の中に入れるべき字句の正しい組み合わせはどれか。

救済の対象となる要指導医薬品や一般用医薬品として、（ a ）などが該当する。

救済給付業務に必要な費用のうち、事務費については、その（ b ）相当が国庫補助によって賄われている。

給付の決定については、（ c ）が判定する。

	a	b	c
1	人体に直接使用する殺菌消毒剤	全額	都道府県知事
2	人体に直接使用する殺菌消毒剤	２分の１	厚生労働大臣
3	人体に直接使用する殺菌消毒剤	全額	厚生労働大臣
4	一般用検査薬	２分の１	厚生労働大臣
5	一般用検査薬	全額	都道府県知事

問117 医薬品副作用被害救済制度の救済給付に関する以下の記述の正誤について、正しい組み合わせはどれか。

a 障害年金は、医薬品の副作用により一定程度の障害の状態にある15歳以上の人の生活補償等を目的として給付されるものである。
b 要指導医薬品の使用による副作用被害への救済給付の請求に当たっては、医師の診断書、要した医療費を証明する書類（受診証明書）などのほか、その医薬品を販売等した薬局開設者、医薬品の販売業者が作成した販売証明書等が必要となる。
c 医薬品副作用被害救済制度の対象とならないケースのうち、製品不良など、製薬企業に損害賠償責任がある場合には、「医薬品 PL センター」への相談が推奨される。
d 医薬品の不適正な使用による健康被害については、救済給付の対象とならない。

	a	b	c	d
1	誤	正	正	正
2	正	誤	正	誤
3	正	正	誤	正
4	正	誤	誤	正
5	誤	正	正	誤

問118 医薬品副作用被害救済制度に関する以下の記述のうち、正しいものはどれか。

1 日本薬局方に収載されている医薬品は全て救済制度の対象となる。
2 給付費のうち医療費については、医療費の支給の対象となる費用の支払いが行われたときから10年以内に請求を行わなければならない。
3 健康被害の程度が入院治療を必要とする程度であっても、やむをえず自宅療養を行った場合については、医薬品副作用被害救済制度の救済対象とならない。
4 給付請求は、健康被害を受けた本人又は家族が行うことができる。

問119 以下の一般用医薬品の安全対策等に関する記述について、（ ）の中に入れるべき字句の正しい組み合わせはどれか。なお、2箇所の（ a ）内はどちらも同じ字句が入る。

1994年1月、（ a ）とインターフェロン製剤との併用を禁忌とする旨の使用上の注意の改訂がなされた。しかし、それ以降も慢性肝炎患者が（ a ）を使用して間質性肺炎が発症し、死亡を含む重篤な転帰に至った例もあった。

また、（ b ）が配合された一般用医薬品による脳出血等の副作用症例が複数報告されたことを受け、厚生労働省から関係製薬企業等に対して、使用上の注意の改訂、情報提供の徹底等を行うとともに、代替成分への速やかな切替えにつき指示がなされた。

	a	b
1	小柴胡湯	プソイドエフェドリン塩酸塩
2	柴胡桂枝湯	塩酸フェニルプロパノールアミン
3	小柴胡湯	アミノピリン
4	柴胡桂枝湯	アミノピリン
5	小柴胡湯	塩酸フェニルプロパノールアミン

問120 医薬品の適正使用等に関する以下の記述の正誤について、正しい組み合わせはどれか。

a 薬物乱用や薬物依存は、違法薬物（麻薬、覚醒剤、大麻等）により生じるものであり、一般用医薬品によって生じることはない。
b 医薬品の持つ特質及びその使用・取扱い等について正しい知識を広く生活者に浸透させることにより、保健衛生の維持向上に貢献することを目的とし、毎年10月17日～23日の1週間を「薬と健康の週間」として、国、自治体、関係団体等による広報活動やイベント等が実施されている。
c 医薬品の適正使用の重要性等に関しては、小中学生のうちからの啓発が重要である。
d 登録販売者においては、適切なセルフメディケーションの普及定着、医薬品の適正使用の推進のため、啓発活動に参加、協力することが期待される。

	a	b	c	d
1	誤	正	正	正
2	正	誤	正	誤
3	誤	正	誤	正
4	正	誤	誤	正
5	誤	誤	正	誤

北関東・甲信越ブロック

茨城／栃木／群馬／新潟／山梨／長野

試験問題

（令和4年9月6日実施）

午前 （120分）	**薬事関係法規・制度**（20問） **医薬品に共通する特性と基本的な知識**（20問） **人体の働きと医薬品**（20問）
午後 （120分）	**主な医薬品とその作用**（40問） **医薬品の適正使用・安全対策**（20問）

合格基準　以下の両方の基準を満たすことが必要です。

1. 総出題数（120問）に対する正答率が70％以上（84点以上）であること
2. 試験項目ごとの出題数に対する正答率が35％以上であること

解答・解説は、別冊19ページを参照してください。

薬事関係法規・制度

問1 次の記述は、医薬品医療機器等法第２条第１項の条文の一部である。(　)の中に入れるべき字句の正しい組合せはどれか。

第二条　この法律で「医薬品」とは、次に掲げる物をいう。

一　(a)に収められている物

二　(b)の疾病の診断、治療又は予防に使用されることが目的とされている物であって、機械器具等（機械器具、歯科材料、医療用品、衛生用品並びにプログラム（電子計算機に対する指令であって、一の結果を得ることができるように組み合わされたものをいう。以下同じ。）及びこれを記録した記録媒体をいう。以下同じ。）でないもの（医薬部外品及び再生医療等製品を除く。）

三　(b)の身体の(c)に影響を及ぼすことが目的とされている物であって、機械器具等でないもの（医薬部外品、化粧品及び再生医療等製品を除く。）

	a	b	c
1	日本薬局方	人	構造又は機能
2	日本薬局方	人	機能
3	日本薬局方	人又は動物	構造又は機能
4	医薬品医療機器等法施行令別表	人	機能
5	医薬品医療機器等法施行令別表	人又は動物	構造又は機能

問2 医薬部外品に関する次の記述の正誤について、正しい組合せはどれか。

a　医薬部外品を販売する場合には、医薬部外品販売業の許可が必要である。

b　脱毛の防止、育毛又は除毛のために使用される物はすべて医薬部外品から除外される。

c　医薬部外品の直接の容器又は直接の被包には、「医薬部外品」の文字の表示が義務付けられている。

d　医薬品と同様に、不良医薬部外品及び不正表示医薬部外品の販売は禁止されている。

	a	b	c	d
1	正	誤	正	正
2	正	正	誤	正
3	誤	誤	正	正
4	誤	正	誤	誤
5	正	正	正	誤

問3 販売従事登録の申請に関する次の記述の正誤について、医薬品医療機器等法の規定に照らし、正しい組合せはどれか。

a　医薬品の販売業の店舗において販売従事登録を受けようとする者（以下「申請者」という。）は、医薬品医療機器等法施行規則に定める様式による申請書を、医薬品の販売又は授与に従事する店舗の所在地の都道府県知事に提出しなければならない。

b　申請者が精神機能の障害により業務を適切に行うに当たって必要な認知、判断及び意思疎通を適切に行うことができないおそれがある者である場合は、当該申請者に係る精神の機能の障害に関する医師の診断書を添えなければならない。

c　申請者が医薬品の販売業者でないときは、雇用契約書の写しその他医薬品の販売業者の申請者に対する使用関係を証する書類を添えなければならない。

	a	b	c
1	誤	正	正
2	誤	誤	誤
3	正	誤	正
4	正	正	正

問4 食品に関する次の記述の正誤について、正しい組合せはどれか。

a　特定保健用食品、栄養機能食品、機能性表示食品を総称して保健機能食品という。

b　食品安全基本法において食品とは、医薬品及び再生医療等製品以外のすべての飲食物をいう。

c　栄養機能食品における栄養成分の機能表示に関しては、消費者庁長官の許可を要さない。

d　機能性表示食品は、安全性及び機能性等に関する審査を受け、消費者庁長官の許可を受けた食品である。

	a	b	c	d
1	誤	誤	誤	正
2	正	正	誤	誤
3	誤	誤	正	誤
4	誤	正	正	誤
5	正	誤	正	誤

問5 毒薬及び劇薬に関する次の記述のうち、正しいものはどれか。

1　毒薬を20歳未満の者に交付してはならない。

2　劇薬は、それを収める直接の容器又は被包に、白地に赤枠、赤字をもって、当該医薬品の品名及び「劇」の文字が記載されていなければならない。

3　毒薬とは、劇性が強いものとして厚生労働大臣が薬事・食品衛生審議会の意見を聴いて指定する医薬品をいう。

4　劇薬を一般の生活者に対して販売又は譲渡する際には、当該医薬品を譲り受ける者から、他の者に販売又は譲渡しない旨の誓約書を提出させなければならない。

問6 薬局に関する次の記述のうち、正しいものはどれか。

1　調剤を実施する薬局は、医療法に基づく医療提供施設に該当する。

2　薬局で取り扱うことができる医薬品は、医療用医薬品、薬局製造販売医薬品及び要指導医薬品のみである。

3　医薬品を取り扱う場所であって、薬局として開設の許可を受けていないものはすべて、薬局の名称を付してはならない。

4　薬局は、特定の購入者の求めなしに、医薬品をあらかじめ小分けし、販売することができる。

5　薬局であって、その機能が、医師若しくは歯科医師又は薬剤師が診療又は調剤に従事する他の医療提供施設と連携し、地域における薬剤及び医薬品の適正な使用の推進及び効率的な提供に必要な情報の提供及び薬学的知見に基づく指導を実施するために一定の必要な機能を有する薬局は、その所在地の都道府県知事の認定を受けて専門医療機関連携薬局と称することができる。

問7 店舗販売業に関する次の記述の正誤について、正しい組合せはどれか。

a　複数の事業所について許可を受けている場合、当該許可事業者内の異なる事業所間で医薬品を移転する場合、当該医薬品に関する記録は不要である。

b　店舗販売業では、薬剤師が従事していれば調剤を行うことができる。

c　都道府県知事（その店舗の所在地が保健所設置市又は特別区の区域にある場合は、市長又は区長）は、許可を受けようとする店舗が必要な構造設備を備えていないときには、許可を与えないことができる。

	a	b	c
1	正	誤	誤
2	正	正	誤
3	誤	誤	正
4	誤	正	正
5	誤	正	誤

問8 配置販売業に関する次の記述の正誤について、正しい組合せはどれか。

a　店舗販売業者が、配置による販売又は授与の方法で医薬品を販売等しようとする場合、配置販売業の許可を必要としない。

b　配置販売業では、医薬品を開封して分割販売することができる。

c　配置販売業者又はその配置員は、その住所地の都道府県知事が発行する身分証明書の交付を受け、かつ、これを携帯しなければ、医薬品の配置販売に従事してはならない。

d　配置販売業の区域管理者は、保健衛生上支障を生ずるおそれがないように、その業務に関し配置員を監督するなど、その区域の業務につき、必要な注意をしなければならず、また、配置販売業者に対して必要な意見を書面により述べなければならない。

	a	b	c	d
1	正	正	正	正
2	誤	誤	正	誤
3	誤	誤	正	正
4	正	正	誤	正
5	正	誤	誤	誤

問9 一般用医薬品のリスク区分に関する次の記述のうち、正しいものの組合せはどれか。

a　第一類医薬品は、その副作用等により日常生活に支障を来す程度の健康被害が生ずるおそれがあるすべての一般用医薬品が指定される。

b　第二類医薬品のうち、特別の注意を要するものとして厚生労働大臣が指定するものを指定第二類医薬品としている。

c　第三類医薬品は、保健衛生上のリスクが比較的低い一般用医薬品であるが、副作用等により身体の変調・不調が起こるおそれはある。

d　第三類医薬品に分類されている医薬品は、保健衛生上のリスクが比較的低い一般用医薬品であるため、第一類医薬品又は第二類医薬品に分類が変更されることはない。

1（a、b）　2（a、c）　3（a、d）　4（b、c）　5（b、d）

問10 医薬品の販売業に関する次の記述のうち、医薬品医療機器等法の規定に照らし、誤っているものはどれか。

1　第一類医薬品を販売し、授与する店舗販売業において薬剤師を店舗管理者とすることができない場合は、その店舗において医薬品の販売又は授与に関する業務に従事し、管理者要件を満たしている登録販売者を店舗管理者とすることができるが、この場合には、店舗管理者を補佐する薬剤師を置かなければならない。

2　店舗管理者が薬剤師である店舗では、その店舗に従事する登録販売者が第一類医薬品を販売することができる。

3　配置販売業者は、一般用医薬品のうち経年変化が起こりにくいこと等の基準（配置販売品目基準）に適合するもの以外の医薬品を販売してはならない。

4　店舗管理者は、その店舗の所在地の都道府県知事の許可を受けた場合を除き、その店舗以外の場所で業として店舗の管理その他薬事に関する 実務に従事する者であってはならない。

5　医薬品の販売業の許可は、6年ごとに、その更新を受けなければ、その期間の経過によって、その効力を失う。

問11 配置販売業者が第一類医薬品を配置したとき、書面に記載し2年間保存しなければならない事項に関する次の記述の正誤について、正しい組合せはどれか。

a　配置した医薬品の使用期限

b　配置した日時

c　配置した薬剤師の氏名

d　医薬品の購入者等が情報提供の内容を理解したことの確認の結果

	a	b	c	d
1	正	正	正	誤
2	正	誤	正	正
3	誤	正	正	正
4	誤	誤	正	正
5	誤	正	誤	誤

問12 **薬局開設者又は店舗販売業者が薬局又は店舗の見やすい場所に掲示板で掲示しなければならない事項に関する次の記述の正誤について、正しい組合せはどれか。**

a 管理者の氏名
b 要指導医薬品、第一類医薬品、第二類医薬品及び第三類医薬品の定義並びにこれらに関する解説
c 取り扱う要指導医薬品及び一般用医薬品の区分
d 要指導医薬品の陳列に関する解説

	a	b	c	d
1	正	正	正	正
2	正	正	正	誤
3	正	正	誤	正
4	正	誤	正	正
5	誤	正	正	正

問13 **店舗販売業者が、第二類医薬品を登録販売者に販売させる際、購入者に対して伝えさせなければならない事項に関する次の記述のうち、正しいものの組合せはどれか。**

a 販売した日時
b 販売した店舗の所在地
c 販売した店舗の電話番号その他連絡先
d 販売した登録販売者の氏名

1（a、b） 2（a、c） 3（a、d） 4（b、c） 5（c、d）

問14 **店舗販売業者が行う要指導医薬品又は一般用医薬品のリスク区分に応じた情報提供等に関する次の記述のうち、正しいものの組合せはどれか。**

a 要指導医薬品を販売又は授与する場合には、情報提供を行った薬剤師の氏名及び住所を購入者等へ伝えなければならない。
b 第一類医薬品を販売又は授与する場合には、その店舗において医薬品の販売又は授与に従事する薬剤師又は登録販売者に、書面を用いて、必要な情報を提供させなければならない。
c 第二類医薬品を販売又は授与する場合には、その店舗において医薬品の販売又は授与に従事する薬剤師又は登録販売者に、必要な情報を提供させるよう努めなければならない。
d 第三類医薬品を購入した者から相談があった場合には、その店舗において医薬品の販売又は授与に従事する薬剤師又は登録販売者に、必要な情報を提供させなければならない。

1（a、b） 2（a、d） 3（b、c） 4（b、d） 5（c、d）

問15 **指定第二類医薬品の陳列に関する次の記述について、（ ）の中に入れるべき字句の正しい組合せはどれか。**

指定第二類医薬品は、薬局等構造設備規則に規定する「（ a ）」から（ b ）メートル以内の範囲に陳列しなければならない。ただし、次の場合を除く。

・鍵をかけた陳列設備に陳列する場合
・指定第二類医薬品を陳列する陳列設備から（ c ）メートル以内の範囲に、医薬品を購入しようとする者等が進入することができないよう必要な措置が取られている場合

	a	b	c
1	第一類医薬品陳列区画	5	1.2
2	第一類医薬品陳列区画	7	2.5
3	情報提供を行うための設備	5	1.2
4	情報提供を行うための設備	7	1.2
5	情報提供を行うための設備	7	2.5

問16 **リスク区分に応じた陳列等に関する次の記述の正誤について、正しい組合せはどれか。**

a 要指導医薬品は、鍵をかけた陳列設備に陳列している場合であっても、薬局等構造設備規則に規定する要指導医薬品陳列区画の内部の陳列設備に陳列しなければならない。

b 第一類医薬品は、当該医薬品を購入しようとする者が直接手に触れられない陳列設備に陳列する場合、薬局等構造設備規則に規定する第一類医薬品陳列区画の内部の陳列設備に陳列しなくともよい。

c 配置販売業者は、一般用医薬品を陳列する場合は、第一類医薬品、第二類医薬品、第三類医薬品の区分ごとに陳列しなければならないとされており、第一類医薬品、第二類医薬品及び第三類医薬品を混在させないように配置しなければならない。

	a	b	c
1	正	誤	正
2	正	正	誤
3	誤	誤	正
4	正	正	正
5	誤	正	正

問17 **薬局開設者、店舗販売業者又は配置販売業者が、その薬局、店舗又は区域に勤務する者に付けさせる名札に関する次の記述について、(　)の中に入れるべき字句の正しい組合せはどれか。**

過去5年間のうち薬局、店舗販売業又は配置販売業において、一般従事者として薬剤師又は登録販売者の管理及び指導の下に実務に従事した期間及び登録販売者として業務に従事した期間が通算して（ a ）年（従事期間が月単位で計算して、1か月に（ b ）時間以上従事した月が（ c ）月、又は、従事期間が通算して（ a ）年以上、かつ、過去5年間において合計（ d ）時間）に満たない登録販売者である場合は、「登録販売者（研修中）」などの容易に判別できるような表記をすることが必要である。

ただし、従事期間が通算して（ a ）年以上であり、かつ、過去に店舗管理者等として業務に従事した経験がある場合はこれらの規定は適用されない。

	a	b	c	d
1	2	40	24	960
2	2	40	24	1,920
3	2	80	24	1,920
4	3	40	36	2,880
5	3	80	36	2,880

問18 **次の医薬品のうち、医薬品医療機器等法施行規則第15条の2で規定する濫用等のおそれのあるものとして厚生労働大臣が指定するものはどれか。**

1 インドメタシンを有効成分として含有する製剤
2 プレドニゾロン酢酸エステルを有効成分として含有する製剤
3 アセトアミノフェンを有効成分として含有する製剤
4 ノスカピンを有効成分として含有する製剤
5 プソイドエフェドリンを有効成分として含有する製剤

問19 **医薬品等の広告に関する次の記述の正誤について、正しい組合せはどれか。**

a 医薬品の広告に該当するか否かは、顧客を誘引する意図が明確であること、特定の医薬品の商品名（販売名）が明らかにされていること、一般人が認知できる状態であることのいずれの要件も満たす場合には、広告に該当するものと判断されている。

b 誇大広告等や承認前の医薬品等の広告の禁止は、広告等の依頼主だけでなく、その広告等に関与するすべての人が対象となる。

c 厚生労働大臣又は都道府県知事（薬局又は店舗販売業にあっては、その薬局又は店舗の所在地が保健所設置市又は特別区の区域にある場合においては、市長又は区長。）は、医薬品医療機器等法第66条第1項又は第68条の規定に違反して広告等を行った者に対してその行為の中止、再発防止等の措置命令を行うことができる。

d 厚生労働大臣が医薬品、医療機器等の名称、製造方法、効能、効果又は性能に関する虚偽・誇大な広告を行った者に対して、違反を行っていた期間中における対象商品の売上額 × 1％の課徴金を納付させる命令を行う課徴金制度がある。

	a	b	c	d
1	正	誤	誤	正
2	正	正	誤	正
3	誤	誤	正	誤
4	正	正	正	誤
5	誤	正	正	正

問20 行政庁の監視指導、苦情相談窓口に関する次の記述の正誤について、正しい組合せはどれか。

a 都道府県知事（薬局又は店舗販売業にあっては、その薬局又は店舗の所在地が保健所設置市又は特別区の区域にある場合においては、市長又は区長。以下「都道府県知事等」という。）は、当該職員（薬事監視員）に、無承認無許可医薬品、不良医薬品又は不正表示医薬品等の疑いのある物を、試験のため必要な最少分量に限り、収去させることができる。

b 薬局開設者や医薬品の販売業者が、命ぜられた報告を怠ったり、虚偽の報告をすることは、医薬品医療機器等法に規定する罰則の対象である。

c 都道府県知事等は、薬局開設者又は医薬品の販売業者に対して、一般用医薬品の販売等を行うための業務体制が基準（体制省令）に適合しなくなった場合においては、その業務体制の整備を命ずることができるが、法令の遵守を確保するための措置が不十分である場合に、その改善に必要な措置を講ずべきことを命ずることはできない。

d 医薬品の販売関係の業界団体・職能団体においては、一般用医薬品の販売等に関する苦情を含めた様々な相談を購入者等から受けつける窓口を設置し、業界内における自主的なチェックと自浄的是正を図る取り組みがなされている。

	a	b	c	d
1	正	誤	誤	正
2	正	正	誤	正
3	誤	誤	正	誤
4	正	正	正	誤
5	誤	正	正	正

医薬品に共通する特性と基本的な知識

問21 医薬品に関する次の記述の正誤について、正しい組合せはどれか。

a 医薬品は、必ずしも期待される有益な効果（薬効）のみをもたらすとは限らず、好ましくない反応（副作用）を生じる場合もある。

b 一般用医薬品は医療用医薬品と比較すると、保健衛生上のリスクが相対的に低いため、市販後に医学・薬学等の新たな知見及び使用成績等に基づき、その有効性及び安全性等の確認が行われることはない。

c 医薬品は、効能効果、用法用量、副作用等の必要な情報が適切に伝達されることを通じて、購入者等が適切に使用することにより、初めてその役割を十分に発揮するものである。

d 一般用医薬品は、一般の生活者が自ら選択し、使用するものであり、添付文書を見れば、効能効果や副作用等について誤解や認識不足を生じることはない。

	a	b	c	d
1	正	誤	正	正
2	正	誤	正	誤
3	正	正	誤	正
4	誤	正	正	誤
5	誤	誤	正	正

問22 医薬品のリスク評価に関する次の記述の正誤について、正しい組合せはどれか。

a 少量の医薬品の投与では、長期投与された場合であっても、慢性的な毒性が発現することはない。

b 治療量上限を超えると、効果よりも有害反応が強く発現する「中毒量」となるが、「致死量」に至ることはない。

c ヒトを対象とした臨床試験の実施の基準として、国際的に Good Laboratory Practice (GLP) が制定されている。

	a	b	c
1	正	誤	正
2	正	誤	誤
3	誤	正	正
4	誤	誤	誤

問23 セルフメディケーションに関する次の記述について、（ ）の中に入れるべき字句の正しい組合せはどれか。

世界保健機関（WHO）によれば、セルフメディケーションとは、「自分自身の（ a ）に責任を持ち、（ b ）な身体の不調は自分で（ c ）すること」とされている。

	a	b	c
1	健康	軽度	手当て
2	健康	重度	予防
3	健康	軽度	予防
4	生活	重度	手当て
5	生活	軽度	予防

問24 副作用に関する次の記述の正誤について、正しい組合せはどれか。

a　世界保健機関（WHO）の定義によれば、医薬品の副作用とは、「疾病の予防、診断、治療のため、又は身体の機能を正常化するために、人に通常用いられる量で発現する医薬品の有害かつ意図しない反応」とされている。

b　医薬品を使用した場合、期待される有益な反応（主作用）以外の反応であっても、不都合を生じないものは全て、副作用として扱われない。

c　一般用医薬品は、通常その使用を中断することによる不利益よりも、重大な副作用を回避することが優先され、副作用の兆候が現れたときには基本的に使用を中止することとされており、必要に応じて医師、薬剤師などに相談がなされるべきである。

d　副作用は、容易に異変を自覚できるものばかりでなく、血液や内臓機能への影響等のように、明確な自覚症状として現れないこともある。

	a	b	c	d
1	正	正	正	正
2	正	正	誤	正
3	正	誤	正	正
4	誤	正	正	誤
5	誤	誤	誤	正

問25 免疫とアレルギー（過敏反応）に関する次の記述の正誤について、正しい組合せはどれか。

a　免疫は、細菌やウイルスなどが人体に取り込まれたとき、人体を防御するために生じる反応である。

b　アレルギーの症状として、流涙や眼の痒み等の結膜炎症状、鼻汁やくしゃみ等の鼻炎症状、蕁麻疹や湿疹、かぶれ等の皮膚症状、血管性浮腫のようなやや広い範囲にわたる腫れ等が生じることが多い。

c　医薬品によるアレルギーは、医薬品の有効成分によって起こり、薬理作用がない添加物は、アレルギーを引き起こす原因物質（アレルゲン）となり得ない。

d　アレルギーには、体質的・遺伝的な要素はなく、近い親族にアレルギー体質の人がいる場合であっても、特段の注意は不要である。

	a	b	c	d
1	正	正	正	正
2	正	正	誤	誤
3	正	誤	正	誤
4	誤	誤	正	正
5	誤	正	誤	正

問26 医薬品の使用に関する次の記述の正誤について、正しい組合せはどれか。

a　一般用医薬品を長期連用すると、症状を抑えていることで重篤な疾患の発見が遅れたり、肝臓や腎臓などの器官を傷めたりする可能性がある。

b　一般用医薬品を長期連用しても、精神的な依存はおこらない。

c　医薬品の販売等に従事する専門家においては、必要以上の大量購入や頻回購入を試みる不審な購入者等には慎重に対処する必要がある。

d　一度、薬物依存が形成されると、そこから離脱することは容易ではない。

	a	b	c	d
1	正	誤	正	誤
2	正	正	誤	正
3	正	誤	正	正
4	誤	正	正	正
5	誤	正	誤	誤

問27 医薬品の相互作用に関する次の記述のうち、正しいものの組合せはどれか。

a　相互作用による副作用のリスクを減らす観点から、緩和を図りたい症状が明確である場合には、なるべくその症状に合った成分のみが配合された医薬品を選択させることが望ましい。

b　相互作用には、医薬品が吸収、分布、代謝又は排泄される過程で起こるものと、医薬品が薬理作用をもたらす部位において起こるものがある。

c　かぜ薬とアレルギー用薬では、成分や作用が重複することがないため、通常、これらの薬効群に属する医薬品は併用することができる。

d　ヨウ素系殺菌消毒成分が配合された含嗽薬使用の前後30分にタンニン酸を含む飲食物（緑茶、紅茶、コーヒー等）を摂取すると、タンニン酸と反応して殺菌作用が増強されるため、使用前後はそれらの摂取を控えることとされている。

1（a、b）　2（a、c）　3（b、c）　4（b、d）　5（c、d）

問28 小児等の医薬品の使用に関する次の記述の正誤について、正しい組合せはどれか。

a　乳児は医薬品の影響を受けやすく、また、状態が急変しやすく、一般用医薬品の使用の適否が見極めにくいため、基本的に医師の診療を受けることが優先される。

b　小児は肝臓や腎臓の機能が未発達であるため、医薬品の成分の代謝・排泄に時間がかかり、作用が強く出過ぎたり、副作用がより強く出ることがある。

c　５歳未満の幼児に使用される錠剤やカプセル剤などの医薬品では、服用時に喉につかえやすいので注意するよう添付文書に記載されている。

d　乳幼児の一般用医薬品の誤飲・誤用事故が発生した場合、高度な専門的判断が必要となることはまれであるため、関係機関の専門家への相談や医療機関に連れて行くなどの対応は不要である。

	a	b	c	d
1	正	誤	誤	誤
2	正	正	誤	正
3	誤	誤	正	誤
4	正	正	正	誤
5	誤	正	誤	正

問29 高齢者の医薬品の使用に関する次の記述のうち、正しいものの組合せはどれか。

a　高齢者は、喉の筋肉が衰えて飲食物を飲み込む力が弱まっている場合があり、内服薬を使用する際に喉に詰まらせやすい。

b　高齢者は生理機能が衰えつつあり、特に、肝臓や腎臓の機能が低下していると医薬品の作用が現れにくく、若年時と比べて副作用を生じるリスクが低い。

c　高齢者は基礎疾患を抱えていることが多く、一般用医薬品の使用によって基礎疾患の症状が悪化したり、治療の妨げとなる場合がある。

d　「医療用医薬品の添付文書等の記載要領の留意事項について」において、おおよその目安として75歳以上を「高齢者」としている。

1（a、b）　2（a、c）　3（b、c）　4（b、d）　5（c、d）

問30 妊婦及び授乳婦の医薬品の使用に関する次の記述の正誤について、正しい組合せはどれか。

a　妊婦が便秘薬を服用すると、配合成分やその用量によっては流産や早産を誘発するおそれがある。

b　妊婦が医薬品を使用した場合、血液−胎盤関門によって、どの程度医薬品の成分が胎児へ移行するかは、全て解明されている。

c　授乳婦が使用した医薬品の成分の一部が乳汁中に移行することが知られており、通常の使用の範囲で生じる具体的な悪影響は、全て解明されている。

d　妊娠前後の一定期間に、ビタミンＡ含有製剤を通常の用量を超えて摂取すると、胎児に先天異常を起こす危険性が高まるとされている。

	a	b	c	d
1	正	正	正	正
2	正	正	誤	誤
3	正	誤	誤	正
4	誤	正	正	誤
5	誤	誤	正	正

問31 一般用医薬品の定義に関する次の記述について、（　）の中に入れるべき字句の正しい組合せはどれか。

一般用医薬品は、医薬品医療機器等法第４条第５項第４号において「医薬品のうち、その効能及び効果において人体に対する作用が（ a ）ものであって、（ b ）その他の医薬関係者から提供された情報に基づく需要者の選択により使用されることが目的とされているもの（（ c ）を除く。）」と定義されている。

	a	b	c
1	著しくない	薬剤師	処方箋医薬品
2	緩和な	医師	要指導医薬品
3	著しくない	薬剤師	要指導医薬品
4	著しくない	医師	処方箋医薬品
5	緩和な	薬剤師	要指導医薬品

問32 一般用医薬品の役割に関する次の記述の正誤について、正しい組合せはどれか。

a　健康状態の自己検査
b　重度な疾病に伴う症状の改善
c　生活の質（QOL）の改善・向上
d　認知機能の低下予防

	a	b	c	d
1	正	正	正	正
2	正	正	誤	正
3	正	誤	正	誤
4	誤	正	正	正
5	誤	誤	正	正

問33 一般用医薬品の販売に従事する専門家が購入者から確認しておきたい基本的なポイントに関する次の記述の正誤について、正しい組合せはどれか。

a　購入する医薬品を使用する人として、小児や高齢者、妊婦等が想定されるか。
b　購入する医薬品を使用する人が相互作用や飲み合わせで問題を生じるおそれのある他の医薬品や食品を摂取していないか。
c　購入する医薬品を使用する人が過去にアレルギーや医薬品による副作用等の経験があるか。
d　購入する医薬品を使用するのは情報提供を受けている当人か、又はその家族等が想定されるか。

	a	b	c	d
1	正	正	正	正
2	正	正	誤	正
3	正	誤	正	誤
4	誤	正	正	正
5	誤	誤	正	正

問34 サリドマイド及びサリドマイド訴訟に関する次の記述のうち、誤っているものはどれか。

1　サリドマイドは催眠鎮静成分として承認され、その鎮静作用を目的として、胃腸薬にも配合された。
2　サリドマイド訴訟では、製薬企業だけでなく、国も被告として提訴された。
3　サリドマイド製剤の催奇形性は、1961年に西ドイツ（当時）から警告が発せられ、日本においても同年中に直ちに回収措置がとられた。
4　サリドマイドの光学異性体のうち、血管新生を妨げる作用は、一方の異性体（*S*体）のみが有する作用であり、もう一方の異性体（*R*体）にはないとされている。

問35 HIV（ヒト免疫不全ウイルス）訴訟に関する次の記述の正誤について、正しい組合せはどれか。

a　HIV訴訟の和解を踏まえ、国は、恒久対策の一つとして、エイズ治療・研究開発センター及び拠点病院を整備した。
b　白血病患者が、HIVが混入した原料血漿から製造された免疫グロブリン製剤の投与を受けたことにより、HIVに感染したことに対する損害賠償訴訟である。
c　血液製剤の安全確保対策として検査や献血時の問診の充実が図られた。
d　緊急に必要とされる医薬品を迅速に供給するための「緊急輸入」制度の創設等を内容とする、改正薬事法が成立した。

	a	b	c	d
1	正	正	正	正
2	正	正	誤	誤
3	誤	正	正	誤
4	正	誤	正	正
5	誤	誤	誤	誤

問36 クロイツフェルト・ヤコブ病（CJD）及びCJD訴訟に関する次の記述について、（　）の中に入れるべき字句の正しい組合せはどれか。

CJDは、（ a ）の一種である（ b ）が原因とされる神経難病である。
CJD訴訟は、脳外科手術等に用いられていた（ c ）を介してCJDに罹患したことに対する損害賠償訴訟である。

	a	b	c
1	ウイルス	プリオン	ウシ乾燥硬膜
2	ウイルス	プロリン	ヒト乾燥硬膜
3	タンパク質	プロリン	ウシ乾燥硬膜
4	タンパク質	プリオン	ヒト乾燥硬膜

問37 C型肝炎訴訟に関する次の記述の正誤について、正しい組合せはどれか。

a 「薬害再発防止のための医薬品行政等の見直しについて（最終提言）」を受け、医師、薬剤師、法律家、薬害被害者などの委員により構成される医薬品等行政評価・監視委員会が設置された。
b 特定のフィブリノゲン製剤や血液凝固第Ⅸ因子製剤の投与を受けたことにより、C型肝炎ウイルスに感染したことに対する損害賠償訴訟である。
c C型肝炎ウイルス感染者の早期・一律救済の要請にこたえるべく、2008年1月に「特定フィブリノゲン製剤及び特定血液凝固第Ⅸ因子製剤によるC型肝炎感染被害者を救済するための給付金の支給に関する特別措置法」が制定、施行された。

	a	b	c
1	正	正	正
2	正	正	誤
3	正	誤	正
4	誤	正	誤

問38 医薬品の使用上の注意において用いられる年齢区分に関する次の記述について、（ ）の中に入れるべき字句の正しい組合せはどれか。

乳児、幼児、小児という場合には、おおよその目安として、乳児は生後4週以上、（ a ）歳未満、幼児は（ a ）歳以上、（ b ）歳未満、小児は（ b ）歳以上、（ c ）歳未満の年齢区分が用いられる。

	a	b	c
1	1	7	15
2	1	5	15
3	1	7	12
4	3	5	12
5	3	5	15

問39 医薬品と食品の代謝及び相互作用に関する次の記述の正誤について、正しい組合せはどれか。

a カフェインやビタミンAのように、食品中に医薬品の成分と同じ物質が存在するため、それらを含む医薬品と食品を一緒に服用すると過剰摂取となるものがある。
b 酒類（アルコール）をよく摂取する者では、肝臓の代謝機能が高まっていることが多く、アセトアミノフェンは通常よりも体内から速く消失することがある。
c 外用薬であれば、食品によって医薬品としての作用や代謝に影響を受けることはない。
d 生薬成分を含むハーブ等は、医薬品的な効能効果を標榜又は暗示されていなければ、食品として流通可能なものもあり、そうした食品と生薬成分が配合された医薬品を合わせて摂取すると、医薬品の効き目や副作用を増強させることがある。

	a	b	c	d
1	正	誤	正	誤
2	正	正	誤	誤
3	誤	誤	正	正
4	正	正	誤	正
5	誤	正	正	誤

問40 医薬品の安全性に影響を与える要因に関する次の記述の正誤について、正しい組合せはどれか。

a 医療機関や薬局で交付された薬剤を使用している人については、登録販売者が一般用医薬品との併用の可否を判断することは困難な場合が多いため、その薬剤を処方した医師若しくは歯科医師又は調剤を行った薬剤師に相談するよう説明する必要がある。
b 購入しようとする医薬品を使用することが想定される人が医療機関で治療を受けている場合には、疾患の程度やその医薬品の種類等に応じて、問題を生じるおそれがあれば使用を避けることができるよう情報提供がなされることが重要である。
c 医療機関で治療を受けていない場合でも、医薬品の種類や配合成分等によっては、特定の症状がある人が使用するとその症状を悪化させるおそれがある。
d 一般用医薬品の使用にあたって、今は医療機関で治療を受けていなければ、過去に治療を受けていたか把握に努める必要はない。

	a	b	c	d
1	正	正	正	誤
2	正	正	誤	誤
3	正	誤	誤	正
4	誤	正	正	誤
5	誤	正	誤	正

人体の働きと医薬品

問41 胃に関する次の記述の正誤について、正しい組合せはどれか。

a　食道から胃に内容物が送られてくると、その刺激に反応して胃壁の横紋筋が弛緩する。

b　ペプシノーゲンは、胃酸によってタンパク質を消化する酵素であるペプシンとなり、胃酸とともに胃液として働く。

c　胃内に滞留する内容物の滞留時間は、炭水化物主体の食品の場合には比較的長く、脂質分の多い食品の場合には比較的短い。

d　胃酸は、胃内を強酸性に保って内容物が腐敗や発酵を起こさないようにする役目がある。

	a	b	c	d
1	正	正	誤	正
2	誤	正	誤	正
3	誤	正	正	誤
4	正	誤	正	正
5	誤	誤	正	誤

問42 小腸及び膵臓に関する次の記述の正誤について、正しい組合せはどれか。

a　小腸は、全長６～７ｍの管状の臓器で、十二指腸、空腸、盲腸の３部分に分かれる。

b　小腸は水分の吸収に重要な器官であるため、内壁の表面積を小さくする構造を持つ。

c　膵臓は、胃の後下部に位置する臓器で、弱アルカリ性の膵液を十二指腸へ分泌する。

d　膵臓は、炭水化物、タンパク質、脂質を消化する酵素の供給を担う消化腺であるとともに、血糖値を調整するホルモン等を分泌する内分泌腺でもある。

	a	b	c	d
1	誤	正	誤	誤
2	正	誤	正	誤
3	正	正	誤	正
4	誤	誤	誤	正
5	誤	誤	正	正

問43 胆嚢及び肝臓に関する次の記述の正誤について、正しい組合せはどれか。

a　胆汁には、古くなった赤血球や過剰のコレステロールを排出する役割がある。

b　腸内に放出された胆汁酸塩（コール酸、デオキシコール酸等の塩類）の大部分は、小腸で再吸収され肝臓に戻される。

c　肝臓は、脂溶性ビタミンであるビタミンＡ、Ｄ等の貯蔵臓器であり、水溶性ビタミンは貯蔵できない。

d　肝臓では、必須アミノ酸を生合成することができる。

	a	b	c	d
1	正	正	誤	誤
2	正	誤	正	誤
3	誤	正	誤	正
4	正	誤	正	正
5	誤	正	正	誤

問44 呼吸器系に関する次の記述の正誤について、正しい組合せはどれか。

a　鼻腔から気管支までの呼気及び吸気の通り道を気道といい、そのうち、咽頭・喉頭までの部分を上気道、気管から気管支、肺までの部分を下気道という。

b　喉頭から肺へ向かう気道が左右の肺へ分岐するまでの部分を気管支という。

c　扁桃は咽頭の後壁にあり、リンパ組織が集まってできている。

d　肺は、肺自体の筋組織により、自力で膨らんだり縮んだりして呼吸運動を行うことができる。

	a	b	c	d
1	正	正	正	正
2	正	誤	正	誤
3	誤	正	誤	正
4	誤	正	正	誤

問45 **血液に関する次の記述の正誤について、正しい組合せはどれか。**

a 血液は、血漿と血球からなり、血球には赤血球、白血球、血小板がある。
b 赤血球は骨髄で産生される。
c リンパ球は、白血球の約60％を占め、血液のほかリンパ液にも分布して循環している。
d 血小板は、血管の損傷部位に粘着、凝集して傷口を覆う。

	a	b	c	d
1	正	誤	正	誤
2	誤	誤	誤	正
3	正	正	誤	正
4	正	誤	正	正
5	誤	正	誤	誤

問46 **泌尿器系に関する次の記述のうち、正しいものの組合せはどれか。**

a ボウマン嚢は、腎小体と尿細管とで構成される腎臓の基本的な機能単位である。
b 尿細管では、原尿中のブドウ糖やアミノ酸等の栄養分及び血液の維持に必要な水分や電解質が再吸収される。
c 腎臓は、血液の量と組成を維持して、血圧を一定範囲内に保つ上で重要な役割を担っている。
d 副腎皮質では、自律神経系に作用するアドレナリン（エピネフリン）とノルアドレナリン（ノルエピネフリン）が産生・分泌される。

1（a、b） 2（a、d） 3（b、c） 4（c、d）

問47 **鼻及び耳に関する次の記述の正誤について、正しい組合せはどれか。**

a においに対する感覚は非常に鋭敏であるが順応を起こしやすく、同じにおいを継続して嗅いでいると次第にそのにおいを感じなくなる。
b 副鼻腔に入った埃等の粒子は、粘液に捉えられて線毛の働きによって鼻腔内へ排出される。
c 外耳は、聴覚器官である蝸牛と、平衡器官である前庭の２つの部分からなる。
d 中耳にある鼓室は、耳管という管で鼻腔や咽頭と通じている。

	a	b	c	d
1	正	誤	正	誤
2	正	正	誤	正
3	正	誤	正	正
4	誤	正	誤	誤
5	誤	正	正	正

問48 **目の充血に関する次の記述について、（　）の中に入れるべき字句の正しい組合せはどれか。**

目の充血は血管が（ a ）して赤く見える状態であるが、（ b ）の充血では白目の部分だけでなく眼瞼の裏側も赤くなる。（ c ）が充血したときは、眼瞼の裏側は赤くならず、（ c ）自体が乳白色であるため、白目の部分がピンク味を帯びる。

	a	b	c
1	拡張	強膜	結膜
2	拡張	結膜	強膜
3	収縮	強膜	結膜
4	収縮	結膜	強膜

問49 **外皮系に関する次の記述の正誤について、正しい組合せはどれか。**

a　皮膚に物理的な刺激が繰り返されると角質層が肥厚して、たこやうおのめができる。

b　皮脂腺には、腋窩（わきのした）などの毛根部に分布するアポクリン腺（体臭腺）と、手のひらなど毛根がないところも含め全身に分布するエクリン腺の二種類がある。

c　メラニン色素は、皮下組織にあるメラニン産生細胞（メラノサイト）で産生され、太陽光に含まれる紫外線から皮膚組織を防護する役割がある。

d　皮脂は、皮膚を潤いのある柔軟な状態に保つとともに、外部からの異物に対する保護膜としての働きがある。

	a	b	c	d
1	正	誤	正	誤
2	正	正	誤	正
3	正	誤	誤	正
4	誤	誤	正	正
5	誤	正	正	誤

問50 **リンパ系に関する次の記述のうち、正しいものの組合せはどれか。**

a　リンパ液の流れは主に平滑筋の収縮によるものであり、流速は血流に比べて緩やかである。

b　リンパ液は、血球の一部が毛細血管から組織の中へ滲み出て組織液（組織中の細胞と細胞の間に存在する体液）となったもので、タンパク質を多く含む。

c　リンパ管は互いに合流して次第に太くなり、最終的に鎖骨の下にある静脈につながる。

d　リンパ節の内部には、リンパ球やマクロファージ（貪食細胞）が密集していて、リンパ液で運ばれてきた細菌やウイルス等は、ここで免疫反応によって排除される。

1（a、b）　2（a、d）　3（b、c）　4（c、d）

問51 **中枢神経系に関する次の記述のうち、正しいものの組合せはどれか。**

a　脳は、頭の上部から下後方部にあり、知覚、運動、記憶、情動、意思決定等の働きを行っている。

b　延髄には、心拍数を調節する心臓中枢、呼吸を調節する呼吸中枢等がある。

c　脳において、血液の循環量は心拍出量の約15％、ブドウ糖の消費量は全身の約25％と多いが、酸素の消費量は全身の約５％と少ない。

d　脳の血管は末梢の血管に比べて物質の透過に関する選択性が低く、タンパク質などの大分子や小分子でもイオン化した物質は血液中から脳の組織へ移行しやすい。

1（a、b）　2（a、d）　3（b、c）　4（b、d）　5（c、d）

問52 **自律神経系の働きに関する次の記述の正誤について、正しい組合せはどれか。**

a　通常、交感神経系と副交感神経系は、互いに拮抗して働く。

b　交感神経系が副交感神経系より優位に働いたとき、膀胱では排尿筋が収縮する。

c　副交感神経系が交感神経系より優位に働いたとき、瞳孔は収縮する。

d　汗腺を支配する交感神経線維の末端では、ノルアドレナリンのみが伝達物質として放出される。

	a	b	c	d
1	誤	正	正	誤
2	正	誤	正	誤
3	誤	誤	誤	正
4	正	正	正	正
5	正	誤	誤	誤

問53 医薬品の代謝、排泄に関する次の記述の正誤について、正しい組合せはどれか。

a　腎機能が低下した人では、正常の人よりも有効成分の尿中への排泄が遅れ、血中濃度が下がりにくい。そのため、医薬品の効き目が過剰に現れたり、副作用を生じやすくなったりする。

b　消化管で吸収される有効成分を含む医薬品を経口投与した場合、肝機能が低下した人では、正常な人に比べて全身循環に到達する有効成分の量がより少なくなり、効き目が現れにくくなる。

c　多くの有効成分は、血液中で血漿タンパク質と結合して複合体を形成しており、その複合体は腎臓で濾過されないため、有効成分が長く循環血液中に留まることとなり、作用が持続する原因となる。

d　医薬品の有効成分は未変化体のままで、あるいは代謝物として、体外へ排出されるが、肺から呼気中へ排出されることはない。

	a	b	c	d
1	誤	正	正	誤
2	正	誤	正	誤
3	誤	誤	誤	正
4	正	正	正	正
5	正	誤	誤	誤

問54 医薬品の剤形に関する次の記述の正誤について、正しい組合せはどれか。

a　チュアブル錠は、表面がコーティングされているものもあるので、噛み砕かずに水などで飲み込む。

b　トローチ及びドロップは、薬効を期待する部位が口の中や喉に対するものである場合が多く、飲み込まずに口の中で舐めて、徐々に溶かして使用する。

c　貼付剤は、皮膚に貼り付けて用いる剤形であり、薬効の持続が期待できる反面、適用部位にかぶれなどを起こす場合がある。

d　クリーム剤は、油性の基剤で皮膚への刺激が弱く、適用部位を水から遮断したい場合等に用い、患部が乾燥していてもじゅくじゅくと浸潤していても使用できる。

	a	b	c	d
1	誤	正	正	正
2	正	誤	正	誤
3	誤	誤	誤	正
4	誤	正	正	誤
5	正	誤	誤	誤

問55 ショック（アナフィラキシー）に関する次の記述の正誤について、正しい組合せはどれか。

a　ショックは、生体異物に対する遅延型のアレルギー反応の一種である。

b　医薬品によるショックは、以前にその医薬品によって蕁麻疹等のアレルギーを起こしたことがある人で起きる可能性が高い。

c　一般に、顔や上半身の紅潮・熱感、皮膚の痒み、吐きけ、冷や汗など、複数の症状が現れる。

d　発症すると病態は急速に悪化することが多く、適切な対応が遅れるとチアノーゼや呼吸困難等を生じ、死に至ることがある。

	a	b	c	d
1	正	正	誤	正
2	誤	誤	誤	正
3	正	誤	正	誤
4	誤	正	正	正

問56 偽アルドステロン症に関する次の記述の正誤について、正しい組合せはどれか。

a　体内に塩分（ナトリウム）と水が貯留し、体からカルシウムが失われることによって生じる病態である。

b　複数の医薬品や、医薬品と食品との間の相互作用によって起きることがある。

c　副腎髄質からのアルドステロン分泌が低下することにより生じる。

d　主な症状としては、筋肉痛、喉の渇き、倦怠感、血圧上昇等がみられる。

	a	b	c	d
1	正	正	誤	正
2	誤	正	正	誤
3	誤	誤	正	正
4	正	誤	正	誤
5	誤	正	誤	正

問57 消化器系に現れる副作用に関する次の記述の正誤について、正しい組合せはどれか。

a　イレウスとは、医薬品の副作用により胃や十二指腸の粘膜組織が傷害されて、その一部が粘膜筋板を超えて欠損する状態である。

b　消化性潰瘍では、自覚症状が乏しい場合もあり、貧血症状（動悸や息切れ等）の検査時や突然の吐血・下血によって発見されることもある。

c　小児や高齢者のほか、普段から便秘傾向のある人は、イレウス様症状の発症のリスクが高い。

d　消化性潰瘍は、消化管出血に伴って糞便が白くなる。

	a	b	c	d
1	正	正	誤	正
2	誤	正	正	誤
3	誤	誤	正	正
4	正	誤	正	誤
5	誤	正	誤	正

問58 呼吸器系に現れる副作用に関する次の記述の正誤について、正しい組合せはどれか。

a　間質性肺炎とは、気管支と毛細血管を取り囲んで支持している組織が炎症を起こした状態である。

b　間質性肺炎は、一般的に、医薬品の使用後、短時間（1時間以内）に起こる。

c　間質性肺炎の症状が一過性に現れ、自然と回復することもあるが、悪化すると肺線維症（肺が繊維化を起こして硬くなる状態）に移行することがある。

d　医薬品で喘息発作を起こしたことがある人でも、症状が軽い場合、同種の医薬品の使用を避ける必要はない。

	a	b	c	d
1	正	正	誤	誤
2	誤	正	正	正
3	誤	誤	正	誤
4	正	誤	正	誤
5	誤	正	誤	正

問59 循環器系に現れる副作用に関する次の記述の正誤について、正しい組合せはどれか。

a　高血圧や心臓病等、循環器系疾患の診断を受けている人は、心臓や血管に悪影響を及ぼす可能性が高い医薬品を使用してはならない。

b　心不全の既往がある人は、薬剤による心不全を起こしやすい。

c　うっ血性心不全とは、全身が必要とする量の血液を心臓から送り出すことができなくなり、心臓に血液が貯留して、種々の症状を示す疾患である。

d　医薬品を使用している患者で、めまい、立ちくらみ、全身のだるさ（疲労感）、動悸、息切れ、胸部の不快感、脈の欠落等の症状が現れたときは、一時的な状態と考えられるため、医薬品の使用中止や医師の診療を受ける必要はない。

	a	b	c	d
1	誤	正	正	正
2	誤	誤	正	誤
3	正	誤	誤	正
4	正	誤	正	誤
5	正	正	誤	誤

問60 精神神経系に現れる副作用に関する次の記述の正誤について、正しい組合せはどれか。

a　医薬品の副作用の不眠、不安、震え（振戦）、興奮、眠気、うつ等の精神神経症状は、定められた用法・用量に従って服用すれば発生することはない。

b　眠気を催すことが知られている医薬品を使用した後は、乗物や危険な機械類の運転操作に従事しないよう十分注意することが必要である。

c　医薬品の副作用としての 無菌性髄膜炎は、全身性エリテマトーデス、混合性結合組織病、関節リウマチ等の基礎疾患がある人で発症リスクが高い。

d　心臓や血管に作用する医薬品により、頭痛やめまい、浮動感（体がふわふわと宙に浮いたような感じ）、不安定感（体がぐらぐらする感じ）等が生じることがある。

	a	b	c	d
1	誤	正	正	正
2	誤	誤	正	誤
3	正	誤	誤	正
4	正	誤	正	誤
5	正	正	誤	誤

主な医薬品とその作用

問61 かぜ及びかぜ薬に関する次の記述の正誤について、正しい組合せはどれか。

a　かぜはウイルス（ライノウイルス、コロナウイルスなど）の感染が原因で、細菌の感染は原因とはならない。

b　急激な発熱を伴う場合や、症状が4日以上続くとき、又は症状が重篤なときは、かぜではない可能性が高い。

c　かぜ薬は、ウイルスの増殖を抑えたり、ウイルスを体内から除去するものではなく、咳で眠れなかったり、発熱で体力を消耗しそうなときなどに、それら諸症状の緩和を図る対症療法薬である。

	a	b	c
1	正	正	正
2	誤	誤	誤
3	正	誤	正
4	正	正	誤
5	誤	正	正

問62 次の表は、あるかぜ薬に含まれている成分の一覧である。

2カプセル中

成分	分量
イブプロフェン	200 mg
d-クロルフェニラミンマレイン酸塩	1.75 mg
ヨウ化イソプロパミド	2.5 mg
デキストロメトルファン臭化水素酸塩水和物	24 mg
dl-メチルエフェドリン塩酸塩	30 mg
無水カフェイン	37.5 mg

このかぜ薬に関する次の記述の正誤について、正しい組合せはどれか。

a　イブプロフェンは、消化管粘膜の防御機能を低下させるため、胃・十二指腸潰瘍、潰瘍性大腸炎又はクローン病の既往歴がある人では再発を招くおそれがある。

b　ヨウ化イソプロパミドは、抗コリン作用によって鼻汁分泌やくしゃみを抑えることを目的として配合されている。

c　デキストロメトルファン臭化水素酸塩水和物は、延髄の咳嗽中枢に作用して、咳を抑えることを目的として配合されている。

	a	b	c
1	正	正	正
2	誤	正	誤
3	正	誤	誤
4	誤	正	正
5	正	誤	正

問63 次の記述にあてはまる漢方処方製剤として、最も適切なものはどれか。

体力中等度で、慢性に経過する頭痛、めまい、肩こりなどがあるものの慢性頭痛、神経症、高血圧の傾向のあるものに適すとされるが、消化器系の副作用（食欲不振、胃部不快感等）が現れやすい等の理由で、胃腸虚弱で冷え症の人には不向きとされる。

1　茵蔯蒿湯
2　麦門冬湯
3　当帰飲子
4　釣藤散

問64 アスピリン（別名アセチルサリチル酸）に関する次の記述の正誤について、正しい組合せはどれか。

a　アスピリン喘息は、アスピリン特有の副作用であり、他の解熱鎮痛成分では起こらない。

b　アスピリンには、血液を凝固しにくくさせる作用がある。

c　アスピリンは、まれに重篤な副作用として肝機能障害を生じることがある。

	a	b	c
1	正	正	正
2	正	誤	正
3	誤	正	誤
4	正	誤	誤
5	誤	正	正

問65 眠気を促す薬及びその成分に関する次の記述のうち、正しいものの組合せはどれか。

a　飲酒とともにブロモバレリル尿素を含む催眠鎮静薬を服用すると、その薬効や副作用が減弱されるおそれがある。

b　ジフェンヒドラミン塩酸塩などの抗ヒスタミン成分を含有する医薬品を服用後は、自動車の運転等、危険を伴う機械の操作に従事させてはならない。

c　小児及び若年者では、抗ヒスタミン成分により眠気とは反対の神経過敏や中枢興奮などが現れることがある。

d　酸棗仁湯は、症状の原因となる体質の改善を主眼としているため、1週間位服用して症状の改善がみられない場合でも、1ヶ月位服用を継続する必要がある。

1（a、b）　2（a、d）　3（b、c）　4（c、d）

問66 カフェインに関する次の記述の正誤について、正しい組合せはどれか。

a　脳の緊張を低下させることで、眠気防止の効果をもたらす。

b　摂取されたカフェインは、乳汁中に移行しない。

c　眠気防止薬におけるカフェインの1回摂取量はカフェインとして200mg、1日摂取量はカフェインとして500mgが上限とされている。

d　反復摂取により依存を形成するという性質がある。

	a	b	c	d
1	正	正	正	正
2	誤	正	誤	誤
3	誤	誤	正	正
4	正	正	誤	正
5	誤	誤	誤	誤

問67 鎮暈薬（乗物酔い防止薬）及びその成分に関する次の記述のうち、正しいものの組合せはどれか。

a　乗物酔い防止薬には、主として吐きけを抑えることを目的とした成分も含まれるため、つわりに伴う吐きけへの対処として使用することが推奨されている。

b　ジフェニドール塩酸塩は、日本においては専ら抗めまい成分として用いられている。

c　メクリジン塩酸塩は、他の抗ヒスタミン成分と比べて作用が現れるのが早く持続時間が短い。

d　脳に軽い興奮を起こさせて平衡感覚の混乱によるめまいを軽減させることを目的として、ジプロフィリンが配合されている場合がある。

1（a、b）　2（a、c）　3（b、d）　4（c、d）

問68 次の表は、ある小児鎮静薬に含まれている成分の一覧である。

60粒中

成分	分量
ジャコウ	3.0 mg
ゴオウ	12.0 mg
レイヨウカク	30.0 mg
牛胆	12.0 mg
ニンジン	112.8 mg
オウレン	60.0 mg
カンゾウ	60.0 mg
チョウジ	9.0 mg

この小児鎮静薬に関する次の記述の正誤について、正しい組合せはどれか。

a　ジャコウは、緊張や興奮を鎮め、また血液の循環を促す作用等を期待して用いられる。

b　レイヨウカクは、ウシ科のサイカレイヨウ（高鼻レイヨウ）等の角を基原とする生薬で、緊張や興奮を鎮める作用等を期待して用いられる。

c　カンゾウは、他の医薬品や一般食品等にも広く用いられているため、購入者に対して、摂取されるグリチルリチン酸の総量が継続して多くならないよう注意を促すことが重要である。

	a	b	c
1	正	正	正
2	誤	誤	正
3	正	誤	正
4	正	誤	誤
5	誤	正	誤

問69 次の咳止めや痰を出しやすくする目的で用いられる漢方処方製剤のうち、構成生薬としてカンゾウを含まないものはどれか。

1　柴朴湯
2　半夏厚朴湯
3　五虎湯
4　麻杏甘石湯

問70 鎮咳去痰薬に含まれている成分に関する次の記述の正誤について、正しい組合せはどれか。

a　コデインリン酸塩水和物は、胃腸の運動を低下させる作用を示し、副作用として便秘が現れることがある。

b　メチルエフェドリン塩酸塩は、気管支を拡張させる作用を示し、呼吸を楽にして咳や喘息の症状を鎮めることを目的として用いられる。

c　カルボシステインは、気道の炎症を和らげることを目的として配合されている。

d　トラネキサム酸は、痰の中の粘性タンパク質を溶解・低分子化して粘性を減少させる。

	a	b	c	d
1	正	正	誤	誤
2	誤	正	誤	正
3	正	誤	正	正
4	正	正	正	正
5	誤	誤	誤	誤

問71 口腔咽喉薬及びうがい薬（含嗽薬）に関する次の記述の正誤について、正しい組合せはどれか。

a　口腔咽喉薬は、口腔内又は咽頭部の粘膜に局所的に作用して、それらの部位の炎症による痛み、腫れ等の症状の緩和を主たる目的とするもので、鎮咳成分や気管支拡張成分、去痰成分は配合されていない。

b　噴射式の液剤は、息を吸いながら噴射することが望ましい。

c　口腔内や咽頭における局所的な作用を目的とする医薬品であるため、全身的な影響を生じることはない。

	a	b	c
1	正	正	正
2	誤	誤	誤
3	誤	正	誤
4	誤	誤	正
5	正	誤	誤

問72 強心薬に含まれている成分に関する次の記述の正誤について、正しい組合せはどれか。

a　一般用医薬品に含有されるセンソは、1日用量が5mgを超えるよう用法・用量が定められている。

b　リュウノウは、中枢神経系の刺激作用による気つけの効果を期待して用いられる。

c　ゴオウは、心筋に直接刺激を与え、その収縮力を高める作用（強心作用）を期待して用いられる。

	a	b	c
1	正	正	正
2	誤	正	正
3	正	誤	誤
4	誤	誤	正

問73 コレステロール及び高コレステロール改善薬に関する次の記述の正誤について、正しい組合せはどれか。

a　コレステロールは細胞の構成成分で、胆汁酸や副腎皮質ホルモン等の生理活性物質の産生に重要な物質でもある等、生体に不可欠な物質である。

b　コレステロールの産生及び代謝は、主として腎臓で行われる。

c　高コレステロール改善薬は、血中コレステロール異常の改善、血中コレステロール異常に伴う末梢血行障害（手足の冷え、痺れ）の緩和等を目的として使用される医薬品である。

	a	b	c
1	正	正	誤
2	正	誤	正
3	正	誤	誤
4	誤	誤	正
5	誤	正	正

問74 貧血用薬（鉄製剤）及びその配合成分に関する次の記述の正誤について、正しい組合せはどれか。

a　マンガンは、赤血球ができる過程で必要不可欠なビタミンB12の構成成分である。

b　貧血用薬（鉄製剤）は、消化器系への副作用を軽減するために食前に服用することが望ましい。

c　銅は、ヘモグロビンの産生過程で、鉄の代謝や輸送に重要な役割を持つ。

	a	b	c
1	正	正	誤
2	正	正	正
3	正	誤	誤
4	誤	誤	正
5	誤	誤	誤

問75 循環器用薬及びその配合成分に関する次の記述のうち、正しいものの組合せはどれか。

a　ユビデカレノンは、コエンザイムQ10とも呼ばれ、心筋の酸素利用効率を高めて収縮力を高めることによって血液循環の改善効果を示すとされている。

b　ヘプロニカートは、ビタミン様物質の一種で、高血圧等における毛細血管の補強、強化の効果を期待して用いられる。

c　ルチンは、ニコチン酸が遊離し、そのニコチン酸の働きによって末梢の血液循環を改善する作用を示すとされる。

d　三黄瀉心湯は、構成生薬としてダイオウを含み、本剤を使用している間は、瀉下薬の使用を避ける必要がある。

1（a、b）　2（a、d）　3（b、c）　4（c、d）

問76 婦人薬に配合される成分に関する次の記述の正誤について、正しい組合せはどれか。

a　コウブシは、鎮静、鎮痛のほか、女性の滞っている月経を促す作用を期待して配合されている場合がある。

b　モクツウは、滋養強壮作用を目的として配合されている場合がある。

c　センキュウは、血行を改善し、血色不良や冷えの症状を緩和するほか、強壮、鎮静、鎮痛等の作用を期待して用いられる。

d　ビタミンB6は、血行を促進する作用を目的として配合されている場合がある。

	a	b	c	d
1	正	正	誤	誤
2	正	誤	誤	正
3	正	誤	正	誤
4	誤	誤	正	正

問77 アレルギーに関する次の記述の正誤について、正しい組合せはどれか。

a アレルゲンが皮膚や粘膜から体内に入り込むと、その物質を特異的に認識した免疫グロブリン（抗体）によって肥満細胞が刺激され、ヒスタミン等の物質が遊離する。

b 肥満細胞から遊離したヒスタミンは、周囲の器官や組織の表面に分布する特定のタンパク質（受容体）と反応することで、血管収縮、血管透過性低下等の作用を示す。

c アレルゲンに対して徐々に体を慣らしていく治療法を減感作療法という。

	a	b	c
1	正	正	正
2	正	誤	正
3	誤	正	正
4	正	正	誤
5	誤	誤	誤

問78 内服アレルギー用薬（鼻炎用内服薬を含む。）の副作用に関する次の記述の正誤について、正しい組合せはどれか。

a メチルエフェドリン塩酸塩は、長期間にわたって連用した場合でも薬物依存につながるおそれはない。

b グリチルリチン酸を大量に摂取すると、偽アルドステロン症を生じるおそれがある。

c 抗ヒスタミン成分は、排尿困難の症状がある人、緑内障の診断を受けた人では、症状の悪化を招くおそれがある。

	a	b	c
1	正	正	正
2	正	誤	正
3	正	正	誤
4	誤	正	正
5	誤	誤	誤

問79 鼻に用いる薬とその成分に関する次の記述の正誤について、正しい組合せはどれか。

a ヒスタミンの遊離を抑える成分（抗アレルギー成分）は、アレルギー性でない鼻炎や副鼻腔炎に対しても有効である。

b リドカイン塩酸塩は、鼻粘膜の過敏性や痛みや痒みを抑えることを目的として配合されている場合がある。

c ベンザルコニウム塩化物は、黄色ブドウ球菌又は溶血性連鎖球菌に対して殺菌消毒作用を示すほか、結核菌やウイルスにも効果がある。

d アドレナリン作動成分が配合された点鼻薬は、過度に使用すると鼻粘膜の血管が拡張して二次充血を招き、鼻づまり（鼻閉）がひどくなりやすい。

	a	b	c	d
1	正	正	誤	誤
2	正	誤	正	誤
3	誤	正	正	正
4	正	誤	正	正
5	誤	正	誤	正

問80 尿糖・尿タンパク検査薬に関する次の記述の正誤について、正しい組合せはどれか。

a 尿タンパク検査の場合、原則として早朝尿（起床直後の尿）を検体とし、激しい運動の直後の採尿は避ける必要がある。

b 尿糖又は尿タンパクを検出する部分を直接手で触れると、正確な検査結果が得られなくなることがある。

c 通常、尿は弱アルカリ性であるが、食事やその他の影響で弱酸性～中性に傾くと、正確な検査結果が得られなくなることがある。

d 尿糖・尿タンパク検査薬は、尿中の糖やタンパク質の有無を調べるものであり、その結果をもって直ちに疾患の有無や種類を判断することはできない。

	a	b	c	d
1	正	正	誤	誤
2	正	正	誤	正
3	誤	誤	正	誤
4	誤	正	正	正
5	正	誤	正	正

問81 胃に作用する制酸を目的とした配合成分に関する次の記述の正誤について、正しい組合せはどれか。

a メタケイ酸アルミン酸マグネシウムは、胃酸の中和作用のほか、胃粘膜にゼラチン状の皮膜を形成して保護する作用もあるとされる。

b 制酸成分としてアルミニウムを含む医薬品は、透析療法を受けている人への使用を避ける必要はない。

c 制酸成分を主体とする胃腸薬を炭酸飲料で服用することで、胃酸に対する中和作用が強まる。

d 制酸成分は、かぜ薬や解熱鎮痛薬にも配合されている。

	a	b	c	d
1	正	誤	正	正
2	誤	正	誤	正
3	正	誤	誤	正
4	正	正	正	誤
5	誤	正	正	誤

問82 胃に作用する健胃を目的とした生薬成分に関する次の記述の正誤について、正しい組合せはどれか。

a オウレンは、香りによる健胃作用を期待して用いられる。

b ユウタンは、苦味による健胃作用を期待して用いられる。

c ケイヒは、香りによる健胃作用を期待して用いられる。

d リュウタンが配合された散剤は、味や香りによる刺激が強いため、オブラートに包む等して服薬することが適切である。

	a	b	c	d
1	誤	誤	正	誤
2	誤	正	誤	正
3	正	誤	正	正
4	正	正	誤	誤
5	誤	正	正	誤

問83 30代女性、胃腸の不調を訴え症状に良い漢方処方製剤はないかドラッグストアに相談に来られた。状態や症状を確認したところ体力中等度以下で、胃腸が弱く、食欲がなく、みぞおちがつかえ、疲れやすく、貧血性で手足が冷えやすくて、胃痛があり嘔吐をすることもある、とのことであった。次の漢方処方製剤のうち、最も推奨すべきものはどれか。

1 防風通聖散

2 葛根湯

3 大柴胡湯

4 六君子湯

問84 腸の薬（整腸薬、止瀉薬、瀉下薬）に関する次の記述の正誤について、正しい組合せはどれか。

a 腸内細菌のバランスを整えることを目的として、ビフィズス菌等の生菌成分が用いられる。

b タンニン酸アルブミンは、腸粘膜のタンパク質と結合して不溶性の膜を形成し、腸粘膜をひきしめる（収斂）ことにより、腸粘膜を保護することを目的として配合されている場合がある。

c 刺激性瀉下成分が配合された瀉下薬は一般に、流産・早産を誘発するおそれはない。

d マルツエキスは、主成分である麦芽糖が腸内細菌によって分解（発酵）して生じるガスによって便通を促すとされている。

	a	b	c	d
1	正	正	誤	正
2	誤	正	誤	誤
3	正	誤	誤	正
4	正	正	正	誤
5	誤	誤	正	正

問85 止瀉薬に配合されている成分に関する次の記述のうち、正しいものの組合せはどれか。

a　次没食子酸ビスマス、次硝酸ビスマス等のビスマスを含む成分については、海外において長期連用した場合に精神神経症状が現れたとの報告があり、1ヶ月以上継続使用しないこととされている。

b　タンニン酸アルブミンに含まれるアルブミンは、牛乳に含まれるタンパク質（カゼイン）から精製された成分であるため、牛乳にアレルギーがある人では使用を避ける必要がある。

c　ロペラミド塩酸塩が配合された止瀉薬は、症状の改善がみられない場合、1～2週間服用を続ける必要がある。

d　ベルベリン塩化物等の腸内殺菌成分の入った止瀉薬を、下痢の予防で服用すると、腸内環境を悪化させることがある。

1（a、b）　2（a、c）　3（b、d）　4（c、d）

問86 瀉下薬に含まれている成分に関する次の記述のうち、正しいものの組合せはどれか。

a　ヒマシ油は、防虫剤や殺鼠剤を誤飲した際に、腸管内の物質をすみやかに体外へ排除する目的で用いられる。

b　センナは、吸収された成分の一部が乳汁中に移行するが、乳児への影響はない。

c　ピコスルファートナトリウムは、胃や小腸では分解されないが、大腸に生息する腸内細菌によって分解されて、大腸への刺激作用を示す。

d　ジオクチルソジウムスルホサクシネート（DSS）は、腸内容物に水分を浸透しやすくする作用があり、糞便中の水分量を増して柔らかくする。

1（a、b）　2（a、c）　3（b、d）　4（c、d）

問87 次のうち、胃腸鎮痛鎮痙薬に配合される抗コリン成分として、正しい組合せはどれか。

a　メチルベナクチジウム臭化物

b　ジサイクロミン塩酸塩

c　パパベリン塩酸塩

d　アミノ安息香酸エチル

1（a、b）　2（a、c）　3（b、d）　4（c、d）

問88 痔及び痔疾用薬に関する次の記述の正誤について、正しい組合せはどれか。

a　痔瘻は、肛門内部に存在する肛門腺窩に糞便の滓が溜まって炎症・化膿を生じた状態である。

b　カルバゾクロムは、毛細血管を補強、強化して出血を抑える働きがあるとされ、止血効果を期待して、内用痔疾用薬に配合される。

c　局所への穏やかな刺激によって痒みを抑える効果を期待して、熱感刺激を生じさせるカンフルが配合される場合がある。

d　痔核は、肛門に存在する細かい血管群が部分的に拡張し、肛門内にいぼ状の腫れが生じたものである。

	a	b	c	d
1	正	誤	正	誤
2	正	正	誤	正
3	正	誤	誤	正
4	誤	正	正	誤
5	誤	誤	正	正

問89 **次の記述にあてはまる漢方処方製剤として、最も適切なものはどれか。**

体力に関わらず使用でき、排尿異常があり、ときに口が渇くものの排尿困難、排尿痛、残尿感、頻尿、むくみに適すとされる。

1　五積散
2　四物湯
3　黄連解毒湯
4　清上防風湯
5　猪苓湯

問90 **目及び眼科用薬に関する次の記述の正誤について、正しい組合せはどれか。**

a　一般用医薬品の点眼薬には、緑内障の症状改善を目的とした製品がある。
b　１回使い切りタイプとして防腐剤を含まない点眼薬では、ソフトコンタクトレンズ装着時にも使用できるものがある。
c　アスパラギン酸カリウムは、新陳代謝を促し、目の疲れを改善する効果を期待して配合されている場合がある。
d　長引く目の充血症状は、目以外の異変を含む、重大な疾患による可能性もあるため、目の充血を除去する眼科用薬を５～６日間使用しても症状の改善がみられない場合には、漫然と使用を継続せず専門家に相談すべきである。

	a	b	c	d
1	正	誤	正	誤
2	正	正	誤	正
3	誤	誤	誤	正
4	誤	正	正	正
5	誤	誤	正	誤

問91 **次のうち、角膜の乾燥を防ぐ目的で眼科用薬に配合される成分として正しいものの組合せはどれか。**

a　ベルベリン硫酸塩
b　コンドロイチン硫酸ナトリウム
c　ネオスチグミンメチル硫酸塩
d　精製ヒアルロン酸ナトリウム

1（a、c）　2（a、d）　3（b、c）　4（b、d）

問92 **皮膚に用いられる殺菌消毒成分に関する次の記述の正誤について、正しい組合せはどれか。**

a　アクリノールは、真菌、結核菌、ウイルスに対して殺菌消毒作用を示すが、連鎖球菌、黄色ブドウ球菌に対する殺菌消毒作用はない。
b　ヨードチンキは、皮膚刺激性が弱いため、粘膜（口唇等）や目の周りの殺菌消毒に使用される。
c　イソプロピルメチルフェノールは、細菌や真菌類のタンパク質を変性させることにより殺菌消毒作用を示す。

	a	b	c
1	正	誤	正
2	正	誤	誤
3	誤	誤	正
4	誤	正	正
5	誤	正	誤

問93 **肌の角質化、かさつき等を改善する配合成分に関する次の記述の正誤について、正しい組合せはどれか。**

a　サリチル酸は、皮膚の角質層を構成するケラチンを変質させることにより、角質軟化作用を示す。
b　尿素は、角質層の水分保持量を高め、皮膚の乾燥を改善する。
c　イオウは、角質成分を溶解することにより、角質軟化作用を示す。

	a	b	c
1	正	正	誤
2	誤	誤	誤
3	正	誤	正
4	誤	正	誤

問94　歯痛薬に使用される医薬品成分とその使用目的に関する次の記述のうち、正しいものの組合せはどれか。

	医薬品成分		使用目的
a	セチルピリジニウム塩化物	－	齲蝕により露出した歯髄を通っている知覚神経の伝達を遮断する
b	ハッカ油	－	冷感刺激を与えて知覚神経を麻痺させる
c	ジブカイン塩酸塩	－	齲蝕を生じた部分における細菌の繁殖を抑える
d	サンシシ	－	炎症を抑える

1（a、b）　2（a、c）　3（b、c）　4（b、d）　5（c、d）

問95　喫煙及び禁煙補助剤に関する次の記述の正誤について、正しい組合せはどれか。

a　ニコチン置換療法に使用される禁煙補助剤は、大量に使用することで禁煙達成が早まる。

b　タバコの煙に含まれるニコチンは、肺胞の毛細血管から血液中に取り込まれると、すみやかに脳内に到達し、覚醒、リラックス効果などをもたらす。

c　脳梗塞・脳出血等の急性期脳血管障害、重い心臓病等の基礎疾患がある人は、禁煙する必要があるため、禁煙補助剤の使用が推奨される。

	a	b	c
1	正	誤	誤
2	正	正	誤
3	誤	正	誤
4	誤	正	正

問96　滋養強壮保健薬に関する次の記述の正誤について、正しい組合せはどれか。

a　十全大補湯は、胃腸の弱い人では、胃部不快感の副作用が現れやすい等、不向きとされる。

b　ニンジンは、神経系の興奮や副腎皮質の機能亢進等の作用により、外界からのストレス刺激に対する抵抗力や新陳代謝を高めるとされる。

c　グルクロノラクトンは、肝臓の働きを助け、肝血流を促進する働きがあり、全身倦怠感や疲労時の栄養補給を目的として配合されている場合がある。

	a	b	c
1	正	誤	誤
2	正	正	正
3	誤	誤	正
4	誤	正	正
5	誤	誤	誤

問97　漢方処方製剤及び生薬製剤に関する次の記述の正誤について、正しい組合せはどれか。

a　漢方処方製剤は、用法用量において適用年齢の下限が設けられていない場合であっても、生後３ヶ月未満の乳児には使用しないこととされている。

b　医薬品の販売に従事する専門家は、購入者等が、「漢方薬は副作用が少ない」などといった誤った考えで使用することを避け、適切な医薬品を選択することができるよう、積極的な情報提供を行うことに努める必要がある。

c　漢方処方製剤を利用する場合、患者の「証」に合わないものが選択されても、効果が得られないだけで、副作用を生じることはない。

	a	b	c
1	正	正	正
2	正	正	誤
3	正	誤	正
4	誤	誤	正
5	誤	正	誤

問98　次の記述にあてはまる漢方処方製剤として、最も適切なものはどれか。

体力中等度以上で、下腹部痛があって、便秘しがちなものの月経不順、月経困難、月経痛、便秘、痔疾に適すとされるが、体の虚弱な人（体力の衰えている人、体の弱い人）、胃腸が弱く下痢しやすい人では、激しい腹痛を伴う下痢等の副作用が現れやすい等、不向きとされる。

1　苓桂朮甘湯
2　柴胡桂枝乾姜湯
3　大黄牡丹皮湯
4　桂枝茯苓丸

問99 **殺菌消毒成分及びその取扱い上の注意等に関する次の記述の正誤について、正しい組合せはどれか。**

a　クレゾール石ケン液は、結核菌を含む一般細菌類、真菌類に対して比較的広い殺菌消毒作用を示すが、大部分のウイルスに対する殺菌消毒作用 はない。

b　イソプロパノールのウイルスに対する不活性効果はエタノールよりも高い。

c　次亜塩素酸ナトリウムやサラシ粉などの塩素系殺菌消毒成分は、強い酸化力により一般細菌類、真菌類、ウイルス全般に対する殺菌消毒作用を示すが、皮膚刺激性が強いため、通常人体の消毒には用いられない。

d　ジクロロイソシアヌル酸ナトリウムは、塩素臭や刺激性、金属腐食性が比較的抑えられており、プール等の大型設備の殺菌・消毒に用いられることが多い。

	a	b	c	d
1	正	誤	正	誤
2	正	正	誤	正
3	誤	正	誤	誤
4	誤	正	正	正
5	正	誤	正	正

問100 **殺虫剤・忌避剤に関する次の記述の正誤について、正しい組合せはどれか。**

a　殺虫剤・忌避剤のうち、ハエ、ダニ、蚊等の衛生害虫の防除を目的とする殺虫剤・忌避剤は化粧品として、医薬品医療機器等法による規制の対象とされている。

b　忌避剤は人体に直接使用され、蚊、ツツガムシ、トコジラミ（ナンキンムシ）、ノミ等が人体に取り付いて吸血したり、病原細菌等を媒介するのを防止し、また、虫さされによる痒みや腫れなどの症状を和らげる効果もある。

c　ペルメトリンは、除虫菊の成分から開発された成分で、比較的速やかに自然分解して残効性が低い。

	a	b	c
1	正	誤	誤
2	正	正	誤
3	誤	正	正
4	誤	正	誤
5	誤	誤	正

医薬品の適正使用・安全対策

問101 **医薬品の適正な使用のために必要な情報及びその提供に関する次の記述の正誤について、正しい組合せはどれか。**

a　一般用医薬品の添付文書や製品表示に記載されている適正使用情報は、一般の生活者に理解しやすい平易な表現で記載されている。

b　登録販売者は、購入者等に対して科学的な根拠に基づいた正確なアドバイスを行い、セルフメディケーションを適切に支援することが期待されている。

c　要指導医薬品は、薬剤師から提供された情報に基づき、一般の生活者が購入し、自己の判断で使用するものである。

d　（独）医薬品医療機器総合機構のホームページには、医薬品等の製品回収に関する情報が掲載されている。

	a	b	c	d
1	誤	誤	誤	正
2	正	誤	正	誤
3	正	正	誤	正
4	正	正	正	正
5	誤	正	誤	誤

問102 **一般用医薬品の添付文書に関する次の記述のうち、正しいものの組合せはどれか。**

a　添付文書の内容は、医薬品の有効性・安全性等に係る新たな知見、使用に係る情報に基づき、1年に1回、必ず改訂される。

b　製品の特徴については、医薬品を使用する人に、その製品の概要を分かりやすく説明することを目的として記載されている。

c　添付文書は、実際に使用する人やその時の状態等によって留意されるべき事項が異なってくるため、必要なときにいつでも取り出して読むことができるように保管する必要がある。

d　一般用医薬品のリスク区分の記載は、省略されることがある。

1（a、c）　2（a、d）　3（b、c）　4（b、d）

問103 **一般用医薬品の添付文書の使用上の注意に関する次の記述の正誤について、正しい組合せはどれか。**

a　一般用黄体形成ホルモンキットは、検査結果が陰性であっても確実に避妊できるものではないので、避妊目的で使用できない旨が記載されている場合がある。

b　小児が使用した場合に特異的な有害作用のおそれがある成分を含有する医薬品では、通常、「次の人は使用（服用）しないこと」の項に「15歳未満の小児」、「6歳未満の小児」等が記載されている。

c　一般的な副作用として記載されている症状には、重篤な副作用の初期症状は含まれていない。

	a	b	c
1	正	誤	誤
2	誤	正	誤
3	誤	正	正
4	誤	誤	正
5	正	正	誤

問104 **一般用医薬品の保管及び取扱い上の注意に関する次の記述の正誤について、正しい組合せはどれか。**

a　開封後の散剤は、冷蔵庫内で保管することが望ましい。

b　一般用医薬品を小児に使用する場合は、夜間の急な発熱時等にすぐに使えるよう小児の枕元に置くことが望ましい。

c　消毒用アルコールは、危険物に該当するため、その容器に消防法に基づく注意事項が表示されている。

d　開封後の点眼剤は、変質等のおそれがあるため、複数の使用者間で使い回して早く使い切ることが望ましい。

	a	b	c	d
1	誤	正	誤	正
2	正	誤	正	誤
3	正	正	誤	誤
4	誤	誤	正	誤
5	正	誤	誤	正

問105 **一般用医薬品の製品表示に関する次の記述の正誤について、正しい組合せはどれか。**

a　配置販売される医薬品の使用期限の表示は、「配置期限」と記載される場合がある。

b　表示された「使用期限」は、未開封状態で保管された場合に品質が保持される期限であり、いったん開封されたものについては記載されている期日まで品質が保証されない場合がある。

c　1回服用量中0.01mLを超えるアルコールを含有する内服液剤（滋養強壮を目的とするもの）については、アルコールを含有する旨及びその分量を記載しなければならない。

d　購入者によっては、購入後すぐ開封せずにそのまま保管する場合や持ち歩く場合があるため、添付文書を見なくても適切な保管がなされるよう、その容器や包装にも保管に関する注意事項が記載されている。

	a	b	c	d
1	誤	正	正	誤
2	正	正	誤	正
3	誤	誤	正	正
4	正	正	誤	誤
5	正	誤	正	正

問106 緊急安全性情報に関する次の記述について、( )の中に入れるべき字句の正しい組合せはどれか。

医薬品、医療機器又は再生医療等製品について(a)や使用制限に係る対策が必要な状況にある場合に、厚生労働省からの命令、指示、製造販売業者の自主決定等に基づいて作成される。製造販売業者及び行政当局による報道発表、(独) 医薬品医療機器総合機構による医薬品医療機器情報配信サービスによる配信 (PMDA メディナビ)、製造販売業者から医療機関や薬局等への直接配布、ダイレクトメール、ファックス、電子メール等による情報提供((b)以内) 等により情報伝達されるものである。A４サイズの印刷物で、(c)とも呼ばれる。

	a	b	c
1	緊急かつ重大な注意喚起	１ヶ月	イエローレター
2	一般的な使用上の注意の改訂	３ヶ月	イエローレター
3	緊急かつ重大な注意喚起	３ヶ月	イエローレター
4	一般的な使用上の注意の改訂	１ヶ月	ブルーレター
5	緊急かつ重大な注意喚起	１ヶ月	ブルーレター

問107 医薬品の添付文書情報等に関する次の 記述の正誤について、正しい組合せはどれか。

a　令和３年８月１日から、医療用医薬品への紙の添付文書の同梱は廃止されたが、一般用医薬品には引き続き紙の添付文書が同梱されている。

b　医療用医薬品の最新の添付文書は、全て厚生労働省のホームページで公表されている。

c　一般用医薬品の添付文書に「使用上の注意」として記載される内容は、配合成分等の記載からある程度読み取ることが可能である。

	a	b	c
1	誤	正	誤
2	正	誤	誤
3	正	誤	正
4	誤	誤	正
5	誤	正	正

問108 副作用情報等の収集に関する次の記述の正誤について、正しい組合せはどれか。

a　医薬品の製造販売業者は、一般用医薬品の市販後においても、常にその品質、有効性及び安全性に関する情報を収集し、医薬関係者に必要な情報を提供することが重要である。

b　登録販売者は、医薬品医療機器等法に基づき、製造販売業者が行う情報収集に協力するよう努めなければならない。

c　医薬品の製造販売業者は、医薬品との関連が否定できない感染症に関する症例情報の報告や研究論文等について、国への報告義務が課されている。

d　要指導医薬品に関して、既存の医薬品と明らかに異なる有効成分が配合されたものについては、一定期間、承認後の使用成績等を製造販売業者等が集積し、厚生労働省へ提出する制度が適用されるが、医療用医薬品で使用されていた有効成分を初めて配合したものについては、安全性に関する調査結果の報告は求められていない。

	a	b	c	d
1	誤	誤	正	誤
2	正	正	正	誤
3	正	正	誤	正
4	誤	正	誤	正
5	誤	誤	正	正

問109 医薬品の副作用等報告に関する次の記述の正誤について、正しい組合せはどれか。

a　報告様式は、(独) 医薬品医療機器総合機構ホームページから入手できる。

b　報告様式のすべての記入欄に記入しなければ報告書は提出できない。

c　令和３年４月から、ウェブサイトに直接入力することによる電子的な報告が可能となった。

d　複数の専門家が医薬品の販売等に携わっている場合であっても、報告書は、当該薬局又は医薬品の販売業において販売等された医薬品の副作用等によると疑われる健康被害の情報に直接接した専門家１名から提出されれば十分である。

	a	b	c	d
1	誤	正	誤	誤
2	正	誤	誤	正
3	正	誤	正	正
4	誤	正	正	正
5	正	正	正	誤

問110 医薬品副作用被害救済制度に関する次の記述のうち、正しいものの組合せはどれか。

a　副作用による疾病のため入院治療が必要と認められる場合であって、やむをえず自宅療養を行った場合も救済給付の対象となる。

b　個人輸入した医薬品の使用による健康被害は救済制度の対象とならない。

c　いわゆる健康食品の使用による健康被害は救済制度の対象となる。

d　医薬品を適正に使用して生じた健康被害であって、医療機関での治療を要さず寛解したような軽度なものも救済給付の対象となる。

1（a、b）　2（a、c）　3（b、d）　4（c、d）

問111 医薬品副作用被害救済制度に関する次の記述の正誤について、正しい組合せはどれか。

a　給付請求は、健康被害が医薬品の副作用によると判断した医師が（独）医薬品医療機器総合機構に行わなければならない。

b　障害年金の給付には請求期限はない。

c　医療費の給付の請求期限は、医療費の支給の対象となる費用の支払いが行われたときから５年以内である。

d　薬事・食品衛生審議会の諮問・答申を経て、都道府県知事が判定した結果に基づいて各種給付が行われる。

	a	b	c	d
1	正	誤	正	誤
2	正	正	誤	誤
3	誤	正	誤	正
4	誤	誤	誤	正
5	誤	正	正	誤

問112 医薬品 PL センターに関する次の記述の正誤について、正しい組合せはどれか。

a　医薬品副作用被害救済制度の対象とならないケースのうち、製品不良など、製薬企業に損害賠償責任がある場合には、医薬品 PL センターへの相談が推奨される。

b　消費者の医薬品又は医薬部外品に関する苦情（健康被害以外の損害も含まれる。）の申立てに関して相談を受け付けている。

c　苦情を申し立てた消費者が製造販売元の企業と交渉するに当たって、消費者側の立場に立ち、交渉の仲介や調整・あっせんを行い、裁判によらずに迅速な解決に導くことを目的としている。

	a	b	c
1	正	誤	正
2	正	正	誤
3	正	正	正
4	誤	誤	誤
5	誤	正	正

問113 一般用医薬品の安全対策に関する次の記述の正誤について、正しい組合せはどれか。

a　解熱鎮痛成分としてアミノピリン、スルピリンが配合されたアンプル入りかぜ薬の使用による重篤な副作用が発生し、1965年、厚生省（当時）より関係製薬企業に対してアンプル入りかぜ薬製品の回収が要請された。

b　一般用かぜ薬の使用によると疑われる間質性肺炎の発生事例が複数報告され、その初期症状はかぜの諸症状と区別が難しく、症状が悪化した場合には注意が必要であることから、2003年６月、厚生労働省より関係製薬企業に対して一般用かぜ薬全般につき使用上の注意の改訂が指示された。

c　小柴胡湯による間質性肺炎に関して、1994年１月、小柴胡湯とインターフェロン製剤との併用を禁忌とする旨の使用上の注意の改訂がなされたが、それ以降も慢性肝炎患者が小柴胡湯を使用して間質性肺炎を発症し、死亡を含む重篤な転帰に至った例もあったことから、1996年３月、厚生省（当時）より関係製薬企業に対して緊急安全性情報の配布が指示された。

d　エピナスチン塩酸塩は、一般用医薬品の鼻炎用内服薬等に配合されていたが、2003年８月までに、用法・用量の範囲を超えた使用等による脳出血等の副作用症例が複数報告されたため、厚生労働省より関係製薬企業に対して使用上の注意の改訂等を行うとともに、プソイドエフェドリン塩酸塩（PSE）等への速やかな切替えが指示された。

	a	b	c	d
1	正	正	正	誤
2	正	誤	誤	正
3	誤	正	誤	正
4	誤	誤	正	正
5	誤	正	正	誤

問114 医薬品の適正使用のための啓発活動等に関する次の記述の正誤について、正しい組合せはどれか。

a 「6.26国際麻薬乱用撲滅デー」を広く普及し、薬物乱用防止を一層推進するため、「ダメ。ゼッタイ。」普及運動が実施されている。

b 要指導医薬品や一般用医薬品の乱用をきっかけに、違法な薬物の乱用につながることがある。

c 薬物乱用の危険性や医薬品の適正使用の重要性等に関する知識は、小中学生のうちから啓発することが重要である。

	a	b	c
1	誤	正	正
2	正	誤	正
3	誤	正	誤
4	正	誤	誤
5	正	正	正

問115 一般用医薬品の添付文書の「してはいけないこと」に関する次の記述のうち、正しいものの組合せはどれか。

a 抗ヒスタミン成分を主薬とする催眠鎮静薬（睡眠改善薬）は、医療機関において不眠症の治療を受けている場合には、その治療を妨げるおそれがあるため、不眠症の診断を受けた人は服用しないよう記載されている。

b ケトプロフェンが配合された外用鎮痛消炎薬は、接触皮膚炎を誘発するおそれがあるため、オキシベンゾン、オクトクリレンを含有する製品（日焼け止め、香水等）によるアレルギー症状（発疹・発赤、かゆみ、かぶれ等）を起こしたことがある人は使用しないよう記載されている。

c ブチルスコポラミン臭化物は、喘息発作を誘発するおそれがあるため、喘息を起こしたことがある人は服用しないよう記載されている。

d 芍薬甘草湯は、肝臓でグリコーゲンを分解して血糖値を上昇させる作用があり、糖尿病を悪化させるおそれがあるため、糖尿病の診断を受けた人は服用しないよう記載されている。

1（a、b） 2（a、d） 3（b、c） 4（c、d）

問116 次の医薬品成分のうち、交感神経刺激作用により尿の貯留・尿閉を生じるおそれがあるため、一般用医薬品の添付文書の「してはいけないこと」の項の「次の人は服用しないこと」に次の症状のある人として「前立腺肥大による排尿困難」と記載されているものはどれか。

1 テオフィリン
2 カフェイン
3 プソイドエフェドリン塩酸塩
4 タンニン酸アルブミン

問117 一般用医薬品の添付文書の「次の人は使用（服用）しないこと」の項に記載することとされている事項とそれに関連する成分に関する組合せの正誤について、正しい組合せはどれか。

	事項		成分
a	妊婦又は妊娠していると思われる人	－	アセトアミノフェン
b	出産予定日12週以内の妊婦	－	イブプロフェン
c	授乳中の人は本剤を服用しないか、本剤を服用する場合は授乳を避けること	－	センノシド

	a	b	c
1	正	誤	誤
2	誤	正	誤
3	正	正	正
4	正	誤	正
5	誤	正	正

問118 一般用医薬品の添付文書の「相談すること」の項の「次の診断を受けた人」に記載されている基礎疾患と、それに関連する成分に関する次の組合せのうち、正しいものの組合せはどれか。

	基礎疾患		成分
a	糖尿病	–	メチルエフェドリン塩酸塩
b	緑内障	–	イブプロフェン
c	肝臓病	–	アセトアミノフェン
d	胃・十二指腸潰瘍	–	ロペラミド塩酸塩

1（a、b） 2（a、c） 3（b、d） 4（c、d）

問119 次の表は、ある制酸薬に含まれている成分の一覧である。

3包中

スクラルファート水和物	1,500 mg
メタケイ酸アルミン酸マグネシウム	1,500 mg
合成ヒドロタルサイト	750 mg
コウボク流エキス	0.6 mL
ソウジュツ流エキス	0.6 mL

次のうち、この制酸薬の添付文書の「してはいけないこと」の項において、「次の人は服用しないでください」の項目に記載されている事項として、正しいものはどれか。

1 喘息を起こしたことがある人
2 日常的に不眠の人
3 透析療法を受けている人
4 牛乳によるアレルギー症状を起こしたことがある人

問120 次の表は、ある鎮咳去痰薬に含まれている成分の一覧である。

3錠中

ジプロフィリン	225 mg
dl-メチルエフェドリン塩酸塩	18.75 mg
ノスカピン	30 mg
ジフェンヒドラミン塩酸塩	45 mg

次のうち、この鎮咳去痰薬の添付文書の「 相談すること」の項において、「次の診断を受けた人」の項目欄に記載されている事項の正誤について、正しい組合せはどれか。

a 心臓病
b てんかん
c 甲状腺機能障害
d 腎臓病

	a	b	c	d
1	正	誤	誤	誤
2	正	正	誤	正
3	誤	誤	正	正
4	正	正	正	誤
5	誤	正	誤	誤

南関東ブロック

埼玉／千葉／東京／神奈川

試験問題

（令和４年９月11日実施）

午前 （120分）	医薬品に共通する特性と基本的な知識（20問） 人体の働きと医薬品（20問） 薬事関係法規・制度（20問）
午後 （120分）	主な医薬品とその作用（40問） 医薬品の適正使用・安全対策（20問）

合格基準　以下の両方の基準を満たすことが必要です。

1. 総出題数（120問）に対する正答率が70％以上（84点以上）であること
2. 試験項目ごとの出題数に対する正答率が35％以上であること

解答・解説は、別冊35ページを参照してください。

医薬品に共通する特性と基本的な知識

問1 医薬品の本質に関する次の記述のうち、正しいものの組合せはどれか。

a　一般用医薬品は、効能効果、用法用量、副作用等の情報を購入者等に適切に伝達するため、添付文書や製品表示に必要な情報が記載されている。

b　医薬品は、人の疾病の診断、治療若しくは予防に使用されること、又は人の身体の構造や機能に影響を及ぼすことを目的とする生命関連製品である。

c　一般用医薬品は、一般の生活者が自ら選択し、使用するものであり、添付文書を見れば、効能効果や副作用等について誤解や認識不足を生じることはない。

d　検査薬の検査結果については、正しい解釈や判断がなされなくても、適切な治療を受ける機会を失うおそれはない。

1（a、b）　2（a、c）　3（a、d）　4（b、c）　5（c、d）

問2 医薬品の本質に関する次の記述の正誤について、正しい組合せはどれか。

a　一般用医薬品として販売される製品は、製造物責任法の対象ではない。

b　一般用医薬品は、医療用医薬品と比較して保健衛生上のリスクは相対的に高い。

c　一般用医薬品には、添付文書や製品表示に必要な情報が記載されているので、販売時に専門家が専門用語を分かりやすい表現で伝えるなどの情報提供を行う必要はない。

d　医薬品が人体に及ぼす作用は複雑、かつ、多岐に渡り、必ずしも期待される有益な効果（薬効）のみをもたらすとは限らない。

	a	b	c	d
1	誤	正	正	誤
2	誤	正	誤	正
3	誤	誤	誤	正
4	正	誤	誤	誤
5	正	誤	正	誤

問3 医薬品のリスク評価に関する次の記述の正誤について、正しい組合せはどれか。

a　ヒトを対象とした臨床試験の実施の基準には、国際的にGood Clinical Practice（GCP）が制定されている。

b　LD_{50}とは、動物実験により求められる50％中毒量のことであり、薬物の毒性の指標として用いられる。

c　Good Vigilance Practice（GVP）とは、医薬品に対する製造販売後の調査及び試験の実施の基準である。

d　医薬品の効果とリスクは、用量と作用強度の関係（用量－反応関係）に基づいて評価される。

	a	b	c	d
1	正	正	正	正
2	誤	正	正	正
3	正	誤	誤	正
4	誤	誤	正	誤
5	誤	正	誤	誤

問4 健康食品に関する次の記述の正誤について、正しい組合せはどれか。

a　健康食品は、法的にも、安全性や効果を担保する科学的データの面でも医薬品とは異なることを十分理解しておく必要がある。

b　健康食品は、その多くが摂取しやすいように錠剤やカプセル等の医薬品に類似した形状で販売され、誤った使用方法や個々の体質により健康被害を生じた例も報告されている。

c　栄養機能食品は、特定の保健機能を示す有効性や安全性などに関する国の審査を受け、許可されたものである。

d　一般用医薬品の販売時にも健康食品の摂取の有無について確認することは重要で、購入者等の健康に関する意識を尊重しつつも、必要があればそれらの摂取についての指導も行うべきである。

	a	b	c	d
1	正	正	誤	正
2	正	正	誤	誤
3	正	誤	正	正
4	誤	誤	誤	正
5	誤	誤	正	誤

問5 アレルギー(過敏反応)に関する次の記述の正誤について、正しい組合せはどれか。

a　アレルゲン(アレルギーを引き起こす原因物質)となり得る医薬品の添加物としては黄色4号(タートラジン)、カゼイン、亜硫酸塩(亜硫酸ナトリウム等)等が知られている。
b　外用薬では、アレルギーは引き起こされない。
c　医薬品の中には、鶏卵や牛乳等を原材料として作られているものがあるため、それらに対するアレルギーがある人では使用を避けなければならない場合もある。
d　アレルギーには、体質的・遺伝的な要素はない。

	a	b	c	d
1	正	誤	正	誤
2	正	正	誤	誤
3	誤	誤	正	誤
4	誤	正	正	正
5	誤	正	誤	正

問6 医薬品の副作用に関する次の記述のうち、正しいものの組合せはどれか。

a　世界保健機関(WHO)の定義によれば、医薬品の副作用とは、「疾病の予防、診断、治療のため、又は身体の機能を正常化するために、人に通常用いられる量で発現する医薬品の有害かつ意図しない反応」とされている。
b　眠気や口渇等の比較的よく見られる症状は、副作用といわない。
c　副作用は、血液や内臓機能への影響等のように、明確な自覚症状として現れないこともある。
d　複数の疾病を有する人の場合、ある疾病に対して使用された医薬品の作用により、別の疾病の症状が悪化することはない。

1(a、b)　2(a、c)　3(a、d)　4(b、c)　5(b、d)

問7 医薬品の適正使用に関する次の記述の正誤について、正しい組合せはどれか。

a　選択された一般用医薬品が適切ではなく、症状が改善しないまま使用し続けている場合には、副作用を招く危険性が増すことがある。
b　医薬品を本来の目的以外の意図で、定められた用量を意図的に超えて服用してもよい。
c　青少年は、薬物乱用の危険性に関する認識や理解が十分であり、薬物を興味本位で乱用することはない。

	a	b	c
1	正	正	誤
2	正	誤	正
3	誤	正	誤
4	誤	誤	誤
5	正	誤	誤

問8 医薬品の代謝及び医薬品と食品との相互作用に関する次の記述の正誤について、正しい組合せはどれか。

a　注射薬の作用や代謝は、食品によって影響を受けることはない。
b　酒類(アルコール)をよく摂取する者では、肝臓の代謝機能が高まっていることが多く、アセトアミノフェンは通常よりも体内から速く消失することがある。
c　ビタミンA等のように、食品中に医薬品の成分と同じ物質が存在するために、それらを含む医薬品と食品を一緒に服用すると過剰摂取となるものがある。
d　生薬成分が配合された医薬品と生薬成分が含まれた食品(ハーブ等)を合わせて摂取すると、その医薬品の効き目や副作用を増強させることがある。

	a	b	c	d
1	正	正	正	誤
2	正	正	誤	正
3	正	誤	正	正
4	誤	正	正	正
5	正	正	正	正

問9 **小児と医薬品に関する次の記述のうち、正しいものの組合せはどれか。**

a 「医療用医薬品の添付文書等の記載要領の留意事項」(平成29年6月8日付け薬生安発0608第1号厚生労働省医薬・生活衛生局安全対策課長通知別添)において、小児という場合は、おおよその目安として7歳以上、15歳未満の年齢区分が用いられている。

b 成人用の医薬品の量を減らして小児へ与えれば、副作用等が発生する危険性はない。

c 小児は、大人と比べて身体の大きさに対して腸が短く、服用した医薬品の吸収率が相対的に低い。

d 小児は、血液脳関門が未発達であるため、吸収されて循環血液中に移行した医薬品の成分が脳に達しやすい。

1(a、b) 2(a、c) 3(a、d) 4(b、c) 5(c、d)

問10 **乳幼児と医薬品に関する次の記述の正誤について、正しい組合せはどれか。**

a 医薬品が喉につかえると、咳き込んで吐き出し苦しむことになり、その体験から乳幼児に医薬品の服用に対する拒否意識を生じさせることがある。

b 一般に乳幼児は、容態が変化した場合に、自分の体調を適切に伝えることが難しい。

c 「医療用医薬品の添付文書等の記載要領の留意事項」(平成29年6月8日付け薬生安発0608第1号厚生労働省医薬・生活衛生局安全対策課長通知別添)において、おおよその目安として生後4週以上、2歳未満を「乳児」としている。

d 乳幼児が誤って薬を大量に飲み込んだ誤飲事故の場合には、一般用医薬品であっても応急処置等について関係機関の専門家に相談し、又は様子がおかしいようであれば医療機関に連れて行くなどの対応をする必要がある。

	a	b	c	d
1	正	正	正	正
2	誤	正	誤	誤
3	誤	誤	正	正
4	正	誤	正	誤
5	正	正	誤	正

問11 **高齢者と医薬品に関する次の記述の正誤について、正しい組合せはどれか。**

a 「医療用医薬品の添付文書等の記載要領の留意事項」(平成29年6月8日付け薬生安発0608第1号厚生労働省医薬・生活衛生局安全対策課長通知別添)において、おおよその目安として70歳以上を「高齢者」としている。

b 高齢者は、若年時と比べて医薬品の副作用を生じるリスクが高くなるが、基礎体力や生理機能の衰えの度合いは個人差が大きく、年齢のみから一概にどの程度リスクが増大しているかを判断することは難しい。

c 一般用医薬品の販売等に際しては、実際にその医薬品を使用する高齢者の個々の状況に即して、適切に情報提供や相談対応がなされることが重要である。

	a	b	c
1	正	正	正
2	正	正	誤
3	誤	誤	正
4	誤	正	正
5	誤	誤	誤

問12 **医療機関で治療を受けている人等が一般用医薬品を使用する場合に、医薬品の販売等に従事する専門家として留意すべきことに関する次の記述のうち、誤っているものはどれか。**

1 生活習慣病等の慢性疾患を持つ人において、疾患の種類や程度によっては、一般用医薬品を使用することでその症状が悪化したり、治療が妨げられることもある。

2 過去に医療機関で治療を受けていた(今は治療を受けていない)という場合には、どのような疾患について、いつ頃かかっていたのか(いつ頃治癒したのか)を踏まえ、購入者等が一般用医薬品の使用の可否を適切に判断することができるよう情報提供がなされることが重要である。

3 医療機関・薬局で交付された薬剤を使用している人については、登録販売者において一般用医薬品との併用の可否を判断することは困難なことが多く、その薬剤を処方した医師若しくは歯科医師又は調剤を行った薬剤師に相談するよう説明する必要がある。

4 医療機関での治療を特に受けていない場合であれば、一般用医薬品の使用について注意する必要はない。

5 一般用医薬品の購入者等に対して、医療機関で治療を受ける際には、使用している一般用医薬品の情報を医療機関の医師や薬局の薬剤師等に伝えるよう説明することも重要である。

問13 プラセボ効果（偽薬効果）に関する次の記述の正誤について、正しい組合せはどれか。

a　医薬品を使用したときにもたらされる反応や変化には、薬理作用によるもののほか、プラセボ効果によるものも含まれる。

b　プラセボ効果は、医薬品を使用したこと自体による楽観的な結果への期待（暗示効果）や、条件付けによる生体反応、時間経過による自然発生的な変化（自然緩解など）等が関与して生じると考えられている。

c　医薬品は、薬理作用のほか、プラセボ効果を目的として使用されるべきである。

d　プラセボ効果によってもたらされる反応や変化には、不都合なもの（副作用）はない。

	a	b	c	d
1	正	誤	正	誤
2	正	正	誤	誤
3	誤	誤	正	誤
4	誤	正	正	正
5	正	正	誤	正

問14 医薬品の品質に関する次の記述のうち、正しいものの組合せはどれか。

a　医薬品に配合されている成分には、高温や多湿によって品質の劣化（変質・変敗）を起こしやすいものが多いが、光（紫外線）による劣化を起こすものはない。

b　外箱等に表示されている「使用期限」は、開封の有無にかかわらず製品の品質が保持される期限である。

c　品質が承認等された基準に適合しない医薬品や、その全部又は一部が変質・変敗した物質から成っている医薬品は、販売が禁止されている。

d　医薬品は、適切な保管・陳列がなされなければ、効き目が低下したり、人体に好ましくない作用をもたらす物質を生じることがある。

1（a、b）　2（a、c）　3（a、d）　4（b、c）　5（c、d）

問15 一般用医薬品承認審査合理化等検討会中間報告書「セルフメディケーションにおける一般用医薬品のあり方について」（平成14年11月）において、一般用医薬品の役割とされている次の事項の正誤について、正しい組合せはどれか。

a　重度な疾病に伴う症状の改善

b　生活習慣病等の疾病に伴う症状発現の予防（科学的・合理的に効果が期待できるものに限る。）

c　健康の維持・増進

d　生活の質（QOL）の改善・向上

	a	b	c	d
1	正	誤	正	誤
2	正	正	誤	正
3	誤	誤	正	正
4	誤	正	正	正
5	誤	正	誤	正

問16 一般用医薬品の選択及びセルフメディケーションに関する次の記述の正誤について、正しい組合せはどれか。

a　一般用医薬品にも、使用すればドーピングに該当する成分を含んだものがあるため、スポーツ競技者から相談があった場合は、専門知識を有する薬剤師などへの確認が必要である。

b　一般用医薬品の販売等に従事する専門家においては、購入者等に対して常に科学的な根拠に基づいた正確な情報提供を行い、セルフメディケーションを適切に支援していくことが期待されている。

c　一般用医薬品で対処可能な範囲は、医薬品を使用する人によって変わってくるものであるため、乳幼児や妊婦等では、通常の成人の場合に比べ、対処可能な範囲が限られてくる。

	a	b	c
1	正	正	正
2	正	正	誤
3	誤	誤	正
4	誤	正	正
5	誤	正	誤

問17 一般用医薬品の販売時のコミュニケーションにおいて、医薬品の販売等に従事する専門家として留意すべき事項に関する次の記述のうち、正しいものの組合せはどれか。

a　購入者側に情報提供を受けようとする意識が乏しく、コミュニケーションが成立しがたい場合であっても、購入者側から医薬品の使用状況に係る情報をできる限り引き出し、可能な情報提供を行っていくためのコミュニケーション技術を身につけるべきである。

b　購入者等が医薬品を使用する状況は随時変化する可能性があるため、販売数量は一時期に使用する必要量とする等、販売時のコミュニケーションの機会が継続的に確保されるよう配慮することが重要である。

c　購入者等があらかじめ購入する医薬品を決めている場合は、購入者等の個々の状況把握に努める必要はない。

d　購入者等の状況を把握するため購入者等に尋ねる場合は、一般用医薬品の使用状況のみを簡潔に確認するよう努める必要がある。

1（a、b）　2（a、c）　3（a、d）　4（b、c）　5（c、d）

問18 サリドマイド及びサリドマイド訴訟に関する次の記述のうち、正しいものの組合せはどれか。

a　サリドマイド訴訟は、サリドマイド製剤を妊娠している女性が使用したことにより、出生児に四肢欠損、耳の障害等の先天異常（サリドマイド胎芽症）が発生したことに対する損害賠償訴訟である。

b　日本では、サリドマイド製剤の催奇形性について海外から警告が発せられた後、直ちに出荷停止、販売停止及び回収措置がとられた。

c　催眠鎮静成分であるサリドマイドには、血管新生を妨げる作用もある。

d　サリドマイド製剤は、一般用医薬品として販売されていたことはない。

1（a、b）　2（a、c）　3（b、c）　4（b、d）　5（c、d）

問19 スモン訴訟に関する次の記述の正誤について、正しい組合せはどれか。

a　スモン訴訟は、整腸剤として販売されていたキノホルム製剤を使用したことにより、亜急性脊髄視神経症に罹患したことに対する損害賠償訴訟である。

b　スモン患者に対する施策や救済制度として、治療研究施設の整備、治療法の開発調査研究の推進、施術費および医療費の自己負担分の公費負担、世帯厚生資金貸付による生活資金の貸付、重症患者に対する介護事業が講じられている。

c　スモン訴訟は、現在も全面的な和解は成立していない。

d　スモン訴訟を一つの契機として、医薬品の副作用による健康被害の迅速な救済を図るため、医薬品副作用被害救済制度が創設された。

	a	b	c	d
1	正	正	誤	誤
2	正	正	誤	正
3	誤	誤	正	正
4	誤	正	正	正
5	正	誤	正	誤

問20 HIV（ヒト免疫不全ウイルス）訴訟に関する次の記述の正誤について、正しい組合せはどれか。

a　HIV訴訟は、国及び製薬企業を被告とし、大阪地裁、東京地裁で提訴され、両地裁で和解が成立した。

b　HIV訴訟の和解を踏まえ、国は、薬害の再発を防止するための様々な取り組みを推進したが、その後、サリドマイド訴訟、スモン訴訟が相次いで起こった。

c　HIV感染者に対する恒久対策のほか、緊急に必要とされる医薬品を迅速に供給するための「緊急輸入」制度の創設等を内容とする改正薬事法が成立し、施行された。

	a	b	c
1	誤	正	正
2	正	誤	正
3	正	正	誤
4	誤	誤	正
5	誤	誤	誤

人体の働きと医薬品

問21 消化器系に関する次の記述の正誤について、正しい組合せはどれか。

a　消化管は、口腔から肛門まで続く管で、平均的な成人で全長約９ｍある。

b　ペプシノーゲンは、胃酸によって主に炭水化物を消化する酵素であるペプシンとなり、胃酸とともに胃液として働く。

c　唾液は、殺菌・抗菌物質を含んでおり、口腔粘膜の保護・洗浄、殺菌等の作用がある。

d　小腸のうち十二指腸に続く部分の、概ね上部40％が空腸、残り約60％が回腸であり、明確な境目がある。

	a	b	c	d
1	正	正	誤	誤
2	正	誤	正	正
3	誤	誤	誤	正
4	誤	正	誤	正
5	正	誤	正	誤

問22 消化器系に関する次の記述の正誤について、正しい組合せはどれか。

a　胃は上腹部にある中空の臓器で、中身が空の状態では扁平に縮んでいる。

b　炭水化物主体の食品は、脂質分の多い食品に比べ、胃内での滞留時間が長い。

c　食道の上端と下端には括約筋があり、胃の内容物が食道や咽頭に逆流しないように防いでいる。

d　消化には、消化腺から分泌される消化液による化学的消化と、咀嚼（食物を噛み、口腔内で粉砕すること）や消化管の運動による機械的消化とがある。

	a	b	c	d
1	誤	正	正	正
2	正	誤	正	正
3	正	正	誤	誤
4	誤	誤	誤	正
5	正	誤	正	誤

問23 肝臓及び胆汁に関する次の記述の正誤について、正しい組合せはどれか。

a　小腸で吸収されたグリコーゲンは、血液によって肝臓に運ばれてブドウ糖として蓄えられる。

b　肝臓は、脂溶性ビタミンであるビタミンＡ、Ｄ等を貯蔵することはできるが、水溶性ビタミンであるビタミンＢ６、Ｂ12等は貯蔵することができない。

c　胆汁に含まれるビリルビン（胆汁色素）は、赤血球中のヘモグロビンが分解されて生じた老廃物である。

d　胆汁には、過剰のコレステロール等を排出する役割がある。

	a	b	c	d
1	正	誤	誤	正
2	正	誤	正	誤
3	誤	正	誤	正
4	正	正	誤	誤
5	誤	誤	正	正

問24 大腸及び肛門に関する次の記述の正誤について、正しい組合せはどれか。

a　Ｓ状結腸に溜まった糞便が直腸へ送られてくると、その刺激に反応して便意が起こる。

b　腸の内容物は、大腸の運動によって腸管内を通過するに従って水分とナトリウム、カリウム、リン酸等の電解質の吸収が行われ、固形状の糞便となる。

c　大腸の腸内細菌は、血液凝固や骨へのカルシウム定着に必要なビタミンＥを産生している。

d　肛門は、直腸粘膜が皮膚へと連なる体外への開口部であり、直腸粘膜と皮膚の境目になる部分には歯状線と呼ばれるギザギザの線がある。

	a	b	c	d
1	正	誤	正	誤
2	誤	正	誤	正
3	正	正	誤	正
4	正	正	正	誤
5	誤	誤	正	正

問25 呼吸器系に関する次の記述の正誤について、正しい組合せはどれか。

a　喉頭の大部分と気管から気管支までの粘膜は線毛上皮で覆われており、吸い込まれた粉塵、細菌等の異物は、気道粘膜から分泌される粘液にからめ取られる。

b　咽頭は、喉頭と気管の間にある軟骨に囲まれた円筒状の器官で、軟骨の突起した部分がいわゆる「のどぼとけ」である。

c　肺胞と毛細血管を取り囲んで支持している組織を間質という。

d　鼻汁にはコルチゾンが含まれ、気道の防御機構の一つとなっている。

	a	b	c	d
1	正	誤	正	誤
2	正	正	誤	正
3	誤	正	正	誤
4	誤	誤	誤	誤
5	誤	誤	正	正

問26 **血液に関する次の記述の正誤について、正しい組合せはどれか。**

a　血液は、血漿と血球からなり、酸素や栄養分を全身の組織に供給し、二酸化炭素や老廃物を肺や腎臓へ運ぶ。

b　赤血球は、中央部がくぼんだ円盤状の細胞で、血液全体の約70％を占め、赤い血色素（ヘモグロビン）を含む。

c　アルブミンは、血液の浸透圧を保持する（血漿成分が血管から組織中に漏れ出るのを防ぐ）働きがあるほか、ホルモンや医薬品の成分等と複合体を形成して、それらが血液によって運ばれるときに代謝や排泄を受けにくくする。

d　血液は、ホルモンを運搬することによって体内各所の器官・組織相互の連絡を図る役割がある。

	a	b	c	d
1	誤	正	誤	誤
2	正	誤	誤	誤
3	正	正	誤	正
4	正	誤	正	正
5	誤	正	正	誤

問27 **血液に関する次の記述の正誤について、正しい組合せはどれか。**

a　二酸化炭素の多くはヘモグロビンと結合し、末梢組織から肺へ運ばれる。

b　血管の損傷部位では、血小板から放出される酵素によって血液を凝固させる一連の反応が起こり、血漿タンパク質の一種であるフィブリンが傷口で重合して、線維状のフィブリノゲンとなる。

c　グロブリンは、その多くが、免疫反応において、体内に侵入した細菌やウイルス等の異物を特異的に認識する抗体としての役割を担う。

d　単球は、白血球の約60％を占めており、強い食作用を持ち、組織の中ではマクロファージ（貪食細胞）と呼ばれている。

	a	b	c	d
1	正	正	誤	誤
2	正	正	誤	正
3	誤	誤	正	誤
4	誤	誤	誤	正
5	誤	正	正	誤

問28 **循環器系に関する次の記述のうち、正しいものの組合せはどれか。**

a　リンパ液の流れは主に平滑筋の収縮によるものであり、流速は血流に比べて緩やかである。

b　脾臓の主な働きは、脾臓内を流れる血液から古くなった赤血球を濾し取って処理することである。

c　心臓から拍出された血液を送る血管を動脈、心臓へ戻る血液を送る血管を静脈という。

d　静脈にかかる圧力は比較的高いため、血管壁は動脈よりも厚い。

1（a、b）　2（a、c）　3（a、d）　4（b、c）　5（b、d）

問29 **目に関する次の記述のうち、誤っているものはどれか。**

1　ビタミンAが不足すると、夜間視力の低下（夜盲症）を生じる。

2　遠近の焦点調節は、主に硝子体の厚みを変化させることによって行われる。

3　透明な角膜や水晶体には血管が通っておらず、房水によって栄養分や酸素が供給される。

4　網膜には光を受容する細胞（視細胞）が密集しており、視細胞が受容した光の情報は網膜内の神経細胞を介して神経線維に伝えられ、網膜の神経線維は眼球の後方で束になり、視神経となる。

5　眼球を上下左右斜めの各方向に向けるため、6本の眼筋が眼球側面の強膜につながっている。

問30 **脳や神経系の働きに関する次の記述の正誤について、正しい組合せはどれか。**

a　脳の血管は、末梢に比べて物質の透過に関する選択性が高く、タンパク質などの大分子や小分子でもイオン化した物質は血液中から脳の組織へ移行しにくい。

b　副交感神経系が活発になると、肝臓でのグリコーゲンの分解が促進される。

c　脳における細胞同士の複雑かつ活発な働きのため、脳において、血液の循環量は心拍出量の約15％、酸素の消費量は全身の約20％、ブドウ糖の消費量は全身の約25％と多い。

d　脊髄は脊椎の中にあり、脳と末梢の間で刺激を伝えるほか、末梢からの刺激の一部に対して脳を介さずに刺激を返す場合があり、これを脊髄反射と呼ぶ。

	a	b	c	d
1	正	誤	正	正
2	誤	正	誤	正
3	正	誤	誤	正
4	誤	正	正	誤
5	正	正	誤	誤

問31 医薬品の有効成分の吸収に関する次の記述の正誤について、正しい組合せはどれか。

a　一般に、消化管からの吸収は、濃度の高い方から低い方へ受動的に拡散していく現象である。
b　一般に、坐剤の有効成分は、直腸内壁の粘膜から吸収され、循環血液中に入り、初めに肝臓で代謝を受けてから全身に分布する。
c　点眼薬は、鼻涙管を通って鼻粘膜から吸収されることがある。
d　内服薬の中には、服用後の作用を持続させるため、有効成分がゆっくりと溶出するように作られているものもある。

	a	b	c	d
1	正	正	正	正
2	誤	正	誤	誤
3	正	誤	誤	誤
4	誤	誤	正	誤
5	正	誤	正	正

問32 次の医薬品成分のうち、口腔粘膜からの吸収によって効果を発揮する医薬品に用いられている成分として、正しいものの組合せはどれか。

a　アセトアミノフェン
b　ニトログリセリン
c　アスピリン
d　ニコチン

1（a、b）　2（a、c）　3（b、c）　4（b、d）　5（c、d）

問33 医薬品の有効成分の代謝及び排泄に関する次の記述の正誤について、正しい組合せはどれか。

a　腎機能が低下した人では、正常な人に比べて有効成分の尿中への排泄が早まるため、医薬品の効き目が十分に現れず、副作用も生じにくい。
b　多くの有効成分は血液中で血漿タンパク質と結合して複合体を形成しており、血漿タンパク質との結合は、速やかかつ不可逆的である。
c　消化管で吸収される有効成分を含む医薬品を経口投与した場合、肝機能が低下した人では、正常な人に比べて全身循環に到達する有効成分の量がより少なくなり、効き目が現れにくくなる。
d　小腸などの消化管粘膜にも、代謝活性があることが明らかにされている。

	a	b	c	d
1	正	誤	誤	誤
2	誤	正	誤	誤
3	誤	誤	正	誤
4	誤	誤	誤	正
5	誤	誤	誤	誤

問34 医薬品の体内での働きに関する次の記述の正誤について、正しい組合せはどれか。

a　循環血液中に移行した有効成分は、多くの場合、標的となる細胞に存在する受容体、酵素、トランスポーターなどのタンパク質と結合し、その機能を変化させることで薬効や副作用を現す。
b　血中濃度はある時点でピーク（最高血中濃度）に達し、その後は低下していくが、これは吸収・分布の速度が代謝・排泄の速度を上回るためである。
c　医薬品が効果を発揮するためには、有効成分がその作用の対象である器官や組織の細胞外液中あるいは細胞内液中に、一定以上の濃度で分布する必要がある。
d　全身作用を目的とする医薬品の多くは、使用後の一定期間、その有効成分の血中濃度が、最小有効濃度と毒性が現れる濃度域の間の範囲に維持されるよう、使用量及び使用間隔が定められている。

	a	b	c	d
1	正	正	正	正
2	誤	正	正	正
3	正	誤	正	正
4	正	正	誤	正
5	正	正	正	誤

問35 医薬品の剤形に関する次の記述の正誤について、正しい組合せはどれか。

a　一般的に、錠剤（内服）は、胃や腸で崩壊し、有効成分が溶出することが薬効発現の前提となる。

b　口腔内崩壊錠は、薬効を期待する部位が口の中や喉に対するものである場合が多く、飲み込まずに口の中で舐めて、徐々に溶かして使用する。

c　経口液剤は、既に有効成分が液中に溶けたり分散したりしているため、服用後、比較的速やかに消化管から吸収されるという特徴がある。

d　チュアブル錠は、口の中で舐めたり噛み砕いたりして服用する剤形であり、水なしでも服用できる。

	a	b	c	d
1	正	誤	正	正
2	誤	誤	正	正
3	正	誤	誤	誤
4	誤	正	誤	正
5	正	正	誤	正

問36 ショック（アナフィラキシー）に関する次の記述の正誤について、正しい組合せはどれか。

a　発症後の進行が非常に速やかな（通常、２時間以内に急変する。）ことが特徴である。

b　医薬品が原因物質である場合、以前にその医薬品によって蕁麻疹等のアレルギーを起こしたことがある人で起きる可能性が高い。

c　生体異物に対する即時型のアレルギー反応の一種である。

d　発症すると病態は急速に悪化することが多く、適切な対応が遅れるとチアノーゼや呼吸困難等を生じ、死に至ることがある。

	a	b	c	d
1	正	正	正	正
2	誤	正	正	正
3	正	誤	正	正
4	正	正	誤	正
5	正	正	正	誤

問37 偽アルドステロン症に関する以下の記述について、（　）の中に入れるべき字句の正しい組合せはどれか。

体内に（ a ）と水が貯留し、体から（ b ）が失われることによって生じる病態である。（ c ）からのアルドステロン分泌が増加していないにもかかわらずこのような状態となることから、偽アルドステロン症と呼ばれている。

主な症状に、手足の脱力、（ d ）、筋肉痛、こむら返り、倦怠感、手足のしびれ、頭痛、むくみ（浮腫）、喉の渇き、吐きけ・嘔吐等があり、病態が進行すると、筋力低下、起立不能、歩行困難、痙攣等を生じる。

	a	b	c	d
1	カリウム	ナトリウム	副腎皮質	血圧上昇
2	ナトリウム	カリウム	副腎皮質	血圧上昇
3	カリウム	ナトリウム	副腎皮質	血圧低下
4	ナトリウム	カリウム	副腎髄質	血圧低下
5	カリウム	ナトリウム	副腎髄質	血圧低下

問38 精神神経系に現れる医薬品の副作用に関する次の記述の正誤について、正しい組合せはどれか。

a　精神神経症状は、医薬品の大量服用や長期連用、乳幼児への適用外の使用等の不適正な使用がなされた場合に限らず、通常の用法・用量でも発生することがある。

b　医薬品の副作用が原因の無菌性髄膜炎は、同じ医薬品を使用しても再発することはない。

c　精神神経障害では、中枢神経系が影響を受け、物事に集中できない、落ち着きがなくなる等のほか、不眠、不安、震え（振戦）、興奮、眠気、うつ等の精神神経症状を生じることがある。

d　心臓や血管に作用する医薬品の使用により、頭痛やめまい、浮動感、不安定感等が生じることがある。

	a	b	c	d
1	正	正	正	正
2	誤	正	正	正
3	正	誤	正	正
4	正	正	誤	正
5	正	正	正	誤

問39 循環器系及び泌尿器系に現れる医薬品の副作用に関する次の記述のうち、正しいものの組合せはどれか。

a 心不全の既往がある人は、薬剤による心不全を起こしやすい。

b 不整脈の発症リスクは、代謝機能の低下によって高まることがあるので、腎機能や肝機能の低下、併用薬との相互作用等に留意するべきである。

c 排尿困難や尿閉の症状が現れるのは、前立腺肥大の基礎疾患のある男性に限られる。

d 排尿困難や尿閉の症状は、多くの場合、原因となる医薬品の使用を中止するだけでは改善しにくい。

1（a、b） 2（a、c） 3（a、d） 4（b、c） 5（b、d）

問40 皮膚に現れる医薬品の副作用に関する次の記述の正誤について、正しい組合せはどれか。

a 接触皮膚炎は、原因と考えられる医薬品の使用を中止すれば症状は治まり、再びその医薬品に触れても再発することはない。

b 外用薬による光線過敏症が現れた場合は、原因と考えられる医薬品の使用を中止して、皮膚に医薬品が残らないよう十分に患部を洗浄し、遮光して速やかに医師の診療を受ける必要がある。

c 薬疹は、あらゆる医薬品で起きる可能性があり、特に、発熱を伴って眼や口腔粘膜に異常が現れた場合は、急速に皮膚粘膜眼症候群や、中毒性表皮壊死融解症等の重篤な病態へ進行することがある。

d 薬疹は、それまで薬疹を経験したことがない人であっても、暴飲暴食や肉体疲労が誘因となって現れることがある。

	a	b	c	d
1	正	正	正	正
2	正	誤	誤	誤
3	正	誤	正	誤
4	誤	誤	誤	正
5	誤	正	正	正

薬事関係法規・制度

問41 次の記述は、医薬品医療機器等法第１条の５第１項の条文の抜粋である。（ ）の中に入れるべき字句の正しい組合せはどれか。なお、２箇所の（ b ）内にはどちらも同じ字句が入る。

医師、歯科医師、薬剤師、（ a ）その他の医薬関係者は、医薬品等の有効性及び安全性その他これらの（ b ）に関する知識と理解を深めるとともに、これらの使用の対象者（略）及びこれらを購入し、又は譲り受けようとする者に対し、これらの（ b ）に関する事項に関する（ c ）な情報の提供に努めなければならない。

	a	b	c
1	獣医師	適正な使用	正確かつ適切
2	登録販売者	適正な使用	わかりやすく詳細
3	登録販売者	具体的な使用方法	正確かつ適切
4	登録販売者	具体的な使用方法	わかりやすく詳細
5	獣医師	具体的な使用方法	わかりやすく詳細

問42 医薬品に関する次の記述の正誤について、正しい組合せはどれか。

a 動物の疾病の治療に使用されることが目的とされている医薬品は、医薬品医療機器等法の規制対象外である。

b 医薬品には、検査薬や殺虫剤、器具用消毒薬のように、人の身体に直接使用されないものもある。

c 薬局及び医薬品の販売業においては、不正表示医薬品を販売の目的で陳列してはならない。

d 「やせ薬」を標榜した「無承認無許可医薬品」は、医薬品医療機器等法第２条第１項で定義する医薬品に含まれる。

	a	b	c	d
1	正	誤	誤	正
2	誤	正	正	誤
3	正	誤	正	正
4	誤	正	正	正
5	正	正	誤	誤

問43 生物由来製品に関する次の記述のうち、正しいものの組合せはどれか。

a　人に由来するものを原料又は材料として製造されるものはない。
b　医薬品、医薬部外品、化粧品又は医療機器が指定の対象となる。
c　保健衛生上特別の注意を要するものとして、厚生労働大臣が薬事・食品衛生審議会の意見を聴いて指定する。
d　製品の使用によるアレルギーの発生リスクに着目して指定されている。

1（a、b）　2（a、c）　3（a、d）　4（b、c）　5（b、d）

問44 毒薬及び劇薬に関する次の記述のうち、正しいものの組合せはどれか。

a　一般用医薬品には、毒薬に該当するものはないが、劇薬に該当するものはある。
b　毒薬又は劇薬は、14歳以上の者であっても交付が禁止される場合がある。
c　劇薬を一般の生活者に対して販売する際、譲受人から交付を受ける文書には、当該医薬品の使用期間の記載が必要である。
d　店舗管理者が薬剤師以外である場合、店舗販売業者は、劇薬を開封して販売してはならない。

1（a、b）　2（a、c）　3（a、d）　4（b、c）　5（b、d）

問45 次のうち、一般用医薬品及び要指導医薬品の法定表示事項として、正しいものの組合せはどれか。

a　日本薬局方に収載されている医薬品については、「日本薬局方」の文字等
b　配置販売品目にあっては、「配置」の文字
c　配置販売品目以外の一般用医薬品にあっては、「店舗限定」の文字
d　指定第二類医薬品にあっては、枠の中に「２」の数字

1（a、b）　2（a、c）　3（a、d）　4（b、c）　5（b、d）

問46 医薬部外品に関する次の記述の正誤について、正しい組合せはどれか。

a　医薬部外品には、衛生害虫類（ねずみ、はえ、蚊、のみその他これらに類する生物）の防除を目的とする物がある。
b　医薬部外品には、あせも、ただれ等の防止を目的とする物がある。
c　医薬部外品を業として製造販売する場合には、医薬品医療機器等法に基づき、医薬部外品の製造販売業の許可を受ける必要がある。
d　医薬部外品の直接の容器又は直接の被包には、医薬品医療機器等法に基づき「医薬部外品」の文字の表示が義務付けられている。

	a	b	c	d
1	正	正	正	正
2	正	正	正	誤
3	正	正	誤	正
4	正	誤	正	正
5	誤	正	正	正

問47 次のマークが表示されている食品として、正しいものはどれか。ただし、マーク中の「区分」の記載については考慮しなくてよい。

1　特定保健用食品
2　特別用途食品（特定保健用食品を除く。）
3　栄養機能食品
4　栄養補助食品
5　機能性表示食品

問48 薬局に関する次の記述のうち、誤っているものはどれか。

1 医薬品医療機器等法において、薬局は、「薬剤師が販売又は授与の目的で調剤の業務並びに薬剤及び医薬品の適正な使用に必要な情報の提供及び薬学的知見に基づく指導の業務を行う場所（その開設者が併せ行う医薬品の販売業に必要な場所を含む。）」と定義されている。
2 医療用医薬品の他、要指導医薬品及び一般用医薬品を取り扱うことができる。
3 医薬品を取り扱う場所であって、薬局として開設の許可を受けていないものについては、病院又は診療所の調剤所を除き、薬局の名称を付してはならない。
4 健康サポート薬局とは、患者が継続して利用するために必要な機能及び個人の主体的な健康の保持増進への取組を積極的に支援する機能を有する薬局をいう。
5 医師若しくは歯科医師又は薬剤師が診療又は調剤に従事する他の医療提供施設と連携し、薬剤の適正な使用の確保のために専門的な薬学的知見に基づく指導を実施するために必要な機能を有する薬局は、傷病の区分ごとに、その所在地の都道府県知事の認定を受けて地域連携薬局と称することができる。

問49 店舗販売業に関する次の記述の正誤について、正しい組合せはどれか。

a 薬剤師が従事していても調剤を行うことはできない。
b 店舗販売業の許可は、５年ごとに、その更新を受けなければ、その期間の経過によって、その効力を失う。
c 店舗管理者は、その店舗の所在地の都道府県知事（その店舗の所在地が保健所を設置する市又は特別区の区域にある場合においては、市長又は区長。）の許可を受けた場合を除き、その店舗以外の場所で業として店舗の管理その他薬事に関する実務に従事する者であってはならない。
d 店舗販売業者は、その店舗管理者の意見を尊重するとともに、法令遵守のために措置を講ずる必要があるときは、当該措置を講じ、かつ、講じた措置の内容（措置を講じない場合にあっては、その旨及びその理由）を記録し、これを適切に保存しなければならない。

	a	b	c	d
1	正	正	誤	正
2	正	正	正	誤
3	正	誤	正	正
4	誤	誤	正	誤
5	誤	正	誤	正

問50 配置販売業に関する次の記述の正誤について、正しい組合せはどれか。

a 配置販売業者は、一般用医薬品のうち経年変化が起こりにくいこと等の基準（配置販売品目基準（平成21年厚生労働省告示第26号））に適合するもの以外の医薬品を販売してはならない。
b 配置販売業者又はその配置員は、その住所地の都道府県知事が発行する身分証明書の交付を受け、かつ、これを携帯しなければ、医薬品の配置販売に従事してはならない。
c 配置販売業者が店舗による販売又は授与の方法で医薬品を販売等しようとする場合には、別途、薬局の開設又は店舗販売業の許可を受ける必要がある。
d 配置販売業者は、特定の購入者の求めに応じて医薬品の包装を開封して分割販売することができる。

	a	b	c	d
1	正	誤	誤	誤
2	正	正	正	誤
3	正	正	誤	正
4	誤	正	正	正
5	誤	誤	正	正

問51 医薬品医療機器等法の規定に基づき、薬局開設者が、その薬局に従事する薬剤師等に行わせる医薬品のリスク区分に応じた情報提供等に関する次の記述の正誤について、正しい組合せはどれか。

a 要指導医薬品を販売する場合は、その薬局において医薬品の販売又は授与に従事する薬剤師に、書面を用いて、必要な情報を提供させなければならない。
b 第一類医薬品を販売する場合は、その薬局において医薬品の販売又は授与に従事する薬剤師又は登録販売者に、書面を用いて、必要な情報を提供させなければならない。
c 第一類医薬品を使用しようとする者が薬剤服用歴その他の情報を一元的かつ経時的に管理できる手帳を所持しない場合は、その所持を勧奨させなければならない。
d 第二類医薬品を販売する場合は、その薬局において医薬品の販売又は授与に従事する薬剤師又は登録販売者に、書面を用いて、必要な情報を提供させなければならない。

	a	b	c	d
1	誤	正	誤	誤
2	誤	誤	正	正
3	正	誤	誤	誤
4	正	正	誤	正
5	正	誤	正	正

問52 次のうち、医薬品医療機器等法施行規則第146条第3項の規定に基づき、店舗販売業者が第一類医薬品を販売したときに、書面に記載しなければならない事項として、誤っているものはどれか。

1　品名

2　数量

3　販売した日時

4　医薬品の購入者の職業

5　医薬品の購入者が情報提供の内容を理解したことの確認の結果

問53 次のうち、医薬品医療機器等法第29条の4の規定に基づき、店舗販売業者が、当該店舗の見やすい場所に掲示しなければならない事項として、正しいものの組合せはどれか。

a　要指導医薬品、第一類医薬品、第二類医薬品及び第三類医薬品の定義並びにこれらに関する解説

b　個人情報の適正な取扱いを確保するための措置

c　勤務する薬剤師の免許番号又は登録販売者の販売従事登録番号

d　複数の店舗について店舗販売業の許可を受けている場合、許可を受けている全ての店舗の名称及び所在地

1（a、b）　2（a、c）　3（a、d）　4（b、c）　5（c、d）

問54 医薬品医療機器等法に基づく薬局における特定販売に関する次の記述のうち、正しいものの組合せはどれか。

a　特定販売を行うことについてインターネットを利用して広告する場合は、ホームページに特定販売を行う医薬品の使用期限を表示しなければならない。

b　特定販売を行うことについてインターネットを利用して広告する場合は、ホームページに現在勤務している薬剤師又は登録販売者の別、その氏名及び写真を表示しなければならない。

c　特定販売を行う場合は、当該薬局以外の場所に貯蔵し、又は陳列している医薬品を販売又は授与することができる。

d　薬局製造販売医薬品（毒薬及び劇薬であるものを除く。）は、特定販売の方法により販売することができる。

1（a、b）　2（a、c）　3（a、d）　4（b、d）　5（c、d）

問55 次のうち、濫用等のおそれのあるものとして厚生労働大臣が指定する医薬品を販売する場合、医薬品医療機器等法施行規則第15条の2の規定に基づき、薬局開設者が薬剤師又は登録販売者に必ず確認させなければならない事項の正誤について、正しい組合せはどれか。

a　当該医薬品を使用しようとする者の他の薬局開設者等からの当該医薬品及び当該医薬品以外の濫用等のおそれのある医薬品の購入等の状況

b　当該医薬品を購入しようとする者が若年者である場合にあっては、当該者の氏名及び年齢

c　当該医薬品を購入しようとする者が、適正な使用のために必要と認められる数量を超えて当該医薬品を購入しようとする場合は、その理由

d　当該医薬品を購入しようとする者の住所

	a	b	c	d
1	誤	誤	誤	誤
2	誤	誤	正	正
3	正	正	誤	誤
4	正	誤	正	正
5	正	正	正	誤

問56 次の成分（その水和物及びそれらの塩類を含む。）を有効成分として含有する製剤のうち、濫用等のおそれのあるものとして厚生労働大臣が指定する医薬品（平成26年厚生労働省告示第252号）に該当するものの正誤について、正しい組合せはどれか。

a　エフェドリン
b　ケトプロフェン
c　ノスカピン
d　イブプロフェン

	a	b	c	d
1	誤	正	正	誤
2	正	正	誤	正
3	正	誤	正	誤
4	正	誤	誤	誤
5	誤	誤	正	正

問57 医薬品の広告に関する次の記述の正誤について、正しい組合せはどれか。

a　医薬品の製造販売業者に限っては、承認前の医薬品の名称に関する広告を行うことができる。
b　医薬品の効能、効果又は性能について、医師その他の者がこれを保証したものと誤解されるおそれがある記事を広告してはならない。
c　厚生労働大臣が医薬品の名称、製造方法、効能、効果又は性能に関する虚偽・誇大な広告を行った者に対して、課徴金を納付させる命令を行う課徴金制度がある。
d　漢方処方製剤の効能効果は、配合されている個々の生薬成分が相互に作用しているため、それらの構成生薬の作用を個別に挙げて説明することが望ましい。

	a	b	c	d
1	正	誤	誤	誤
2	正	正	誤	誤
3	正	誤	正	正
4	誤	正	誤	正
5	誤	正	正	誤

問58 医薬品の販売方法等に関する次の記述の正誤について、正しい組合せはどれか。

a　医薬品を多量に購入する者に対しても、プライバシーに配慮し、積極的に事情を尋ねることは避けるべきである。
b　医薬品を懸賞や景品として授与することは、原則として認められていない。
c　配置販売業において、医薬品を先用後利によらず現金売りを行うことは、顧客の求めに応じたものであれば医薬品医療機器等法違反には当たらない。
d　組み合わせ販売においては、個々の医薬品等の外箱等に記載された医薬品医療機器等法に基づく記載事項が、組み合わせ販売のため使用される容器の外から見えない状態でも販売することが認められる。

	a	b	c	d
1	正	正	正	誤
2	誤	正	誤	誤
3	正	誤	誤	正
4	誤	正	誤	正
5	誤	誤	正	正

問59 医薬品医療機器等法に基づく行政庁による監視指導及び処分に関する次の記述のうち、正しいものの組合せはどれか。

a　厚生労働大臣、都道府県知事、保健所を設置する市の市長及び特別区の区長は、その職員のうちから薬事監視員を命じ、監視指導を行わせている。
b　薬局開設者や医薬品の販売業者が、薬事監視員による立入検査や収去を拒んだり、妨げたり、忌避した場合については、罰則の規定が設けられている。
c　厚生労働大臣は、薬局開設者又は医薬品の販売業者に対して、一般用医薬品の販売等を行うための業務体制が基準（体制省令）に適合しなくなった場合において、その業務体制の整備を命ずることができる。
d　都道府県知事は、配置販売業者に対して、その構造設備が基準に適合せず、又はその構造設備によって不良医薬品を生じるおそれがある場合においては、その構造設備の改善を命ずることができる。

1（a、b）　2（a、c）　3（a、d）　4（b、c）　5（c、d）

問60 一般の生活者からの医薬品の苦情及び相談に関する次の記述の正誤について、正しい組合せはどれか。

a　生活者からの苦情等は、消費者団体等の民間団体にも寄せられることがあるが、これらの団体では生活者へのアドバイスは行ってはならないとされている。

b　消費者団体等の民間団体では、必要に応じて行政庁への通報や問題提起を行っている。

c　独立行政法人国民生活センターは、寄せられた苦情等の内容から、薬事に関する法令への違反、不遵守につながる情報が見出された場合には、医薬品医療機器等法に基づき立入検査によって事実関係を確認のうえ、必要な指導、処分等を行っている。

d　医薬品の販売関係の業界団体・職能団体においては、一般用医薬品の販売等に関する相談を受けつける窓口を、行政庁の許可を受けることなく設置してはならないとされている。

	a	b	c	d
1	正	誤	誤	正
2	正	正	正	誤
3	誤	正	誤	誤
4	正	誤	正	正
5	誤	誤	正	誤

主な医薬品とその作用

問61 かぜ（感冒）及びかぜ薬（総合感冒薬）に関する次の記述の正誤について、正しい組合せはどれか。

a　冷気や乾燥、アレルギーのような非感染性の要因は、かぜの原因とならない。

b　かぜ薬は、ウイルスの増殖を抑えたり、ウイルスを体内から除去するものである。

c　かぜの約８割はウイルス（ライノウイルス、コロナウイルス、アデノウイルスなど）の感染が原因である。

d　冬場に、発熱や頭痛を伴って悪心・嘔吐や、下痢等の消化器症状が現れた場合はかぜではなく、ウイルスが消化器に感染したことによるウイルス性胃腸炎である場合が多い。

	a	b	c	d
1	正	正	誤	正
2	正	誤	正	誤
3	誤	正	誤	誤
4	誤	誤	誤	正
5	誤	誤	正	正

問62 かぜ（感冒）の症状の緩和に用いられる漢方処方製剤に関する次の記述のうち、正しいものの組合せはどれか。

a　麻黄湯は、体力充実して、かぜのひきはじめで、寒気がして発熱、頭痛があり、咳が出て身体のふしぶしが痛く汗が出ていないものの感冒、鼻かぜ、気管支炎、鼻づまりに適すとされる。

b　柴胡桂枝湯は、体力中等度で、ときに脇腹（腹）からみぞおちあたりにかけて苦しく、食欲不振や口の苦味があり、舌に白苔がつくものの食欲不振、吐きけ、胃炎、胃痛、胃腸虚弱、疲労感、かぜの後期の諸症状に適すとされる。

c　小青竜湯は、体力虚弱で、汗が出るもののかぜの初期に適すとされる。

d　葛根湯は、体力中等度以上のものの感冒の初期（汗をかいていないもの）、鼻かぜ、鼻炎、頭痛、肩こり、筋肉痛、手や肩の痛みに適すとされる。

1（a、c）　2（a、d）　3（b、c）　4（b、d）　5（c、d）

問63 化学的に合成された解熱鎮痛成分の作用に関する次の記述について、（　）の中に入れるべき字句の正しい組合せはどれか。

解熱に関しては、中枢神経系におけるプロスタグランジンの産生抑制作用のほか、腎臓における水分の再吸収を促して循環血流量を（ a ）、発汗を促進する作用も寄与している。

また、末梢におけるプロスタグランジンの産生抑制は、腎血流量を（ b ）ため、腎機能に障害があると、その症状を悪化させる可能性がある。

プロスタグランジンには胃酸分泌調節作用や胃腸粘膜保護作用もあるが、これらの作用が解熱鎮痛成分によって妨げられると、胃酸分泌が増加するとともに胃壁の血流量が（ c ）、胃粘膜障害を起こしやすくなる。

	a	b	c
1	増し	増加させる	増加して
2	減らし	増加させる	増加して
3	増し	減少させる	低下して
4	増し	減少させる	増加して
5	減らし	減少させる	低下して

問64 解熱鎮痛薬の配合成分に関する次の記述のうち、誤っているものはどれか。

1　メトカルバモールは、消化器系の副作用として悪心（吐きけ）・嘔吐、食欲不振、胃部不快感が現れることがある。

2　ブロモバレリル尿素、アリルイソプロピルアセチル尿素は、いずれも依存性がある成分であることに留意する必要がある。

3　コンドロイチン硫酸ナトリウムは、関節痛や肩こり痛等の改善を促す作用を期待して他の解熱鎮痛成分と組み合わせて配合されている場合がある。

4　イソプロピルアンチピリンは、解熱及び鎮痛の作用は比較的強いが、抗炎症作用は弱いため、他の解熱鎮痛成分と組み合わせて配合される。

5　アセトアミノフェンは、末梢作用によって解熱・鎮痛効果をもたらす。

問65 眠気防止薬の主な有効成分として配合されるカフェインに関する次の記述の正誤について、正しい組合せはどれか。

a　カフェインの作用として、腎臓におけるナトリウムイオン（同時に水分）の再吸収抑制があり、尿量の増加（利尿）をもたらす。

b　カフェインによる眠気や倦怠感を抑える効果は一時的であるため、連用に関する注意喚起はなされていない。

c　カフェインの血中濃度が最高血中濃度の半分に低減するのに要する時間は、通常の成人が約3.5時間であるのに対して、乳児では約80時間と非常に長い。

d　カフェインが含まれている医薬品、医薬部外品、食品を同時に摂取するとカフェインが過量となり、中枢神経系や循環器系等への作用が強く現れるおそれがある。

	a	b	c	d
1	正	正	正	正
2	誤	正	正	誤
3	正	誤	正	正
4	正	正	誤	誤
5	誤	誤	誤	正

問66 乗物酔い（動揺病）及び鎮暈薬（乗物酔い防止薬）とその配合成分に関する次の記述の正誤について、正しい組合せはどれか。

a　3歳未満では、乗物酔いが起こることはほとんどないとされている。

b　副作用が強く現れるおそれがあるので、鎮暈薬とかぜ薬やアレルギー用薬（鼻炎用内服薬を含む。）等との併用は避ける必要がある。

c　抗めまい成分、抗ヒスタミン成分、抗コリン成分及び鎮静成分には、いずれも眠気を促す作用がある。

d　アミノ安息香酸エチルは、胃粘膜への麻酔作用によって嘔吐刺激を和らげ、乗物酔いに伴う吐きけを抑えることを目的として配合されている場合がある。

	a	b	c	d
1	正	正	正	正
2	正	正	正	誤
3	正	正	誤	正
4	正	誤	正	正
5	誤	正	正	正

問67 小児の疳及び小児の疳を適応症とする生薬製剤・漢方処方製剤（小児鎮静薬）に関する次の記述の正誤について、正しい組合せはどれか。

a　小児鎮静薬は、鎮静作用のほか、血液の循環を促す作用があるとされる生薬成分を中心に配合されている。

b　身体的な問題がなく生じる夜泣き、ひきつけ、疳の虫等の症状が、成長に伴って自然に改善することはまれである。

c　小児鎮静薬は、症状の原因となる体質の改善を主眼としているものが多く、比較的長期間（1ヶ月位）継続して服用されることがある。

d　漢方処方製剤のうち、用法用量において適用年齢の下限が設けられていないものは、生後1ヶ月から使用できる。

	a	b	c	d
1	正	正	正	正
2	誤	誤	正	正
3	正	誤	正	誤
4	正	誤	誤	誤
5	誤	正	誤	誤

問68 鎮咳去痰薬及びその配合成分に関する次の記述の正誤について、正しい組合せはどれか。

a　コデインリン酸塩水和物、ジヒドロコデインリン酸塩は、胃腸の運動を低下させる作用も示し、副作用として便秘が現れることがある。

b　デキストロメトルファン臭化水素酸塩水和物は、麻薬性鎮咳成分とも呼ばれ、長期連用や大量摂取によって倦怠感や虚脱感、多幸感等が現れることがあり、薬物依存につながるおそれがある。

c　トリメトキノール塩酸塩水和物は、交感神経系を刺激することで気管支を拡張させ、咳や喘息の症状を鎮めることを目的として用いられる。

d　麦門冬湯は、体力中等度以下で、痰が切れにくく、ときに強く咳こみ、又は咽頭の乾燥感があるもののから咳、気管支炎、気管支喘息、咽頭炎、しわがれ声に適すとされる。

	a	b	c	d
1	正	正	誤	誤
2	正	誤	正	正
3	誤	正	正	正
4	誤	正	誤	誤
5	誤	誤	誤	正

問69 鎮咳去痰薬に用いられる痰の切れを良くする成分（去痰成分）に関する次の記述のうち、正しいものの組合せはどれか。

a　グアイフェネシンは、粘液成分の含量比を調整し痰の切れを良くする。

b　エチルシステイン塩酸塩は、気道粘膜からの粘液の分泌を促進させる。

c　カルボシステインは、痰の中の粘性タンパク質を溶解・低分子化して粘性を減少させる。

d　ブロムヘキシン塩酸塩は、気道粘膜からの粘液分泌促進作用・溶解低分子化作用・線毛運動促進作用を示す。

1（a、b）　2（a、c）　3（a、d）　4（b、c）　5（c、d）

問70 口腔咽喉薬・うがい薬（含嗽薬）及びその配合成分に関する次の記述の正誤について、正しい組合せはどれか。

a 噴射式の液剤では、軽く息を吐きながら噴射することが望ましい。
b 桔梗湯は、体力に関わらず使用でき、喉が腫れて痛み、ときに咳がでるものの扁桃炎、扁桃周囲炎に適すとされる。
c デカリニウム塩化物は、炎症を生じた粘膜組織の修復を促す作用を期待して用いられる。
d 含嗽薬の使用後すぐに食事を摂ることで、殺菌消毒効果が増強される。

	a	b	c	d
1	正	正	正	正
2	正	誤	正	誤
3	誤	正	正	正
4	正	正	誤	誤
5	誤	誤	誤	正

問71 胃の薬及びその配合成分に関する次の記述のうち、正しいものの組合せはどれか。

a ピレンゼピン塩酸塩は、消化管の運動にはほとんど影響を与えずに胃液の分泌を抑える作用を示すとされる。
b ユウタンは、クマ科の *Ursus arctos* Linné 又はその他近縁動物の舌を乾燥したものを基原とする生薬で、香りによる健胃作用を期待して用いられる。
c スクラルファートは、炭水化物、脂質、タンパク質、繊維質等の分解に働く酵素を補うことを目的として用いられる。
d 安中散は、体力中等度以下で、腹部は力がなくて、胃痛又は腹痛があって、ときに胸やけや、げっぷ、胃もたれ、食欲不振、吐きけ、嘔吐などを伴うものの神経性胃炎、慢性胃炎、胃腸虚弱に適するとされる。

1（a、b） 2（a、c） 3（a、d） 4（b、c） 5（b、d）

問72 腸の薬の配合成分に関する次の記述の正誤について、正しい組合せはどれか。

a タンニン酸ベルベリンは、タンニン酸（収斂作用）とベルベリン（抗菌作用）の化合物であり、消化管内ではタンニン酸とベルベリンに分かれて、それぞれ止瀉に働くことを期待して用いられる。
b 沈降炭酸カルシウムは、腸管内の異常発酵等によって生じた有害な物質を吸着させることを目的として配合されている場合がある。
c センノシドは、大腸に生息する腸内細菌によって分解され、分解生成物が大腸を刺激して瀉下作用をもたらすと考えられている。
d 次硝酸ビスマスは、細菌感染による下痢の症状を鎮めることを目的として用いられる。

	a	b	c	d
1	正	正	正	正
2	正	正	正	誤
3	正	誤	誤	誤
4	誤	誤	正	正
5	誤	誤	誤	正

問73 腸の薬及びその配合成分に関する次の記述のうち、正しいものの組合せはどれか。

a 麻子仁丸は、体力中等度以上で、下腹部痛があって、便秘しがちなものの月経不順、月経困難、月経痛、便秘、痔疾に適すとされる。
b ピコスルファートナトリウムは、胃や小腸では分解されないが、大腸に生息する腸内細菌によって分解されて、大腸への刺激作用を示すようになる。
c ジュウヤク（ドクダミ科のドクダミの花期の地上部を基原とする生薬）は、大腸刺激による瀉下作用を期待して配合されている場合がある。
d マルツエキスは、腸内容物に水分を浸透しやすくする作用があり、水分不足に起因する便秘に効果がある。

1（a、b） 2（a、c） 3（b、c） 4（b、d） 5（c、d）

問74 **胃腸鎮痛鎮痙薬及びその配合成分に関する次の記述のうち、正しいものの組合せはどれか。**

a　痛みが次第に強くなる、痛みが周期的に現れる、嘔吐や発熱を伴う等の場合は、胃腸鎮痛鎮痙薬を用い、受診勧奨はしなくてよい。

b　胃腸鎮痛鎮痙薬に配合されている成分は、胃腸以外に対する作用も示すものがほとんどであり、複数の胃腸鎮痛鎮痙薬が併用された場合、泌尿器系や循環器系、精神神経系などに対する作用（副作用）が現れやすくなる。

c　オキセサゼインは、局所麻酔作用のほか、胃液分泌を抑える作用もあるとされ、胃腸鎮痛鎮痙薬と制酸薬の両方の目的で使用される。

d　パパベリン塩酸塩は、消化管の平滑筋に直接働いて胃腸の痙攣を鎮める作用を示すが、抗コリン成分と異なり、眼圧を上昇させる作用はない。

1（a、b）　2（a、c）　3（b、c）　4（b、d）　5（c、d）

問75 **浣腸薬及びその配合成分に関する次の記述の正誤について、正しい組合せはどれか。**

a　グリセリンが配合された浣腸薬を、肛門や直腸の粘膜に損傷があり出血しているときに使用すると、グリセリンが傷口から血管内に入って、赤血球の破壊（溶血）を引き起こすおそれがある。

b　浣腸薬は、繰り返し使用することで直腸の感受性が高まり、効果が強くなる。

c　炭酸水素ナトリウムは、浸透圧の差によって腸管壁から水分を取り込んで直腸粘膜を刺激し、排便を促す効果を期待して用いられる。

d　注入剤で半量等を使用した場合は、残量を再利用せずに廃棄する。

	a	b	c	d
1	正	誤	正	誤
2	正	誤	誤	正
3	誤	正	正	正
4	誤	正	誤	正
5	誤	誤	誤	正

問76 **強心薬及びその配合成分に関する次の記述の正誤について、正しい組合せはどれか。**

a　ロクジョウは、シカ科のジャコウジカの雄の麝香腺分泌物を基原とする生薬で、強心作用のほか、呼吸中枢を刺激して呼吸機能を高めたり、意識をはっきりさせる等の作用があるとされる。

b　シンジュは、ウグイスガイ科のアコヤガイ、シンジュガイ又はクロチョウガイ等の外套膜組成中に病的に形成された顆粒状物質を基原とする生薬で、鎮静作用等を期待して用いられる。

c　センソは、ヒキガエル科のアジアヒキガエル等の耳腺の分泌物を集めたものを基原とする生薬で、有効域が比較的狭く、一般用医薬品では1日用量が5mg以下となるよう用法・用量が定められており、それに従って適正に使用される必要がある。

d　リュウノウは、中枢神経系の刺激作用による気つけの効果を期待して用いられる。

	a	b	c	d
1	正	正	正	正
2	正	誤	正	誤
3	正	誤	誤	正
4	誤	正	誤	誤
5	誤	正	正	正

問77 **コレステロール及びリポタンパク質に関する次の記述のうち、正しいものの組合せはどれか。**

a　コレステロールは、胆汁酸や副腎皮質ホルモン等の生理活性物質の産生に重要な物質であり、コレステロールの産生及び代謝は、主として腎臓で行われる。

b　コレステロールは水に溶けにくい物質であるため、血液中では血漿タンパク質と結合したリポタンパク質となって存在する。

c　血液中の高密度リポタンパク質（HDL）が多く、低密度リポタンパク質（LDL）が少ないと、心臓病や肥満、動脈硬化症等の生活習慣病につながる危険性が高くなる。

d　血漿中のリポタンパク質のバランスの乱れは、生活習慣病を生じる以前の段階では自覚症状を伴うものでないため、偶然又は生活習慣病を生じて指摘されることが多い。

1（a、b）　2（a、c）　3（b、c）　4（b、d）　5（c、d）

問78 高コレステロール改善薬及びその配合成分に関する次の記述の正誤について、正しい組合せはどれか。

a　ポリエンホスファチジルコリンは、腸管におけるコレステロールの吸収を抑える働きがあるとされる。

b　ビタミンＢ２（リボフラビン酪酸エステル等）は、コレステロールの生合成抑制と排泄・異化促進作用、中性脂肪抑制作用、過酸化脂質分解作用を有すると言われている。

c　大豆油不けん化物（ソイステロール）は、悪心（吐きけ）、胃部不快感、胸やけ、下痢等の消化器系の副作用が現れることがある。

d　高コレステロール改善薬は、ウエスト周囲径（腹囲）を減少させるなどの痩身効果を目的とした医薬品である。

	a	b	c	d
1	正	正	誤	正
2	正	誤	正	誤
3	誤	正	正	正
4	誤	正	正	誤
5	誤	誤	誤	正

問79 貧血用薬（鉄製剤）及びその配合成分に関する次の記述のうち、正しいものの組合せはどれか。

a　ビタミンＢ６は、消化管内で鉄が吸収されやすい状態に保つことを目的として用いられる。

b　貧血の症状がみられる以前から予防的に貧血用薬（鉄製剤）を使用することが適当である。

c　鉄分の吸収は空腹時のほうが高いとされているが、消化器系への副作用を軽減するために、鉄製剤は、食後に服用することが望ましい。

d　硫酸コバルトは、骨髄での造血機能を高める目的で配合されている場合がある。

1（a、b）　2（a、c）　3（b、c）　4（b、d）　5（c、d）

問80 循環器用薬及びその配合成分に関する次の記述の正誤について、正しい組合せはどれか。

a　ルチンは、ニコチン酸が遊離し、そのニコチン酸の働きによって末梢の血液循環を改善する作用を示すとされる。

b　日本薬局方収載のコウカを煎じて服用する製品は、冷え症及び血色不良に用いられる。

c　ユビデカレノンは、心筋の酸素利用効率を高めて収縮力を高めることによって、血液循環の改善効果を示すとされる。

d　三黄瀉心湯は、体力中等度以上で、のぼせ気味で顔面紅潮し、精神不安、みぞおちのつかえ、便秘傾向などのあるものの高血圧の随伴症状（のぼせ、肩こり、耳なり、頭重、不眠、不安）、鼻血、痔出血、便秘、更年期障害、血の道症に適すとされる。

	a	b	c	d
1	正	正	誤	正
2	正	誤	正	誤
3	誤	正	正	正
4	誤	正	誤	正
5	誤	誤	誤	誤

問81 痔及び痔疾用薬及びその配合成分に関する次の記述の正誤について、正しい組合せはどれか。

a　裂肛は、肛門内部に存在する肛門腺窩と呼ばれる小さなくぼみに糞便の滓が溜まって炎症・化膿を生じた状態である。

b　外用痔疾用薬は、局所に適用されるものであるため、全身的な影響を生じることはない。

c　酸化亜鉛は、知覚神経に作用して刺激の神経伝導を可逆的に遮断する作用を示す。

d　肛門周囲の末梢血管の血行を改善する作用を期待してビタミンＥ（トコフェロール酢酸エステル）が配合されている場合がある。

	a	b	c	d
1	正	正	正	誤
2	誤	誤	誤	正
3	誤	誤	正	誤
4	正	誤	誤	正
5	誤	正	正	正

問82 婦人薬として使用される次の漢方処方製剤のうち、カンゾウを含まないものはどれか。

1 当帰芍薬散
2 加味逍遙散
3 桃核承気湯
4 柴胡桂枝乾姜湯
5 五積散

問83 鼻炎用点鼻薬の配合成分に関する次の記述の正誤について、正しい組合せはどれか。

a フェニレフリン塩酸塩は、交感神経系を刺激して鼻粘膜を通っている血管を収縮させることにより、鼻粘膜の充血や腫れを和らげることを目的として配合されている。
b クロルフェニラミンマレイン酸塩は、ヒスタミンの働きを抑えることにより、くしゃみや鼻汁等の症状を緩和することを目的として配合されている。
c セチルピリジニウム塩化物は、鼻粘膜の過敏性や痛みや痒みを抑えることを目的として配合されている。
d リドカインは、黄色ブドウ球菌、溶血性連鎖球菌又はカンジダ等の真菌類に対する殺菌消毒作用を示す。

	a	b	c	d
1	誤	正	正	正
2	正	正	誤	正
3	誤	誤	正	誤
4	正	正	誤	誤
5	誤	誤	誤	正

問84 点眼薬に関する次の記述の正誤について、正しい組合せはどれか。

a 一般用医薬品の点眼薬は、その主たる配合成分から、人工涙液、一般点眼薬、アレルギー用点眼薬、コンタクトレンズ装着液に大別される。
b コンタクトレンズをしたままでの点眼は、ソフトコンタクトレンズ、ハードコンタクトレンズに関わらず、添付文書に使用可能と記載されてない限り行うべきでない。
c 点眼後は、しばらく眼瞼（まぶた）を閉じて、薬液を結膜嚢内に行き渡らせる。その際、目尻を押さえると、薬液が鼻腔内へ流れ込むのを防ぐことができ、効果的とされている。
d 一般用医薬品の点眼薬には、緑内障の症状を改善できるものもあり、目のかすみが緑内障による症状であった場合には改善効果が期待できる。

	a	b	c	d
1	正	正	誤	誤
2	正	誤	正	正
3	誤	正	正	正
4	誤	正	誤	誤
5	誤	誤	誤	正

問85 眼科用薬の配合成分に関する次の記述のうち、正しいものの組合せはどれか。

a コンドロイチン硫酸ナトリウムは、炎症を生じた眼粘膜の組織修復を促す作用を期待して配合されている。
b スルファメトキサゾールは、ウイルスや真菌の感染による結膜炎やものもらい（麦粒腫）、眼瞼炎などの化膿性の症状の改善を目的として用いられる。
c ナファゾリン塩酸塩は、結膜を通っている血管を収縮させて目の充血を除去することを目的として配合されている。
d アスパラギン酸カリウムは、新陳代謝を促し、目の疲れを改善する効果を期待して配合されている。

1（a、b） 2（a、c） 3（a、d） 4（b、c） 5（c、d）

問86 外皮用薬に関する次の記述のうち、正しいものの組合せはどれか。

a　スプレー剤やエアゾール剤は、至近距離から同じ部位に５秒以上連続して噴霧することが望ましい。

b　外皮用薬は、表皮の角質層が柔らかくなることで有効成分が浸透しやすくなることから、入浴後に用いるのが効果的とされる。

c　外皮用薬は、局所性の副作用として、適用部位に発疹・発赤、痒み等が現れることがある。

d　軟膏剤やクリーム剤は、薬剤を容器から直接指に取り、患部に塗布したあと、また指に取って、繰り返し塗布することが望ましい。

1（a、b）　2（a、c）　3（a、d）　4（b、c）　5（c、d）

問87 きず口等の殺菌消毒薬の配合成分に関する次の記述の正誤について、正しい組合せはどれか。

a　アクリノールは、真菌、結核菌、ウイルスに対する殺菌消毒作用を示すが、連鎖球菌、黄色ブドウ球菌に対しては効果がない。

b　ポビドンヨードは、ヨウ素をポリビニルピロリドン（PVP）と呼ばれる担体に結合させて水溶性とし、徐々にヨウ素が遊離して殺菌作用を示す。

c　オキシドールの作用は持続的で、組織への浸透性は高い。

d　ベンザルコニウム塩化物は、石けんとの混合によって殺菌消毒効果が低下するので、石けんで洗浄した後に使用する場合には、石けんを十分に洗い流す必要がある。

	a	b	c	d
1	正	正	誤	正
2	正	誤	正	誤
3	誤	正	正	正
4	誤	正	誤	正
5	誤	誤	正	誤

問88 外皮用薬に用いられるステロイド性抗炎症成分に関する次の記述のうち、正しいものはどれか。

1　ヒドロコルチゾンは、水痘（水疱瘡）、みずむし、たむしに使用することができる。

2　ステロイド性抗炎症成分をコルチゾンに換算して１ｇ又は１mL 中0.025mg を超えて含有する製品では、特に長期連用を避ける必要がある。

3　主なステロイド性抗炎症成分として、デキサメタゾン、プレドニゾロン酢酸エステル、ケトプロフェン等がある。

4　ステロイド性抗炎症成分は、広範囲に生じた皮膚症状や、慢性の湿疹・皮膚炎を対象とするものである。

5　ステロイド性抗炎症成分は、ステロイド骨格を持ち、NSAIDs と呼ばれる。

問89 外皮用薬の配合成分に関する次の記述の正誤について、正しい組合せはどれか。

a　フェルビナクは、プロスタグランジンの産生を抑える作用を示す。

b　ユーカリ油は、皮膚に温感刺激を与え、末梢血管を拡張させて患部の血行を促す効果を期待して配合されている。

c　クロタミトンは、皮膚に軽い灼熱感を与えることで痒みを感じにくくさせる効果を期待して配合されている場合がある。

d　ヘパリン類似物質は、血液凝固を抑える働きがあるため、出血性血液疾患（血友病、血小板減少症、紫斑症など）の診断を受けた人では、使用を避ける必要がある。

	a	b	c	d
1	正	誤	正	正
2	正	誤	誤	誤
3	正	正	誤	正
4	誤	正	誤	誤
5	誤	誤	正	正

問90 みずむし・たむし用薬の配合成分に関する次の記述の正誤について、正しい組合せはどれか。

a　ミコナゾール硝酸塩は、皮膚糸状菌の細胞膜を構成する成分の産生を妨げたり、細胞膜の透過性を変化させることにより、その増殖を抑える。

b　ブテナフィン塩酸塩は、患部を酸性にすることで、皮膚糸状菌の発育を抑える。

c　シクロピロクスオラミンは、皮膚糸状菌の細胞膜に作用して、その増殖・生存に必要な物質の輸送機能を妨げ、その増殖を抑える。

d　モクキンピ（アオイ科のムクゲの幹皮を基原とする生薬）のエキスは、皮膚糸状菌の増殖を抑える作用を期待して用いられる。

	a	b	c	d
1	正	正	正	正
2	正	誤	正	正
3	誤	正	誤	正
4	正	誤	誤	誤
5	誤	正	正	誤

問91 歯痛・歯槽膿漏薬の配合成分等に関する次の記述の正誤について、正しい組合せはどれか。

a　サンシシは、アカネ科のクチナシの果実を基原とする生薬で、局所麻酔作用を期待して用いられる。

b　オイゲノールは、齲蝕（むし歯）を生じた部分における細菌の繁殖を抑えることを目的として用いられる。

c　ミルラは、血行を促進することを目的として用いられる。

d　カルバゾクロムは、炎症を起こした歯周組織からの出血を抑える作用を期待して歯槽膿漏薬に配合されている場合がある。

	a	b	c	d
1	正	正	誤	正
2	誤	正	正	誤
3	正	誤	正	正
4	正	誤	正	誤
5	誤	正	誤	正

問92 禁煙補助剤及びその配合成分に関する次の記述の正誤について、正しい組合せはどれか。

a　ニコチン置換療法とは、喫煙習慣を継続したまま禁煙補助剤を使用し、その後、徐々に喫煙を減らしていく方法である。

b　禁煙補助剤には、1日1回皮膚に貼付することによりニコチンが皮膚を透過して血中に移行するパッチ製剤がある。

c　ニコチンは、インスリンの血糖降下作用に拮抗して、インスリン製剤の効果を妨げるおそれがある。

d　咀嚼剤は、口腔内が酸性になるとニコチンの吸収が低下するため、コーヒーや炭酸飲料など口腔内を酸性にする食品を摂取した後、しばらくは使用を避けることとされている。

	a	b	c	d
1	誤	正	正	正
2	正	誤	正	誤
3	正	誤	誤	正
4	誤	正	誤	正
5	誤	誤	正	誤

問93 滋養強壮保健薬の配合成分等に関する次の記述のうち、正しいものの組合せはどれか。

a　アミノエチルスルホン酸（タウリン）は、肝臓機能を改善する働きがあるとされる。

b　グルクロノラクトンは、生体におけるエネルギーの産生効率を高めるとされ、骨格筋に溜まった乳酸の分解を促す等の働きを期待して用いられる。

c　エルゴカルシフェロールは、髪や爪、肌などに存在するアミノ酸の一種で、皮膚におけるメラニンの生成を抑えるとともに、皮膚の新陳代謝を活発にしてメラニンの排出を促す働きがあるとされる。

d　インヨウカクは、強壮、血行促進、強精（性機能の亢進）等の作用を期待して用いられる。

1（a、b）　2（a、c）　3（a、d）　4（b、c）　5（c、d）

問94 次の表は、ある一般用医薬品の滋養強壮保健薬に含まれている成分の一覧である。この滋養強壮保健薬に関する次の記述のうち、正しいものの組合せはどれか。

２錠中

成分	分量
リボフラビンリン酸エステルナトリウム	38 mg
ピリドキシン塩酸塩	50 mg
チアミン硝化物	20 mg
ニコチン酸アミド	40 mg
パントテン酸カルシウム	20 mg

a　ビタミンB 12が含まれている。
b　ピリドキシン塩酸塩は、タンパク質の代謝に関与し、皮膚や粘膜の健康を維持する。
c　服用により、尿が黄色くなることがある。
d　主に虚弱体質、妊娠・授乳期の骨歯の脆弱予防に用いられる。

1（a、b）　2（a、c）　3（a、d）　4（b、c）　5（c、d）

問95 次の漢方処方製剤の「適用となる症状・体質」と「重篤な副作用」の記述のうち、正しいものの組合せはどれか。

	漢方処方製剤	適用となる症状・体質	重篤な副作用
a	大柴胡湯	体力中等度以下で、疲れやすく、汗のかきやすい傾向があるものの肥満に伴う関節の腫れや痛み、むくみ、多汗症、肥満症	肝機能障害 間質性肺炎 腸間膜静脈硬化症
b	清上防風湯	体力中等度以上で、赤ら顔で、ときにのぼせがあるもののにきび、顔面・頭部の湿疹・皮膚炎、赤鼻（酒さ）	肝機能障害 偽アルドステロン症 腸間膜静脈硬化症
c	茵蔯蒿湯	体力中等度以上で口渇があり、尿量少なく、便秘するものの蕁麻疹、口内炎、湿疹・皮膚炎、皮膚のかゆみ	肝機能障害
d	黄連解毒湯	体力中等度以下で、顔色が悪くて疲れやすく、胃腸障害のないものの高血圧に伴う随伴症状（のぼせ、肩こり、耳鳴り、頭重）	肝機能障害 間質性肺炎 偽アルドステロン症

1（a、b）　2（a、c）　3（b、c）　4（b、d）　5（c、d）

問96 生薬成分に関する次の記述の正誤について、正しい組合せはどれか。

a アセンヤクは、アカネ科の *Uncaria gambir* Roxburgh の葉及び若枝から得た水製乾燥エキスを基原とする生薬で、整腸作用を期待して配合されている場合がある。

b サンザシは、バラ科のヤマザクラ又はカスミザクラの樹皮を基原とする生薬で、鎮痛、抗菌等の作用を期待して用いられる。

c ソウハクヒは、クワ科のマグワの根皮を基原とする生薬で、尿路の殺菌消毒効果を期待して配合されている場合がある。

d ヨクイニンは、イネ科のハトムギの種皮を除いた種子を基原とする生薬で、肌荒れやいぼに用いられる。

	a	b	c	d
1	正	誤	正	誤
2	誤	誤	誤	正
3	正	正	誤	誤
4	誤	正	正	誤
5	正	誤	誤	正

問97 消毒薬及びその配合成分等に関する次の記述の正誤について、正しい組合せはどれか。

a クロルヘキシジングルコン酸塩は、一般細菌類、真菌類に対して比較的広い殺菌消毒作用を示す。

b イソプロパノールは、結核菌を含む一般細菌類、真菌類に対して殺菌消毒作用を示すが、ウイルスに対する不活性効果はない。

c クレゾール石ケン液は、結核菌を含む一般細菌類、真菌類に対して比較的広い殺菌消毒作用を示す。

d ポリオキシエチレンアルキルフェニルエーテルは、酸性の洗剤・洗浄剤と反応して有毒な塩素ガスが発生するため、混ざらないように注意する。

	a	b	c	d
1	正	誤	正	誤
2	正	正	誤	誤
3	誤	正	正	正
4	誤	正	誤	誤
5	正	誤	正	正

問98 消毒薬及びその配合成分等に関する次の記述のうち、正しいものの組合せはどれか。

a 手指又は皮膚の殺菌・消毒を目的とする消毒薬は、医薬品としてのみ製造販売されている。

b 生息条件が整えば消毒薬の溶液中で生存、増殖する微生物もいる。

c エタノールは、脱脂による肌荒れを起こしやすい。

d 次亜塩素酸ナトリウムやサラシ粉は、強い酸化力により一般細菌類、真菌類に対して殺菌消毒作用を示すが、ウイルスに対する不活性効果はない。

1（a、b） 2（a、c） 3（b、c） 4（b、d） 5（c、d）

問99 衛生害虫及び殺虫剤・忌避剤に関する次の記述の正誤について、正しい組合せはどれか。

a ノミは、元来、ペスト等の病原細菌を媒介する衛生害虫である。

b シラミは、散髪や洗髪、入浴による除去、衣服の熱湯処理などの物理的方法では防除できないため、医薬品による防除が必要である。

c 蒸散剤は、容器中の医薬品を煙状又は霧状にして一度に全量放出させるものである。

d ディートを含有する忌避剤（医薬品及び医薬部外品）は、生後6ヶ月未満の乳児について、顔面への使用を避け、1日の使用限度（1日1回）を守って使用する必要がある。

	a	b	c	d
1	正	誤	誤	誤
2	誤	正	正	誤
3	正	誤	正	誤
4	誤	正	誤	正
5	正	正	誤	正

問100 一般用検査薬等に関する次の記述の正誤について、正しい組合せはどれか。

a 一般用検査薬は、薬局においてのみ取り扱うことが認められている。

b 尿中のヒト絨毛性性腺刺激ホルモン（hCG）の検出反応は、温度の影響を受けない。

c 尿糖検査の場合、原則として早朝尿（起床直後の尿）を検体とし、尿タンパク検査の場合、食後2～3時間を目安に採尿を行う。

d 通常、尿は弱アルカリ性であるが、食事その他の影響で弱酸性～中性に傾くと、正確な検査結果が得られなくなることがある。

	a	b	c	d
1	正	正	正	誤
2	正	正	誤	正
3	誤	正	誤	誤
4	誤	誤	正	正
5	誤	誤	誤	誤

医薬品の適正使用・安全対策

問101 一般用医薬品（人体に直接使用しない検査薬を除く。）の添付文書等に関する次の記述の正誤について、正しい組合せはどれか。

a　添付文書の内容は、医薬品の有効性・安全性等に係る新たな知見、使用に係る情報に基づき、１年に１回定期的に改訂がなされている。

b　販売名に薬効名が含まれているような場合には、薬効名の記載は省略されることがある。

c　病気の予防・症状の改善につながる事項（いわゆる「養生訓」）は、一般の生活者に分かりやすく示すために、必ず記載しなければならない。

d　令和３年８月１日から、医療用医薬品への紙の添付文書の同梱を廃止し、注意事項等情報は電子的な方法により提供されることとなったが、一般用医薬品等の消費者が直接購入する製品は、引き続き紙の添付文書が同梱される。

	a	b	c	d
1	正	正	正	誤
2	誤	正	誤	正
3	正	誤	誤	誤
4	誤	誤	正	正
5	正	正	誤	正

問102 一般用医薬品（人体に直接使用しない検査薬を除く。）の添付文書等における「使用上の注意」に関する次の記述の正誤について、正しい組合せはどれか。

a　使用上の注意は、枠囲い、文字の色やポイントを替えるなど他の記載事項と比べて目立つように記載されている。

b　「その他の注意」の項目には、容認される軽微な症状について、「次の症状が現れることがある」として記載されている。

c　副作用については、まず一般的な副作用について関係部位別に症状が記載され、そのあとに続けて、まれに発生する重篤な副作用について副作用名ごとに症状が記載されている。

d　漢方処方製剤では、ある程度の期間継続して使用されることにより効果が得られるとされているものが多いが、長期連用する場合には、専門家に相談する旨が記載されている。

	a	b	c	d
1	正	正	正	正
2	誤	正	正	誤
3	正	誤	誤	誤
4	誤	誤	正	正
5	正	正	誤	正

問103 一般用医薬品（人体に直接使用しない検査薬を除く。）の添付文書等に関する次の記述の正誤について、正しい組合せはどれか。

a　添付文書の記載は、専門的な表現でなされており、一般の生活者には理解しにくいものになっている。

b　保管及び取扱い上の注意として、錠剤、カプセル剤、散剤等では、開封後は冷蔵庫内に保管する旨の記載がされている。

c　点眼薬では、複数の使用者間で使い回されると、万一、使用に際して薬液に細菌汚染があった場合に、別の使用者に感染するおそれがあるため、他の人と共用しない旨の記載がされている。

d　製造販売元の製薬企業において購入者等からの相談に応じるための窓口担当部門の名称、電話番号、受付時間等が記載されている。

	a	b	c	d
1	正	正	正	誤
2	誤	正	正	誤
3	誤	誤	正	正
4	誤	誤	誤	正
5	正	正	誤	正

問104 次の医薬品成分のうち、一般用医薬品の添付文書等において、「次の人は使用（服用）しないこと」の項目中に、「15歳未満の小児」と記載することとされている成分として、正しいものの組合せはどれか。

a　アセトアミノフェン

b　チペピジンヒベンズ酸塩

c　サザピリン

d　プロメタジンメチレンジサリチル酸塩

1（a、b）　2（a、c）　3（b、c）　4（b、d）　5（c、d）

問105 次の医薬品成分等のうち、一般用医薬品の添付文書等において、「次の人は使用（服用）しないこと」の項目中に、「次の症状がある人」として「前立腺肥大による排尿困難」と記載することとされている成分等はどれか。

1　マオウ
2　カフェイン
3　フェニレフリン塩酸塩
4　プソイドエフェドリン塩酸塩
5　トリメトキノール塩酸塩水和物

問106 次の一般用医薬品のうち、その添付文書等において、「次の人は使用（服用）しないこと」の項目中に、「授乳中の人は本剤を服用しないか、本剤を服用する場合は授乳を避けること」と記載することとされているものとして、正しいものの組合せはどれか。

a　ダイオウが配合された内服薬
b　ウルソデオキシコール酸が配合された健胃薬
c　ロートエキスが配合された内服薬
d　カンゾウが配合されたかぜ薬

1（a、b）　2（a、c）　3（a、d）　4（b、c）　5（b、d）

問107 次の一般用医薬品のうち、その添付文書等において、「してはいけないこと」の項目中に、「服用後、乗物又は機械類の運転操作をしないこと」と記載することとされているものの正誤について、正しい組合せはどれか。

a　ポリエンホスファチジルコリンが配合された高コレステロール改善薬
b　オキセサゼインが配合された胃腸鎮痛鎮痙薬
c　ジフェンヒドラミン塩酸塩が配合されたかぜ薬
d　ブロモバレリル尿素が配合された解熱鎮痛薬

	a	b	c	d
1	誤	誤	正	正
2	正	誤	正	誤
3	誤	正	正	正
4	正	正	正	誤
5	正	誤	誤	正

問108 次の医薬品成分等のうち、一般用医薬品の添付文書等において、「してはいけないこと」の項目中に、「大量に使用（服用）しないこと」と記載することとされている成分等はどれか。

1　イブプロフェン
2　ジプロフィリン
3　トラネキサム酸
4　センナ
5　カフェイン

問109 一般用医薬品を購入するために店舗を訪れた35歳男性から、次のような相談を受けた。この相談者に対する登録販売者の次の対応として、適切なものの組合せはどれか。

＜相談内容＞

薬指の先に切り傷ができてしまい、インドメタシンが配合された外用薬を使っていた。なかなか治らず、水仕事をするときに痛みがひどい。傷口を見ると、化膿していた。どうしたらよいか。

a　インドメタシンが配合された外用薬の使用を中止するように勧める。
b　殺菌消毒薬（液体絆創膏）を使用するように勧める。
c　プレドニゾロン酢酸エステルが配合された外用薬を使用するように勧める。
d　医療機関（外科又は皮膚科）を受診するように勧める。

1（a、b）　2（a、c）　3（a、d）　4（a、c、d）　5（b、c、d）

問110 次の表は、ある一般用医薬品の解熱鎮痛薬に含まれている成分の一覧である。この解熱鎮痛薬の添付文書等において、「使用上の注意」の項目中に記載することとされている事項として、正しいものの組合せはどれか。

２錠中

イブプロフェン	150 mg
アリルイソプロピルアセチル尿素	60 mg
無水カフェイン	80 mg

a　15歳未満の小児は使用しないこと。
b　服用前後は飲酒しないこと。
c　てんかんの診断を受けた人は、服用前に専門家に相談すること。
d　緑内障の診断を受けた人は、服用前に専門家に相談すること。

1（a、b）　2（a、c）　3（b、c）　4（b、d）　5（c、d）

問111 次の医薬品成分と、一般用医薬品の添付文書等において、「相談すること」の項目中に、「次の症状がある人」として記載することとされている症状の組合せの正誤について、正しい組合せはどれか。

	医薬品成分	症状
a	ビサコジル	けいれん
b	ロートエキス	排尿困難
c	ジフェニドール塩酸塩	むくみ
d	ロペラミド塩酸塩	急性のはげしい下痢又は腹痛・腹部膨満感・吐きけ等の症状を伴う下痢

	a	b	c	d
1	正	正	誤	正
2	誤	正	誤	正
3	正	誤	誤	誤
4	正	誤	正	誤
5	誤	誤	正	正

問112 次の基礎疾患等のうち、グリセリンが配合された浣腸薬の添付文書等において、「相談すること」の項目中に「次の診断を受けた人」として記載することとされているものの正誤について、正しい組合せはどれか。

a　貧血
b　心臓病
c　腎臓病
d　糖尿病

	a	b	c	d
1	正	正	正	正
2	正	誤	正	誤
3	誤	正	正	正
4	誤	正	誤	誤
5	誤	誤	誤	正

問113 次の一般用医薬品の漢方処方製剤のうち、その添付文書等において、「相談すること」の項目中の「次の医薬品を使用（服用）している人」に「インターフェロン製剤で治療を受けている人」と記載することとされているものはどれか。

1　小青竜湯
2　防風通聖散
3　八味地黄丸
4　芍薬甘草湯
5　小柴胡湯

問114 一般用医薬品の製品表示の記載に関する次の記述の正誤について、正しい組合せはどれか。

a　1回服用量中0.1mLを超えるアルコールを含有する内服液剤(滋養強壮を目的とするもの)については、アルコールを含有する旨及びその分量が記載されている。

b　「保管及び取扱い上の注意」の項のうち、医薬品の保管に関する事項については、購入者が製品を開封して添付文書に目を通すことが重要であるため、その容器や包装には記載されていない。

c　適切な保存条件の下で製造後2年を超えて性状及び品質が安定であることが確認されている医薬品には、使用期限の法的な表示義務はない。

d　エアゾール製品には、医薬品医療機器等法の規定による法定表示事項のほか、高圧ガス保安法に基づく「高温に注意」等の注意事項が表示されている。

	a	b	c	d
1	正	正	正	正
2	正	誤	誤	正
3	正	誤	正	誤
4	誤	正	正	正
5	誤	正	誤	誤

問115 医薬品等の緊急安全性情報に関する次の記述の正誤について、正しい組合せはどれか。

a　厚生労働省からの命令、指示、製造販売業者の自主決定等に基づいて作成される。

b　独立行政法人医薬品医療機器総合機構による医薬品医療機器情報配信サービスによる配信、製造販売業者から医療機関や薬局等への直接配布、ダイレクトメール、ファックス、電子メール等による情報提供(1ヶ月以内)等により情報伝達されるものである。

c　ブルーレターとも呼ばれる。

d　医療用医薬品や医家向け医療機器についての情報伝達であり、一般用医薬品に関する緊急安全性情報が発出されたことはない。

	a	b	c	d
1	誤	正	誤	正
2	正	誤	正	正
3	誤	誤	誤	正
4	誤	正	正	誤
5	正	正	誤	誤

問116 医薬品の副作用情報等の収集、評価及び措置に関する次の記述の正誤について、正しい組合せはどれか。

a　医薬品・医療機器等安全性情報報告制度は、都道府県が全ての医薬関係者から副作用報告を受ける「医薬品副作用モニター制度」としてスタートした。

b　既存の医薬品と明らかに異なる有効成分が配合された医薬品については、5年を超えない範囲で厚生労働大臣が承認時に定める一定期間、再審査制度が適用される。

c　製造販売業者には、医療用医薬品で使用されていた有効成分を要指導医薬品で初めて配合したものについては、承認後一律で5年間、安全性に関する調査及び調査結果の厚生労働省への報告が求められている。

d　収集された副作用等の情報は、その医薬品の製造販売業者等において評価・検討され、必要な安全対策が図られる。

	a	b	c	d
1	正	正	正	正
2	正	正	誤	誤
3	誤	誤	誤	正
4	誤	誤	正	誤
5	正	誤	正	誤

問117 医薬品医療機器等法第68条の10第1項の規定に基づき、医薬品の製造販売業者が、その製造販売した医薬品について行う副作用等の報告において、15日以内に厚生労働大臣に報告することとされている事項に関する次の記述の正誤について、正しい組合せはどれか。

a　医薬品によるものと疑われる副作用症例のうち、使用上の注意から予測できるもので、死亡に至った国内事例
b　医薬品によるものと疑われる副作用症例のうち、使用上の注意から予測できないもので、非重篤な国内事例
c　医薬品によるものと疑われる副作用症例のうち、発生傾向の変化が保健衛生上の危害の発生又は拡大のおそれを示すもので、重篤（死亡含む）な国内事例
d　医薬品によるものと疑われる感染症症例のうち、使用上の注意から予測できないもので、非重篤な国内事例

	a	b	c	d
1	正	誤	正	正
2	正	正	正	誤
3	正	正	誤	正
4	誤	正	誤	誤
5	誤	誤	正	誤

問118 医薬品医療機器等法第68条の10第2項の規定に基づき、医薬関係者に義務付けられている医薬品の副作用等の報告に関する次の記述の正誤について、正しい組合せはどれか。

a　医薬品との因果関係が必ずしも明確でない場合であっても、報告の対象となり得る。
b　安全対策上必要があると認めるときは、医薬品の過量使用や誤用等によるものと思われる健康被害についても、報告がなされる必要がある。
c　保健衛生上の危害の発生又は拡大防止の観点から、報告の必要性を認めた日から起算して、15日以内に報告しなければならない。
d　ウェブサイトに直接入力することによる電子的な報告が可能である。

	a	b	c	d
1	誤	誤	正	誤
2	正	正	誤	誤
3	誤	正	正	正
4	正	誤	正	正
5	正	正	誤	正

問119 医薬品副作用被害救済制度に関する次の記述の正誤について、正しい組合せはどれか。

a　医療機関での治療を要さずに寛解したような軽度のものについても救済給付の対象となる。
b　一般用医薬品のうち殺虫剤・殺鼠剤、殺菌消毒剤（人体に直接使用するものを除く。）、一般用検査薬、一部の日本薬局方収載医薬品（精製水、ワセリン等）は、救済制度の対象とならない。
c　個人輸入により入手された医薬品による重篤な健康被害は、救済制度の対象となる。

	a	b	c
1	正	誤	正
2	正	誤	誤
3	誤	正	正
4	誤	正	誤
5	誤	誤	正

問120 医薬品PLセンターに関する次の記述の正誤について、正しい組合せはどれか。

a　医薬品副作用被害救済制度の対象とならないケースのうち、製品不良など、製薬企業に損害賠償責任がある場合には、「医薬品PLセンター」への相談が推奨される。
b　医薬品、医薬部外品及び医療機器に関する苦情の相談を受け付けている。
c　消費者の代理人として、裁判を迅速に終了させることを目的としている。

	a	b	c
1	正	正	正
2	正	正	誤
3	正	誤	誤
4	誤	正	誤
5	誤	誤	正

北陸・東海ブロック
富山／石川／岐阜／静岡／愛知／三重

試験問題

（令和４年９月７日実施）

午前 （120分）	医薬品に共通する特性と基本的な知識（20問） 主な医薬品とその作用（40問）
午後 （120分）	人体の働きと医薬品（20問） 薬事関係法規・制度（20問） 医薬品の適正使用・安全対策（20問）

合格基準　以下の両方の基準を満たすことが必要です。

1. 総出題数（120問）に対する正答率が70％以上（84点以上）であること
2. 試験項目ごとの出題数に対する正答率が35％以上であること

解答・解説は、別冊52ページを参照してください。

医薬品に共通する特性と基本的な知識

問1 **医薬品の本質に関する記述の正誤について、正しい組み合わせはどれか。**

a　医薬品が人体に及ぼす作用は、そのすべてが解明されているわけではない。

b　一般用医薬品は、医療用医薬品と比較すれば保健衛生上のリスクが相対的に高いと考えられている。

c　医薬品は、効能効果、用法用量、副作用等の必要な情報が適切に伝達されて、購入者等が適切に使用することにより、初めてその役割を十分に発揮するものである。

d　一般用医薬品として販売される製品は、製造物責任法（平成６年法律第８５号）の対象である。

	a	b	c	d
1	誤	正	正	誤
2	正	誤	正	正
3	誤	正	誤	正
4	正	誤	正	誤
5	正	正	誤	正

問2 **健康食品に関する記述のうち、正しいものの組み合わせはどれか。**

a　機能性表示食品は、事業者の責任で科学的根拠をもとに、疾患に罹患した者の健康の回復に役立つ効能・効果を商品のパッケージに表示するものとして国に届出された商品である。

b　栄養機能食品は、国が定めた規格基準に適合したものであれば、身体の健全な成長や発達、健康維持に必要な栄養成分（ビタミン、ミネラルなど）の健康機能を表示することができる。

c　特定保健用食品は、身体の生理機能などに影響を与える保健機能成分を含むものであり、特定の保健機能を示す有効性や安全性などに関して、国への届出が必要である。

d　いわゆる健康食品は、その多くが摂取しやすいように錠剤やカプセル等の医薬品に類似した形状で販売されており、こうした健康食品においても、誤った使用方法や個々の体質により健康被害を生じた例が報告されている。

1（a、c）　2（b、c）　3（b、d）　4（a、d）

問3 **医薬品のリスク評価に関する記述の正誤について、正しい組み合わせはどれか。**

a　医薬品の効果とリスクは、用量と作用強度の関係（用量－反応関係）に基づいて評価される。

b　医薬品は、少量の投与であれば発がん作用、胎児毒性や組織・臓器の機能不全を生じることはない。

c　医薬品は、治療量上限を超えると、効果よりも有害反応が強く発現する「最小致死量」となり、「中毒量」を経て、「致死量」に至る。

d　製造販売後の調査及び試験の実施の基準として Good Post-marketing Study Practice（GPSP）と製造販売後安全管理の基準として Good Vigilance Practice（GVP）が制定されている。

	a	b	c	d
1	誤	誤	正	正
2	正	誤	誤	正
3	正	正	誤	誤
4	正	正	正	誤
5	誤	正	正	正

問4 **セルフメディケーションに関する記述のうち、誤っているものはどれか。**

1　急速に少子高齢化が進む中、持続可能な医療制度の構築に向け、医療費の増加やその国民の負担増大を解決し、健康寿命を延ばすことが日本の大きな課題であり、セルフメディケーションの推進は、その課題を解決する重要な活動のひとつである。

2　セルフメディケーションを的確に推進するうえで、一般用医薬品の販売等を行う登録販売者は、薬剤師や医師、看護師など地域医療を支える医療スタッフあるいは行政などとも連携をとって、地域住民の健康維持・増進、生活の質（QOL）の改善・向上などに携わることが望まれる。

3　少子高齢化の進む社会では、地域包括ケアシステムなどに代表されるように、自分、家族、近隣住民、専門家、行政など全ての人たちで協力して個々の住民の健康を維持・増進していくことが求められ、登録販売者は、その中でも重要な情報提供者である。

4　平成29年１月からは、適切な健康管理の下で医療用医薬品からの代替を進める観点から、全てのスイッチ OTC 医薬品の購入の対価について、一定の金額をその年分の総所得金額等から控除するセルフメディケーション税制が導入されている。

問5 アレルギー（過敏反応）に関する記述の正誤について、正しい組み合わせはどれか。

a　アレルギーと遺伝的要素は関連がない。
b　アレルギーは、一般的にあらゆる物質によって起こり得るものであり、医薬品の薬理作用等とは関係なく起こり得る。
c　アレルギーを引き起こす原因物質（アレルゲン）となり得る添加物として、黄色４号(タートラジン)、亜硫酸塩(亜硫酸ナトリウム等)等が知られている。
d　過去に医薬品でアレルギーを起こしたことがない人であれば、病気等に対する抵抗力が低下している場合であっても、医薬品でアレルギーを生じることはない。

	a	b	c	d
1	誤	正	正	誤
2	正	正	誤	正
3	正	誤	正	誤
4	誤	正	誤	正
5	正	誤	正	正

問6 副作用に関する記述の正誤について、正しい組み合わせはどれか。

a　副作用とは、日常生活に支障を来す程度の重大でまれに見られる症状をいい、眠気や口渇等の比較的よく見られる症状は含まない。
b　医薬品を使用する人が副作用をその初期段階で認識することにより、副作用の種類に応じて速やかに適切に処置し、又は対応し、重篤化の回避が図られることが重要である。
c　副作用は、明確な自覚症状として現れ、容易に異変を自覚できるものばかりである。
d　登録販売者は、購入者等から副作用の発生の経過を十分に聴いて、その後の適切な医薬品の選択に資する情報提供を行うほか、副作用の状況次第では、購入者等に対して、速やかに適切な医療機関を受診するよう勧奨する必要がある。

	a	b	c	d
1	誤	正	正	誤
2	正	正	誤	正
3	正	誤	正	誤
4	誤	正	誤	正
5	正	誤	正	正

問7 医薬品の不適正な使用と副作用に関する記述のうち、正しいものの組み合わせはどれか。

a　一般用医薬品は、その使用を判断する主体が一般の生活者であることから、その適正な使用を図っていく上で、販売時における専門家の関与が特に重要である。
b　人体に直接使用されない医薬品についても、使用する人の誤解や認識不足によって、副作用につながることがある。
c　症状の原因となっている疾病の根本的な治療や生活習慣の改善等がなされないまま、一般用医薬品を使用して症状を一時的に緩和するだけの対処を漫然と続けていても、副作用を招く危険性が増すことはない。
d　医薬品の情報提供は、使用する人に誤認が生じないよう専門用語を正確に用い、相手の理解力や医薬品を使用する状況によって表現を変えることのないよう注意して行う。

1（a、b）　2（b、c）　3（c、d）　4（a、d）

問8 医薬品の使用に関する記述のうち、正しいものはどれか。

1　一般用医薬品には、習慣性・依存性がある成分が含まれているものはない。
2　登録販売者は、一般用医薬品を必要以上に大量購入しようとする者であっても、希望どおりに販売する必要がある。
3　医薬品をみだりに酒類（アルコール）と一緒に摂取するといった乱用がなされると、急性中毒等を生じる危険性が高くなる。
4　小児の用量が設定されていない医薬品であっても、小児に成人の用量の半分以下を服用させれば、副作用につながる危険性はない。

問9 医薬品と他の医薬品や食品との相互作用に関する記述の正誤について、正しい組み合わせはどれか。

a　医薬品の相互作用とは、複数の医薬品を併用した場合に、医薬品の作用が増強することをいい、作用が減弱する場合には、相互作用とはいわない。
b　食品中に医薬品の成分と同じ物質が存在する場合があり、それらを含む医薬品と食品を一緒に服用すると過剰摂取となるものがある。
c　外用薬は、食品によって医薬品の作用や代謝に影響を受ける可能性がある。
d　医薬品の相互作用は、医薬品が吸収される過程で起こることはあるが、排泄される過程で起こることはない。

	a	b	c	d
1	誤	正	正	誤
2	正	誤	正	正
3	誤	正	誤	正
4	正	誤	正	誤
5	正	正	誤	正

問10 小児等と医薬品に関する記述のうち、誤っているものはどれか。

1　小児は、大人に比べて身体の大きさに対して腸が長く、服用した医薬品の吸収率が相対的に高い。
2　小児は、一般的に腎臓の機能が未発達であるため、医薬品の成分の排泄が大人よりも速い。
3　小児は、一般的に血液脳関門が未発達であるため、循環血液中の医薬品の成分が脳に達しやすい。
4　乳幼児は、医薬品が喉につかえると、大事に至らなくても咳き込んで吐き出し苦しむことになり、その体験から医薬品の服用に対する拒否意識を生じることがある。

問11 高齢者と医薬品に関する記述の正誤について、正しい組み合わせはどれか。

a　「医療用医薬品の添付文書等の記載要領の留意事項」(平成29年6月8日付け薬生安発0608第1号厚生労働省医薬・生活衛生局安全対策課長通知別添)では、おおよその目安として、65歳以上を高齢者としている。
b　一般用医薬品の使用によって、基礎疾患の症状が悪化することはない。
c　添付文書や製品表示の文字は、高齢者でも読み取ることが容易であることから、情報提供の際に特段の配慮は必要ない。
d　高齢者では、医薬品の飲み忘れを起こしやすい傾向があり、家族や周囲の人の理解や協力といった配慮が重要である。

	a	b	c	d
1	誤	誤	正	正
2	正	誤	誤	正
3	正	正	誤	誤
4	正	正	正	誤
5	誤	正	正	正

問12 プラセボ効果(偽薬効果)に関する記述のうち、正しいものの組み合わせはどれか。

a　医薬品を使用したとき、薬理作用が増大されて生じる作用のことをプラセボ効果という。
b　プラセボ効果は、主観的な変化だけでなく、客観的に測定可能な変化として現れることもある。
c　プラセボ効果は、確実であり、この効果を目的として登録販売者が医薬品の使用を勧めるべきである。
d　プラセボ効果は、条件付けによる生体反応が関与して生じることがある。

1(a、c)　2(b、c)　3(b、d)　4(a、d)

問13 妊婦又は母乳を与える女性(授乳婦)と医薬品に関する記述の正誤について、正しい組み合わせはどれか。

a　妊婦が一般用医薬品を使用しようとする場合は、一般用医薬品による対処が適当かどうか慎重に考慮するべきである。
b　一般用医薬品であれば、配合成分やその用量によらず、流産や早産を誘発するおそれはない。
c　通常の医薬品の使用の範囲であれば、吸収された医薬品の一部がどのように乳汁中に移行し、どのような悪影響があるかすべて解明されている。
d　ビタミンC含有製剤は、妊娠前後の一定期間に通常の用量を超えて摂取すると、胎児に先天異常を起こす危険性が高まるとされている。

	a	b	c	d
1	正	正	誤	誤
2	誤	正	正	誤
3	誤	誤	正	正
4	誤	誤	誤	正
5	正	誤	誤	誤

問14 一般用医薬品で対処可能な症状等の範囲に関する記述のうち、正しいものの組み合わせはどれか。

a　一般用医薬品の役割は、疾病に伴う症状の改善であるが、生活習慣病等の疾病に伴う症状発現の予防は含まれない。

b　一般用医薬品で対処可能な範囲は、医薬品を使用する人によって変わってくるものであり、乳幼児は、通常の成人の場合に比べ、その範囲は限られてくることに留意する必要がある。

c　一般用医薬品にも使用すればドーピングに該当する成分を含んだものがあるため、スポーツ競技者から相談があった場合は、専門知識を有する薬剤師などへの確認が必要である。

d　生活習慣病に対しては、一般用医薬品の利用が基本であり、運動療法や食事療法は取り入れる必要はない。

1（a、b）　2（b、c）　3（c、d）　4（a、d）

問15 一般用医薬品の品質に関する記述の正誤について、正しい組み合わせはどれか。

a　全部又は一部が変質・変敗した物質から成っている医薬品は、販売が禁止されている。

b　医薬品は、高温や光（紫外線）によって品質の劣化を起こしやすいものが多いが、湿度による影響は受けない。

c　一般用医薬品では、薬局又は店舗販売業において購入された後、すぐに使用されるとは限らないことから、外箱等に記載されている使用期限から十分な余裕をもって販売することが重要である。

d　医薬品は、適切な保管・陳列をすれば、経時変化による品質の劣化は起きない。

	a	b	c	d
1	誤	正	正	誤
2	正	誤	正	正
3	誤	正	誤	正
4	正	誤	正	誤
5	正	正	誤	正

問16 一般用医薬品の販売時のコミュニケーションに関する記述のうち、正しいものの組み合わせはどれか。

a　医薬品の販売に従事する専門家は、購入者等が、自分自身や家族の健康に対する責任感を持ち、適切な医薬品を選択して、適正に使用するよう、働きかけていくことが重要である。

b　登録販売者には、一般用医薬品の購入者等に対して科学的な根拠に基づいた情報提供ではなく、使用経験者の話に基づく主観的な情報提供を行うことが期待されている。

c　登録販売者は、購入者等の相談に対して、必ずその薬局又は店舗販売業で販売している医薬品で適したものを見つけ出し、販売に結びつけることが重要である。

d　購入者等が、使う人の体質や症状等にあった製品を事前に調べて選択しているのではなく、宣伝広告や販売価格等に基づいて漠然と選択することがあることにも留意しなければならない。

1（a、b）　2（b、c）　3（c、d）　4（a、d）

問17 サリドマイド訴訟に関する記述について、（　）の中に入れるべき字句の正しい組み合わせはどれか。

サリドマイド訴訟は、催眠鎮静剤等として販売されたサリドマイド製剤を妊娠している女性が使用したことにより、出生児に先天異常が発生したことに対する損害賠償訴訟である。

サリドマイドは、催眠鎮静成分として承認され、その鎮静作用を目的として（ a ）にも配合されたが、副作用として（ b ）を妨げる作用もあった。

サリドマイドによる薬害事件は、日本のみならず世界的にも問題となったため、世界保健機関（WHO）加盟国を中心に（ c ）の副作用情報の収集の重要性が改めて認識され、各国における副作用情報の収集体制の整備が図られることとなった。

	a	b	c
1	歯痛薬	血管新生	市販後
2	歯痛薬	女性ホルモン分泌	市販前
3	胃腸薬	女性ホルモン分泌	市販前
4	胃腸薬	女性ホルモン分泌	市販後
5	胃腸薬	血管新生	市販後

問18 スモン及びスモン訴訟に関する記述のうち、誤っているものはどれか。

1　スモン訴訟とは、整腸剤として販売されていたキノホルム製剤を使用したことにより、亜急性脊髄視神経症に罹患したことに対する損害賠償訴訟である。

2　スモン訴訟は、キノホルム製剤を販売した薬局開設者を被告として1971年に提訴された。

3　スモン患者に対する施策や救済制度として、重症患者に対しては、介護事業が講じられている。

4　キノホルム製剤は、過去に一般用医薬品として販売されていたこともあり、登録販売者として、薬害事件の歴史を十分に理解し、医薬品の副作用等による健康被害の拡大防止の責務の一端を担っているとの認識が必要である。

問19 HIV（ヒト免疫不全ウイルス）訴訟に関する記述の正誤について、正しい組み合わせはどれか。

a　HIV訴訟は、国及び製薬企業を被告として提訴された。

b　HIV訴訟をきっかけに医薬品副作用被害救済制度が創設された。

c　HIV訴訟の和解を踏まえ、国は、HIV感染者に対する恒久対策として、エイズ治療・研究開発センター及び拠点病院の整備を推進してきた。

d　血液製剤の安全確保対策として検査や献血時の問診の充実が図られた。

	a	b	c	d
1	誤	正	正	誤
2	正	正	誤	正
3	正	誤	正	誤
4	誤	正	誤	正
5	正	誤	正	正

問20 CJD（クロイツフェルト・ヤコブ病）訴訟に関する記述のうち、誤っているものはどれか。

1　CJD訴訟の和解に際して、ウシ乾燥硬膜の移植の有無を確認するための患者診療録の長期保存の措置が講じられるようになった。

2　プリオン不活化のための十分な化学的処理が行われないまま製品として流通し、脳外科手術で移植された患者にCJDが発生した。

3　CJDは、細菌でもウイルスでもないタンパク質の一種であるプリオンが原因とされ、このプリオンが脳の組織に感染することで次第に認知症に類似した症状が現れる。

4　CJD訴訟を一因として2002年に行われた薬事法改正に伴い、生物由来製品の安全対策強化が図られた。

主な医薬品とその作用

問21 かぜ（感冒）及びかぜ薬（総合感冒薬）に関する記述の正誤について、正しい組み合わせはどれか。

a　インフルエンザ（流行性感冒）は、ウイルスの呼吸器感染によるものであるが、感染力が強く、また、重症化しやすいため、かぜとは区別して扱われる。

b　アルコールは医薬品の成分の吸収や代謝に影響を与えるため、かぜ薬の服用期間中は、飲酒を控える必要がある。

c　解熱鎮痛成分であるアスピリンを含む一般用医薬品は、15歳未満の小児に対しても安全に使用できる。

d　去痰作用を目的として、かぜ薬にジヒドロコデインリン酸塩が配合されている場合があるが、依存性があることに留意する必要がある。

	a	b	c	d
1	誤	誤	正	正
2	正	誤	誤	正
3	正	正	誤	誤
4	正	正	正	誤
5	誤	正	正	正

問22 次のかぜ（感冒）の症状緩和に用いられる漢方処方製剤のうち、構成生薬としてマオウを含むものはどれか。

1 小柴胡湯　2 半夏厚朴湯　3 葛根湯　4 麦門冬湯　5 香蘇散

問23 かぜ薬（総合感冒薬）の配合成分とその成分を配合する目的との関係の正誤について、正しい組み合わせはどれか。

	（配合成分）		（配合目的）
a	グアイフェネシン	－	炎症による腫れを和らげる。
b	メキタジン	－	痰の切れを良くする。
c	アスコルビン酸	－	発熱を鎮め、痛みを和らげる。
d	プソイドエフェドリン塩酸塩	－	鼻粘膜の充血を和らげ、気管・気管支を拡げる。

	a	b	c	d
1	誤	誤	誤	正
2	誤	誤	正	誤
3	誤	正	誤	誤
4	正	誤	誤	誤
5	誤	誤	誤	誤

問24 プロスタグランジンに関する記述について、（　）の中に入れるべき字句の正しい組み合わせはどれか。

プロスタグランジンはホルモンに似た働きをする物質で、体の各部位で発生した痛みが脳へ伝わる際に、その痛みの感覚を（ a ）。また、脳の下部にある体温を調節する部位（温熱中枢）に作用して、体温を通常よりも（ b ）維持するように調節するほか、炎症の発生にも関与する。

プロスタグランジンの作用が（ c ）と、胃粘膜障害を起こしやすくなる。

	a	b	c
1	弱めている	高く	妨げられる
2	強めている	高く	妨げられる
3	強めている	低く	妨げられる
4	強めている	高く	促進される
5	弱めている	低く	促進される

問25 眠気を促す薬及びその配合成分に関する記述の正誤について、正しい組み合わせはどれか。

a　抗ヒスタミン成分を含有する睡眠改善薬は、小児の疳に積極的に用いられる。

b　ブロモバレリル尿素は、胎児に障害を引き起こす可能性があるため、妊婦又は妊娠していると思われる女性は使用を避けるべきである。

c　抗ヒスタミン成分を含有する睡眠改善薬を服用後は、翌日目が覚めたあとであっても、注意力の低下や寝ぼけ様症状、めまい、倦怠感を起こすことがある。

d　アリルイソプロピルアセチル尿素を含む催眠鎮静薬の服用時は、飲酒を避ける必要はないが、アルコールが医薬品の効果を妨げることがある。

	a	b	c	d
1	正	正	誤	誤
2	誤	正	正	誤
3	誤	誤	正	正
4	誤	誤	誤	正
5	正	誤	誤	誤

問26 第１欄の記述は、不眠等の症状改善を目的とした漢方処方製剤に関するものである。該当する漢方処方製剤は第２欄のどれか。

第１欄

体力中等度以上で、精神不安があって、動悸、不眠、便秘などを伴う高血圧の随伴症状（動悸、不安、不眠）、神経症、更年期神経症、小児夜なき、便秘に適すとされるが、体の虚弱な人（体力の衰えている人、体の弱い人）、胃腸が弱く下痢しやすい人、瀉下薬（下剤）を服用している人では、腹痛、激しい腹痛を伴う下痢の副作用が現れやすい等、不向きとされている。また、構成生薬としてダイオウを含む。

第２欄

1　猪苓湯
2　抑肝散
3　芍薬甘草湯
4　加味帰脾湯
5　柴胡加竜骨牡蛎湯

問27 **鎮暈薬（乗物酔い防止薬）の配合成分とその作用との関係の正誤について、正しい組み合わせはどれか。**

	（配合成分）		（作用）
a	ジメンヒドリナート	―	抗ヒスタミン成分であり、延髄にある嘔吐中枢への刺激や内耳の前庭における自律神経反射を抑える。
b	スコポラミン臭化水素酸塩水和物	―	局所麻酔成分であり、胃粘膜への麻酔作用によって嘔吐刺激を和らげる。
c	ジフェニドール塩酸塩	―	抗めまい成分であり、内耳にある前庭と脳を結ぶ神経（前庭神経）を調節するほか、内耳への血流を改善する。
d	カフェイン	―	鎮静成分であり、乗り物酔いの心理的な要因となる不安や緊張を和らげる。

	a	b	c	d
1	誤	正	正	誤
2	正	誤	正	正
3	誤	正	誤	正
4	正	誤	正	誤
5	正	正	誤	正

問28 **鎮咳去痰薬に配合される成分に関する記述のうち、正しいものの組み合わせはどれか。**

a　ハンゲは、中枢性の鎮咳作用を示す生薬成分として配合されている場合がある。

b　チペピジンヒベンズ酸塩は、非麻薬性鎮咳成分と呼ばれ、延髄の咳嗽中枢に作用する。

c　メトキシフェナミン塩酸塩は、自律神経系を介さずに気管支の平滑筋に直接作用して弛緩させ、気管支を拡張させる。

d　デキストロメトルファン臭化水素酸塩水和物は、痰の中の粘性タンパク質を溶解・低分子化して粘性を減少させることで去痰作用を示す。

1（a、b）　2（b、c）　3（c、d）　4（a、d）

問29 **呼吸器官に作用する薬及びその配合成分に関する記述のうち、正しいものはどれか。**

1　喉の粘膜を刺激から保護する成分として、ポビドンヨードが配合されている場合がある。

2　ジプロフィリンは、甲状腺機能障害又はてんかんの診断を受けた人では、症状の悪化を招くおそれがある。

3　口腔内や喉に傷やひどいただれのある人では、細菌等の微生物を死滅させたり、その増殖を抑えることを目的として、クロルヘキシジングルコン酸塩が配合された含嗽薬の使用が推奨されている。

4　喘息発作は、重積すると生命に関わる呼吸困難につながることもあるため、早期に一般用医薬品の鎮咳去痰薬によって症状を抑える必要がある。

問30 **呼吸器官に作用する漢方処方製剤に関する記述の正誤について、正しい組み合わせはどれか。**

a　麻杏甘石湯は、体力虚弱で、咳が出て、ときにのどが渇くものの咳、小児喘息、気管支喘息、気管支炎、感冒、痔の痛みに用いられ、胃腸の弱い人に適すとされる。

b　響声破笛丸は、しわがれ声、咽喉不快に適すとされるが、胃腸が弱く下痢しやすい人では、食欲不振、胃部不快感等の副作用が現れやすい等、不向きとされる。

c　甘草湯は、２種類の生薬からなる漢方処方製剤で、激しい咳、咽喉痛、口内炎、しわがれ声に、外用では痔・脱肛の痛みに用いられる。

d　白虎加人参湯は、体の虚弱な人（体力の衰えている人、体の弱い人）、胃腸虚弱で冷え症の人では、食欲不振、胃部不快感等の副作用が現れやすく不向きとされる。

	a	b	c	d
1	正	誤	誤	正
2	誤	正	誤	誤
3	正	誤	正	誤
4	誤	正	誤	正
5	誤	誤	正	誤

問31 胃の薬及びその配合成分に関する記述のうち、誤っているものはどれか。

1　セトラキサート塩酸塩は、体内で代謝されてトラネキサム酸を生じることから、血栓のある人、血栓を起こすおそれのある人では、使用する前にその適否について、治療を行っている医師又は処方薬の調剤を行った薬剤師に相談がなされるべきである。

2　ピレンゼピン塩酸塩は、その抗コリン作用により、排尿困難、動悸、目のかすみの副作用を生じることがある。

3　胃の不調を改善する目的で用いられる漢方処方製剤としては、安中散、人参湯（理中丸）、平胃散、六君子湯等があるが、どれも作用が穏やかであるため、改善が見られるまで半年程度継続して服用する必要がある。

4　一般用医薬品の胃薬（制酸薬、健胃薬、消化薬）は、一時的な胃の不調に伴う諸症状を緩和する目的で使用されるものであり、慢性的に胸やけや胃部不快感、胃部膨満感等の症状が現れる場合は、医療機関を受診するなどの対応が必要である。

問32 次の表は、一般用医薬品に含まれている主な有効成分の一覧を示したものである。この医薬品に関する記述のうち、正しいものの組み合わせはどれか。

３包（成人１日服用量）中

成分	分量
カルニチン塩化物	450 mg
チンピ乾燥エキス（チンピ 1,200 mg より抽出）	150 mg
コウボク乾燥エキス（コウボク 240 mg より抽出）	20 mg
チョウジ末	30 mg
カンゾウ	150 mg
合成ヒドロタルサイト	700 mg

a　消化酵素が配合されているため、胃の内容物の消化が期待できる。

b　カルニチン塩化物は、胃液分泌を促す、胃の運動を高める、胃壁の循環血流を増す等の作用があるとされる。

c　透析療法を受けている人でも安全に服用できる。

d　制酸と健胃のように相反する作用を期待するものが配合されている。

1（a、c）　2（b、c）　3（b、d）　4（a、d）

問33 呼吸器官に作用する薬の生薬成分に関する記述の正誤について、正しい組み合わせはどれか。

a　キョウニンは、体内で分解されて生じた代謝物による去痰作用と抗菌作用を期待して用いられる。

b　オウヒは、バラ科のヤマザクラ又はカスミザクラの根を基原とする生薬で、鎮咳作用を期待して用いられる。

c　セキサンは、ヒガンバナ科のヒガンバナ鱗茎を基原とする生薬で、去痰作用を期待して用いられる。

d　ミルラは、カンラン科のミルラノキ等の植物の皮部の傷口から流出して凝固した樹脂を基原とする生薬で、咽頭粘膜をひきしめる（収斂）作用のほか、抗菌作用も期待して用いられる。

	a	b	c	d
1	誤	誤	正	正
2	正	誤	誤	正
3	正	正	誤	誤
4	正	正	正	誤
5	誤	正	正	正

問34 止瀉薬及びその配合成分に関する記述のうち、正しいものの組み合わせはどれか。

a　収斂成分を主体とする止瀉薬は、細菌性の下痢や食中毒の時に使用すると、かえって状態を悪化させるおそれがある。

b　タンニン酸アルブミンに含まれるアルブミンは、牛乳に含まれるタンパク質（カゼイン）から精製された成分であるため、牛乳にアレルギーがある人では使用を避ける必要がある。

c　ロペラミド塩酸塩を含む一般用医薬品は、食べすぎ・飲みすぎによる下痢、寝冷えによる下痢の症状に用いられることを目的としており、15歳未満の小児にも適用がある。

d　天然ケイ酸アルミニウムは、その抗菌作用により、細菌感染を原因とする下痢の症状を鎮めることを目的として配合される。

1（a、b）　2（b、c）　3（c、d）　4（a、d）

問35 瀉下薬の配合成分に関する記述のうち、正しいものはどれか。

1　ヒマシ油は、防虫剤や殺鼠剤などの脂溶性の物質を誤って飲み込んだ際、それらを腸管内からすみやかに体外へ排出することを目的として用いられる。

2　マルツエキスは、急激で強い瀉下作用（峻下作用）を示すため、妊婦や乳幼児への使用は避けることとされている。

3　センナ中に存在するセンノシドは、胃や小腸で消化され、分解生成物が小腸を刺激して瀉下作用をもたらす。

4　ジオクチルソジウムスルホサクシネート（DSS）は、腸内容物に水分が浸透しやすくする作用があり、糞便中の水分量を増して柔らかくすることによる瀉下作用を期待して用いられる。

問36 1～5で示される成分のうち、抗コリン作用により胃腸鎮痛鎮痙作用を示すものとして誤っているものはどれか。

1　ブチルスコポラミン臭化物

2　チキジウム臭化物

3　ジサイクロミン塩酸塩

4　ロートエキス

5　オキセサゼイン

問37 心臓などの器官や血液に作用する薬及びその配合成分に関する記述の正誤について、正しい組み合わせはどれか。

a　センソは、微量で強い強心作用（心筋に直接刺激を与え、その収縮力を高める作用）を示す生薬であり、通常用量において悪心（吐きけ）、嘔吐の副作用が現れることがある。

b　苓桂朮甘湯には、強心作用の期待されるカンゾウが含まれており、高血圧、心臓病、腎臓病の診断を受けた人でも安全に使用することができる。

c　ゴオウは、強心作用のほか、呼吸中枢を刺激して呼吸機能を高めたり、意識をはっきりさせる等の作用があるとされる。

d　リュウノウは、中枢神経系の刺激作用による気つけの効果を期待して、強心薬に配合されることがある。

	a	b	c	d
1	正	誤	誤	正
2	誤	正	誤	誤
3	正	誤	正	誤
4	誤	正	誤	正
5	誤	誤	正	誤

問38 第１欄の記述は、循環器用薬に含まれる成分に関するものである。該当する成分は第２欄のどれか。

第１欄

肝臓や心臓などの臓器に多く存在し、エネルギー代謝に関与する酵素の働きを助ける成分で、摂取された栄養素からエネルギーが産生される際にビタミンＢ群とともに働く。別名コエンザイムＱ10とも呼ばれる。

第２欄

1　ヘプロニカート
2　イノシトールヘキサニコチネート
3　ニコチン酸
4　ユビデカレノン
5　ルチン

問39 高コレステロール改善薬及びその配合成分に関する記述のうち、誤っているものはどれか。

1　大豆油不けん化物（ソイステロール）、リノール酸を含む植物油、パンテチン等を有効成分として含む医薬品の使用により、悪心（吐きけ）、胸やけ、下痢等の副作用が現れることがある。
2　パンテチンは、高密度リポタンパク質（HDL）等の異化排泄を促進し、リポタンパクリパーゼ活性を高めて、低密度リポタンパク質（LDL）産生を高める作用があるとされる。
3　リボフラビンは、体内で酵素により活性化され、糖質、脂質の生体内代謝に広く関与する。
4　リボフラビンの摂取によって尿が黄色くなることがあるが、これは使用の中止を要する副作用等の異常ではない。

問40 貧血用薬（鉄製剤）に配合される金属成分に関する記述について、（　）の中に入れるべき字句の正しい組み合わせはどれか。なお、同じ記号の（　）内には同じ字句が入る。

（ａ）は、ヘモグロビンの産生過程で、鉄の代謝や輸送に重要な役割を持つ。補充した鉄分を利用してヘモグロビンが産生されるのを助ける目的で、硫酸（ａ）が配合されている場合がある。

（ｂ）は、ビタミンＢ12の構成成分であり、骨髄での造血機能を高める目的で、硫酸（ｂ）が配合されている場合がある。

（ｃ）は、糖質・脂質・タンパク質の代謝をする際に働く酵素の構成物質であり、エネルギー合成を促進する目的で、硫酸（ｃ）が配合されている場合がある。

	a	b	c
1	銅	マンガン	コバルト
2	マンガン	コバルト	銅
3	コバルト	マンガン	銅
4	マンガン	銅	コバルト
5	銅	コバルト	マンガン

問41 内用痔疾用薬及びその配合成分に関する記述の正誤について、正しい組み合わせはどれか。

a　カルバゾクロムは、新陳代謝促進、殺菌、抗炎症等の作用を期待して用いられる。

b　カイカは、主に止血効果を期待して内用痔疾用薬に配合される。

c　セイヨウトチノミは、主に抗炎症作用を期待して内用痔疾用薬に配合される。

d　内用痔疾用薬は、比較的緩和な抗炎症作用、血行改善作用を目的とする成分のほか、瀉下・整腸成分等が配合されたもので、外用痔疾用薬と併せて用いると効果的なものである。

	a	b	c	d
1	誤	誤	正	正
2	正	誤	誤	正
3	正	正	誤	誤
4	正	正	正	誤
5	誤	正	正	正

問42 外用痔疾用薬及びその配合成分に関する記述のうち、正しいものの組み合わせはどれか。

a　ステロイド性抗炎症成分が配合された坐剤及び注入軟膏では、その含有量によらず長期連用を避ける必要がある。

b　メチルエフェドリン塩酸塩は、血管収縮作用による止血効果を期待して配合されるが、心臓病、高血圧、糖尿病又は甲状腺機能障害の診断を受けた人では、症状を悪化させるおそれがある。

c　ジブカイン塩酸塩は、痔疾患に伴う局所の感染を防止することを期待して配合される。

d　ベンザルコニウム塩化物は、痔に伴う痛み・痒みを和らげることを期待して配合される。

1（a、b）　2（b、c）　3（c、d）　4（a、d）

問43 婦人薬及びその配合成分に関する記述の正誤について、正しい組み合わせはどれか。

a　内服で用いられる婦人薬は、比較的速やかに作用が出現し、短期間の使用で効果が得られるとされる。

b　サフランは、鎮静、鎮痛のほか、女性の滞っている月経を促す作用を期待して配合されている場合がある。

c　妊娠中の女性ホルモンの補充を目的として、女性ホルモン成分の使用が推奨されている。

d　女性ホルモン成分の長期連用により血栓症を生じるおそれがあり、また、乳癌や脳卒中などの発生確率が高まる可能性もあるため、継続して使用する場合には、医療機関を受診するよう促すべきである。

	a	b	c	d
1	正	誤	誤	正
2	誤	正	誤	誤
3	正	誤	正	誤
4	誤	正	誤	正
5	誤	誤	正	誤

問44 アレルギー用薬及びその配合成分に関する記述のうち、正しいものの組み合わせはどれか。

a　プソイドエフェドリン塩酸塩は、他のアドレナリン作動成分に比べて中枢神経系に対する作用が強く、副作用として不眠や神経過敏が現れることがある。

b　内服アレルギー用薬は、鼻炎用点鼻薬のような外用薬と同じ成分又は同種の作用を有する成分が重複することがあるが、投与経路が異なるため、併用しても特に問題はない。

c　ベラドンナ総アルカロイドは、交感神経系の働きを抑えることによって、鼻汁分泌やくしゃみを抑える。

d　皮膚や鼻粘膜の炎症を和らげることを目的として、トラネキサム酸等の抗炎症成分が配合されている場合がある。

1（a、c）　2（b、c）　3（b、d）　4（a、d）

問45 **鼻炎用点鼻薬及びその配合成分に関する記述の正誤について、正しい組み合わせはどれか。**

a　フェニレフリン塩酸塩が配合された点鼻薬は、過度に使用されると鼻粘膜の血管が反応しなくなり、血管が拡張して二次充血を招き、鼻づまり（鼻閉）がひどくなりやすい。

b　セチルピリジニウム塩化物は、ヒスタミンの働きを抑える作用を期待して用いられる。

c　クロモグリク酸ナトリウムは、アレルギー性ではない鼻炎や副鼻腔炎に対して有効である。

d　くしゃみや鼻汁等の症状を緩和することを目的として、クロルフェニラミンマレイン酸塩等の抗ヒスタミン成分が配合されている場合がある。

	a	b	c	d
1	正	誤	誤	正
2	誤	正	誤	誤
3	正	誤	正	誤
4	誤	正	誤	正
5	誤	誤	正	誤

問46 **眼科用薬に関する記述のうち、正しいものはどれか。**

1　ソフトコンタクトレンズをしたままで点眼をする場合には、防腐剤が配合されている製品を選ぶべきである。

2　点眼後は、しばらく眼瞼（まぶた）を閉じるが、その際、薬液が鼻腔内へ流れ込むのを防ぐため、目頭を押さえないほうが効果的とされる。

3　一般的に、点眼薬の1滴の薬液量は、結膜嚢の容積より少ない。

4　点眼薬は、その使用が原因となり、全身性の副作用として、皮膚に発疹、発赤、痒み等が現れることがある。

問47 **眼科用薬の配合成分とその配合目的との関係の正誤について、正しい組み合わせはどれか。**

	（配合成分）		（配合目的）
a	テトラヒドロゾリン塩酸塩	―	目の充血を除去する。
b	ネオスチグミンメチル硫酸塩	―	目の調節機能を改善する。
c	ケトチフェンフマル酸塩	―	目の痒みを和らげる。
d	プラノプロフェン	―	眼粘膜の組織修復を促す。

	a	b	c	d
1	誤	誤	正	正
2	正	誤	誤	正
3	正	正	誤	誤
4	正	正	正	誤
5	誤	正	正	正

問48 **外皮用薬及びその配合成分に関する記述のうち、誤っているものはどれか。**

1　酸化亜鉛は、患部のタンパク質と結合して皮膜を形成し、皮膚を保護する作用を示す。

2　サリチル酸メチルは、皮膚表面に冷感刺激を与え、軽い炎症を起こして反射的な血管の拡張による患部の血行を促す効果がある。

3　ステロイド性抗炎症成分をコルチゾンに換算して1g又は1mL中0.025mgを超えて含有する製品では、特に長期連用を避ける必要がある。

4　医療用医薬品の有効成分であるチアプロフェン酸を含有する医薬品でアレルギー症状（発疹・発赤、痒み、かぶれ等）を起こしたことがある人については、ケトプロフェンの使用を避けることとされている。

問49 外皮用薬に配合される成分に関する記述の正誤について、正しい組み合わせはどれか。

a　フェルビナクには、殺菌作用があり、皮膚感染症に効果があるため、みずむし、たむし等又は化膿している患部への使用が適している。

b　デキサメタゾンは、外用の場合、末梢組織（患部局所）における炎症を抑える作用を示し、特に、痒みや発赤などの皮膚症状を抑えるステロイド性抗炎症成分である。

c　インドメタシンを主薬とする外皮用薬は、小児への使用について有効性・安全性が確認されており、11歳未満の小児にも使用できる。

d　ウフェナマートは、炎症を生じた組織に働いて、細胞膜の安定化、活性酸素の生成抑制などの作用により、抗炎症作用を示すと考えられている。

	a	b	c	d
1	誤	正	正	誤
2	正	誤	正	正
3	誤	正	誤	正
4	正	誤	正	誤
5	正	正	誤	正

問50 抗真菌作用を有する外皮用薬及びその配合成分に関する記述のうち、正しいものの組み合わせはどれか。

a　一般的に、じゅくじゅくと湿潤している患部には、軟膏が適すとされる。

b　ブテナフィン塩酸塩は、菌の呼吸や代謝を妨げることにより、皮膚糸状菌の増殖を抑える。

c　湿疹か皮膚糸状菌による皮膚感染かはっきりしない場合、抗真菌成分が配合された医薬品を使用することが適当である。

d　生薬成分であるモクキンピ（アオイ科のムクゲの幹皮を基原とする生薬）のエキスは、皮膚糸状菌の増殖を抑える作用を期待して用いられる。

1（a、b）　2（b、c）　3（c、d）　4（a、d）

問51 毛髪用薬の配合成分に関する記述のうち、正しいものの組み合せはどれか。

a　ヒノキチオールは、ヒノキ科のタイワンヒノキ、ヒバ等から得られた精油成分で、抗菌、抗炎症などの作用を期待して用いられる。

b　カルプロニウム塩化物は、末梢組織（適用局所）において抗コリン作用を示し、頭皮の血管を拡張、毛根への血行を促すことによる発毛効果を期待して用いられる。

c　女性ホルモンによる脱毛抑制効果を期待して、女性ホルモン成分の一種であるエストラジオール安息香酸エステルが配合されている場合がある。

d　カシュウは、ウコギ科の植物を基原とした生薬で、血行促進、抗炎症などの作用を期待して用いられる。

1（a、b）　2（a、c）　3（b、d）　4（c、d）

問52 歯痛・歯槽膿漏薬の配合成分とその配合目的との関係の正誤について、正しい組み合わせはどれか。

	（配合成分）		（配合目的）
a	イソプロピルメチルフェノール	―	歯肉溝での細菌の繁殖を抑える。
b	グリチルリチン酸二カリウム	―	歯周組織の炎症を和らげる。
c	アラントイン	―	炎症を起こした歯周組織の修復を促す。
d	チモール	―	歯の齲蝕（むし歯）により露出した知覚神経の伝達を遮断して痛みを鎮める。

	a	b	c	d
1	正	正	正	誤
2	正	正	誤	正
3	正	誤	正	正
4	誤	正	正	正
5	正	正	正	正

問53 **ニコチン及びニコチンを有効成分とする禁煙補助剤に関する記述のうち、正しいものの組み合わせはどれか。**

a ニコチン置換療法は、喫煙を継続しながら徐々に禁煙補助剤に換えていく方法で、離脱症状の軽減を図りながら徐々に摂取量を減らし、最終的にニコチン摂取をゼロにする方法である。

b インスリン製剤を使用している人は、ニコチンがインスリンの血糖降下作用に拮抗して、効果を妨げるおそれがあるため、禁煙補助剤を使用する前にその適否につき、治療を行っている医師又は処方薬を調剤した薬剤師に相談するなどの対応が必要である。

c 妊婦又は妊娠していると思われる女性、母乳を与える女性では、禁煙することが推奨されるので、禁煙補助剤を積極的に使用することが望ましい。

d 咀嚼剤を噛むことにより放出されたニコチンは、主に口腔粘膜から吸収されて循環血液中に移行する。

1（a、c） 2（b、c） 3（b、d） 4（a、d）

問54 **滋養強壮保健薬の配合成分とその配合目的との関係の正誤について、正しい組み合わせはどれか。**

	（配合成分）		（配合目的）
a	チアミン硝化物	―	軟骨成分の形成及び修復
b	アスコルビン酸ナトリウム	―	歯ぐきからの出血・鼻血の予防
c	トコフェロールコハク酸エステル	―	手足のしびれ・冷えの症状の緩和
d	リボフラビン酪酸エステル	―	目の充血、目の痒みの症状の緩和

	a	b	c	d
1	誤	誤	正	正
2	正	誤	誤	正
3	正	正	誤	誤
4	正	正	正	誤
5	誤	正	正	正

問55 **ビタミンに関する記述の正誤について、正しい組み合わせはどれか。**

a ビタミンＢ１は、夜間視力を維持したり、皮膚や粘膜の機能を正常に保つために重要な栄養素である。

b ビタミンＢ６は、タンパク質の代謝に関与し、皮膚や粘膜の健康維持、神経機能の維持に重要な栄養素である。

c ビタミンＢ12は、赤血球の形成を助け、また、神経機能を正常に保つために重要な栄養素である。

d ビタミンＤは、腸管でのカルシウム吸収及び尿細管でのカルシウム再吸収を促して、骨の形成を助ける栄養素である。

	a	b	c	d
1	誤	誤	正	正
2	正	誤	誤	正
3	正	正	誤	誤
4	正	正	正	誤
5	誤	正	正	正

問56 **一般用医薬品として使用される漢方処方製剤・生薬製剤に関する記述のうち、正しいものの組み合わせはどれか。**

a 漢方処方製剤を利用する場合、患者の「証」（体質及び症状）に合わない漢方処方が選択されたとしても、副作用を生じにくいとされる。

b 生薬製剤に使用される生薬は、薬用部位とその他の部位、又は類似した基原植物を取り違えると、人体に有害な作用を引き起こすことがある。

c 漢方処方製剤は、用法用量において適用年齢の下限が設けられていない場合は、生後３ヶ月未満の乳児に使用しても問題ない。

d 漢方処方製剤の使用により、間質性肺炎や肝機能障害のような重篤な副作用が起きることがある。

1（a、b） 2（a、c） 3（b、d） 4（c、d）

問57 **生薬成分に関する記述の正誤について、正しい組み合わせはどれか。**

a　カッコンは、マメ科のクズの周皮を除いた根を基原とする生薬で、解熱、鎮痙等の作用を期待して用いられる。

b　ブシは生のままでは毒性が高いことから、その毒性を減らし有用な作用を保持する処理を施して使用される。

c　サンザシは、健胃、消化促進等の作用を期待して用いられる。

d　モクツウは、強壮、強精（性機能の亢進）等の作用を期待して用いられる。

	a	b	c	d
1	正	正	正	誤
2	正	正	誤	正
3	正	誤	正	正
4	誤	正	正	正
5	正	正	正	正

問58 **感染症の防止及び消毒薬に関する記述のうち、正しいものの組み合わせはどれか。**

a　滅菌は生存する微生物の数を減らすために行われる処置であり、また殺菌・消毒は物質中のすべての微生物を殺滅又は除去することである。

b　日本薬局方に収載されているクレゾール石ケン液は、原液を水で希釈して用いられるが、刺激性が強いため、原液が直接皮膚に付着しないようにする必要がある。

c　トリクロロイソシアヌル酸等の有機塩素系殺菌消毒成分は、塩素臭や刺激性、金属腐食性が比較的抑えられており、プール等の大型設備の殺菌・消毒に用いられることが多い。

d　次亜塩素酸ナトリウムは、有機物の影響を受けにくいので、使用前に殺菌消毒の対象物を洗浄しなくても十分な効果を示す。

1（a、b）　2（b、c）　3（c、d）　4（a、d）

問59 **衛生害虫と殺虫剤・忌避剤及びその配合成分に関する記述のうち、誤っているものはどれか。**

1　ハエ（イエバエ、センチニクバエ等）は、赤痢菌、チフス菌、コレラ菌等の病原菌を媒介する。

2　忌避剤は人体に直接使用され、蚊、ツツガムシ、ノミ等が人体に取り付いて吸血したり、病原細菌等を媒介するのを防止することに加え、虫さされによる痒みや腫れなどの症状を和らげる効果もある。

3　シラミの防除には、医薬品による方法以外に、散髪や洗髪、入浴による除去、衣服の熱湯処理などの物理的方法もある。

4　ペルメトリンは、除虫菊の成分から開発された成分で、比較的速やかに自然分解して残効性が低いため、家庭用殺虫剤に広く用いられている。

問60 **一般用検査薬に関する記述のうち、正しいものはどれか。**

1　専ら疾病の診断に使用されることが目的とされる医薬品のうち、人体に直接使用されるものを体外診断用医薬品という。

2　尿タンパク検査の場合、原則として早朝尿（起床直後の尿）を検体とする。

3　通常、尿は弱アルカリ性であるが、食事その他の影響で中性～弱酸性に傾くと、正確な検査結果が得られなくなることがある。

4　対象とする生体物質を特異的に検出するよう設計されていることから、偽陰性・偽陽性を完全に排除することができる。

人体の働きと医薬品

問61 消化器系に関する記述のうち、誤っているものはどれか。

1　消化管は、平均的な成人で全長約9mある。

2　胃は中身が空の状態では扁平に縮んでいるが、食道から内容物が送られてくると、その刺激に反応して胃壁の平滑筋が収縮し、容積が拡がる。

3　食道は、喉もとから上腹部のみぞおち近くまで続く、直径1～2cmの管状の器官で、消化液の分泌腺はない。

4　唾液には、デンプンをデキストリンや麦芽糖に分解する消化酵素が含まれ、味覚の形成にも重要な役割がある。

問62 次の消化酵素のうち、胃内においてタンパク質を消化する酵素として働くものはどれか。

1 アミラーゼ　2 トリプシン　3 エレプシン　4 マルターゼ　5 ペプシン

問63 胆嚢及び肝臓に関する記述の正誤について、正しい組み合わせはどれか。

a　胆汁酸の生合成の出発物質となるコレステロールは、肝臓において産生される。

b　腸内に放出された胆汁酸塩の大部分は、大腸で再吸収され、肝臓に戻される。

c　肝臓は、脂溶性ビタミンであるビタミンAやD等のほか、ビタミンB6やB12等の水溶性ビタミンの貯蔵臓器でもある。

d　アミノ酸が分解された場合等に生成する尿素は、肝臓においてアンモニアに代謝される。

	a	b	c	d
1	誤	正	正	誤
2	正	誤	正	正
3	誤	正	誤	正
4	正	誤	正	誤
5	正	正	誤	正

問64 呼吸器系に関する記述のうち、正しいものの組み合わせはどれか。

a　鼻腔の内壁に多く分布している粘液分泌腺から分泌される鼻汁には、リゾチームが含まれ、気道の防御機構の一つになっている。

b　咽頭は、鼻腔と口腔につながっているが、気道に属し、消化管には属さない。

c　肺には筋組織があり、筋組織が弛緩・収縮して呼吸運動が行われている。

d　肺では、肺胞の壁を介して、心臓から送られてくる血液から二酸化炭素が肺胞気中に拡散し、代わりに酸素が血液中の赤血球に取り込まれるガス交換が行われる。

1（a、b）　2（b、c）　3（c、d）　4（a、d）

問65 循環器系に関する記述の正誤について、正しい組み合わせはどれか。

a　心臓の右側部分（右心房、右心室）は、全身から集まってきた血液を肺へ送り出し、肺でガス交換が行われた血液は、心臓の左側部分（左心房、左心室）に入り、全身に送り出される。

b　血管壁にかかる圧力（血圧）は、通常、上腕部の静脈で測定される。

c　静脈にかかる圧力は比較的高いため、血管壁は動脈よりも厚い。

d　リンパ液の流れは主に骨格筋の収縮によるものであり、流速は血流に比べて緩やかである。

	a	b	c	d
1	誤	誤	正	正
2	正	誤	誤	正
3	正	正	誤	誤
4	正	正	正	誤
5	誤	正	正	正

問66 泌尿器系に関する記述のうち、正しいものはどれか。

1　腎臓では、血液中の老廃物の除去のほか、水分及び電解質（特にナトリウム）の排出調節が行われており、血液の量と組成を維持している。

2　副腎は、左右の腎臓の上部にそれぞれ附属し、副腎髄質では、アルドステロンが産生・分泌される。

3　尿が膀胱に溜まってくると尿意を生じ、膀胱括約筋が収縮すると、同時に膀胱壁の排尿筋が弛緩し、尿が尿道へと押し出される。

4　食品から摂取あるいは体内で生合成されたビタミンAは、腎臓で活性型ビタミンAに転換される。

問67 目の充血に関する記述について、（　）の中に入れるべき字句の正しい組み合わせはどれか。なお、同じ記号の（　）内には同じ字句が入る。

目の充血は血管が（ a ）して赤く見える状態であるが、（ b ）の充血では白目の部分だけでなく眼瞼の裏側も赤くなる。（ c ）が充血したときは、眼瞼の裏側は赤くならず、（ c ）自体が乳白色であるため、白目の部分がピンク味を帯びる。

	a	b	c
1	収縮	強膜	結膜
2	収縮	結膜	強膜
3	拡張	結膜	強膜
4	拡張	強膜	結膜
5	破裂	強膜	結膜

問68 鼻及び耳に関する記述のうち、<u>誤っているもの</u>はどれか。

1　鼻腔上部の粘膜にある特殊な神経細胞（嗅細胞）を、においの元となる物質の分子（におい分子）が刺激すると、その刺激が脳の嗅覚中枢へ伝えられる。

2　鼻中隔の前部は、毛細血管が豊富に分布していることに加えて粘膜が薄いため、傷つきやすく鼻出血を起こしやすい。

3　鼓室の内部では、独立した微細な６つの耳小骨が鼓膜の振動を増幅して、外耳へ伝導する。

4　内耳は、聴覚器官である蝸牛と、平衡器官である前庭の２つの部分からなり、両方とも内部はリンパ液で満たされている。

問69 外皮系、骨格系及び筋組織に関する記述のうち、正しいものの組み合わせはどれか。

a　メラニン色素は、真皮の最下層にあるメラニン産生細胞（メラノサイト）で産生され、過剰な産生が起こると、シミやそばかすとして沈着する。

b　体温調節のための発汗は全身の皮膚に生じるが、精神的緊張による発汗は手のひらや足底、脇の下、顔面などの限られた皮膚に生じる。

c　骨組織を構成する有機質は、炭酸カルシウムやリン酸カルシウム等の石灰質からなる。

d　骨格筋は、収縮力が強く、自分の意識どおりに動かすことができる随意筋であるが、疲労しやすく、長時間の動作は難しい。

1（a、b）	2（a、c）	3（b、d）	4（c、d）

問70 脳や神経系の働きに関する記述の正誤について、正しい組み合わせはどれか。

a 気管及び気管支は、副交感神経系が活発になると拡張する。
b 目の瞳孔は、交感神経系が活発になると収縮する。
c 脳において、血液の循環量は心拍出量の約15％、酸素の消費量は全身の約20％、ブドウ糖の消費量は全身の約25％と多い。
d 視床下部は、様々な調節機能を担っている部位であり、心拍数を調節する心臓中枢や、呼吸を調節する呼吸中枢が存在する。

	a	b	c	d
1	正	誤	誤	正
2	誤	正	誤	誤
3	正	誤	正	誤
4	誤	正	誤	正
5	誤	誤	正	誤

問71 薬の吸収に関する記述の正誤について、正しい組み合わせはどれか。

a 抗狭心症薬のニトログリセリンスプレーの有効成分は、口腔粘膜から吸収され、肝臓を経由し、全身に分布する。
b 一般に、消化管からの吸収は、濃度の低い方から高い方へ受動的に拡散していく現象である。
c 加齢等により皮膚のみずみずしさが低下すると、塗り薬の有効成分が浸潤・拡散しにくくなる。
d 坐剤は、直腸内で溶解させ、薄い直腸内壁の粘膜から有効成分を吸収させるものである。

	a	b	c	d
1	誤	誤	正	正
2	正	誤	誤	正
3	正	正	誤	誤
4	正	正	正	誤
5	誤	正	正	正

問72 薬の代謝及び排泄に関する記述の正誤について、正しい組み合わせはどれか。

a 肝機能が低下した人では、正常な人に比べて全身循環に到達する有効成分の量がより多くなり、効き目が過剰に現れたり、副作用を生じやすくなったりする。
b 腎機能が低下した人では、正常な人よりも有効成分の尿中への排泄が遅れるため、血中濃度が下がりやすい。
c 経口投与後、消化管で吸収された医薬品の有効成分は、全身循環に入る前にリンパ管を経由して肝臓を通過するため、まず肝臓に存在する酵素の働きにより代謝を受けることになる。
d 医薬品の有効成分と血漿タンパク質との複合体は、腎臓で濾過されないため、有効成分が長く循環血液中に留まることとなり、複合体形成は作用が持続する原因となる。

	a	b	c	d
1	誤	誤	正	正
2	正	誤	誤	正
3	正	正	誤	誤
4	正	正	正	誤
5	誤	正	正	正

問73 薬の体内での働きに関する記述について、(　)の中に入れるべき字句の正しい組み合わせはどれか。

循環血液中に移行した有効成分は、血流によって全身の組織・器官へ運ばれて作用するが、多くの場合、標的となる細胞に存在する（ a ）、酵素、（ b ）などの（ c ）と結合し、その機能を変化させることで薬効や副作用を現す。

	a	b	c
1	受容体	トランスポーター	タンパク質
2	受容体	トランスポーター	ミネラル
3	受容体	複合体	ミネラル
4	細胞核	トランスポーター	タンパク質
5	細胞核	複合体	タンパク質

問74 医薬品の剤形及び適切な使用方法に関する記述のうち、誤っているものはどれか。

1　顆粒剤は、粒の表面がコーティングされているものがあるので、口の中で噛み砕かずに水などで飲み込む。

2　チュアブル錠は、水なしで服用するとゼラチンが喉や食道に貼り付くことがあるため、必ず適切な量の水（又はぬるま湯）とともに服用する。

3　口腔内崩壊錠は、口の中の唾液で速やかに溶ける工夫がなされているため、水なしで服用することができる。

4　一般的には、軟膏剤は、適用部位を水から遮断したい場合等に用い、クリーム剤は、患部を水で洗い流したい場合等に用いられる。

問75 皮膚粘膜眼症候群に関する記述の正誤について、正しい組み合わせはどれか。

a　発生頻度は、人口１万人あたり年間１～６人と報告されている。

b　発症機序の詳細は不明であるが、発症の可能性がある医薬品の種類は少ないため、発症の予測は容易である。

c　医薬品の使用後に、両眼に急性結膜炎症状が現れたときは、皮膚粘膜眼症候群又は中毒性表皮壊死融解症の前兆である可能性を疑うことが重要である。

d　ライエル症候群とも呼ばれる。

	a	b	c	d
1	正	誤	誤	正
2	誤	正	誤	誤
3	正	誤	正	誤
4	誤	正	誤	正
5	誤	誤	正	誤

問76 医薬品の副作用に関する記述のうち、正しいものの組み合わせはどれか。

a　黄疸とは、グロブリンが胆汁中へ排出されず、血液中に滞留することにより生じる、皮膚や白眼が黄色くなる病態である。

b　偽アルドステロン症とは、体内にカリウムと水が貯留し、体から塩分（ナトリウム）が失われることによって生じる病態である。

c　ショック（アナフィラキシー）は、発症後の進行が非常に速やかな（通常、２時間以内に急変する。）ことが特徴であり、直ちに救急救命処置が可能な医療機関を受診する必要がある。

d　ステロイド性抗炎症薬の使用が原因で血液中の白血球（好中球）が減少し、細菌やウイルスの感染に対する抵抗力が弱くなり、易感染性をもたらすことがある。

1（a、b）　2（a、c）　3（b、d）　4（c、d）

問77 精神神経系に現れる副作用に関する記述の正誤について、正しい組み合わせはどれか。

a　精神神経症状は、医薬品の大量服用や長期連用、乳幼児への適用外の使用等の不適正な使用がなされた場合に限らず、通常の用法・用量でも発生することがある。

b　眠気を催すことが知られている医薬品であっても、通常の用法・用量で使用した後は、乗物や危険な機械類の運転操作に従事しないよう注意する必要はない。

c　心臓や血管に作用する医薬品の使用により、頭痛やめまい、浮動感（体がふわふわと宙に浮いたような感じ）、不安定感（体がぐらぐらする感じ）等が生じることがある。

d　無菌性髄膜炎では、首筋のつっぱりを伴った激しい頭痛、発熱、吐きけ・嘔吐等の症状が現れ、早期に原因医薬品の使用を中止しても、予後は不良となることがほとんどである。

	a	b	c	d
1	誤	正	正	誤
2	正	正	誤	正
3	正	誤	正	誤
4	誤	正	誤	正
5	正	誤	正	正

問78 消化器系に現れる副作用に関する記述のうち、誤っているものはどれか。

1　口内炎、口腔内の荒れや刺激感などは、医薬品の副作用によって生じることがある。
2　消化性潰瘍は、自覚症状が乏しい場合もあり、貧血症状（動悸や息切れ等）の検査時や突然の吐血・下血によって発見されることもある。
3　普段から便秘傾向にある人は、イレウス様症状（腸閉塞様症状）の発症リスクが低い。
4　坐剤の使用によって現れる一過性の症状に、肛門部の熱感等の刺激や排便直後の立ちくらみなどがある。

問79 泌尿器系及び呼吸器系に現れる副作用に関する記述のうち、正しいものの組み合わせはどれか。

a　腎障害では、尿量の減少、ほとんど尿が出ないという症状の他に、一時的に尿が増えるという症状が現れることがある。
b　排尿困難は、交感神経系の機能を抑制する作用がある成分が配合された医薬品を使用することで現れることがある。
c　喘息は、原因となる医薬品の使用開始から１～２週間程度で起こることが多い。
d　間質性肺炎は、息切れ・息苦しさ等の呼吸困難症状を呈するが、必ずしも発熱は伴わない。

1（a、c）　2（b、c）　3（b、d）　4（a、d）

問80 皮膚に現れる副作用に関する記述の正誤について、正しい組み合わせはどれか。

a　接触皮膚炎とは、化学物質や金属等に皮膚が反応して現れる、強い痒みを伴う発疹・発赤、腫れ、刺激感、水疱・ただれ等の激しい炎症症状のことである。
b　光線過敏症の症状は、医薬品が触れた部分だけでなく、全身へ広がって重篤化する場合がある。
c　薬疹は、あらゆる医薬品で起きる可能性があり、特に、発熱を伴って眼や口腔粘膜に異常が現れた場合は、急速に重篤な病態へ進行することがある。
d　薬疹を経験したことのある人が、再度同種の医薬品を使用すると、ショック（アナフィラキシー）等のより重篤なアレルギー反応を生じるおそれがある。

	a	b	c	d
1	正	正	正	誤
2	正	正	誤	正
3	正	誤	正	正
4	誤	正	正	正
5	正	正	正	正

薬事関係法規・制度

問81 医薬品医療機器等法第１条の記述について、（　）の中に入れるべき字句の正しい組み合わせはどれか。

第１条　この法律は、医薬品、医薬部外品、化粧品、医療機器及び再生医療等製品（以下「医薬品等」という。）の品質、有効性及び安全性の確保並びにこれらの使用による保健衛生上の危害の発生及び（ a ）のために必要な規制を行うとともに、（ b ）の規制に関する措置を講ずるほか、医療上特にその必要性が高い医薬品、医療機器及び再生医療等製品の（ c ）の促進のために必要な措置を講ずることにより、保健衛生の向上を図ることを目的とする。

	a	b	c
1	拡大の防止	指定薬物	製造販売
2	対策の強化	麻薬及び向精神薬	製造販売
3	拡大の防止	麻薬及び向精神薬	研究開発
4	対策の強化	麻薬及び向精神薬	研究開発
5	拡大の防止	指定薬物	研究開発

問82 登録販売者に関する記述のうち、誤っているものはどれか。

1　購入者等に対して正確かつ適切な情報提供が行えるよう、日々最新の情報の入手、自らの研鑽に努める必要がある。

2　販売従事登録を受けようとする者は、申請書を医薬品の販売又は授与に従事する薬局又は医薬品の販売業の店舗の所在地の都道府県知事（配置販売業にあっては、配置しようとする区域をその区域に含む都道府県の知事）に提出しなければならない。

3　２以上の都道府県において一般用医薬品の販売又は授与に従事しようとする者は、いずれか１の都道府県知事の販売従事登録のみを受けることができる。

4　一般用医薬品の販売又は授与に従事しようとしなくなったときは、60日以内に、登録販売者名簿の登録の消除を申請しなければならない。

問83 日本薬局方に関する記述の正誤について、正しい組み合わせはどれか。

a　日本薬局方とは、厚生労働大臣が医薬品の性状及び品質の適正を図るため、薬事・食品衛生審議会の意見を聴いて、保健医療上重要な医薬品について、必要な規格・基準及び標準的試験法等を定めたものである。

b　日本薬局方に収載されている医薬品の中には、一般用医薬品として販売されているものもある。

c　日本薬局方に収載されている医薬品にあっては、直接の容器又は直接の被包に「日本薬局方」の文字が記載されていなければならない。

d　日本薬局方に収載されている医薬品にあっては、その性状、品質が日本薬局方で定める基準に適合しないものは販売できない。

	a	b	c	d
1	正	正	正	誤
2	正	正	誤	正
3	正	誤	正	正
4	誤	正	正	正
5	正	正	正	正

問84 一般用医薬品及び要指導医薬品に関する記述のうち、正しいものの組み合わせはどれか。

a　医師等の診療によらなければ一般に治癒が期待できない疾患（がん、心臓病等）に対する効能効果は、要指導医薬品においては認められているが、一般用医薬品においては認められていない。

b　店舗販売業では、一般用医薬品及び要指導医薬品以外の医薬品の販売等は認められていない。

c　注射等の侵襲性の高い使用方法は、要指導医薬品においては認められているが、一般用医薬品においては認められていない。

d　卸売販売業者は、配置販売業者に対し、一般用医薬品以外の医薬品を販売又は授与してはならない。

1（a、b）　2（a、c）　3（b、d）　4（c、d）

問85 化粧品に関する記述の正誤について、正しい組み合わせはどれか。

a　人の身体の構造又は機能に影響を及ぼすことを目的とするものは化粧品に含まれない。

b　厚生労働大臣が指定する成分を含有する化粧品を業として製造販売する場合には、品目ごとの承認を得る必要がある。

c　「香りにより毛髪、頭皮の不快臭を抑える」ことは、化粧品の効能効果の範囲に含まれない。

d　化粧品を販売する場合には、医薬品のような販売業の許可は必要ない。

	a	b	c	d
1	誤	正	正	誤
2	正	正	誤	正
3	正	誤	正	誤
4	誤	正	誤	正
5	正	誤	正	正

問86 保健機能食品等の食品に関する記述のうち、正しいものの組み合わせはどれか。

a　食品衛生法（昭和22年法律第233号）では、食品とは、医薬品及び医薬部外品以外のすべての飲食物をいう。

b　健康食品という単語は、法令で定義された用語ではない。

c　特定保健用食品は、健康増進法（平成14年法律第103号）の規定に基づき、「特別の用途に適する旨の表示」をする許可又は承認を受けた食品であり、乳児、幼児、妊産婦又は病者の発育又は健康の保持若しくは回復の用に供することが適当な旨を医学的・栄養学的表現で記載し、かつ、用途を限定した食品である。

d　栄養機能食品は、1日当たりの摂取目安量に含まれる栄養成分の量が、基準に適合しており、栄養表示しようとする場合には、食品表示基準（平成27年内閣府令第10号）の規定に基づき、その栄養成分の機能表示を行わなければならない。

1（a、b）　2（a、c）　3（b、d）　4（c、d）

問87 薬局に関する記述の正誤について、正しい組み合わせはどれか。

a　薬局は、その所在地の都道府県知事（その所在地が保健所を設置する市又は特別区の区域にある場合においては、市長又は区長。）の許可を受けなければ、開設してはならない。

b　薬局において、特定の購入者の求めに応じて医薬品の包装を開封して分割販売することはできるが、販売のために医薬品をあらかじめ小分けすることはできない。

c　薬剤師不在時間（開店時間のうち、当該薬局において調剤に従事する薬剤師が当該薬局以外の場所においてその業務を行うため、やむを得ず、かつ、一時的に当該薬局において薬剤師が不在となる時間）内は、その薬局の管理を行う薬剤師が、当該薬局において勤務している従事者と連絡できる体制が必要である。

d　薬局では、管理者である薬剤師の監督のもとで、全ての一般用医薬品の販売等に関して、登録販売者が購入者等への情報提供や相談対応を行うことができる。

	a	b	c	d
1	正	正	正	誤
2	正	正	誤	正
3	正	誤	正	正
4	誤	正	正	正
5	正	正	正	正

問88 医薬品医療機器等法の規定に基づき、一般用医薬品の直接の容器又は直接の被包に記載されていなければならない事項として、正しいものの組み合わせはどれか。

a　製造番号又は製造記号

b　配置販売品目以外の一般用医薬品にあっては、「店舗専用」の文字

c　製造業者の氏名又は名称及び住所

d　指定第2類医薬品にあっては、枠の中に「指定」の文字

1（a、b）　2（b、c）　3（c、d）　4（a、d）

問89 毒薬に関する記述の正誤について、正しい組み合わせはどれか。

a　医薬品医療機器等法の規定に基づき、毒性が強いものとして厚生労働大臣が都道府県知事の意見を聴いて指定する医薬品をいう。

b　単に毒性が強いものだけでなく、薬効が期待される摂取量（薬用量）と中毒のおそれがある摂取量（中毒量）が接近しており安全域が狭いため、その取扱いに注意を要するものが指定される場合がある。

c　毒薬を収める直接の容器又は直接の被包に白地に赤枠、赤字をもって、当該医薬品の品名及び「毒」の文字が記載されていなければならない。

d　毒薬を貯蔵、陳列する場所に関する医薬品医療機器等法の規定に違反した者に対する罰則は設けられていない。

	a	b	c	d
1	正	誤	誤	正
2	誤	正	誤	誤
3	正	誤	正	誤
4	誤	正	誤	正
5	誤	誤	正	誤

問90 **一般用医薬品のリスク区分に関する記述のうち、正しいものの組み合わせはどれか。**

a　第１類医薬品、第２類医薬品又は第３類医薬品への分類については、安全性に関する新たな知見や副作用の発生状況等を踏まえ、適宜見直しが図られている。

b　第１類医薬品は、その成分や使用目的等から、その副作用等により日常生活に支障を来たす程度の健康被害が生ずるおそれがある保健衛生上のリスクが比較的高い一般用医薬品であり、配置販売することができない。

c　第２類医薬品は、その副作用等により、日常生活に支障を来す程度ではないが身体の変調・不調が起こるおそれがある保健衛生上のリスクが比較的低い一般用医薬品であり、都道府県知事が指定するものである。

d　新たに一般用医薬品になった医薬品は、承認後の一定期間、第１類医薬品に分類される。

1（a、b）　2（b、c）　3（c、d）　4（a、d）

問91 **配置販売業及びその配置員に関する記述のうち、正しいものの組み合わせはどれか。**

a　一般用医薬品のうち経年変化が起こりにくいこと等の基準（配置販売品目基準（平成21年厚生労働省告示第26号））に適合するもの以外の医薬品を販売等してはならない。

b　配置販売業者又はその配置員は、都道府県知事の発行する身分証明書の交付を受けなければならないが、医薬品の配置販売に従事する際に、これを携帯する必要はない。

c　区域管理者は、保健衛生上支障を生ずるおそれがないように、その業務に関し配置員を監督するなど、その区域の業務につき、必要な注意をしなければならない。

d　配置販売業者は、配置以外の方法によっても医薬品を販売等することができる。

1（a、b）　2（a、c）　3（b、d）　4（c、d）

問92 **店舗販売業者が行う要指導医薬品又は一般用医薬品のリスク区分に応じた情報提供に関する記述の正誤について、正しい組み合わせはどれか。**

a　要指導医薬品を販売等する場合には、その店舗において医薬品の販売等に従事する薬剤師に、対面により、書面を用いて必要な情報を提供させ、必要な薬学的知見に基づく指導を行わせなければならない。

b　第１類医薬品を販売等する場合には、その店舗において医薬品の販売等に従事する薬剤師に、対面により、必要な情報提供を行わせていれば、書面を用いて情報提供を行わせなくてもよい。

c　指定第２類医薬品を販売する場合には、情報提供を受けた者が情報提供の内容を理解したことを必ず確認し、販売しなくてはならない。

d　第３類医薬品の販売等において、適正使用の相談があった場合には、その店舗において販売等に従事する薬剤師又は登録販売者に、必要な情報を提供させなければならない。

	a	b	c	d
1	正	誤	誤	正
2	誤	誤	正	誤
3	誤	正	誤	正
4	正	誤	正	誤
5	誤	正	誤	誤

問93 **薬局における医薬品の陳列方法に関する記述の正誤について、正しい組み合わせはどれか。**

a　医薬品を他の物と区別して陳列しなければならない。

b　要指導医薬品及び一般用医薬品を混在しないように陳列しなければならない。

c　一般用医薬品は、有効成分ごとに区別すれば、リスク区分ごとに区別して陳列する必要はない。

d　第１類医薬品は、鍵をかけた陳列設備、又は第１類医薬品を購入しようとする者等が直接手の触れられない陳列設備に陳列する場合を除き、第１類医薬品陳列区画（薬局等構造設備規則（昭和36年厚生省令第２号）に規定する第１類医薬品陳列区画をいう。）の内部の陳列設備に陳列しなければならない。

	a	b	c	d
1	正	正	正	誤
2	正	正	誤	正
3	正	誤	正	正
4	誤	正	正	正
5	正	正	正	正

問94 1～5の事項のうち、リスク区分に応じた情報提供又は相談対応の実効性を高めるため、店舗販売業者が店舗の見やすい場所に掲示しなければならない事項として、誤っているものはどれか。

1 取り扱う要指導医薬品及び一般用医薬品の区分
2 要指導医薬品、第１類医薬品、第２類医薬品及び第３類医薬品の表示に関する解説
3 勤務する者の名札等による区別に関する説明
4 医薬品・医療機器等安全性情報報告制度に関する解説
5 指定第２類医薬品の陳列等に関する解説

問95 薬局開設者が一般用医薬品の特定販売を行うことについて、インターネットを利用して広告する場合、ホームページに見やすく表示しなければならない情報として、正しいものの組み合わせはどれか。

a 薬局の主要な外観の写真
b 情報提供場所の写真
c 特定販売を行う一般用医薬品の使用期限
d 特定販売を行う一般用医薬品の製造番号

1（a、c） 2（b、c） 3（b、d） 4（a、d）

問96 医薬品医療機器等法第66条第１項の記述について、（ ）の中に入れるべき字句の組み合わせはどれか。

（ a ）、医薬品、医薬部外品、化粧品、医療機器又は再生医療等製品の名称、（ b ）、効能、効果又は性能に関して、明示的であると暗示的であるとを問わず、（ c ）な記事を広告し、記述し、又は流布してはならない。

	a	b	c
1	医薬関係者は	製造方法	不正又は不明確
2	医薬関係者は	使用方法	虚偽又は誇大
3	何人も	製造方法	虚偽又は誇大
4	何人も	使用方法	虚偽又は誇大
5	何人も	使用方法	不正又は不明確

問97 濫用等のおそれのあるものとして厚生労働大臣が指定する医薬品（平成26年厚生労働省告示第252号）の成分（その水和物及びそれらの塩類を含む。）として、正しいものの組み合わせはどれか。

a アセトアミノフェン
b ジヒドロコデイン（鎮咳去痰薬に限る。）
c ニコチン
d ブロモバレリル尿素

1（a、c） 2（b、c） 3（b、d） 4（a、d）

問98 **医薬品等の広告に関する記述の正誤について、正しい組み合わせはどれか。**

a　医薬品医療機器等法第68条の規定における一般用医薬品の販売広告には、テレビ、ラジオ、新聞、チラシは含まれるが、ダイレクトメールは含まれない。

b　医薬品の購入の履歴の情報に基づき、自動的に特定の医薬品の購入を勧誘する方法により医薬品を広告することは差し支えない。

c　広告に医薬品と食品を併せて掲載することは問題ないが、食品に医薬品的な効能効果があるように見せかけ、一般の生活者に誤認を与えるおそれがある場合には、医薬品医療機器等法第６８条の規定に違反する場合がある。

d　医薬品については、食品的又は化粧品的な用法が強調されているような場合でも、過度な医薬品の使用を促すおそれがある不適正な広告とみなされることはない。

	a	b	c	d
1	誤	誤	誤	正
2	誤	誤	正	誤
3	誤	正	誤	誤
4	正	誤	誤	誤
5	誤	誤	誤	誤

問99 **化粧品の効能効果の範囲に関する記述のうち、正しいものの組み合わせはどれか。**

a　カミソリまけを防ぐ。

b　皮膚を殺菌する。

c　皮膚をすこやかに保つ。

d　肌にはりを与える。

1（a、b）　2（a、c）　3（b、d）　4（c、d）

問100 **第１欄の記述は、栄養機能食品の栄養成分に関する栄養機能表示である。（　）の中に入れるべき字句は第２欄のどれか。なお、（　）内にはどちらも同じ字句が入る。**

第１欄

（　）は、赤血球の形成を助ける栄養素です。

（　）は、多くの体内酵素の正常な働きと骨の形成を助ける栄養素です。

第２欄

1　亜鉛

2　鉄

3　葉酸

4　マグネシウム

5　銅

医薬品の適正使用・安全対策

問101 **一般用医薬品の添付文書に関する記述の正誤について、正しい組み合わせはどれか。**

a　「使用上の注意」、「してはいけないこと」及び「相談すること」の各項目の見出しには、それぞれ標識的マークが付されていることが多い。

b　「病気の予防・症状の改善につながる事項」の項目は、必須記載ではない。

c　「消費者相談窓口」の項目には、独立行政法人医薬品医療機器総合機構の担当部門の電話番号、受付時間を記載しなければならない。

d　医薬品の添付文書の内容は、臨時的な改訂を除き、医薬品の有効性・安全性等に係る新たな知見、使用に係る情報に基づき、１年に１回、定期的に改訂される。

	a	b	c	d
1	誤	誤	正	正
2	正	誤	誤	正
3	正	正	誤	誤
4	正	正	正	誤
5	誤	正	正	正

問102 一般用医薬品の製品表示に関する記述のうち、誤っているものはどれか。

1 医薬品医療機器等法の規定による法定表示のほか、他の法令に基づく製品表示がなされていることがある。

2 適切な保存条件の下で製造後２年を超えて性状及び品質が安定であることが確認されている医薬品には、使用期限の法的な表示義務はない。

3 １回服用量中0.1mLを超えるアルコールを含有する内服液剤（滋養強壮を目的とするもの）については、アルコールを含有する旨及びその分量が記載されている。

4 添付文書を見なくても適切な保管がなされるよう、容器や包装にも保管に関する注意事項が記載されている。

問103 一般用検査薬に関する記述の正誤について、正しい組み合わせはどれか。

a 添付文書には、「キットの内容及び成分・分量」が記載されており、妊娠検査薬では、専門家による購入者等への情報提供の参考として、検出感度も併せて記載されている。

b 検査結果のみで確定診断はできないので、判定が陽性であれば速やかに医師の診断を受ける旨が、添付文書に記載されている。

c 検査結果が陰性であっても何らかの症状がある場合は、再検査するか又は医師に相談する旨等が、添付文書に記載されている。

d 一般用検査薬は、医薬品副作用被害救済制度の対象とならない。

	a	b	c	d
1	正	正	正	誤
2	正	正	誤	正
3	正	誤	正	正
4	誤	正	正	正
5	正	正	正	正

問104 緊急安全性情報に関する記述の正誤について、正しい組み合わせはどれか。

a 緊急安全性情報は、都道府県知事からの命令、指示、製造販売業者の自主決定等に基づいて作成される。

b Ａ４サイズの黄色地の印刷物で医療機関や薬局等へ直接配布されるものであり、ファックス、電子メールによる情報提供はできない。

c 医薬品及び再生医療等製品について緊急かつ重大な注意喚起や使用制限に係る対策が必要な状況にある場合に作成されるが、医療機器については作成の対象とならない。

d 一般用医薬品に関係する緊急安全性情報が発出されたことはない。

	a	b	c	d
1	誤	誤	誤	正
2	誤	誤	正	誤
3	誤	正	誤	誤
4	正	誤	誤	誤
5	誤	誤	誤	誤

問105 医薬品医療機器等法第68条の10第２項の規定に基づき、登録販売者が行う医薬品の副作用等報告に関する記述の正誤について、正しい組み合わせはどれか。

a 医薬品の副作用等によるものと疑われる健康被害の発生を知った場合において、保健衛生上の危害の発生又は拡大を防止するため必要があると認めるときは、その旨を15日以内に報告しなければならないと定められている。

b 安全対策上必要があると認めるときは、医薬品の過量使用や誤用等によるものと思われる健康被害についても、報告がなされる必要がある。

c 医薬品との因果関係が必ずしも明確でない場合であっても、報告の対象となり得る。

d 報告者に対しては、安全性情報受領確認書が交付される。

	a	b	c	d
1	正	正	正	誤
2	正	正	誤	正
3	正	誤	正	正
4	誤	正	正	正
5	正	正	正	正

問106 **独立行政法人医薬品医療機器総合機構（以下「総合機構」という。）に関する記述の正誤について、正しい組み合わせはどれか。**

a　総合機構のホームページでは、添付文書情報のほか、医薬品等の製品回収に関する情報や患者向医薬品ガイド等の情報が掲載されている。

b　医薬品副作用被害救済制度において、健康被害を受けた本人（又は家族）の給付請求を受けて、その健康被害が医薬品の副作用によるものかどうかなど、医学的薬学的判断を要する事項について総合機構が審議し、給付の判定を行っている。

c　総合機構は、医薬品医療機器情報配信サービス（PMDA メディナビ）を行っており、このサービスは誰でも利用可能である。

d　総合機構は、医薬品副作用被害救済制度の相談窓口を設けている。

	a	b	c	d
1	誤	正	正	誤
2	正	誤	正	正
3	誤	正	誤	正
4	正	誤	正	誤
5	正	正	誤	正

問107 **医薬品副作用被害救済制度の救済給付に関する記述のうち、正しいものはどれか。**

1　医療手当の給付は、請求に係る医療が行われた日の属する月の翌月の初日から10年以内に請求を行う必要がある。

2　障害児養育年金は、医薬品の副作用により一定程度の障害の状態にある20歳未満の人を養育する人に対して給付されるものである。

3　葬祭料の給付は、請求期限がない。

4　遺族年金の給付は、請求期限がある。

問108 **医薬品の製造販売業者等が行う安全性等の調査に関する記述の正誤について、正しい組み合わせはどれか。**

a　既存の医薬品と明らかに異なる有効成分が配合されたものについては、10年を超えない範囲で厚生労働大臣が承認時に定める一定期間（概ね8年）、承認後の使用成績等を製造販売業者等が集積し、厚生労働省へ提出する制度（再審査制度）が適用される。

b　製造販売業者等には、医薬品医療機器等法第68条の10第1項の規定に基づき、製造販売をし、又は承認を受けた医薬品について、その副作用により、癌その他の重大な疾病、障害若しくは死亡が発生するおそれがあることを示す研究報告を知ったときは、その旨を30日以内に厚生労働大臣に報告しなければならない。

c　医療用医薬品で使用されていた有効成分を一般用医薬品で初めて配合したものについては、承認条件として承認後の一定期間（概ね3年）、安全性に関する調査及び調査結果の報告が求められている。

d　サリドマイド事件、スモン事件等を踏まえ、1979年に薬事法が改正され、医薬品の市販後の安全対策の強化を図るための再審査・再評価制度等が創設された。

	a	b	c	d
1	正	正	正	誤
2	正	正	誤	正
3	正	誤	正	正
4	誤	正	正	正
5	正	正	正	正

問109 **医薬品医療機器等法第68条の10第2項の規定に基づく医薬品の副作用等報告について、医薬品安全性情報報告書の報告様式にある項目として、誤っているものはどれか。**

1　患者氏名

2　性別

3　体重

4　既往歴

5　過去の副作用歴

問110 一般用医薬品の安全対策に関する記述について、（　）の中に入れるべき字句の正しい組み合わせはどれか。

日本では2003年８月までに、（ a ）が配合された一般用医薬品による脳出血等の副作用症例が複数報告され、それらの多くが用法・用量の範囲を超えた使用又は禁忌とされている（ b ）患者の使用によるものであった。そのため、厚生労働省から関係製薬企業等に対して、使用上の注意の改訂、情報提供の徹底等を行うとともに、代替成分として（ c ）等への速やかな切替えにつき指示がなされた。

	a	b	c
1	塩酸フェニルプロパノールアミン	高血圧症	プソイドエフェドリン塩酸塩
2	塩酸フェニルプロパノールアミン	糖尿病	ジヒドロコデインリン酸塩
3	ジヒドロコデインリン酸塩	高血圧症	プソイドエフェドリン塩酸塩
4	プソイドエフェドリン塩酸塩	糖尿病	ジヒドロコデインリン酸塩
5	プソイドエフェドリン塩酸塩	高血圧症	塩酸フェニルプロパノールアミン

問111 医薬品 PL センターに関する記述のうち、正しいものの組み合わせはどれか。

a　医薬品 PL センターは、医薬品副作用被害救済制度の対象とならないケースのうち、製薬企業に損害賠償責任がない場合における相談先として推奨される。

b　医療機器に関する紛争処理は、対象としていない。

c　独立行政法人医薬品医療機器総合機構において、平成７年７月の PL 法の施行と同時に開設された。

d　公平・中立な立場で申立ての相談を受け付け、交渉の仲介や調整・あっせんを行い、裁判によらない、迅速な解決に導くことを目的としている。

1（a、c）　2（b、c）　3（b、d）　4（a、d）

問112 医薬品の適正使用のための啓発活動等に関する記述の正誤について、正しい組み合わせはどれか。

a　登録販売者は、適切なセルフメディケーションの普及定着、医薬品の適正使用の推進のため、啓発活動に積極的に参加、協力することが期待されている。

b　薬物乱用防止を一層推進するため、「ダメ。ゼッタイ。」普及運動が毎年６月20日～７月19日までの１ヶ月間実施されている。

c　一般用医薬品の乱用によって、薬物依存は生じないが、違法な薬物の乱用につながることがある。

d　小中学生のうちから、医薬品の適正使用の重要性等についての啓発が重要である。

	a	b	c	d
1	正	正	正	誤
2	正	正	誤	正
3	正	誤	正	正
4	誤	正	正	正
5	正	正	正	正

問113 一般用医薬品の添付文書に、アルミニウム脳症及びアルミニウム骨症を生じるおそれがあるため「長期連用しないこと」と記載されている医薬品成分について、正しいものの組み合わせはどれか。

a　アルジオキサ

b　テオフィリン

c　スクラルファート

d　セトラキサート塩酸塩

1（a、b）　2（a、c）　3（b、d）　4（c、d）

問114 次の表は、ある制酸薬に含まれている主な有効成分の一覧である。この制酸薬の添付文書の「相談すること」の項目に、「次の診断を受けた人」として記載されているものはどれか。

3錠中

アズレンスルホン酸ナトリウム水和物	6 mg
アルジオキサ	150 mg
水酸化マグネシウム	450 mg
沈降炭酸カルシウム	900 mg
ロートエキス	30 mg

1　糖尿病
2　高血圧
3　てんかん
4　腎臓病
5　肝臓病

問115 一般用医薬品の添付文書の使用上の注意に関する記述の正誤について、正しい組み合わせはどれか。

a　オキセサゼインは、妊娠中における安全性が確立されていないため、妊婦又は妊娠していると思われる人は「服用しないこと」とされている。
b　乳酸カルシウム水和物は、甲状腺ホルモンの吸収を阻害するおそれがあるため、甲状腺機能亢進症の診断を受けた人は「相談すること」とされている。
c　イソプロピルアンチピリンは、無菌性髄膜炎の副作用を起こしやすいため、混合性結合組織病の診断を受けた人は「相談すること」とされている。
d　スコポラミン臭化水素酸塩水和物が配合された乗物酔い防止薬は、眠気、目のかすみや異常なまぶしさを生じることがあるため、「服用後、乗物又は機械類の運転操作をしないこと」とされている。

	a	b	c	d
1	誤	正	正	誤
2	正	誤	正	正
3	誤	正	誤	正
4	正	誤	正	誤
5	正	正	誤	正

問116 一般用医薬品の添付文書の「次の人は使用（服用）しないこと」の項目に、「授乳中の人は本剤を服用しないか、本剤を服用する場合は授乳を避けること」と記載される主な成分・薬効群等とその理由との関係について、正しいものの組み合わせはどれか。

	（主な成分・薬効群等）		（理由）
a	ロートエキスが配合された内服薬	－	乳児に頻脈を起こすおそれがあるため
b	テオフィリンが配合された鎮咳去痰薬	－	乳児に神経過敏を起こすことがあるため
c	ヒマシ油	－	乳児に頻脈を起こすおそれがあるため
d	ジフェンヒドラミン塩酸塩が配合された坐薬	－	母乳への移行により、乳児でモルヒネ中毒が生じたとの報告があるため

1（a、b）　2（b、c）　3（c、d）　4（a、d）

問117 一般用医薬品の添付文書の「相談すること」の項目に記載される基礎疾患等と医薬品の主な成分・薬効群等との関係の正誤について、正しい組み合わせはどれか。

	(基礎疾患等)		(主な成分・薬効群等)
a	心臓病	−	硫酸ナトリウム
b	腎臓病	−	サントニン
c	甲状腺機能障害	−	マオウ
d	胃・十二指腸潰瘍	−	ペントキシベリンクエン酸塩

	a	b	c	d
1	誤	正	正	誤
2	正	誤	正	正
3	誤	正	誤	正
4	正	誤	正	誤
5	正	正	誤	正

問118 1〜5で示される成分・薬効群等のうち、心悸亢進、血圧上昇、糖代謝促進を起こしやすいため、一般用医薬品の添付文書の「相談すること」の項目に「高齢者」と記載されているものはどれか。

1 エテンザミドが配合された解熱鎮痛薬
2 グリセリンが配合された浣腸薬
3 ジヒドロコデインリン酸塩が配合されたかぜ薬
4 トリメトキノール塩酸塩水和物が配合された鎮咳去痰薬
5 マルツエキスが配合された瀉下薬

問119 一般用医薬品の添付文書に関する記述について、( )の中に入れるべき字句の正しい組み合わせはどれか。

(a)を主な成分とする一般用医薬品を服用すると、排尿筋の(b)と括約筋の(c)が起こり、尿の貯留を来すおそれがある。特に前立腺肥大症を伴っている場合には、尿閉を引き起こすおそれがあるため、その添付文書等において、「相談すること」の項目に「次の症状がある人」として「排尿困難」と記載することとされている。

なお、構成生薬として(d)を含む漢方処方製剤についても、同様の記載がされている。

	a	b	c	d
1	ジフェニドール塩酸塩	弛緩	収縮	マオウ
2	ジフェニドール塩酸塩	収縮	弛緩	カンゾウ
3	ジプロフィリン	弛緩	収縮	マオウ
4	ジプロフィリン	収縮	弛緩	マオウ
5	ジプロフィリン	弛緩	収縮	カンゾウ

問120 一般用医薬品の添付文書の「してはいけないこと」に関する記述のうち、<u>誤っているもの</u>はどれか。

1 ピロキシカムが配合された外用鎮痛消炎薬は、一定期間又は一定回数使用しても症状の改善がみられない場合、ほかに原因がある可能性があるため、「長期連用しないこと」とされている。

2 無水カフェインを主薬とする眠気防止薬は、カフェインが胃液の分泌を亢進し、症状を悪化させるおそれがあるため、胃酸過多の症状がある人は「服用しないこと」とされている。

3 麻子仁丸は、鎮静作用の増強が生じるおそれがあるため、「服用前後は飲酒しないこと」とされている。

4 アスピリンは、外国において、ライ症候群の発症との関連性が示唆されているため、15歳未満の小児は「使用(服用)しないこと」とされている。

関西広域連合・福井県ブロック

滋賀／京都／大阪／兵庫／和歌山／徳島／福井

試験問題

（令和4年8月28日実施）

午前 （120分）	医薬品に共通する特性と基本的な知識（20問） 主な医薬品とその作用（40問）
午後 （120分）	人体の働きと医薬品（20問） 薬事関係法規・制度（20問） 医薬品の適正使用・安全対策（20問）

合格基準　以下の両方の基準を満たすことが必要です。

1. 総出題数（120問）に対する正答率が70％以上（84点以上）であること
2. 試験項目ごとの出題数に対する正答率が35％以上であること

解答・解説は、別冊68ページを参照してください。

医薬品に共通する特性と基本的な知識

問1 医薬品の本質に関する記述の正誤について、正しい組合せを一つ選べ。

a　医療用医薬品に限らず一般用医薬品も、科学的な根拠に基づく適切な理解や判断によって適正な使用が図られる必要がある。

b　一般用医薬品の販売に従事する専門家は、随時新たに付加される医薬品の有効性、安全性等に関する情報の把握に努める必要がある。

c　人体に対して使用されない医薬品は、人の健康に影響を与えることはない。

d　一般用医薬品の販売等に従事する専門家は、購入者等が知りたい情報を十分に得ることができるように、相談に対応することが不可欠である。

	a	b	c	d
1	正	正	正	誤
2	正	正	誤	正
3	正	誤	正	正
4	誤	正	正	正
5	正	正	正	正

問2 医薬品の効果とリスク評価に関する記述の正誤について、正しい組合せを一つ選べ。

a　医薬品の投与量と効果の関係は、薬物用量の増加に伴い、効果の発現が検出されない「無作用量」から、最小有効量を経て「治療量」に至る。

b　動物実験で求められる50％致死量（LD_{50}）は、薬物の有効性の指標として用いられる。

c　新規に開発される医薬品のリスク評価では、GLP（Good Laboratory Practice）の他に、医薬品毒性試験法ガイドラインに沿った各種毒性試験が厳格に実施されている。

d　医薬品の効果とリスクは、用量と作用強度の関係（用量－反応関係）に基づいて評価される。

	a	b	c	d
1	正	誤	正	誤
2	正	誤	正	正
3	正	正	誤	誤
4	誤	正	正	正
5	誤	正	誤	正

問3 健康食品に関する記述の正誤について、正しい組合せを一つ選べ。

a　一般用医薬品の販売時に健康食品の摂取の有無について確認することは、重要である。

b　いわゆる「健康食品」では、誤った使用方法や個々の体質により健康被害を生じた例が報告されている。

c　「特定保健用食品」は、事業者の責任で科学的根拠をもとに疾病に罹患していない者の健康維持及び増進に役立つ機能を商品のパッケージに表示するものとして国に届出された商品である。

d　いわゆる「健康食品」は、安全性や効果を担保する科学的データの面で医薬品と同等のものである。

	a	b	c	d
1	正	正	正	誤
2	正	正	誤	正
3	正	正	誤	誤
4	誤	誤	正	誤
5	誤	正	誤	正

問4 医薬品の副作用に関する記述の正誤について、正しい組合せを一つ選べ。

a　世界保健機関（WHO）の定義によれば、疾病の予防のために人に通常用いられる量で発現する医薬品の有害かつ意図しない反応は、医薬品の副作用には含まれない。

b　医薬品の有効成分である薬物が生体の生理機能に影響を与えることを薬理作用といい、通常、薬物は単一の薬理作用を有する。

c　複数の疾病を有する人の場合、ある疾病のために使用された医薬品の作用によって、別の疾病の治療が妨げられることがある。

d　眠気や口渇等の日常生活に支障を来さない程度の症状は、副作用とは言わない。

	a	b	c	d
1	正	誤	正	誤
2	正	誤	誤	正
3	誤	誤	正	誤
4	正	正	誤	誤
5	誤	誤	誤	正

問5 アレルギーに関する記述の正誤について、正しい組合せを一つ選べ。

a 通常の免疫反応と比べ、アレルギーにおいては過剰に組織に刺激を与える場合も多く、引き起こされた炎症自体が過度に苦痛を与えることになる。
b アレルギーは、一般的にあらゆる物質によって起こり得るものであり、医薬品の薬理作用等とは関係なく起こり得る。
c アレルギー症状は、結膜炎症状や鼻炎症状、蕁麻疹や湿疹等の皮膚症状及び血管性浮腫のようなやや広い範囲にわたる腫れ等が生じることが多い。
d 医薬品の添加物は、アレルギーを引き起こす原因物質とはならない。

	a	b	c	d
1	正	正	正	誤
2	正	正	誤	正
3	正	正	誤	誤
4	誤	誤	正	誤
5	誤	正	誤	正

問6 一般用医薬品の使用に関する記述の正誤について、正しい組合せを一つ選べ。

a 一般用医薬品は、軽度な疾病に伴う症状の改善等を図るためのものである。
b 一般用医薬品の使用に際しては、通常、その重大な副作用の回避よりも、使用を中断することによる不利益の回避が優先される。
c 一般用医薬品の販売等に従事する専門家は、購入者等から副作用の発生の経過を聴いて、その後の適切な医薬品の選択に資する情報提供を行うほか、副作用の状況次第では、速やかに適切な医療機関を受診するよう勧奨する必要がある。
d 一般用医薬品を継続して使用する場合、医薬品の販売等に従事する専門家は、特段の異常が感じられなければ、医療機関を受診するよう購入者等に促す必要はない。

	a	b	c	d
1	正	正	誤	誤
2	正	誤	正	正
3	誤	正	誤	誤
4	正	誤	正	誤
5	誤	誤	正	正

問7 一般用医薬品の不適正な使用と副作用に関する記述の正誤について、正しい組合せを一つ選べ。

a 購入者等の誤解や認識不足が一般用医薬品の不適正な使用につながることがある。
b 疾病の根本的な治療や生活習慣の改善等がなされずに、一般用医薬品を使用して症状を一時的に緩和するだけの対処を漫然と続けていると、副作用を招く危険性が増す。
c 一般用医薬品は医療用医薬品に比べ作用が弱いため、乱用の繰り返しによる慢性的な臓器障害は生じない。
d 医薬品の販売等に従事する専門家は、一般用医薬品の適正な使用を図るため、購入者等の理解力や医薬品を使用する状況等に即して購入者等に説明をすべきである。

	a	b	c	d
1	正	正	正	誤
2	正	正	誤	正
3	正	誤	正	正
4	誤	正	正	正
5	正	正	正	正

問8 他の医薬品との相互作用に関する記述の正誤について、正しい組合せを一つ選べ。

a 複数の医薬品を併用した場合、医薬品の作用が増強することはあるが、減弱することはない。
b 医薬品の相互作用は、医薬品が薬理作用をもたらす部位や、医薬品の吸収、分布、代謝又は排泄の過程で起こる。
c 一般用医薬品は、一つの医薬品の中に作用の異なる複数の成分を組み合わせて含んでいることが多いため、他の医薬品と併用すると、同様な作用を持つ成分が重複することがある。
d 購入者等が医療機関・薬局から交付された薬剤を使用している場合には、一般用医薬品の販売等に従事する専門家が、一般用医薬品を併用しても問題ないかを判断する。

	a	b	c	d
1	誤	正	正	誤
2	正	正	誤	正
3	正	誤	正	誤
4	誤	正	誤	正
5	正	誤	正	正

問9 食品と医薬品の相互作用に関する記述の正誤について、正しい組合せを一つ選べ。

a　食品と医薬品の相互作用は、しばしば「飲み合わせ」と表現される。

b　酒類（アルコール）をよく摂取する者は、肝臓の代謝機能が高まっていることが多く、アセトアミノフェンでは、体内から速く消失して、十分な薬効が得られなくなることがある。

c　総合感冒薬とコーヒーを一緒に服用すると、カフェインの過剰摂取になる場合がある。

d　内服薬以外では、食品の摂取によって、医薬品の作用や代謝に影響を受ける可能性はない。

	a	b	c	d
1	正	正	誤	正
2	誤	誤	正	誤
3	正	正	正	誤
4	正	誤	正	誤
5	誤	正	誤	正

問10 小児への医薬品の使用に関する記述の正誤について、正しい組合せを一つ選べ。

a　５歳未満の幼児に使用される錠剤やカプセル剤などの医薬品では、服用時に喉につかえやすいので注意するよう添付文書に記載されている。

b　「医療用医薬品の添付文書等の記載要領の留意事項」において、新生児とは、おおよその目安として生後４週未満をいう。

c　小児は腎臓の機能が未発達であるため、医薬品の成分の排泄に要する時間が短く、作用が弱くなることがある。

d　小児は、大人と比べて身体の大きさに対して腸が短いため、服用した医薬品の吸収率が相対的に低く、期待する効果が得られない場合がある。

	a	b	c	d
1	正	正	誤	誤
2	正	正	誤	正
3	正	誤	誤	誤
4	誤	誤	正	正
5	誤	誤	正	誤

問11 高齢者への医薬品の使用に関する記述の正誤について、正しい組合せを一つ選べ。

a　高齢者は、持病（基礎疾患）を抱えていることが多いが、一般用医薬品であれば持病の種類によらず、使用可能である。

b　一般に高齢者は生理機能が衰えつつあり、特に腎臓の機能が低下していると医薬品の作用は現れにくい。

c　医薬品の副作用等で口渇が生じた場合、高齢者は誤嚥を誘発しやすくなるので注意が必要である。

d　基礎体力や生理機能の衰えの度合いは個人差が大きく、年齢のみからどの程度副作用を生じるリスクが増大しているかを判断することは難しい。

	a	b	c	d
1	正	誤	正	誤
2	正	誤	誤	正
3	誤	正	正	正
4	誤	正	誤	正
5	誤	誤	正	正

問12 妊婦又は妊娠していると思われる女性及び母乳を与える女性（授乳婦）への医薬品の使用等に関する記述の正誤について、正しい組合せを一つ選べ。

a　胎盤には、胎児の血液と母体の血液とが混ざらない仕組み（血液－胎盤関門）がある。

b　一般用医薬品では多くの場合、妊婦に対する安全性の評価は確立されているが、配慮が必要であるため、妊婦の使用については「相談すること」としているものが多い。

c　便秘薬は、配合成分やその用量にかかわらず、流産や早産が誘発されることはない。

d　医薬品の種類によっては、授乳婦が使用した医薬品の成分の一部が乳汁中に移行することが知られている。

	a	b	c	d
1	正	正	誤	誤
2	正	誤	正	誤
3	誤	正	正	正
4	正	誤	誤	正
5	誤	正	誤	正

問13 プラセボ効果に関する記述の正誤について、正しい組合せを一つ選べ。

a　医薬品を使用したとき、結果的又は偶発的に薬理作用による作用を生じることをプラセボ効果という。

b　プラセボ効果によってもたらされる反応や変化には、望ましいもの（効果）と不都合なもの（副作用）がある。

c　プラセボ効果は、主観的な変化と客観的に測定可能な変化が、確実に現れる。

d　プラセボ効果は、時間経過による自然発生的な変化（自然緩解など）が関与して生じる場合があると考えられる。

	a	b	c	d
1	正	誤	正	正
2	正	正	正	誤
3	正	正	誤	誤
4	誤	正	誤	正
5	誤	誤	正	正

問14 医薬品の品質に関する記述の正誤について、正しい組合せを一つ選べ。

a 医薬品は、適切な保管・陳列がなされたとしても、経時変化による品質の劣化は避けられない。
b 医薬品に配合されている添加物成分は、高温や多湿、光（紫外線）等による品質の劣化（変質・変敗）を起こさない。
c 医薬品の外箱等に記載されている「使用期限」は、未開封状態で保管された場合に、品質が保持される期限である。
d 一般用医薬品は、購入された後、すぐに使用されるとは限らないため、外箱等に記載されている使用期限から十分な余裕をもって販売することが重要である。

	a	b	c	d
1	誤	正	正	誤
2	正	誤	正	正
3	正	正	正	正
4	正	誤	正	誤
5	誤	正	誤	正

問15 一般用医薬品の選択及びセルフメディケーションに関する記述の正誤について、正しい組合せを一つ選べ。

a 一般用医薬品は、医療機関での治療を受けるほどではない体調不良や疾病の初期段階、あるいは日常において、生活者が自らの疾病の治療、予防又は生活の質の改善・向上を図ることを目的として用いられる。
b 身近にある一般用医薬品を利用する「セルフメディケーション」の主役は一般の生活者である。
c 一般用医薬品の販売等に従事する専門家は、購入者等に対して常に科学的な根拠に基づいた正確な情報提供を行い、セルフメディケーションを適切に支援していくことが期待されている。
d 一般用医薬品で対処可能な症状等の範囲は、医薬品を使用する人によって変わるものではない。

	a	b	c	d
1	正	正	正	誤
2	正	正	誤	正
3	正	正	誤	誤
4	誤	誤	正	誤
5	誤	正	誤	正

問16 一般用医薬品の販売時のコミュニケーションに関する記述の正誤について、正しい組合せを一つ選べ。

a 医薬品の販売に従事する専門家からの情報提供は、専門用語を分かりやすい平易な表現で説明するだけでなく、説明した内容が購入者にどう理解されているか、などの実情を把握しながら行うことで、その実効性が高まる。
b 一般用医薬品については、必ずしも情報提供を受けた当人が医薬品を使用するとは限らないことを踏まえ、販売時のコミュニケーションを考える必要がある。
c 一般用医薬品は、すぐに使用する必要に迫られて購入されるとは限らず、家庭における常備薬として購入されることも多いため、販売等に従事する専門家においては、その点も把握に努めることが望ましい。
d 購入者が医薬品を使用する状況が変化する可能性は低いため、販売時のコミュニケーションの機会が継続的に確保されるような配慮は必要ない。

	a	b	c	d
1	正	正	誤	正
2	誤	誤	正	誤
3	正	正	正	誤
4	正	誤	正	誤
5	誤	正	誤	正

問17 薬害及び薬害の訴訟に関する記述について、正しいものの組合せを一つ選べ。

a 薬害は、医薬品を十分注意して使用していれば、起こることはない。
b C型肝炎訴訟を契機として、医師、薬剤師、法律家、薬害被害者などの委員により構成される医薬品等行政評価・監視委員会が設置された。
c 今まで国内で薬害の原因となったものは医療用医薬品のみである。
d 一般用医薬品の販売等に従事する者は、薬害事件の歴史を十分に理解し、医薬品の副作用等による健康被害の拡大防止に関し、その責務の一端を担っていることに留意しておく必要がある。

1（a、b） 2（a、c） 3（b、d） 4（c、d）

問18 サリドマイド及びサリドマイド訴訟に関する記述の正誤について、正しい組合せを一つ選べ。

a　サリドマイド訴訟は、サリドマイド製剤を妊娠している女性が使用したことにより、出生児に四肢欠損、耳の障害等の先天異常（サリドマイド胎芽症）が発生したことに対する損害賠償訴訟である。

b　サリドマイドは、妊娠している女性が摂取した場合、血液－胎盤関門を通過して胎児に移行する。

c　サリドマイドは、催眠鎮静成分として承認・販売されたが、副作用として血管新生を促進する作用がみられた。

d　サリドマイドによる薬害は、その光学異性体のうち、一方の異性体のみが有する作用であることから、もう一方の異性体を分離して製剤化した場合には、避けることができる。

	a	b	c	d
1	正	正	正	誤
2	正	正	誤	正
3	正	正	誤	誤
4	誤	誤	正	誤
5	誤	正	誤	正

問19 スモン及びスモン訴訟に関する記述の正誤について、正しい組合せを一つ選べ。

a　スモン訴訟は、キノホルム製剤を使用したことにより、亜急性脊髄視神経症に罹患したことに対する損害賠償訴訟である。

b　スモンの症状として、初期には腹部の膨満感から激しい腹痛を伴う下痢を生じ、次第に下半身の痺れや脱力、歩行困難等が現れる。

c　キノホルム製剤は、整腸剤として販売されていたが、現在、日本ではアメーバ赤痢にのみ使用されている。

d　スモン患者に対する施策や救済制度として、治療研究施設の整備、重症患者に対する介護事業等が講じられている。

	a	b	c	d
1	誤	正	正	誤
2	正	誤	正	正
3	誤	正	誤	正
4	正	誤	正	誤
5	正	正	誤	正

問20 クロイツフェルト・ヤコブ病（CJD）及びCJD訴訟に関する記述の正誤について、正しい組合せを一つ選べ。

a　ヒト乾燥硬膜に対して、十分な化学的処理が行われないまま製品として流通し、脳外科手術で移植された患者にCJDが発生した。

b　CJDは、ウイルスの一種であるプリオンが脳の組織に感染することが原因とされ、次第に認知症に類似した症状が現れ、死に至る重篤な神経難病である。

c　本訴訟の和解を踏まえて、CJD患者に対する入院対策・在宅対策の充実の措置が講じられるようになった。

d　本訴訟を契機として、ヒト乾燥硬膜移植の有無を確認するため、患者診療録を長期保存する等の措置が講じられるようになった。

	a	b	c	d
1	誤	正	正	誤
2	正	誤	正	正
3	正	正	正	正
4	正	誤	正	誤
5	誤	正	誤	正

主な医薬品とその作用

問21 かぜ薬の配合成分に関する記述について、（　）の中に入れるべき字句の正しい組合せを一つ選べ。

かぜ薬とは、かぜの諸症状の緩和を目的として使用される医薬品の総称である。その中には、鼻粘膜の充血を和らげ、気管・気管支を拡げる成分として（ a ）、咳を抑える成分として（ b ）、及びくしゃみや鼻汁を抑える成分として（ c ）が配合されているものがある。

	a	b	c
1	グアイフェネシン	イソプロピルアンチピリン	エテンザミド
2	グアイフェネシン	ノスカピン	エテンザミド
3	メチルエフェドリン塩酸塩	イソプロピルアンチピリン	エテンザミド
4	メチルエフェドリン塩酸塩	イソプロピルアンチピリン	ヨウ化イソプロパミド
5	メチルエフェドリン塩酸塩	ノスカピン	ヨウ化イソプロパミド

問22 かぜ薬に含まれる炎症による腫れを和らげる成分に関する記述の正誤について、正しい組合せを一つ選べ。

a　グリチルリチン酸二カリウムの作用本体であるグリチルリチン酸は、化学構造がステロイド性抗炎症成分に類似していることから、抗炎症作用を示すと考えられている。
b　グリチルリチン酸二カリウムは、血栓を起こすおそれのある人に使用する場合は、医師や薬剤師に相談するなどの対応が必要である。
c　トラネキサム酸は、体内での起炎物質の産生を抑制することで炎症の発生を抑え、腫れを和らげる。
d　トラネキサム酸を大量に摂取すると、偽アルドステロン症を生じるおそれがある。

	a	b	c	d
1	正	正	誤	誤
2	正	誤	正	正
3	誤	正	誤	誤
4	正	誤	正	誤
5	誤	誤	正	正

問23 体力虚弱のもののかぜの症状緩和に用いることができる漢方処方製剤の正誤について、正しい組合せを一つ選べ。

a　葛根湯
b　麻黄湯
c　香蘇散
d　小柴胡湯

	a	b	c	d
1	正	誤	正	誤
2	正	誤	誤	正
3	誤	誤	正	誤
4	正	正	誤	誤
5	誤	誤	誤	正

問24 鎮痛の目的で用いられる漢方処方製剤に関する記述の正誤について、正しい組合せを一つ選べ。

a　芍薬甘草湯は、体力中等度以下で手足が冷えて肩がこり、ときにみぞおちが膨満するものの頭痛、頭痛に伴う吐きけ・嘔吐、しゃっくりに適すとされる。
b　疎経活血湯は、体力中等度で、痛みがあり、ときにしびれがあるものの関節痛、神経痛、腰痛、筋肉痛に適すとされる。
c　麻杏薏甘湯は体力中等度なものの関節痛、神経痛、筋肉痛、いぼ、手足のあれに適すとされる。
d　釣藤散は、体力中等度で、慢性に経過する頭痛、めまい、肩こりなどがあるものの慢性頭痛、神経症、高血圧の傾向のあるものに適すとされる。

	a	b	c	d
1	正	正	誤	誤
2	正	誤	正	誤
3	誤	正	正	正
4	正	誤	誤	正
5	誤	正	誤	正

問25 一般用医薬品の解熱鎮痛薬を購入する際に、受診勧奨が必要と考えられる症状の正誤について、正しい組合せを一つ選べ。

a　激しい腹痛や下痢などの消化器症状を伴う発熱
b　1週間以上続く発熱
c　年月の経過に伴って次第に増悪していくような月経痛
d　起床時に関節のこわばりを伴う関節痛

	a	b	c	d
1	正	正	正	誤
2	正	正	誤	正
3	正	誤	正	正
4	誤	正	正	正
5	正	正	正	正

問26 次の記述にあてはまる漢方処方製剤として、最も適切なものを一つ選べ。

体力中等度以下で、心身が疲れ、血色が悪く、ときに熱感を伴うものの貧血、不眠症、精神不安、神経症に適すとされる。

1　加味帰脾湯　2　桂枝加竜骨牡蛎湯　3　抑肝散　4　柴胡加竜骨牡蛎湯　5　小建中湯

問27 一般用医薬品に含まれる有効成分とアルコールとの相互作用に関する記述の正誤について、正しい組合せを一つ選べ。

a　アルコールは、アスピリンによる胃腸障害を減弱する。

b　アルコールは、解熱鎮痛成分の吸収に影響するが、代謝に影響を与えることはない。

c　ジフェンヒドラミン塩酸塩は、アルコールとともに服用すると、薬効や副作用が減弱されるおそれがある。

d　アセトアミノフェンは、アルコールとともに服用すると、肝機能障害が起こりやすくなる。

	a	b	c	d
1	正	正	誤	誤
2	誤	正	正	誤
3	誤	誤	正	正
4	誤	誤	誤	正
5	正	誤	誤	誤

問28 一般用医薬品の催眠鎮静薬及びその配合成分等に関する記述の正誤について、正しい組合せを一つ選べ。

a　特段の基礎疾患がない人において、ストレス、疲労、時差ぼけ等の睡眠リズムの乱れが原因の一時的な不眠は、一般用医薬品で対処可能である。

b　入眠障害、熟眠障害、中途覚醒、早朝覚醒等の症状が慢性的に続いている不眠は、抗ヒスタミン成分を主薬とする催眠鎮静薬により対処可能である。

c　15歳未満の小児では、抗ヒスタミン成分により眠気とは反対の中枢興奮などの副作用が起きやすいため、使用は避ける。

d　妊娠中にしばしば生じる睡眠障害は、ホルモンのバランスや体形の変化等が原因であり、睡眠改善薬の適用対象でない。

	a	b	c	d
1	誤	正	正	誤
2	正	正	誤	正
3	正	誤	正	誤
4	誤	正	誤	正
5	正	誤	正	正

問29 眠気防止薬の有効成分として配合されるカフェインに関する記述の正誤について、正しい組合せを一つ選べ。

a　脳を興奮させる作用があり、脳が過剰に興奮すると、副作用として振戦(震え)、めまい、不安、頭痛等を生じることがある。

b　心筋を興奮させる作用があり、副作用として、動悸が現れることがある。

c　腎臓におけるナトリウムイオンの再吸収促進作用があり、尿量を減少させる。

d　胃液分泌抑制作用があり、その結果、副作用として胃腸障害(食欲不振・悪心・嘔吐)が現れることがある。

	a	b	c	d
1	正	正	正	誤
2	正	正	誤	正
3	正	正	誤	誤
4	誤	誤	正	誤
5	誤	正	誤	正

問30 乗物酔い防止薬の配合成分に関する記述の正誤について、正しい組合せを一つ選べ。

a　不安や緊張などの心理的要因による影響を和らげることを目的として、アリルイソプロピルアセチル尿素のような鎮静成分が配合されている場合がある。

b　アミノ安息香酸エチルは、脳に軽い興奮を起こさせて平衡感覚の混乱によるめまいを軽減させることを目的として用いられる。

c　メクリジン塩酸塩は、吐きけの防止・緩和を目的として配合されることがある抗ヒスタミン成分である。

d　ジフェニドール塩酸塩は、胃粘膜への麻酔作用によって嘔吐刺激を和らげる。

	a	b	c	d
1	誤	正	正	誤
2	正	誤	正	正
3	正	正	正	正
4	正	誤	正	誤
5	誤	正	誤	正

問31 咳止めや痰を出しやすくする目的で用いられる漢方処方製剤及び生薬成分に関する記述の正誤について、正しい組合せを一つ選べ。

a　麻杏甘石湯は、体力中等度以上で、咳が出て、ときにのどが渇くものの咳、小児喘息、気管支喘息、気管支炎、感冒、痔の痛みに適すとされる。

b　半夏厚朴湯は、構成生薬としてカンゾウを含むため、摂取されるグリチルリチン酸の総量が継続して多くならないよう注意を促すことが重要である。

c　キョウニンは、体内で分解されて生じた代謝物の一部が延髄の呼吸中枢、咳嗽中枢を興奮させる作用を示すとされる。

d　麦門冬湯は、体力中等度で、気分がふさいで、咽喉、食道部に異物感があり、かぜをひきやすく、ときに動悸、めまい、嘔気などを伴うものの小児喘息、気管支喘息、気管支炎、咳、不安神経症、虚弱体質に適すとされる。

	a	b	c	d
1	正	正	誤	誤
2	正	正	誤	正
3	正	誤	誤	誤
4	誤	誤	正	正
5	誤	誤	正	誤

問32 胃に作用する薬及びその配合成分に関する記述について、正しいものの組合せを一つ選べ。

a　消化成分のうち、胆汁分泌促進作用があるものは肝臓病の症状を悪化させるおそれがある。

b　制酸成分を主体とする胃腸薬については、酸度の高い食品と一緒に使用すると胃酸に対する中和作用が低下すると考えられている。

c　健胃薬は、炭水化物、脂質、タンパク質等の分解に働く酵素を補う等により、胃の内容物の消化を助けることを目的とする医薬品である。

d　ピレンゼピン塩酸塩などの胃液分泌抑制成分は、副交感神経の伝達物質であるアセチルコリンの働きを促進する。

1（a、b）　2（a、d）　3（b、c）　4（c、d）

問33 胃の不調を改善する目的で用いられる漢方処方製剤に関する記述の正誤について、正しい組合せを一つ選べ。

a　安中散は、体力虚弱で、疲れやすくて手足などが冷えやすいものの胃腸虚弱、下痢、嘔吐、胃痛、腹痛、急・慢性胃炎に適すとされる。

b　六君子湯は、体力中等度以下で、胃腸が弱く、食欲がなく、みぞおちがつかえ、疲れやすく、貧血性で手足が冷えやすいものの胃炎、胃腸虚弱、胃下垂、消化不良、食欲不振、胃痛、嘔吐に適すとされる。

c　平胃散は、体力中等度以上で、胃がもたれて消化が悪く、ときに吐きけ、食後に腹が鳴って下痢の傾向のあるものの食べすぎによる胃のもたれ、急・慢性胃炎、消化不良、食欲不振に適すとされる。

d　人参湯は、体力中等度以下で腹部は力がなくて、胃痛又は腹痛があって、ときに胸やけや、げっぷ、胃もたれ、食欲不振、吐きけ、嘔吐などを伴うものの神経性胃炎、慢性胃炎、胃腸虚弱に適すとされる。

	a	b	c	d
1	正	誤	正	誤
2	誤	正	正	誤
3	誤	誤	正	正
4	正	正	誤	誤
5	正	誤	誤	正

問34 整腸薬又は止瀉薬の配合成分に関する記述の正誤について、正しい組合せを一つ選べ。

a　タンニン酸ベルベリンは、タンニン酸の抗菌作用とベルベリンの収斂作用による止瀉を期待して用いられる。

b　トリメブチンマレイン酸塩は、腸内細菌のバランスを整える作用による整腸を期待して用いられる。

c　ロペラミド塩酸塩は、水あたりや食あたりによる下痢の症状に用いることを目的として配合される。

d　次没食子酸ビスマスは、腸粘膜のタンパク質と結合して不溶性の膜を形成し、腸粘膜を引きしめることにより、腸粘膜を保護する。

	a	b	c	d
1	正	誤	正	正
2	正	誤	正	誤
3	誤	正	正	誤
4	誤	誤	誤	正
5	正	正	誤	正

問35 瀉下薬の配合成分に関する記述について、誤っているものを一つ選べ。

1　ピコスルファートナトリウムは、腸管内で水分を吸収して腸内容物に浸透し、糞便のかさを増すとともに糞便を柔らかくする。

2　センノシドは、大腸に生息する腸内細菌によって分解され、分解生成物が大腸を刺激することで瀉下作用をもたらすと考えられている。

3　ヒマシ油は、その分解物が小腸を刺激することで瀉下作用をもたらすと考えられている。

4　水酸化マグネシウム等の無機塩類は、腸内容物の浸透圧を高めることで糞便中の水分量を増し、また、大腸を刺激して排便を促す。

5　マルツエキスは、主成分である麦芽糖が腸内細菌によって分解（発酵）して生じるガスによって便通を促すとされている。

問36 胃腸鎮痛鎮痙薬の配合成分に関する記述の正誤について、正しい組合せを一つ選べ。

a　ブチルスコポラミン臭化物は、鎮痛鎮痙のほか、胃酸過多や胸やけに対する効果も期待して用いられる。

b　ロートエキスには、縮瞳による目のかすみや排尿困難といった副作用が現れることがある。

c　オキセサゼインは、消化管の粘膜及び平滑筋に対する局所麻酔作用による鎮痛鎮痙効果を期待して用いられる。

d　パパベリン塩酸塩は、胃液分泌を抑える作用もあるため、胃酸過多や胸焼けに対する効果も期待して用いられる。

	a	b	c	d
1	誤	正	正	誤
2	正	正	誤	正
3	正	誤	正	誤
4	誤	正	誤	正
5	正	誤	正	正

問37 一般用医薬品の強心薬の配合成分とその配合目的としての作用及び使用の際の注意事項に関する記述の正誤について、正しい組合せを一つ選べ。

	配合成分	配合目的としての作用及び使用の際の注意事項
a	リュウノウ	中枢神経系の刺激による気つけの効果が期待できる強心成分である。
b	ゴオウ	強心作用を示すほか、興奮を静める作用があるとされる。
c	ジャコウ	微量で強い強心作用を示すため、1日用量は5mg以下に定められている。
d	センソ	強心作用を示すほか、皮膚や粘膜に触れると局所麻酔作用を示すとされる。

	a	b	c	d
1	正	誤	正	誤
2	正	誤	誤	正
3	誤	正	正	正
4	誤	正	誤	正
5	誤	誤	正	正

問38 一般用医薬品の高コレステロール改善薬の配合成分に関する記述の正誤について、正しい組合せを一つ選べ。

a　ビタミンB6は、酵素によりフラビンアデニンジヌクレオチドへと活性化され、補酵素として働く。

b　ビタミンEは、コレステロールからの過酸化脂質の生成を抑えるほか、末梢血管の血行促進作用があるとされる。

c　リノール酸は、コレステロールと結合して、代謝されやすいコレステロールエステルを形成するとされ、肝臓におけるコレステロールの代謝を促す効果を期待して用いられる。

d　大豆油不けん化物（ソイステロール）には、低密度リポタンパク質（LDL）等の異化排泄を促進し、リポタンパクリパーゼ活性を高めて、高密度リポタンパク質（HDL）産生を高める作用があるとされる。

	a	b	c	d
1	正	正	誤	誤
2	誤	正	正	誤
3	誤	誤	正	正
4	誤	誤	誤	正
5	正	誤	誤	誤

問39 ダイエット中の25歳女性が、最近、疲れやすく血色不良があり、次の成分の一般用医薬品の貧血用薬（鉄製剤）を購入する目的で店舗を訪れた。

1錠中

成分	分量	内訳
溶性ピロリン酸第二鉄	79.5 mg	（鉄　10mg）
アスコルビン酸	50 mg	
トコフェロール酢酸エステル	10 mg	
シアノコバラミン	50 μg	
葉酸	1 mg	

この貧血用薬（鉄製剤）に関する記述の正誤について、正しい組合せを一つ選べ。

a　この医薬品を服用した後に便が黒くなることがあるが、服用前から便が黒い場合は貧血の原因として消化管内で出血している場合もあるため、服用前の便の状況との対比が必要である。

b　鉄分の吸収は空腹時のほうが高いとされ、消化器系への副作用を軽減するためにも、この医薬品は食前に服用することが望ましい。

c　この医薬品は、緑茶や紅茶で服用すると、鉄の吸収が良くなり、効果が高まることが期待できる。

d　この医薬品には、鉄分のほか、正常な赤血球の形成に働くビタミンが配合されている。

	a	b	c	d
1	正	誤	正	誤
2	誤	正	正	誤
3	誤	誤	正	正
4	正	正	誤	誤
5	正	誤	誤	正

問40 65歳男性で排便に伴う切れ痔の痛みと出血の症状があるため、次の成分の一般用医薬品の外用痔疾用薬を購入する目的で店舗を訪れた。

1個（1.4g）中

成分	分量
リドカイン塩酸塩	60 mg
メチルエフェドリン塩酸塩	5 mg
ヒドロコルチゾン酢酸エステル	5 mg
イソプロピルメチルフェノール	2 mg
アラントイン	20 mg
卵黄油	100 mg
ユーカリ油	2 mg

この外用痔疾用薬に関する記述の正誤について、正しい組合せを一つ選べ。

a　この医薬品に配合されるリドカイン塩酸塩は、まれに重篤な副作用としてショック（アナフィラキシー）を生じることがある。

b　この医薬品には、交感神経系を刺激する成分が配合されているので、高齢者ではその適否を十分考慮し、使用する場合には慎重な使用がなされることが重要である。

c　この医薬品には、血管収縮作用による止血効果を期待して、アラントインが配合されている。

d　この医薬品には、粘膜表面に不溶性の膜を形成することによる、粘膜の保護・止血を目的として、卵黄油が配合されている。

	a	b	c	d
1	正	正	誤	正
2	正	正	誤	誤
3	誤	正	正	誤
4	誤	正	誤	正
5	誤	誤	正	誤

問41 **次の記述にあてはまる漢方処方製剤として、最も適切なものを一つ選べ。**

体力中等度以下で、冷え症、貧血気味、神経過敏で、動悸、息切れ、ときにねあせ、頭部の発汗、口の渇きがあるものの更年期障害、血の道症、不眠症、神経症、動悸、息切れ、かぜの後期の症状、気管支炎に適すとされる。

まれに重篤な副作用として、間質性肺炎、肝機能障害を生じることが知られている。

1 温経湯　2 当帰芍薬散　3 桂枝茯苓丸　4 四物湯　5 柴胡桂枝乾姜湯

問42 **車で通勤する30歳女性が、仕事中に咳がひどく、周りに迷惑がかからないように咳を鎮めたいため、次の成分の一般用医薬品の鎮咳去痰薬を購入する目的で店舗を訪れた。**

60mL中

成分	分量
ジヒドロコデインリン酸塩	30 mg
グアイフェネシン	170 mg
クロルフェニラミンマレイン酸塩	12 mg
無水カフェイン	62 mg

この女性に対する登録販売者の対応に関する記述の正誤について、正しい組合せを一つ選べ。

a この医薬品は12歳未満の小児には使用できないことから、本人が使用することを確認した。

b 授乳中の人は、この医薬品を服用しないか、服用する場合は授乳を避ける必要があると購入者に説明した。

c この医薬品には、鎮咳成分、去痰成分及び抗ヒスタミン成分が含まれることを説明した。

d この医薬品を服用した後は、乗物又は機械類の運転操作を避けるよう説明した。

	a	b	c	d
1	正	正	正	正
2	誤	誤	正	正
3	誤	誤	誤	正
4	正	正	誤	誤
5	正	誤	正	誤

問43 **一般用医薬品の鼻炎用内服薬に配合されている成分に関する記述の正誤について、正しい組合せを一つ選べ。**

a プソイドエフェドリン塩酸塩が配合されている場合は、長期間にわたって連用した場合、薬物依存につながるおそれがある。

b 鼻腔における副交感神経の働きを抑えることで、鼻汁の分泌やくしゃみを抑えることを目的として、ベラドンナ総アルカロイドが配合されている場合がある。

c クレマスチンフマル酸塩が配合されている場合は、抗ヒスタミン作用以外にコリン作用（アセチルコリンに類似した作用）も示すため、使用には注意が必要である。

d 鼻粘膜の血管を拡張させることによって鼻粘膜の充血や腫れを和らげることを目的として、フェニレフリン塩酸塩が配合されている場合がある。

	a	b	c	d
1	正	誤	正	誤
2	正	誤	正	正
3	正	正	誤	誤
4	誤	正	正	正
5	誤	正	誤	正

問44 一般用医薬品のアレルギー用薬及びアレルギー症状の治療に関する記述の正誤について、正しい組合せを一つ選べ。

a 鼻炎用内服薬と鼻炎用点鼻薬は、同じ成分または同種の作用を有する成分が重複することもあり、医薬品の販売等に従事する専門家はそれらが併用されることのないよう注意が必要である。

b アトピー性皮膚炎が疑われる場合やその診断が確定している場合は、医師の受診を勧めることが重要である。

c 皮膚感染症による湿疹の痒み症状に対しては、アレルギー用薬を使用して症状の緩和を図るのではなく、皮膚感染症そのものへの対処を優先する必要がある。

d 医療機関での検査によりアレルゲンを厳密に特定した場合は、医師の指導の下、減感作療法が行われることがある。

	a	b	c	d
1	誤	正	正	誤
2	正	誤	正	正
3	正	正	正	正
4	正	誤	正	誤
5	誤	正	誤	正

問45 一般用医薬品の鼻炎用点鼻薬及びその配合成分に関する記述の正誤について、正しい組合せを一つ選べ。

a クロモグリク酸ナトリウムは、肥満細胞からヒスタミンの遊離を抑えることにより、鼻アレルギー症状を緩和することを目的として、配合されている場合がある。

b クロルフェニラミンマレイン酸塩は、肥満細胞から遊離したヒスタミンとヒスタミン受容体との結合を妨げることにより、鼻アレルギー症状を緩和することを目的として、配合されている場合がある。

c テトラヒドロゾリン塩酸塩は、鼻粘膜を通っている血管を拡張させる作用を示すため、鼻粘膜症状の緩和を目的として配合されている場合がある。

d アドレナリン作動成分を含む鼻炎用点鼻薬は、長期連用は避けることとされており、３日間位使用しても症状の改善がみられない場合には、使用を中止して医療機関を受診するなどの対応が必要である。

	a	b	c	d
1	正	正	誤	正
2	正	正	誤	誤
3	誤	正	正	誤
4	誤	正	誤	正
5	誤	誤	正	誤

問46 眼科用薬に関する記述の正誤について、正しい組合せを一つ選べ。

a 一般用医薬品の点眼薬には、緑内障の症状を改善できるものはない。

b 点眼薬は、結膜嚢（結膜で覆われた眼瞼の内側と眼球の間の空間）に適用するものであるが、１滴の薬液量は結膜嚢の容積の50％程度に設定されている。

c 点眼薬は無菌的に製造されるが、法の規定により必ず防腐剤が配合されている。

d 点眼後は、しばらくまばたきを繰り返して、薬液を結膜嚢内に行き渡らせるとよい。

	a	b	c	d
1	正	正	誤	誤
2	誤	正	正	誤
3	誤	誤	正	正
4	誤	誤	誤	正
5	正	誤	誤	誤

問47 一般用医薬品の眼科用薬に配合される成分に関する記述の正誤について、正しい組合せを一つ選べ。

a ネオスチグミンメチル硫酸塩は、毛様体におけるアセチルコリンの働きを抑えることで、目の調節機能を改善する効果を目的として用いられる。

b ヒスタミンの働きを抑えることにより、目の痒みを和らげることを目的として、ケトチフェンフマル酸塩が配合されている場合がある。

c パンテノールは、結膜の充血を改善するのに必須なビタミン成分である。

d イプシロン-アミノカプロン酸は、目の乾きを改善する有効成分として眼科用薬に用いられる。

	a	b	c	d
1	正	正	誤	誤
2	正	誤	正	正
3	誤	正	誤	誤
4	正	誤	正	誤
5	誤	誤	正	正

問48 次の成分を含む鎮痛消炎貼付剤に関する記述の正誤について、正しい組合せを一つ選べ。

100g 中

成分	分量
サリチル酸グリコール	2.0g
トコフェロール酢酸エステル	1.0g
メントール	1.0g

a　サリチル酸グリコールは、局所刺激により患部の血行を促し、また末梢の知覚神経に軽い麻痺を起こすことにより、鎮痛作用をもたらす。

b　トコフェロール酢酸エステルは、患部局所の血行を促す目的で配合されているが、血液凝固を抑える働きもあるため、血友病などの出血性血液疾患の診断を受けた人では使用を避ける。

c　メントールは、冷感刺激成分であり、患部の血行を促す効果や鎮痛・鎮痒効果を期待して配合されている。

d　本剤は、打撲や捻挫などの急性の腫れや熱感を伴う症状には適さない。

	a	b	c	d
1	正	正	誤	正
2	誤	誤	正	誤
3	正	正	正	誤
4	正	誤	正	誤
5	誤	正	誤	正

問49 外皮用薬及びその配合成分に関する記述について、正しいものの組合せを一つ選べ。

a　紫雲膏は、ひび、あかぎれ、しもやけ、うおのめ、あせも、ただれ、外傷、火傷、痔核による疼痛、肛門裂傷、湿疹・皮膚炎に適すとされる。

b　ナファゾリン塩酸塩は、創傷面に浸透して、血管を収縮させることによって創傷面からの出血を抑制する効果がある。

c　サリチル酸は、皮膚の角質層を構成するケラチンを変質させることにより、角質軟化作用を示す。

d　イブプロフェンの誘導体であるイブプロフェンピコノールは、吹き出物に伴う皮膚の発赤や腫れを抑えるほか、鎮痛作用も期待して配合される。

1（a、b）　2（a、c）　3（b、d）　4（c、d）

問50 外皮用薬及びその配合成分に関する記述の正誤について、正しい組合せを一つ選べ。

a　貼付剤は、同じ部位に連続して貼付すると、かぶれ等を生じやすくなる。

b　スプレー剤やエアゾール剤は、できるだけ吸入しないよう、口や鼻から遠ざけ、患部の至近距離から噴霧することが望ましい。

c　一般的に、じゅくじゅくと湿潤している患部には、有効成分の浸透性が高い液剤が適している。

d　温感刺激成分が配合された外皮用薬は、貼付部位をコタツ等の保温器具で温めると強い痛みを生じやすくなるほか、いわゆる低温やけどを引き起こすおそれがある。

	a	b	c	d
1	正	正	誤	誤
2	正	誤	正	誤
3	誤	正	正	正
4	正	誤	誤	正
5	誤	正	誤	正

問51 毛髪用薬の配合成分とその配合目的としての作用に関する記述の正誤について、正しい組合せを一つ選べ。

	配合成分	配合目的としての作用
a	カルプロニウム塩化物	アセチルコリンに類似した作用により、頭皮の血管拡張と毛根への血行を促進する。
b	エストラジオール安息香酸エステル	女性ホルモンの作用により、脱毛を抑制する。
c	ヒノキチオール	頭皮の脂質代謝を高め、余分な皮脂を取り除く。
d	カシュウ	頭皮の血行を促進し、炎症を抑制する。

	a	b	c	d
1	正	正	誤	誤
2	正	正	誤	正
3	正	誤	誤	誤
4	誤	誤	正	正
5	誤	誤	正	誤

問52 歯槽膿漏薬及び口内炎用薬の配合成分に関する記述の正誤について、正しい組合せを一つ選べ。

a セチルピリジニウム塩化物は、歯槽膿漏薬において細菌の繁殖を抑えることを目的として配合されている。

b イソプロピルメチルフェノールは、炎症を起こした歯周組織からの出血を抑える作用を期待して配合されている。

c グリチルレチン酸は、歯周組織や口腔粘膜の炎症を和らげることを目的として配合されている。

d アズレンスルホン酸ナトリウム（水溶性アズレン）は、口内炎時の口腔粘膜の組織修復を促す作用を期待して配合される。

	a	b	c	d
1	誤	正	正	誤
2	正	正	誤	正
3	正	誤	正	誤
4	誤	正	誤	正
5	正	誤	正	正

問53 一般用医薬品の禁煙補助剤に関する記述について、正しいものの組合せを一つ選べ。

a 禁煙補助剤は、鎮咳去痰薬、鼻炎用薬、痔疾用薬等のアドレナリン作動成分が配合された医薬品と併用すると、これら併用された医薬品の作用を増強させるおそれがある。

b 咀嚼剤は、ゆっくりと断続的に噛むことにより口腔内に放出されたニコチンが、主として腸管から吸収されて循環血液中に移行することにより効果を発揮する。

c 咀嚼剤は、口腔内が酸性になるとニコチンの吸収が低下するため、コーヒーや炭酸飲料を摂取した後しばらくは使用を避ける。

d 禁煙補助剤の使用開始から１～２週間の間に、血中ニコチン濃度の上昇によって生じるニコチン離脱症状（イライラ感、集中困難、落ち着かない等）が現れることがある。

1（a、b） 2（a、c） 3（b、d） 4（c、d）

問54 ビタミン主薬製剤に配合されるビタミン成分のうち、次の記述にあてはまる最も適切なものを一つ選べ。

炭水化物からのエネルギー産生に不可欠な栄養素で、神経の正常な働きを維持する作用や、腸管運動を促進する働きがある。

その主薬製剤は、神経痛、筋肉痛・関節痛（肩・腰・肘・膝痛、肩こり、五十肩など）、手足のしびれ、便秘、眼精疲労（慢性的な目の疲れ及びそれに伴う目のかすみ・目の奥の痛み）の症状の緩和、脚気症状の緩和に用いられる。

1 ビタミンA　2 ビタミンB１　3 ビタミンB２　4 ビタミンB６　5 ビタミンB12

問55 **滋養強壮保健薬の配合成分及び生薬成分に関する記述の正誤について、正しい組合せを一つ選べ。**

a　ヘスペリジンは、ビタミン様物質のひとつで、骨格筋に溜まった乳酸の分解を促す等の働きを期待して、滋養強壮保健薬に配合されている場合がある。

b　ハンピは、強壮、血行促進、性機能の亢進等の作用を期待して用いられる。

c　グルクロノラクトンは、肝臓の働きを助け、肝血流を促進する働きがあるとされる。

d　アミノエチルスルホン酸（タウリン）は、筋肉にのみ存在し、細胞の機能が正常に働くために重要な物質である。

	a	b	c	d
1	正	誤	正	誤
2	誤	正	正	誤
3	誤	誤	正	正
4	正	正	誤	誤
5	正	誤	誤	正

問56 **漢方の特徴・漢方薬使用における基本的な考え方に関する記述の正誤について、正しい組合せを一つ選べ。**

a　漢方薬とは、古来に中国において発展してきた伝統医学で用いる薬剤全体を概念的に広く表現する時に用いる言葉である。

b　現代では、一般用医薬品の漢方処方製剤として、処方に基づく生薬混合物の浸出液を濃縮して調製された乾燥エキス製剤を散剤等に加工したもののみが、市販されている。

c　漢方薬を使用する場合、漢方独自の病態認識である「証」に基づいて用いることが、有効性及び安全性を確保するために重要である。

d　漢方の病態認識には、虚実、陰陽、気血水、五臓などがある。

	a	b	c	d
1	正	正	正	正
2	誤	誤	正	正
3	誤	誤	誤	正
4	正	正	誤	誤
5	正	誤	正	誤

問57 **次の記述にあてはまる漢方処方製剤として、最も適切なものを一つ選べ。**

体力中等度以下で、疲れやすく、汗のかきやすい傾向があるものの肥満に伴う関節の腫れや痛み、むくみ、多汗症、肥満症（筋肉にしまりのない、いわゆる水ぶとり）に適すとされる。

1　黄連解毒湯　　2　清上防風湯　　3　防風通聖散　　4　大柴胡湯　　5　防已黄耆湯

問58 **消毒薬、殺菌消毒成分及びその取扱い上の注意に関する記述の正誤について、正しい組合せを一つ選べ。**

a　酸性やアルカリ性の消毒薬が目に入った場合は、中和剤を使って早期に十分な時間（15分間以上）洗眼するのがよい。

b　サラシ粉などの塩素系殺菌消毒成分は、強い酸化力により、一般細菌類、真菌類に対し殺菌消毒作用を示すが、大部分のウイルスに対する作用はない。

c　エタノールは、微生物のタンパク質の変性作用を有し、結核菌を含む一般細菌類のみならず、真菌類に対しても殺菌消毒作用を示す。

d　クレゾール石ケン液の原液は、結核菌を含む一般細菌類、真菌類、大部分のウイルスに対して殺菌消毒作用を示す。

	a	b	c	d
1	正	誤	正	誤
2	正	誤	誤	正
3	誤	誤	正	誤
4	正	正	誤	誤
5	誤	誤	誤	正

問59 **殺虫剤・忌避剤及びその配合成分に関する記述の正誤について、正しい組合せを一つ選べ。**

a　忌避剤は、衛生害虫が疾病を媒介するのを防止する効果に加え、虫さされによる痒みなどの症状を和らげる効果を有する。

b　野外など医薬部外品の殺虫剤（蚊取り線香など）の効果が十分には期待できない場所では、忌避剤を用いて蚊による吸血の防止を図る。

c　ディートを含有する忌避剤は、生後6ヶ月未満の乳児については、顔面への使用を避け、1日の使用限度（1日1回）を守って使用する必要がある。

d　スプレー剤となっている忌避剤を顔面に使用する場合は、直接顔面に噴霧せず、いったん手のひらに噴霧してから必要な場所に塗布する等の対応が必要である。

	a	b	c	d
1	正	誤	正	誤
2	正	誤	誤	正
3	誤	正	正	正
4	誤	正	誤	正
5	誤	誤	正	正

問60 一般用検査薬の妊娠検査薬に関する記述の正誤について、正しい組合せを一つ選べ。

a　妊娠検査薬は、通常、実際に妊娠が成立してから４週目前後の尿中のヒト絨毛性性腺刺激ホルモン濃度を検出感度としている。

b　一般的な妊娠検査薬は、月経予定日を過ぎて概ね１週目以降に検査することが推奨されている。

c　妊娠検査薬の検出反応は、検出対象となる物質と特異的に反応する抗体や酵素を用いたものであるため、検査操作を行う場所の室温が極端に高温の場合には影響を受けるが、室温が極端に低温の場合には影響を受けにくい。

d　経口避妊薬や更年期障害治療薬などのホルモン剤を使用している人では、妊娠していなくても検査結果が陽性となることがある。

	a	b	c	d
1	誤	正	正	誤
2	正	正	誤	正
3	正	誤	正	誤
4	誤	正	誤	正
5	正	誤	正	正

人体の働きと医薬品

問61 消化器系に関する記述の正誤について、正しい組合せを一つ選べ。

a　消化器系は、飲食物を消化して生命維持に必要な栄養分として吸収し、その残滓を体外に排出する器官系である。

b　消化管は、胃から肛門まで続く管であり、平均的な成人で全長約９ｍある。

c　化学的消化とは、口腔内で咀嚼や消化管の運動によって飲食物を分解することをいう。

d　食道は喉もとから上腹部のみぞおち近くまで続く管状の器官で、括約筋はない。

	a	b	c	d
1	正	正	誤	誤
2	誤	正	正	誤
3	誤	誤	正	正
4	誤	誤	誤	正
5	正	誤	誤	誤

問62 小腸に関する記述の正誤について、正しい組合せを一つ選べ。

a　十二指腸は、胃から連なるＣ字型に彎曲した部分で、彎曲部には膵管と胆管の開口部があって、それぞれ膵液と胆汁を腸管内へ送り込んでいる。

b　回腸は、十二指腸に続く部分で、小腸上部の約40％を占め、明確な境目はないが空腸に続く。

c　十二指腸の上部を除き、小腸の内壁は、その粘膜表面が絨毛（柔突起ともいう）に覆われた輪状のひだがあるなど、表面積を大きくする構造を持つ。

d　小腸において、脂質は、ラクターゼ（消化酵素）の作用によって分解を受けるが、小腸粘膜の上皮細胞で吸収されると脂質に再形成され、乳状脂粒となる。

	a	b	c	d
1	正	誤	正	誤
2	正	誤	正	正
3	正	正	誤	誤
4	誤	正	正	正
5	誤	正	誤	正

問63 呼吸器系に関する記述の正誤について、正しい組合せを一つ選べ。

a　鼻腔の内壁から分泌される鼻汁には、アミラーゼが多く含まれ、気道の防御機構の一つとなっている。

b　声帯は、喉頭上部にあり、呼気で振動させると声が発せられるが、過度の負担がかかると、声はかすれてくる。

c　気道に細菌等の異物が吸い込まれると、異物は気道粘膜から分泌される粘液にからめ取られ、粘液層の連続した流れによって咽頭へ向けて排出される。

d　肺自体には肺を動かす筋組織がないため、横隔膜や肋間筋によって拡張・収縮して呼吸運動が行われる。

	a	b	c	d
1	正	誤	正	誤
2	正	誤	正	正
3	正	正	誤	誤
4	誤	正	正	正
5	誤	正	誤	正

問64 循環器系に関する記述について、正しいものの組合せを一つ選べ。

a　心臓の左側部分（左心房、左心室）は、全身から集まってきた血液を肺へ送り出す。

b　四肢を通る静脈では、静脈弁が一定の間隔をおいて発達しており、血液の逆流を防いでいる。

c　毛細血管は、体中の組織に細かく張り巡らされている細い血管で、その薄い血管壁を通して、血液中から酸素と栄養分が組織へ運び込まれる。

d　好中球は、白血球全体の約５％と数は少ないが、大きさは白血球の中で最も大きく、強い食作用を持つ。

1（a、b）　2（a、d）　3（b、c）　4（c、d）

問65 泌尿器系に関する記述について、正しいものの組合せを一つ選べ。

a　糸球体の外側を袋状のボウマン嚢が包み込んでおり、これを腎小体という。

b　腎小体では、血液中の老廃物のほか、血球やタンパク質以外の血漿成分も濾過される。

c　腎臓には、心臓から拍出される血液の約70％が流れており、水分及び電解質（特にナトリウム）の排出調節等が行われる。

d　排尿時には、膀胱の出口にある膀胱括約筋が収縮すると、同時に膀胱壁の排尿筋が弛緩し、尿が尿道へと押し出される。

1（a、b）　2（a、d）　3（b、c）　4（c、d）

問66 目に関する記述の正誤について、正しい組合せを一つ選べ。

a　水晶体の前にある虹彩が、瞳孔の大きさを変えることによって眼球内に入る光の量を調節している。

b　水晶体は、その周りを囲んでいる毛様体の収縮・弛緩によって、遠くの物を見るときには丸く厚みが増し、近くの物を見るときには扁平になる。

c　網膜に密集している視細胞が光を感じる反応には、ビタミンCが不可欠であるため、不足すると夜間視力の低下である夜盲症を生じる。

d　眼瞼（まぶた）は、皮下組織が少なく薄くできているため、裂傷や内出血が生じやすく、また、むくみ（浮腫）等の全身的な体調不良（薬の副作用を含む）の症状が現れやすい。

	a	b	c	d
1	正	正	誤	誤
2	正	誤	正	誤
3	誤	正	正	正
4	正	誤	誤	正
5	誤	正	誤	正

問67 鼻及び耳に関する記述の正誤について、正しい組合せを一つ選べ。

a　鼻炎は、鼻腔粘膜に炎症が起きて腫れた状態であり、鼻閉（鼻づまり）や鼻汁過多などの症状が生じる。

b　鼻腔と副鼻腔を連絡する管は非常に狭いため、鼻腔粘膜が腫れると副鼻腔の開口部がふさがりやすくなり、副鼻腔に炎症を生じることがある。

c　鼓膜まで伝導された音は、鼓膜を振動させ、互いに連結した微細な３つの耳小骨が、鼓膜の振動を増幅して、中耳へ音を伝える。

d　小さな子供では、耳管の形状が太く短く、走行が水平に近いため、鼻腔からウイルスや細菌が侵入しやすい。

	a	b	c	d
1	正	正	誤	正
2	誤	誤	正	誤
3	正	正	正	誤
4	正	誤	正	誤
5	誤	正	誤	正

問68 皮膚に関する記述の正誤について、正しい組合せを一つ選べ。

a　外皮系には、皮膚と汗腺、皮脂腺、乳腺等は含まれるが、爪や毛等は含まれない。

b　真皮は、線維芽細胞と線維性のタンパク質からなる皮下組織の層で、皮膚の弾力と強さを与える役割がある。

c　皮脂は、脂分を蓄えて死んだ腺細胞自身が分泌物となったもので、皮膚を潤いのある柔軟な状態に保つ。

d　汗腺には、腋窩（わきのした）などの毛根部に分布するエクリン腺と、手のひらなどの毛根がないところも含め全身に分布するアポクリン腺がある。

	a	b	c	d
1	正	正	誤	誤
2	正	正	誤	正
3	正	誤	誤	誤
4	誤	誤	正	正
5	誤	誤	正	誤

問69 骨格系及び筋組織に関する記述の正誤について、正しい組合せを一つ選べ。

a　骨の機能の一つである造血機能は、主として胸骨、肋骨、脊椎、骨盤、大腿骨などの骨髄が担う。
b　骨組織では、通常、組織を構成するカルシウムが骨から溶け出し、ほぼ同量のカルシウムが骨に沈着することで、骨吸収と骨形成のバランスが取られる。
c　腱は、筋細胞（筋線維）と結合組織からなり、関節を構成する骨に骨格筋をつないでいる。
d　随意筋である骨格筋は、長時間の動作等で疲労した場合でも、運動を続けることで、筋組織の収縮性が回復する。

	a	b	c	d
1	正	誤	正	正
2	正	正	正	誤
3	正	正	誤	誤
4	誤	正	誤	正
5	誤	誤	正	正

問70 交感神経系が活発になった時に生じる効果器とその反応の関係について、<u>誤っているもの</u>を一つ選べ。

	効果器	交感神経系による効果器の反応
1	心臓	心拍数増加
2	気管、気管支	収縮
3	肝臓	グリコーゲンの分解
4	腸	運動低下
5	目	瞳孔散大

問71 薬が働く仕組みに関する記述の正誤について、正しい組合せを一つ選べ。

a　医薬品の作用には、全身作用と局所作用とがあり、外用薬は、すべて局所的な効果を目的としたものである。
b　全身作用を目的とする医薬品では、その有効成分が吸収されて、循環血液中に移行することが不可欠である。
c　内服薬のほとんどは、その有効成分が、主として小腸で吸収される。
d　内服薬の有効成分の吸収量や吸収速度は、消化管内容物には影響されないが、他の医薬品の作用により影響を受けることがある。

	a	b	c	d
1	誤	正	正	誤
2	正	誤	正	正
3	正	正	正	正
4	正	誤	正	誤
5	誤	正	誤	正

問72 薬の代謝、排泄に関する記述の正誤について、正しい組合せを一つ選べ。

a　経口投与後、消化管で吸収された有効成分は、全身循環に入る前に肝臓を経由して門脈を通過する。
b　循環血液中に移行した多くの有効成分は、血液中で血漿タンパク質と不可逆的に結合して複合体を形成する。
c　循環血液中に存在する有効成分の多くは、未変化体又は代謝物の形で腎臓から尿中に排泄される。
d　腎機能が低下した人では、正常の人よりも有効成分の尿中への排泄が遅れ、医薬品の効き目が過剰に現れたり、副作用が生じやすくなったりする。

	a	b	c	d
1	正	誤	正	誤
2	誤	正	正	誤
3	誤	誤	正	正
4	正	正	誤	誤
5	正	誤	誤	正

問73 医薬品の剤形及びその一般的な特徴に関する記述の正誤について、正しい組合せを一つ選べ。

a　腸溶錠は、腸内での溶解を目的として錠剤表面をコーティングしているものである。
b　散剤を服用するときは、飛散を防ぐため、あらかじめ少量の水（又はぬるま湯）を口に含んだ上で服用するなどの工夫をするとよい。
c　クリーム剤は、有効成分が適用部位に留まりやすく、一般に、患部を水から遮断したい場合に用いられる。
d　貼付剤は、適用部位に有効成分が一定時間留まるため、薬効の持続が期待できる反面、適用部位にかぶれなどを起こす場合もある。

	a	b	c	d
1	誤	正	正	誤
2	正	正	誤	正
3	正	誤	正	誤
4	誤	正	誤	正
5	正	誤	正	正

問74 医薬品の副作用として現れる皮膚粘膜眼症候群と中毒性表皮壊死融解症に関する記述の正誤について、正しい組合せを一つ選べ。

a　典型的な症状として、いずれも38℃以上の高熱、目の充血、口唇のただれ、喉の痛み、広範囲の皮膚の発赤等が現れる。
b　いずれも致命的な転帰をたどることはないが、一旦発症すると、皮膚症状が軽快した後も眼や呼吸器等に障害が残ることがある疾患である。
c　症状が持続したり、又は急激に悪化したりする場合は、原因と考えられる医薬品の使用を中止して、直ちに皮膚科の専門医を受診する必要がある。
d　いずれも原因医薬品の使用開始後、２週間以内に起こることは少なく、１ヶ月以上経過してから発症することが多い。

	a	b	c	d
1	正	正	正	正
2	誤	誤	正	正
3	誤	誤	誤	正
4	正	正	誤	誤
5	正	誤	正	誤

問75 医薬品の副作用として現れる肝機能障害に関する記述の正誤について、正しい組合せを一つ選べ。

a　医薬品により生じる肝機能障害は、中毒性のものと、アレルギー性のものに大別される。
b　肝機能障害は、軽度であっても倦怠感や皮膚の掻痒感等の自覚症状が顕著に現れることが多い。
c　黄疸は、ビリルビン（黄色色素）が血液中へ排出されず、胆汁中に滞留することにより生じる。
d　副作用による肝機能障害が疑われるにもかかわらず、漫然と原因と考えられる医薬品を使用し続けると、肝不全を生じ、死に至ることもある。

	a	b	c	d
1	正	誤	正	誤
2	正	誤	誤	正
3	誤	誤	正	誤
4	正	正	誤	誤
5	誤	誤	誤	正

問76 精神神経系に現れる医薬品の副作用に関する記述の正誤について、正しい組合せを一つ選べ。

a　医薬品の副作用として現れる精神神経症状は、医薬品の大量服用や長期連用等の不適正な使用がなされた場合に限って発生し、通常の用法・用量の使用で現れることはない。
b　混合性結合組織病、関節リウマチ等の基礎疾患がある人では、医薬品による無菌性髄膜炎の発症リスクが高い。
c　副作用としての無菌性髄膜炎の発症は、多くの場合緩やかで、頭痛、発熱、吐きけ、意識混濁等の症状が徐々に現れる。
d　心臓や血管に作用する医薬品の使用により、頭痛やめまい、浮動感（体がふわふわと宙に浮いたような感じ）の症状が現れることがある。

	a	b	c	d
1	正	誤	正	誤
2	正	誤	誤	正
3	誤	正	正	正
4	誤	正	誤	正
5	誤	誤	正	正

問77 消化器系に現れる医薬品の副作用に関する記述の正誤について、正しい組合せを一つ選べ。

a　副作用による消化性潰瘍になると、胃のもたれ、食欲低下、胸やけ、吐きけ、胃痛、空腹時にみぞおちが痛くなるなどの症状が生じるが、自覚症状が乏しい場合もある。
b　イレウスとは、腸の粘膜組織が傷害されて、その一部が粘膜筋板を超えて欠損する状態をいう。
c　イレウス様症状では、嘔吐がない場合でも、腹痛などの症状のために水分や食物の摂取が抑制され、脱水状態となることがある。
d　浣腸剤や坐剤の使用によって現れる一過性の症状に、肛門部の熱感等の刺激、排便直後の立ちくらみなどがある。

	a	b	c	d
1	正	誤	正	誤
2	正	誤	正	正
3	正	正	誤	誤
4	誤	正	正	正
5	誤	正	誤	正

問78 呼吸器系に現れる医薬品の副作用に関する記述の正誤について、正しい組合せを一つ選べ。

a　間質性肺炎を発症すると、体内は低酸素状態となり、息切れ・息苦しさ等の呼吸困難、空咳（痰の出ない咳）、発熱等の症状が現れる。
b　間質性肺炎は、病態が進行すると軽労作時にも息切れが感じられるようになり、その際必ず発熱を伴う。
c　間質性肺炎は、悪化すると肺線維症（肺が線維化を起こして硬くなる状態）に移行することがある。
d　副作用として現れる喘息は、原因となる医薬品の使用後、短時間（１時間以内）で症状が現れ、それらの症状は、時間とともに悪化することがある。

	a	b	c	d
1	誤	正	正	誤
2	正	正	誤	正
3	正	誤	正	誤
4	誤	正	誤	正
5	正	誤	正	正

問79 泌尿器系に現れる医薬品の副作用に関する記述について、正しいものの組合せを一つ選べ。

a　副交感神経系の機能を亢進する作用がある成分が配合された医薬品を使用すると、膀胱の排尿筋の収縮が抑制され、尿が出にくい等の症状を生じることがある。

b　医薬品を使用して生じる尿閉は、前立腺肥大の基礎疾患がある人に特有に現れることが知られている。

c　医薬品の使用により、尿の回数増加（頻尿）、排尿時の疼痛、残尿感等の膀胱炎様症状が現れることがある。

d　外国から個人的に購入した医薬品（生薬・漢方薬）又はそれらと類似する健康食品（健康茶等）の摂取によって、重篤な腎障害を生じた事例が報告されている。

1（a、b）　2（a、c）　3（b、d）　4（c、d）

問80 皮膚に現れる医薬品の副作用に関する記述について、正しいものの組合せを一つ選べ。

a　塗り薬を皮膚に塗布したあと、その薬の配合成分に皮膚が反応して、発赤、腫れ等の激しい炎症症状が生じることがある。

b　接触皮膚炎は、外来性の物質が皮膚に接触することで現れる炎症であるため、同じ医薬品に接触した人のすべてに現れる炎症症状である。

c　接触皮膚炎の症状は、通常1週間程度で治まり、再びその医薬品に触れても再発することはない。

d　薬疹は、過去に薬疹を経験したことがない人であっても、暴飲暴食や肉体疲労が誘因となって現れることがある。

1（a、b）　2（a、d）　3（b、c）　4（c、d）

薬事関係法規・制度

問81 次の記述は、法第１条の条文である。（　）の中に入れるべき字句の正しい組合せを一つ選べ。なお、複数箇所の（ a ）内は、いずれも同じ字句が入る。

この法律は、医薬品、医薬部外品、化粧品、医療機器及び再生医療等製品（以下「医薬品等」という。）の品質、有効性及び安全性の確保並びにこれらの使用による（ a ）上の危害の発生及び拡大の防止のために必要な規制を行うとともに、（ b ）の規制に関する措置を講ずるほか、医療上特にその（ c ）が高い医薬品、医療機器及び再生医療等製品の研究開発の促進のために必要な措置を講ずることにより、（ a ）の向上を図ることを目的とする。

	a	b	c
1	保健衛生	指定薬物	必要性
2	保健衛生	指定薬物	新規性
3	保健衛生	麻薬	必要性
4	国民生活	麻薬	新規性
5	国民生活	大麻	利便性

問82 登録販売者に関する記述について、誤っているものを一つ選べ。

1 店舗販売業者は、その店舗において業務に従事する登録販売者に対し、厚生労働大臣に届出を行った研修実施機関が行う研修を毎年度受講させなければならない。

2 販売従事登録を受けようとする者は、法施行規則に基づく申請書を、販売従事登録を受けようとする者の居住地の都道府県知事に提出しなければならない。

3 登録販売者は、第二類医薬品を購入しようとする者に対し、適正な使用に関する事項に関する正確かつ適切な情報の提供に努めなければならない。

4 登録販売者は、法施行規則第159条の8第1項の登録事項に変更を生じたときは、30日以内に、登録を受けた都道府県知事にその旨を届け出なければならない。

5 登録販売者が、偽りその他不正の手段により販売従事登録を受けたことが判明したとき、都道府県知事はその登録を消除しなければならない。

問83 医薬品の定義と範囲に関する記述の正誤について、正しい組合せを一つ選べ。

a 「やせ薬」を標榜したもの等、人の身体の構造又は機能に影響を及ぼすことが目的とされている「無承認無許可医薬品」は、医薬品に含まれない。

b 人の疾病の診断に使用されることを目的とする検査薬であって、機械器具等でないものは、医薬品に含まれる。

c 日本薬局方に収められている物は医薬品に該当する。

d 医薬品は、法に基づく医薬品の「製造業」の許可を受けた者でなければ製造をしてはならない。

	a	b	c	d
1	正	誤	正	誤
2	正	誤	誤	正
3	誤	正	正	正
4	誤	正	誤	正
5	誤	誤	正	正

問84 毒薬・劇薬に関する記述について、正しいものの組合せを一つ選べ。

a 毒薬は、単に毒性が強いものだけでなく、薬用量と中毒量が接近しており安全域が狭いため、その取扱いに注意を要するもの等が指定される。

b 現在のところ、毒薬に該当する一般用医薬品はないが、劇薬に該当する一般用医薬品はある。

c 劇薬については、それを収める直接の容器又は被包に、黒地に白枠、白字をもって、当該医薬品の品名及び「劇」の文字が記載されていなければならない。

d 劇薬を、14歳未満の者その他安全な取扱いに不安のある者に交付することは禁止されている。

1（a、b） 2（a、d） 3（b、c） 4（c、d）

問85 法第50条の規定に基づき、要指導医薬品の直接の容器又は直接の被包に記載されていなければならない事項の正誤について、正しい組合せを一つ選べ。ただし、厚生労働省令で定める表示の特例に関する規定は考慮しなくてよい。

a 「要指導医薬品」の文字

b 製造販売業者の氏名又は名称及び住所

c 日本薬局方に収載されている医薬品については「日本薬局方」の文字

d 製造番号又は製造記号

	a	b	c	d
1	正	正	正	誤
2	正	正	誤	正
3	正	誤	正	正
4	誤	正	正	正
5	正	正	正	正

問86 医薬部外品に関する記述の正誤について、正しい組合せを一つ選べ。

a 医薬部外品には、化粧品的な使用目的を有する製品はない。

b 医薬部外品を製造販売する場合には、厚生労働大臣が基準を定めて指定するものを除き、品目ごとに承認を得る必要がある。

c 一般小売店で医薬部外品を販売する場合は、医薬品の販売業の許可が必要である。

d 衛生害虫類の防除のために使用される製品群については、直接の容器又は直接の被包に「指定医薬部外品」と識別表示がなされている。

	a	b	c	d
1	正	正	誤	誤
2	正	誤	正	正
3	誤	正	誤	誤
4	正	誤	正	誤
5	誤	誤	正	正

問87 化粧品に関する記述の正誤について、正しい組合せを一つ選べ。

a　人の身体の構造若しくは機能に影響を及ぼすことを目的としているものは化粧品に含まれない。

b　化粧品は、「人の身体を清潔にし、美化し、魅力を増し、容貌を変え、又は皮膚若しくは毛髪を健やかに保つ」の範囲内においてのみ効能効果を表示・標榜することができる。

c　法第61条の規定に基づき、化粧品の直接の容器又は直接の被包には、「化粧品」の文字の表示が義務付けられている。

d　化粧品の成分本質（原材料）については、原則として医薬品の成分を配合してはならないこととされており、配合が認められる場合にあっても、添加物として使用されているなど、薬理作用が期待できない量以下に制限されている。

	a	b	c	d
1	正	正	正	誤
2	正	正	誤	正
3	正	正	誤	誤
4	誤	誤	正	誤
5	誤	正	誤	正

問88 食品及び「医薬品の範囲に関する基準」（昭和46年6月1日付け薬発第476号厚生省薬務局長通知「無承認無許可医薬品の指導取締りについて」の別紙）に関する記述の正誤について、正しい組合せを一つ選べ。

a　食品安全基本法や食品衛生法では、食品とは、医薬品、医薬部外品及び再生医療等製品以外のすべての飲食物をいう。

b　食品として販売されている製品であっても、その成分本質、効能効果の標榜内容等に照らして医薬品とみなされる場合には、無承認無許可医薬品として、法に基づく取締りの対象となる。

c　調理のために使用方法、使用量等を定めている場合を除き、服用時期、服用間隔、服用量等の医薬品的な用法用量の記載は、医薬品に該当するとみなされる要素となる。

d　錠剤、丸剤、カプセル剤、顆粒剤、散剤等の形状については、食品である旨が明示されている場合に限り、当該形状のみをもって医薬品への該当性の判断がなされることはない。

	a	b	c	d
1	正	正	正	誤
2	正	正	誤	正
3	正	誤	正	正
4	誤	正	正	正
5	正	正	正	正

問89 保健機能食品等の食品に関する記述の正誤について、正しい組合せを一つ選べ。

a　栄養機能食品は、栄養成分の機能表示と併せて、当該栄養成分を摂取する上での注意事項を適正に表示することが求められている。

b　機能性表示食品は、事業者の責任において、科学的根拠に基づいた機能性を表示し、販売前に安全性及び機能性の根拠に関する情報などについて、厚生労働大臣へ届け出られたものである。

c　特別用途食品（特定保健用食品を除く。）は、乳児、幼児、妊産婦又は病者の発育又は健康の保持若しくは回復の用に供することが適当な旨を医学的・栄養学的表現で記載し、かつ、用途を限定したものである。

d　保健機能食品は、あくまで食生活を通じた健康の保持増進を目的として摂取されるものであり、食品として販売に供されるものについて、健康の保持増進効果等につき虚偽又は誇大な表示をすることは禁止されている。

	a	b	c	d
1	正	誤	正	正
2	正	誤	正	誤
3	誤	正	正	誤
4	誤	誤	誤	正
5	正	正	誤	正

問90 薬局に関する記述の正誤について、正しい組合せを一つ選べ。

a　薬局において、一般の生活者に対して一般用医薬品の販売を行う場合には、薬局の開設許可と併せて、医薬品の店舗販売業の許可を受ける必要がある。

b　薬局で薬事に関する実務に従事する薬剤師を管理者とすることができない場合には、その薬局において一般用医薬品の販売又は授与に関する業務に従事する登録販売者を管理者にすることができる。

c　薬局の管理者は、保健衛生上支障を生ずるおそれがないよう、その薬局に勤務するその他の従業者を監督するなど、薬局の業務につき、必要な注意をしなければならない。

d　健康サポート薬局とは、患者が継続して利用するために必要な機能及び個人の主体的な健康の保持増進への取組を積極的に支援する機能を有する薬局をいう。

	a	b	c	d
1	正	正	誤	誤
2	正	誤	正	誤
3	正	誤	誤	正
4	誤	誤	正	正
5	誤	誤	正	誤

問91 **店舗販売業に関する記述の正誤について、正しい組合せを一つ選べ。**

a　店舗管理者は、その店舗の所在地の都道府県知事（その店舗の所在地が保健所を設置する市又は特別区の区域にある場合においては、市長又は区長。）の許可を受けた場合を除き、その店舗以外の場所で業として店舗の管理その他薬事に関する実務に従事する者であってはならない。

b　店舗販売業では、特定の購入者の求めに応じて、医薬品の包装を開封して分割販売することができる。

c　店舗管理者は、保健衛生上支障を生ずるおそれがないように、その店舗の業務につき、店舗販売業者に対し、必要な意見を書面により述べなければならない。

d　指定第二類医薬品を陳列する陳列設備から１メートルの範囲に、医薬品を購入しようとする者等が侵入することができないよう必要な措置が取られている場合、「情報提供を行うための設備」から７メートル以内の範囲に陳列する必要はない。

	a	b	c	d
1	正	正	誤	正
2	誤	誤	正	誤
3	正	正	正	誤
4	正	誤	正	誤
5	誤	正	誤	正

問92 **配置販売業に関する記述の正誤について、正しい組合せを一つ選べ。**

a　配置販売業者又はその配置員は、医薬品の配置販売に従事しようとするときは、配置販売業者の氏名及び住所、配置販売に従事する者の氏名及び住所並びに区域及びその期間を、あらかじめ、配置販売に従事しようとする区域の都道府県知事に届け出なければならない。

b　配置販売業者は、薬剤師が区域管理者として配置販売に従事していれば、すべての一般用医薬品を販売することができる。

c　配置販売業者は、購入者の求めに応じて医薬品の包装を開封して分割販売することができる。

d　配置販売業者又はその配置員は、その住所地の都道府県知事が発行する身分証明書の交付を受け、かつ、これを携帯しなければ、医薬品の配置販売に従事してはならない。

	a	b	c	d
1	正	誤	正	誤
2	正	誤	誤	正
3	誤	誤	正	誤
4	正	正	誤	誤
5	誤	誤	誤	正

問93 **薬局開設者が行う、要指導医薬品及び一般用医薬品のリスク区分に応じた情報提供に関する記述の正誤について、正しい組合せを一つ選べ。**

a　要指導医薬品を使用しようとする者が、薬剤服用歴その他の情報を一元的かつ経時的に管理できる手帳（以下「お薬手帳」という。）を所持しない場合はその所持を勧奨し、所持する場合は、必要に応じてお薬手帳を活用した情報の提供及び指導を行わせることとされている。

b　第一類医薬品を購入しようとする者から説明不要の意思表明があり、その医薬品が適正に使用されると薬剤師が判断した場合であっても、情報を提供せずに販売することはできない。

c　指定第二類医薬品を販売する場合には、その医薬品を購入しようとする者が、禁忌事項を確認すること及び当該医薬品の使用について薬剤師又は登録販売者に相談することを勧める旨を、確実に認識できるようにするために必要な措置を講じなければならない。

d　第三類医薬品を購入した者から質問等がない場合であっても、薬剤師又は登録販売者に必要な情報を提供させることが望ましいが、法律上の規定ではない。

	a	b	c	d
1	誤	正	正	誤
2	正	誤	正	正
3	正	正	正	正
4	正	誤	正	誤
5	誤	正	誤	正

問94 **特定販売に関する記述の正誤について、正しい組合せを一つ選べ。**

a　特定販売とは、その薬局又は店舗におけるその薬局又は店舗以外の場所にいる者に対する薬局製造販売医薬品、要指導医薬品及び一般用医薬品の販売又は授与をいう。

b　店舗に在庫がない場合には、特定販売を行う他店から直接発送することができる。

c　特定販売を行うことについてインターネットを利用して広告するときは、特定販売を行う医薬品の使用期限を見やすく表示しなければならない。

d　特定販売を行うことについてインターネットを利用して広告するときは、ホームページに薬局又は店舗の主要な外観の写真を見やすく表示しなければならない。

	a	b	c	d
1	正	正	誤	誤
2	正	正	誤	正
3	正	誤	誤	誤
4	誤	誤	正	正
5	誤	誤	正	誤

問95 店舗販売業者が、卸売販売業者から初めて医薬品を購入したときに、法施行規則第146条の規定に基づき書面に記載しなければならない事項について、誤っているものを一つ選べ。

1 品名
2 数量
3 購入の年月日
4 医薬品のリスク区分
5 卸売販売業者の氏名又は名称、住所又は所在地及び電話番号その他の連絡先

問96 一般用医薬品のうち、濫用等のおそれのあるものとして厚生労働大臣が指定する医薬品（以下、「濫用等のおそれのある医薬品」という。）とその販売に関する記述の正誤について、正しい組合せを一つ選べ。

a 濫用等のおそれのある医薬品を購入しようとする者が、適正な使用のために必要と認められる数量を超えて購入しようとする場合、店舗販売業者は、店舗で医薬品の販売に従事する薬剤師又は登録販売者に、その理由を確認させなければならない。

b 濫用等のおそれのある医薬品を購入しようとする者が、若年者である場合、店舗販売業者は、店舗で医薬品の販売に従事する薬剤師又は登録販売者に、購入者の氏名及び年齢を確認させなければならない。

c ブロモバレリル尿素を含有する解熱鎮痛剤は、濫用等のおそれのある医薬品ではない。

d メチルエフェドリンを含有する散剤のかぜ薬は、濫用等のおそれのある医薬品である。

	a	b	c	d
1	正	正	誤	誤
2	正	誤	正	正
3	誤	正	誤	誤
4	正	誤	正	誤
5	誤	誤	正	正

問97 医薬品の広告に関する記述について、正しいものの組合せを一つ選べ。

a 医師は未承認の医薬品の名称に関する広告を行うことが禁止されていない。

b 一般用医薬品の販売広告には、店舗販売業において販売促進のため用いられるチラシ、ダイレクトメール（電子メールを含む）も含まれる。

c 医薬品の承認されていない効果を広告する場合、明示的でない限り、虚偽又は誇大広告には該当しない。

d 医薬品の広告に該当するか否かについては、（1）顧客を誘引する意図が明確であること、（2）特定の医薬品の商品名が明らかにされていること、（3）一般人が認知できる状態であること、のいずれも満たす場合には、広告に該当するものと判断されている。

1（a、b） 2（a、c） 3（b、d） 4（c、d）

問98 医薬品等適正広告基準に関する記述の正誤について、正しい組合せを一つ選べ。

a 一般用医薬品について、同じ有効成分を含有する医療用医薬品の効能効果をそのまま標榜する広告は、承認されている内容を正確に反映した広告とはいえない。

b チラシやパンフレット等の同一紙面に、医薬品と、食品、化粧品、雑貨類等の医薬品ではない製品を併せて掲載することは認められていない。

c 医療機関が推薦している旨の広告を行うことは、仮に事実であったとしても、原則として不適当とされている。

d 医薬品の広告については、生命関連製品としての信用や品位が損なわれることのないよう、節度ある適切な内容や表現が求められる。

	a	b	c	d
1	正	誤	正	正
2	正	正	正	誤
3	正	正	誤	誤
4	誤	正	誤	正
5	誤	誤	正	正

問99 **医薬品の販売方法に関する記述の正誤について、正しい組合せを一つ選べ。**

a　医薬品の過度の消費や乱用を助長するおそれがある販売方法については、保健衛生上の観点から必要な監視指導が行われている。

b　購入者の利便性のため医薬品と他の物品を組み合わせて販売又は授与する場合は、体温計、ガーゼ、包帯、脱脂綿等、組み合わせる医薬品の用途に対して補助的な目的を果たす範囲においてのみ認められる。

c　薬局及び店舗販売業においては、許可を受けた薬局又は店舗以外の場所に医薬品を貯蔵し、そこを拠点として販売等に供することも認められている。

d　医薬品の販売等に従事する専門家は、医薬品を多量に購入する者等に対して、積極的に事情を尋ねるなど慎重に対処し、状況によっては販売を差し控えるべきである。

	a	b	c	d
1	正	誤	正	正
2	正	誤	正	誤
3	誤	正	正	誤
4	誤	誤	誤	正
5	正	正	誤	正

問100 **法に基づく行政庁の監視指導及び処分に関する記述の正誤について、正しい組合せを一つ選べ。なお、本問において「都道府県知事」とは、「都道府県知事（薬局又は店舗販売業にあっては、その薬局又は店舗の所在地が保健所設置市又は特別区の区域にある場合においては、市長又は区長。）」とする。**

a　都道府県知事は、薬事監視員に、薬局開設者又は医薬品の販売業者が医薬品を業務上取り扱う場所に立ち入り、無承認無許可医薬品の疑いのある物品を、試験のために必要な最少分量に限り、収去させることができる。

b　薬局又は店舗において従事する薬剤師及び登録販売者が、薬事監視員の質問に対して正当な理由なく答弁しなかった場合には、罰則の規定が設けられているが、薬剤師及び登録販売者ではない従業員には罰則の規定は適用されない。

c　都道府県知事は、店舗管理者が管理者として不適当であると認めるときは、その店舗販売業者に対して、その変更を命ずることができる。

d　都道府県知事は、緊急の必要があるときは、薬事監視員に、不正表示医薬品、不良医薬品、無承認無許可医薬品等を廃棄させることができる。

	a	b	c	d
1	誤	正	正	誤
2	正	正	誤	正
3	正	誤	正	誤
4	誤	正	誤	正
5	正	誤	正	正

医薬品の適正使用・安全対策

問101 **医薬品の適正使用情報に関する記述について、正しいものの組合せを一つ選べ。**

a　要指導医薬品は、医薬関係者の判断に従い、一般の生活者が使用するものである。

b　添付文書等の適正使用情報は、一般の生活者に理解しやすい平易な表現でなされているが、その内容は一般的・網羅的なものとならざるをえない。

c　一般用検査薬では確定診断ができるので、検査結果が陽性である場合の医師の診断を受ける必要性については、添付文書等に記載されていない。

d　一般用医薬品の中には、添付文書の形ではなく、法第52条第２項に基づく「用法、用量その他使用及び取扱い上の必要な注意」等の記載を、外部の容器若しくは被包に行っている場合がある。

1（a、b）	2（a、c）	3（b、d）	4（c、d）

問102 一般用医薬品（一般用検査薬を除く）の添付文書等に関する記述の正誤について、正しい組合せを一つ選べ。

a　添付文書は、開封時だけではなく、使用する人やその時の状態等によって留意されるべき事項が異なってくるため、必要なときにいつでも取り出して読むことができるように保管される必要がある。
b　販売時に専門家から直接情報提供を受けた購入者以外の家族がその医薬品を使用する際には、添付文書に目を通す必要はない。
c　販売名の上部に、「使用にあたって、この説明文書を必ず読むこと。また、必要なときに読めるよう大切に保存すること。」等の文言が記載されている。
d　製造販売業者において購入者等からの相談に応じるため、窓口担当部門の名称、電話番号、受付時間等が記載されている。

	a	b	c	d
1	正	誤	正	誤
2	正	誤	正	正
3	正	正	誤	誤
4	誤	正	正	正
5	誤	正	誤	正

問103 一般用医薬品の添付文書等の「使用上の注意」に関する記述について、誤っているものを一つ選べ。

1　使用上の注意は、「してはいけないこと」、「相談すること」及び「その他の注意」から構成され、適正使用のために重要と考えられる項目が前段に記載されている。
2　漢方処方製剤では、ある程度の期間継続して使用されることにより効果が得られるとされているものが多いが、長期連用する場合には、専門家に相談する旨が記載されている（本記載がない漢方処方製剤は、短期の使用に限られるもの）。
3　局所に適用する医薬品は、患部の状態によっては症状を悪化させたり、誤った部位に使用すると副作用を生じたりするおそれがあるので、「次の部位には使用しないこと」として、使用を避けるべき患部の状態や適用部位等が簡潔に記載されている。
4　医療用医薬品と併用すると、作用の増強、副作用等のリスクの増大が予測されるため、「医師（又は歯科医師）の治療を受けている人」は、「次の人は使用（服用）しないこと」の項に記載されている。
5　眠気や異常なまぶしさ等を引き起こす成分が配合されている内服用医薬品では、服用すると重大な事故につながるおそれがあるため、「服用後、乗物又は機械類の運転操作をしないこと」と記載されている。

問104 一般用医薬品の保管及び取扱い上の注意に関する記述の正誤について、正しい組合せを一つ選べ。

a　医薬品は、適切な保管がなされないと化学変化や雑菌の繁殖等を生じることがあるため、特に開封後の散剤は、冷蔵庫内に保管されるのが望ましい。
b　医薬品は、容器を移し替えると、誤用の原因になったり、品質が変わったりすることがあるので、旅行等で携行する場合であっても、他の容器に入れ替えることは適当ではない。
c　点眼薬は、開封後長期間保存すると変質するおそれがあるため、家族間で共用し、できる限り早目に使い切ることが望ましい。
d　購入後すぐ開封しない場合等に、添付文書を見なくても適切な保管がなされるよう、その医薬品の容器や包装にも、保管に関する注意事項が記載されている。

	a	b	c	d
1	正	正	誤	誤
2	正	誤	正	誤
3	誤	正	正	正
4	正	誤	誤	正
5	誤	正	誤	正

問105 安全性速報に関する記述の正誤について、正しい組合せを一つ選べ。

a　対象となるのは医薬品のみであり、医療機器や再生医療等製品は対象にならない。
b　一般的な使用上の注意の改訂情報よりも迅速な注意喚起や、適正使用のための対応の注意喚起が必要な場合に作成される。
c　厚生労働省からの命令、指示、製造販売業者の自主決定等に基づいて作成される。
d　Ａ４サイズの黄色地の印刷物で、イエローレターとも呼ばれる。

	a	b	c	d
1	誤	正	正	誤
2	正	正	誤	正
3	正	誤	正	誤
4	誤	正	誤	正
5	正	誤	正	正

問106 **医薬品等の安全性情報等に関する記述の正誤について、正しい組合せを一つ選べ。**

a　医薬品・医療機器等安全性情報の対象となる医薬品は、医療用医薬品のほかに、一般用医薬品も含む。

b　医薬品・医療機器等安全性情報の内容として、重要な副作用等に関する使用上の注意を改訂した場合は、改訂の根拠となった症例の概要も紹介されている。

c　(独) 医薬品医療機器総合機構ホームページには、緊急安全性情報は掲載されていない。

d　(独) 医薬品医療機器総合機構が配信する医薬品医療機器情報配信サービス (PMDA メディナビ) は、医薬関係者のみが利用可能である。

	a	b	c	d
1	正	正	誤	正
2	正	正	誤	誤
3	誤	正	正	誤
4	誤	正	誤	正
5	誤	誤	正	誤

問107 **企業からの副作用等の報告制度に関する記述の正誤について、正しい組合せを一つ選べ。**

a　企業からの法第68条の10第1項の規定に基づく副作用等の報告は、義務ではなく自主的な報告である。

b　医療用医薬品で使用されていた有効成分を一般用医薬品で初めて配合したものについては、承認条件として承認後の一定期間 (概ね8年)、安全性に関する調査及び調査結果の報告が求められている。

c　登録販売者を含む医薬関係者は、製造販売業者等が行う情報収集に協力するよう努めなければならない。

d　製造販売業者は、医薬品によるものと疑われる副作用症例のうち、使用上の注意から予測できないものでも、非重篤の国内事例であれば、法第68条の10第1項の規定に基づく報告義務はない。

	a	b	c	d
1	正	正	誤	正
2	誤	誤	正	誤
3	正	正	正	誤
4	正	誤	正	誤
5	誤	正	誤	正

問108 **「医薬品・医療機器等安全性情報報告制度」に関する記述の正誤について、正しい組合せを一つ選べ。**

a　本制度は、医薬品の使用、販売等に携わり、副作用等が疑われる事例に直接に接する医薬関係者からの情報を広く収集することによって、医薬品の安全対策のより着実な実施を図ることを目的としている。

b　医薬品等によるものと疑われる、身体の変調・不調、日常生活に支障を来す程度の健康被害 (死亡を含む。) について報告が求められている。

c　健康被害と医薬品との因果関係が必ずしも明確でない場合であっても、報告の対象となり得る。

d　医薬品による副作用が疑われる場合、報告の必要性を認めた日から起算して30日以内に報告することが定められている。

	a	b	c	d
1	正	正	正	誤
2	正	正	誤	正
3	正	正	誤	誤
4	誤	誤	正	誤
5	誤	正	誤	正

問109 **医薬品の副作用等による健康被害の救済に関する記述について、(　) の中に入れるべき字句の正しい組合せを一つ選べ。**

サリドマイド事件、(a) 等を踏まえ、1979年に薬事法が改正され、医薬品の市販後の安全対策の強化を図るため、(b) 制度の創設、副作用等報告制度の整備、保健衛生上の危害の発生又は拡大を防止するための (c)、廃棄・回収命令に関する法整備等がなされたが、それらと併せて、医薬品副作用被害救済基金法 (現「(独) 医薬品医療機器総合機構法」) による救済制度が創設された。

	a	b	c
1	スモン事件	承認	業務停止命令
2	スモン事件	承認	緊急命令
3	スモン事件	再審査・再評価	緊急命令
4	薬害エイズ事件	再審査・再評価	業務停止命令
5	薬害エイズ事件	承認	業務停止命令

問110 **医薬品副作用被害救済制度等に関する記述の正誤について、正しい組合せを一つ選べ。**

a　医薬品又は健康食品を適正に使用したにもかかわらず発生した副作用に対し、被害者の迅速な救済を図るため、製薬企業の社会的責任に基づく公的制度として運営が開始された。

b　救済給付業務に必要な費用のうち、給付費については、(独) 医薬品医療機器総合機構法第19条の規定に基づいて、製造販売業者から年度ごとに納付される拠出金が充てられる。

c　医薬品を適正に使用して生じた健康被害の場合は、医療機関での治療を要さずに寛解したような軽度なものであっても、救済給付の対象となる。

d　一部の日本薬局方収載医薬品 (精製水、ワセリン等) は、救済制度の対象とならない。

	a	b	c	d
1	正	正	誤	誤
2	正	誤	正	誤
3	誤	正	正	正
4	正	誤	誤	正
5	誤	正	誤	正

問111 **医薬品 PL センターに関する記述の正誤について、正しい組合せを一つ選べ。**

a　医薬品副作用被害救済制度の対象とならないケースのうち、製品不良など、製薬企業に損害賠償責任がある場合には、「医薬品 PL センター」への相談が推奨される。

b　本センターは、平成７年７月の製造物責任法 (PL 法) の施行と同時に開設された。

c　本センターは、製造販売元の企業と交渉するに当たって、消費者側の立場に立って交渉の仲介や調整・あっせんを行い、裁判によらず迅速な解決に導くことを目的としている。

d　本センターでは、医薬品、医薬部外品及び医療機器に関する苦情の相談を受け付けている。

	a	b	c	d
1	正	正	正	正
2	誤	誤	正	正
3	誤	誤	誤	正
4	正	正	誤	誤
5	正	誤	正	誤

問112 **一般用医薬品の安全対策に関する記述について、(　) の中に入れるべき字句の正しい組合せを一つ選べ。なお、複数箇所の (b) には、いずれも同じ字句が入る。**

(a) 等が配合されたアンプル入り (b) の使用による重篤な副作用 (ショック) で1959年から1965年までの間に計38名の死亡例が発生した。アンプル剤は錠剤や散剤等、他の剤形に比べて、血中濃度が (c) 高値に達するため、通常用量でも副作用を生じやすいことが確認されたことから、1965年、厚生省 (当時) より関係製薬企業に対し、アンプル入り (b) 製品の回収が要請された。

	a	b	c
1	プソイドエフェドリン塩酸塩	胃腸薬	緩やかに
2	プソイドエフェドリン塩酸塩	かぜ薬	急速に
3	アミノピリン	かぜ薬	緩やかに
4	アミノピリン	かぜ薬	急速に
5	アミノピリン	胃腸薬	急速に

問113 **医薬品の適正使用のための啓発活動に関する記述の正誤について、正しい組合せを一つ選べ。**

a　医薬品の持つ特質及びその使用・取扱い等について正しい知識を広く生活者に浸透させることにより、保健衛生の維持向上に貢献することを目的とし、毎年10月17日～23日の1週間を「薬と健康の週間」としている。

b　「6・26国際麻薬乱用撲滅デー」を広く普及し、薬物乱用防止を一層推進するため、毎年６月26日～７月２日の１週間、世界保健機構 (WHO) を中心とした、「ダメ。ゼッタイ。」普及運動が実施されている。

c　薬物乱用や薬物依存は、一般用医薬品では生じることはなく、違法薬物 (麻薬、覚醒剤、大麻等) や医療用医薬品によって生じる。

d　青少年では薬物乱用の危険性に関する認識や理解が必ずしも十分でなく、好奇心から身近に入手できる薬物を興味本位で乱用することがあるため、 医薬品の適正使用の重要性等について、小中学生のうちから啓発することが重要である。

	a	b	c	d
1	正	誤	正	誤
2	正	誤	誤	正
3	誤	誤	正	誤
4	正	正	誤	誤
5	誤	誤	誤	正

問114 次の表は、ある一般用医薬品の制酸薬に含まれている有効成分の一覧である。

12錠中

成分	分量
銅クロロフィリンカリウム	120 mg
無水リン酸水素カルシウム	1020 mg
沈降炭酸カルシウム	1020 mg
水酸化マグネシウム	960 mg
ロートエキス	30 mg

この制酸薬の添付文書等の「相談すること」の項目において、「次の診断を受けた人」と記載されている基礎疾患の正誤について、正しい組合せを一つ選べ。

a 心臓病
b てんかん
c 緑内障
d 糖尿病

	a	b	c	d
1	正	正	正	正
2	誤	誤	正	正
3	誤	誤	誤	正
4	正	正	誤	誤
5	正	誤	正	誤

問115 一般用医薬品の添付文書等において、「次の人は使用（服用）しないこと」の項目中に、「本剤又は本剤の成分、牛乳によるアレルギー症状を起こしたことがある人」と記載することとされている成分を一つ選べ。

1 ケトプロフェン
2 ブチルスコポラミン臭化物
3 プソイドエフェドリン塩酸塩
4 タンニン酸アルブミン
5 チペピジンヒベンズ酸塩

問116 乗り物酔い防止薬として用いられる配合成分のうち、メトヘモグロビン血症を起こすおそれがあるため、一般用医薬品の添付文書等において、「次の人は使用（服用）しないこと」の項目中に、「6歳未満の小児」と記載することとされている成分の正誤について、正しい組合せを一つ選べ。

a ジプロフィリン
b メクリジン塩酸塩
c アミノ安息香酸エチル
d ピリドキシン塩酸塩

	a	b	c	d
1	正	誤	正	誤
2	正	誤	誤	正
3	誤	誤	正	誤
4	正	正	誤	誤
5	誤	誤	誤	正

問117 一般用医薬品の添付文書等において、「次の人は使用（服用）しないこと」の項目中に、「妊婦又は妊娠していると思われる人」（出産予定日12週以内の妊婦も含む。）と記載されている主な成分と、その理由の正誤について、正しい組合せを一つ選べ。

	主な成分	理由
a	ヒマシ油類	子宮収縮が抑制されるため。
b	エチニルエストラジオール	妊娠中の女性ホルモン成分の摂取によって、胎児の先天性異常の発生が報告されているため。
c	イブプロフェン	腸の急激な動きに刺激されて流産・早産を誘発するおそれがあるため。
d	オキセサゼイン	妊娠中における安全性は確立されていないため。

	a	b	c	d
1	正	正	誤	正
2	誤	誤	正	誤
3	正	正	正	誤
4	正	誤	正	誤
5	誤	正	誤	正

問118 内服用の一般用医薬品の添付文書等において、「相談すること」の項目中に「次の診断を受けた人」として記載することとされている基礎疾患等と医薬品成分との関係について、正しいものの組合せを一つ選べ。

	基礎疾患等	医薬品成分
a	胃・十二指腸潰瘍	エテンザミド
b	高血圧	フェニレフリン塩酸塩
c	腎臓病	メチルエフェドリン塩酸塩
d	糖尿病	ジプロフィリン

1（a、b）　2（a、d）　3（b、c）　4（c、d）

問119 ジヒドロコデインリン酸塩が配合された一般用医薬品の鎮咳去痰薬（内服液剤）の添付文書等において、「使用上の注意」の項目中に「過量服用・長期連用しないこと」と記載することとされている理由の正誤について、正しい組合せを一つ選べ。

a　副腎皮質の機能低下を生じるおそれがあるため。
b　激しい腹痛を伴う下痢等の副作用が現れやすくなるため。
c　倦怠感や虚脱感等が現れることがあるため。
d　依存性・習慣性がある成分が配合されており、乱用事例が報告されているため。

	a	b	c	d
1	正	正	正	正
2	誤	誤	正	正
3	誤	誤	誤	正
4	正	正	誤	誤
5	正	誤	正	誤

問120 一般用医薬品の添付文書等の「使用上の注意」の項目中に、「服用後、乗物又は機械類の運転操作をしないこと」と記載することとされている成分の正しいものの組合せを一つ選べ。

a　合成ヒドロタルサイト　　b　ジフェンヒドラミン塩酸塩
c　ブロモバレリル尿素　　d　テオフィリン

1（a、b）　2（a、d）　3（b、c）　4（c、d）

奈良県ブロック

試験問題

（令和４年９月25日実施）

午前（120分）	**医薬品に共通する特性と基本的な知識**（20問） **人体の働きと医薬品**（20問） **薬事関係法規・制度**（20問）
午後（120分）	**主な医薬品とその作用**（40問） **医薬品の適正使用・安全対策**（20問）

合格基準　以下の両方の基準を満たすことが必要です。

1. 総出題数（120問）に対する正答率が70％以上（84点以上）であること
2. 試験項目ごとの出題数に対する正答率が35％以上であること

解答・解説は、別冊86ページを参照してください。

医薬品に共通する特性と基本的な知識

問1 医薬品の本質に関する記述の正誤について、正しい組み合わせを１つ選びなさい。

a　人体に対して使用されない医薬品は、人の健康に影響を与えることはない。

b　医薬品が人体に及ぼす作用は、複雑、かつ、多岐に渡るが、そのすべては解明されている。

c　医薬品医療機器等法では、健康被害の発生の可能性の有無にかかわらず、異物等の混入、変質等がある医薬品を販売等してはならない旨を定めている。

d　医薬品は、市販後にも、医学・薬学等の新たな知見、使用成績等に基づき、その有効性、安全性等の確認が行われる仕組みとなっている。

	a	b	c	d
1	誤	正	正	誤
2	正	誤	誤	正
3	誤	正	正	正
4	正	正	誤	誤
5	誤	誤	正	正

問2 医薬品のリスク評価に関する記述のうち、正しいものの組み合わせを１つ選びなさい。

a　ヒトを対象とした臨床試験により求められる50％致死量をLD_{50}といい、薬物の毒性の指標として用いられる。

b　医薬品に対しては、製造販売後の調査及び試験の実施の基準としてGood Vigilance Practice（GVP）が制定されている。

c　医薬品の効果とリスクは、用量と作用強度の関係（用量－反応関係）に基づいて評価される。

d　新規に開発される医薬品のリスク評価は、医薬品開発の国際的な標準化（ハーモナイゼーション）制定の流れのなかで、医薬品毒性試験法ガイドラインに沿って、単回投与毒性試験、反復投与毒性試験などの毒性試験が厳格に実施されている。

1（a、b）　2（a、c）　3（b、d）　4（c、d）

問3 医薬品の副作用に関する記述の正誤について、正しい組み合わせを１つ選びなさい。

a　一般用医薬品では、重大な副作用の兆候が現れたときでも、使用中断による不利益を回避するため、使用を継続することが必要である。

b　副作用は、血液や内臓機能への影響のように、明確な自覚症状として現れないこともある。

c　医薬品を使用する人が、副作用をその初期段階で認識することにより、副作用の種類に応じて速やかに適切に処置し、又は対応し、重篤化の回避が図られることが重要となる。

d　世界保健機関（WHO）の定義によれば、医薬品の副作用とは、「疾病の予防、診断、治療のため、又は身体の機能を正常化するために、人に通常用いられる量で発現する医薬品の有害かつ意図しない反応」とされている。

	a	b	c	d
1	誤	正	正	誤
2	正	誤	誤	正
3	誤	正	正	正
4	正	正	誤	誤
5	誤	誤	正	誤

問4 アレルギー（過敏反応）に関する記述の正誤について、正しい組み合わせを１つ選びなさい。

a　アレルギーには体質的・遺伝的な要素があり、アレルギーを起こしやすい体質の人や、近い親族にアレルギー体質の人がいる場合には、注意が必要である。

b　免疫機構が過敏に反応して、体の各部位に生じる炎症等の反応をアレルギー症状という。

c　一般的にあらゆる物質によって起こり得るものであるため、医薬品の薬理作用等とは関係なく起こり得るものである。

d　医薬品にアレルギーを起こしたことがない人は、病気等に対する抵抗力が低下している状態でもアレルギーを起こすことはない。

	a	b	c	d
1	正	正	正	誤
2	正	誤	正	正
3	誤	正	正	誤
4	誤	正	誤	正
5	誤	誤	誤	正

問5 医薬品の不適正な使用と副作用に関する記述の正誤について、正しい組み合わせを１つ選びなさい。

a　適正な使用がなされる限りは安全かつ有効な医薬品であっても、乱用された場合には薬物依存を生じることがある。

b　医薬品の乱用の繰り返しによって、慢性的な臓器障害等を生じるおそれがある。

c　人体に直接使用されない医薬品についても、使用する人の誤解や認識不足によって、使い方や判断を誤り、副作用につながることがある。

d　医薬品は、みだりに他の医薬品や酒類等と一緒に摂取するといった乱用がなされると、過量摂取による急性中毒等を生じる危険性が高くなる。

	a	b	c	d
1	正	正	誤	正
2	正	正	正	正
3	誤	正	正	誤
4	誤	誤	誤	正
5	正	誤	誤	誤

問6 医薬品の相互作用に関する記述のうち、正しいものの組み合わせを１つ選びなさい。

a　かぜ薬、鎮静薬、アレルギー用薬等では、成分や作用が重複することは少ないため、これらの薬効群に属する医薬品の併用を避ける必要はない。

b　相互作用には、医薬品が吸収、分布、代謝又は排泄される過程で起こるものと、医薬品が薬理作用をもたらす部位において起こるものがある。

c　複数の医薬品を併用したときに、医薬品の作用が増強する場合のことをいうのであって、作用が減弱する場合には相互作用とはいわない。

d　相互作用を回避するには、通常、ある医薬品を使用している期間やその前後を通じて、その医薬品との相互作用を生じるおそれのある医薬品や食品の摂取を控えなければならない。

1（a、b）　2（a、c）　3（b、d）　4（c、d）

問7 医薬品と食品との飲み合わせに関する記述の正誤について、正しい組み合わせを１つ選びなさい。

a　外用薬や注射薬であれば、食品によって、医薬品の作用や代謝が影響を受ける可能性はない。

b　総合感冒薬にはカフェインが含まれているものがあり、水ではなくコーヒーで飲むことでカフェインの過剰摂取になることがある。

c　アルコールは、主として肝臓で代謝されるため、酒類（アルコール）をよく摂取する者では、肝臓の代謝機能が低下していて、肝臓で代謝される医薬品が通常よりも代謝されにくくなっている。

d　食品（ハーブ等）として流通している生薬成分が、医薬品の作用に影響を与えることはない。

	a	b	c	d
1	誤	正	正	誤
2	正	正	誤	正
3	誤	正	誤	誤
4	正	誤	正	誤
5	誤	誤	正	正

問8 小児等が医薬品を使用する場合に留意すべきことに関する記述の正誤について、正しい組み合わせを１つ選びなさい。

a　小児は、血液脳関門が未発達であるため、中枢神経系に影響を与える医薬品で副作用を生じやすく、加えて、肝臓及び腎臓の機能も未発達であるため、副作用がより強く出ることがある。

b　５歳未満の幼児に使用される錠剤やカプセル剤は、形状が幼児向けに作られているため、服用時に喉につかえることはない。

c　乳児向けの用法用量が設定されている医薬品であっても、乳児は医薬品の影響を受けやすく、使用の適否が見極めにくいため、一般用医薬品による対処は最小限にとどめるのが望ましい。

d　小児は、大人と比べて身体の大きさに対して腸が長いため、服用した医薬品の吸収率が相対的に高い。

	a	b	c	d
1	正	正	誤	誤
2	正	誤	正	正
3	正	誤	正	誤
4	誤	正	誤	正
5	誤	誤	正	正

問9 高齢者に関する記述のうち、正しいものの組み合わせを１つ選びなさい。

a 「医療用医薬品の添付文書等の記載要領の留意事項」（平成29年６月８日付け薬生安発0608第１号厚生労働省医薬・生活衛生局安全対策課長通知別添）は、おおよその目安として75歳以上を「高齢者」としている。

b 年齢のみから、一概にどの程度、副作用のリスクが増大しているかを判断することは難しい。

c 一般に生理機能が衰えつつあり、特に、肝臓や腎臓の機能が低下していると医薬品の作用が現れにくくなる。

d 喉の筋肉が衰えて飲食物を飲み込む力が弱まっている（嚥下障害）場合があり、内服薬を使用する際に喉に詰まらせやすい。

１（a、b）　２（a、c）　３（b、d）　４（c、d）

問10 妊婦又は妊娠していると思われる女性に関する記述の正誤について、正しい組み合わせを１つ選びなさい。

a 一般用医薬品では、多くの場合、妊婦が使用した場合における安全性に関する評価が困難であるため、妊婦の使用については「相談すること」としているものが多い。

b 便秘薬は、配合成分やその用量によっては、流産や早産を誘発するおそれがあるため、十分注意して適正に使用するか、又は使用そのものを避ける必要がある。

c ビタミンＢ２含有製剤は、妊娠前後の一定期間に通常の用量を超えて摂取すると胎児に先天異常を起こす危険性が高まる。

d 胎盤には、胎児の血液と母体の血液とが混ざらない仕組みとして、血液－胎盤関門がある。

	a	b	c	d
1	誤	正	正	誤
2	正	正	誤	正
3	誤	正	誤	誤
4	正	誤	正	誤
5	誤	誤	正	正

問11 医療機関で治療を受けている人等が医薬品を使用する場合に留意すべきことに関する記述のうち、正しいものの組み合わせを１つ選びなさい。

a 生活習慣病等の慢性疾患の種類や程度によっては、一般用医薬品を使用することで症状が悪化したり、治療が妨げられることもある。

b 過去に医療機関で治療を受けていた（今は治療を受けていない）という人に対して、購入しようとする一般用医薬品についての情報提供を行う場合には、どのような疾患にいつ頃かかっていたのかは、特に注意する必要はない。

c 購入しようとする医薬品を使用することが想定される人が医療機関で治療を受けている場合には、疾患の程度やその医薬品の種類等に応じて、問題を生じるおそれがあれば使用を避けることができるよう情報提供がなされることが重要である。

d 医療機関・薬局で交付された薬剤を使用している人について、登録販売者が一般用医薬品との併用の可否を判断することが義務づけられている。

１（a、b）　２（a、c）　３（b、d）　４（c、d）

問12 プラセボ効果に関する記述の正誤について、正しい組み合わせを１つ選びなさい。

a 医薬品を使用したとき、結果的又は偶発的に薬理作用によらない作用を生じることをいい、偽薬効果ともいわれる。

b 一般用医薬品の使用によってプラセボ効果と思われる反応や変化がもたらされたときは、それを目的として使用を継続すべきである。

c プラセボ効果によってもたらされる反応や変化には、望ましいもの（効果）と不都合なもの（副作用）とがある。

d 時間経過による自然発生的な変化（自然緩解など）は、関与していないと考えられている。

	a	b	c	d
1	正	誤	正	誤
2	誤	正	誤	誤
3	誤	正	正	誤
4	正	正	誤	正
5	誤	誤	正	正

問13 医薬品の品質に関する記述の正誤について、正しい組み合わせを1つ選びなさい。

a 医薬品は、適切な保管・陳列を行えば、経時変化による品質の劣化は起こらない。

b 一般用医薬品は、購入された後、すぐに使用されるとは限らず、家庭における常備薬として購入されることも多いことに留意して、販売等がなされることが重要である。

c 医薬品医療機器等法において、その品質が承認等された基準に適合しない医薬品、その全部又は一部が変質・変敗した物質から成っている医薬品の販売は、禁止されている。

d 医薬品は、高い水準で均一な品質が保証されており、配合されている成分(有効成分及び添加物成分)は、高温や多湿、光(紫外線)等によって品質の劣化(変質・変敗)を起こしにくいものが多い。

	a	b	c	d
1	正	誤	正	誤
2	誤	正	誤	誤
3	誤	正	正	誤
4	正	正	誤	正
5	誤	誤	正	正

問14 次のうち、一般用医薬品の役割として、誤っているものを1つ選びなさい。

1 重度な疾病に伴う症状の改善
2 生活の質(QOL)の改善・向上
3 生活習慣病等の疾病に伴う症状発現の予防(科学的・合理的に効果が期待できるものに限る。)
4 健康の維持・増進

問15 セルフメディケーション及び一般用医薬品に関する記述の正誤について、正しい組み合わせを1つ選びなさい。

a セルフメディケーションの主役は、一般の生活者である。

b 近年、急速な高齢化の進展や生活習慣病の増加など疾病構造の変化、生活の質の向上への要請等に伴い、専門家によるアドバイスなしで、身近にある一般用医薬品を利用する「セルフメディケーション」の考え方がみられるようになってきた。

c 一般用医薬品の販売等に従事する専門家は、医薬品を使用する人に高熱や激しい腹痛がある場合等、症状が重いときであっても、まずは一般用医薬品を使用するよう勧めることが適切である。

d 一般用医薬品で対処可能な症状の範囲は、乳幼児や妊婦等、医薬品を使用する人によって変わる場合がある。

	a	b	c	d
1	誤	正	正	誤
2	正	誤	誤	正
3	誤	誤	正	正
4	正	正	誤	誤
5	誤	誤	正	誤

問16 次の記述は、医薬品医療機器等法第4条第5項第4号で定義されている一般用医薬品に関するものである。( )にあてはまる字句として、正しいものの組み合わせを1つ選びなさい。

医薬品のうち、その効能及び効果において人体に対する作用が(a)ものであつて、(b)から提供された情報に基づく(c)の選択により使用されることが目的とされているもの(要指導医薬品を除く。)をいう。

	a	b	c
1	著しくない	医薬品製造販売業者	薬剤師その他の医薬関係者
2	著しい	医薬品製造販売業者	薬剤師その他の医薬関係者
3	著しくない	薬剤師その他の医薬関係者	需要者
4	著しい	薬剤師その他の医薬関係者	需要者
5	著しくない	医薬品製造販売業者	需要者

問17 一般用医薬品の販売時のコミュニケーションに関する記述の正誤について、正しい組み合わせを１つ選びなさい。

a　医薬品の販売に従事する専門家からの情報提供は、説明内容が購入者等にどう理解されたかなどの実情を把握しながら行う必要はなく、専門用語を分かりやすい平易な表現で説明するだけで十分である。

b　購入者側に情報提供を受けようとする意識が乏しい場合には、コミュニケーションを図る必要はない。

c　購入者等が医薬品を使用する状況は随時変化する可能性があるため、販売数量は一時期に使用する必要量とする等、販売時のコミュニケーションの機会が継続的に確保されるよう配慮することが重要である。

d　登録販売者は、第一類医薬品、第二類医薬品及び第三類医薬品の販売、情報提供等を担う観点から、生活者のセルフメディケーションを支援するという姿勢で臨むことが基本となる。

	a	b	c	d
1	正	誤	正	誤
2	誤	正	誤	誤
3	誤	誤	正	誤
4	正	正	誤	正
5	誤	誤	正	正

問18 サリドマイド及びサリドマイド訴訟に関する記述の正誤について、正しい組み合わせを１つ選びなさい。

a　サリドマイドの血管新生を妨げる作用は、その光学異性体のうち、一方の異性体（*S* 体）のみが有する作用であり、もう一方の異性体（*R* 体）を分離して製剤化すれば、催奇形性を避けることができる。

b　1961年11月、西ドイツ（当時）のレンツ博士がサリドマイド製剤の催奇形性について警告を発し、日本では、同年中に速やかに販売停止及び回収措置が行われた。

c　サリドマイドによる薬害事件をきっかけとして、各国における副作用情報の収集体制の整備が図られることとなった。

d　サリドマイド製剤は、当時、貧血用薬として承認された。

	a	b	c	d
1	正	正	誤	正
2	正	正	正	正
3	誤	正	正	誤
4	誤	誤	正	誤
5	正	誤	誤	誤

問19 HIV 訴訟に関する記述の正誤について、正しい組み合わせを１つ選びなさい。

a　国及び都道府県を被告として、大阪地裁、東京地裁で提訴された。

b　血友病患者が、ヒト免疫不全ウイルス（HIV）が混入した原料血漿から製造された免疫グロブリン製剤の投与を受けたことにより、HIV に感染したことに対する損害賠償訴訟である。

c　この訴訟の和解を踏まえ、国は、HIV 感染者に対する恒久対策として、エイズ治療・研究開発センター及び拠点病院の整備や治療薬の早期提供等の様々な取り組みを推進している。

d　この訴訟を契機に、血液製剤の安全確保対策として検査や献血時の問診の充実が図られた。

	a	b	c	d
1	誤	誤	正	正
2	正	誤	誤	正
3	誤	正	誤	正
4	正	正	誤	誤
5	誤	誤	正	誤

問20 次の記述は、クロイツフェルト・ヤコブ病（CJD）及びCJD訴訟に関するものである。（　）にあてはまる字句として、正しいものの組み合わせを１つ選びなさい。なお、同じ記号の（　）には同じ字句が入る。

脳外科手術等に用いられていた（ a ）乾燥硬膜を介してクロイツフェルト・ヤコブ病（CJD）に罹患したことに対する損害賠償訴訟である。CJDは、タンパク質の一種である（ b ）が原因とされ、（ b ）が脳の組織に感染し、次第に認知症に類似した症状が現れ、死に至る重篤な神経難病である。

本訴訟を踏まえ、生物由来製品の安全対策強化、独立行政法人医薬品医療機器総合機構による生物由来製品による（ c ）制度の創設等がなされた。

	a	b	c
1	ヒト	プリオン	医薬品副作用被害救済
2	ウシ	アミロイドβ	感染等被害救済
3	ヒト	アミロイドβ	医薬品副作用被害救済
4	ウシ	プリオン	医薬品副作用被害救済
5	ヒト	プリオン	感染等被害救済

人体の働きと医薬品

問21 鼻及び耳に関する記述のうち、正しいものの組み合わせを１つ選びなさい。

a　においに対する感覚は、非常に鋭敏であるが順応を起こしやすく、同じにおいを継続して嗅いでいると、次第にそのにおいを感じなくなる。

b　副鼻腔に入った埃等の粒子は、粘液に捉えられて線毛の働きによって鼻腔内へ排出される。

c　内耳にある鼓室は、耳管という管で鼻腔や咽頭と通じている。

d　中耳は、聴覚器官である蝸牛と、平衡器官である前庭の２つの部分からなる。

1（a、b）　2（a、c）　3（b、d）　4（c、d）

問22 目に関する記述のうち、正しいものの組み合わせを１つ選びなさい。

a　水晶体は、その周りを囲んでいる毛様体の収縮・弛緩によって、遠くの物を見るときは丸く厚みが増し、近くの物を見るときには扁平になる。

b　視細胞が光を感じる反応にはビタミンDが不可欠であるため、ビタミンDが不足すると夜間視力の低下（夜盲症）を生じる。

c　結膜の充血では、白目の部分だけでなく眼瞼の裏側も赤くなる。

d　涙器は、涙液を分泌する涙腺と、涙液を鼻腔に導出する涙道からなり、涙腺は上眼瞼の裏側にある分泌腺で、血漿から涙液を産生する。

1（a、b）　2（a、c）　3（b、d）　4（c、d）

問23 膵臓に関する記述のうち、正しいものの組み合わせを１つ選びなさい。

a　胃の前下部に位置する細長い臓器で、膵液を胃へ分泌する。

b　膵液は、酸性で、胃で弱アルカリ性となった内容物を中和する。

c　炭水化物、タンパク質、脂質のそれぞれを消化するすべての酵素の供給を担っている。

d　消化腺であるとともに、血糖値を調節するホルモン（インスリン及びグルカゴン）等を血液中に分泌する内分泌腺でもある。

1（a、b）　2（a、c）　3（b、d）　4（c、d）

問24 循環器系に関する記述の正誤について、正しい組み合わせを１つ選びなさい。

a　脾臓の主な働きは、脾臓内を流れる血液から古くなった赤血球を濾し取って処理することである。

b　リンパ液の流れは、主に平滑筋の収縮によるものであり、流速は、血流に比べて緩やかである。

c　組織液は、組織中の細胞に酸素や栄養分を供給して二酸化炭素や老廃物を回収したのち、そのほとんどがリンパ管へ入ってリンパ液となるが、一部は毛細血管で吸収されて血液に還元される。

d　リンパ管には逆流防止のための弁があって、リンパ液は一定の方向に流れている。

	a	b	c	d
1	正	誤	誤	正
2	正	正	正	誤
3	正	正	誤	誤
4	誤	誤	正	正
5	誤	正	誤	正

問25 呼吸器系に関する記述の正誤について、正しい組み合わせを１つ選びなさい。

a　鼻腔内に物理的又は化学的な刺激を受けると、反射的にくしゃみが起きて激しい呼気とともに刺激の原因物を排出しようとする。

b　咽頭の後壁にある扁桃は、リンパ組織が集まってできており、気道に侵入してくる細菌、ウイルス等に対する免疫反応が行われる。

c　喉頭から肺へ向かう気道が左右の肺へ分岐するまでの部分を気管支といい、そこから肺の中で複数に枝分かれする部分を肺胞という。

d　肺胞と毛細血管を取り囲んで支持している組織を間質という。

	a	b	c	d
1	誤	正	正	誤
2	正	誤	正	正
3	誤	正	誤	正
4	正	誤	正	誤
5	正	正	誤	正

問26 消化器系に関する記述の正誤について、正しい組み合わせを１つ選びなさい。

a　消化には、消化腺から分泌される消化液による化学的消化と、咀嚼（食物を噛み、口腔内で粉砕すること）や消化管の運動による機械的消化とがある。

b　歯の齲蝕とは、口腔内の常在細菌がタンパク質から産生する酸で歯が脱灰されることによって起こる歯の欠損のことであり、象牙質に達すると、神経が刺激されて、歯がしみたり痛みを感じるようになる。

c　食道の上端と下端には括約筋があり、胃の内容物が食道や咽頭に逆流しないように防いでいる。

d　小腸のうち十二指腸に続く部分の、概ね上部70％が空腸、残り30％が回腸であるが、明確な境目はない。

	a	b	c	d
1	正	正	誤	誤
2	正	誤	正	誤
3	誤	正	誤	正
4	誤	誤	正	正
5	誤	正	正	誤

問27 腎臓及び副腎に関する記述の正誤について、正しい組み合わせを１つ選びなさい。

a　腎臓には、心臓から拍出される血液の1/5〜1/4が流れている。
b　腎臓は、血圧を一定範囲内に保つ上で重要な役割を担っている。
c　副腎は、皮質と髄質の２層構造からなる。
d　副腎皮質では、自律神経系に作用するアドレナリン（エピネフリン）とノルアドレナリン（ノルエピネフリン）が産生・分泌される。

	a	b	c	d
1	正	誤	誤	正
2	正	誤	正	誤
3	誤	正	誤	正
4	正	正	正	誤
5	誤	正	誤	誤

問28 骨格系及び筋組織に関する記述のうち、正しいものの組み合わせを１つ選びなさい。

a　骨には、身体各部の支持機能、臓器保護機能、造血機能などがある。
b　骨の破壊（骨吸収）と修復（骨形成）は、骨が成長するまで繰り返され、成長した後は停止する。
c　骨格筋は、筋線維を顕微鏡で観察すると横縞模様（横紋）が見えるので横紋筋とも呼ばれ、収縮力が強く、自分の意識どおりに動かすことができる随意筋である。
d　筋組織は、神経からの指令によって収縮するが、随意筋は自律神経系で支配されているのに対して、不随意筋は体性神経系に支配されている。

1（a、b）　2（a、c）　3（b、d）　4（c、d）

問29 血液に関する記述の正誤について、正しい組み合わせを１つ選びなさい。

a　アルブミンは、血液の浸透圧を保持する働きがあるほか、ホルモンや医薬品の成分等と複合体を形成して、それらが血液によって運ばれるときに代謝や排泄を受けにくくする。
b　ヘモグロビンは、酸素が少ないところで酸素分子と結合し、酸素と二酸化炭素が多いところで酸素分子を放出する性質がある。
c　白血球のうち好中球は、最も数が少なく、白血球の約５％であるが、血管壁を通り抜けて組織の中に入り込むことができ、感染が起きた組織に遊走して集まり、細菌やウイルス等を食作用によって取り込んで分解する。
d　血管の損傷部位では、血小板から放出される酵素によって血液を凝固させる一連の反応が起こり、血漿タンパク質の一種であるフィブリノゲンが傷口で重合して線維状のフィブリンとなる。

	a	b	c	d
1	誤	正	正	誤
2	正	誤	正	誤
3	誤	正	誤	正
4	正	誤	誤	正
5	正	正	誤	正

問30 消化酵素に関する記述の正誤について、正しい組み合わせを１つ選びなさい。

a　唾液には、デンプンをデキストリンや麦芽糖に分解する消化酵素（プチアリン。唾液アミラーゼともいう。）が含まれる。
b　胃から分泌されるペプシノーゲンは、胃酸によってタンパク質を消化する酵素であるペプシンとなり、胃酸とともに胃液として働く。
c　トリプシンは、胃で半消化されたタンパク質（ペプトン）をさらに細かく消化する酵素である。
d　脂質（トリグリセリド）は、消化酵素（マルターゼ）の作用によって分解を受けるが、大腸粘膜の上皮細胞で吸収されると脂質に再形成される。

	a	b	c	d
1	誤	正	正	正
2	正	誤	誤	正
3	誤	正	誤	正
4	正	誤	正	誤
5	正	正	正	誤

問31 交感神経系及び副交感神経系に関する記述のうち、正しいものの組み合わせを１つ選びなさい。

a　概ね、交感神経系は体が食事や休憩等の安息状態となるように働き、副交感神経系は体が闘争や恐怖等の緊張状態に対応した態勢をとるように働く。

b　交感神経の節後線維の末端から放出される神経伝達物質はアセチルコリンであり、副交感神経の節後線維の末端から放出される神経伝達物質はノルアドレナリンである。

c　交感神経系と副交感神経系は、互いに拮抗して働き、一方が活発になっているときには他方は活動を抑制して、効果を及ぼす各臓器・器官（効果器）を制御している。

d　目は、交感神経系が活発になると瞳孔が散大し、副交感神経系が活発になると瞳孔が収縮する。

1（a、b）　2（a、c）　3（b、d）　4（c、d）

問32 医薬品の剤形及びその特徴に関する記述の正誤について、正しい組み合わせを１つ選びなさい。

a　口腔内崩壊錠は、口の中の唾液で速やかに溶ける工夫がなされているため、水なしで服用することができる。

b　経口液剤は、有効成分の血中濃度が上昇しやすいため、習慣性や依存性がある成分が配合されているものの場合、本来の目的と異なる不適正な使用がなされることがある。

c　カプセル剤は、カプセル内に散剤や顆粒剤、液剤等を充填した剤形であり、内服用の医薬品として広く用いられているが、カプセルの原材料であるゼラチンはブタなどのタンパク質を主成分としているため、ゼラチンに対してアレルギーを持つ人は使用を避けるなどの注意が必要である。

d　クリーム剤は、有効成分が適用部位に留まりやすいという特徴があり、適用部位を水から遮断したい場合に用いる。

	a	b	c	d
1	正	正	正	誤
2	誤	誤	正	正
3	誤	正	誤	正
4	正	誤	正	誤
5	正	正	誤	正

問33 口腔粘膜からの吸収によって効果を発揮する医薬品の成分として、正しいものの組み合わせを１つ選びなさい。

a　アスピリン

b　アセトアミノフェン

c　ニコチン

d　ニトログリセリン

1（a、b）　2（a、c）　3（b、d）　4（c、d）

問34 医薬品の吸収及び分布に関する記述の正誤について、正しい組み合わせを１つ選びなさい。

a　一般に、消化管からの吸収は、濃度が高い方から低い方へ受動的に拡散していく現象である。

b　消化管での吸収量や吸収速度は、消化管内容物や他の医薬品の作用によって影響を受ける。

c　鼻腔の粘膜に適用する一般用医薬品の中には、全身作用を目的として製造販売されているものがある。

d　有効成分が皮膚から浸透して体内の組織で作用する医薬品の場合、浸透する量は皮膚の状態、傷の有無やその程度などによって影響を受ける。

	a	b	c	d
1	誤	正	正	誤
2	正	正	正	正
3	誤	誤	誤	正
4	正	誤	正	誤
5	正	正	誤	正

問35 医薬品の代謝及び排泄に関する記述の正誤について、正しい組み合わせを１つ選びなさい。

a　医薬品の有効成分が代謝を受けると、作用を失ったり、作用が現れたり、あるいは体外へ排泄されやすい水溶性の物質に変化する。

b　排泄とは、代謝によって生じた物質（代謝物）が尿等で体外へ排出されることであり、有効成分は未変化体のままで、あるいは代謝物として、主に、腎臓から尿中へ、肝臓から胆汁中へ、又は肺から呼気中へ排出される。

c　経口投与された医薬品の多くは、その有効成分が消化管の毛細血管から血液中に移行し、その後全身循環に入る前に、門脈を経由して、肝臓に存在する酵素の働きで代謝を受ける。

d　多くの有効成分は、血液中で血漿タンパク質と結合して複合体を形成しているが、薬物代謝酵素の作用により代謝されてしまう。

	a	b	c	d
1	正	正	正	誤
2	誤	誤	正	正
3	誤	正	誤	正
4	正	誤	正	誤
5	正	正	誤	正

問36 ショック（アナフィラキシー）に関する記述のうち、正しいものの組み合わせを１つ選びなさい。

a　生体異物に対する遅延型のアレルギー反応の一種である。

b　医薬品が原因物質である場合、以前にその医薬品によって蕁麻疹等のアレルギーを起こしたことがある人では、起きる可能性が低い。

c　一般に、顔や上半身の紅潮・熱感、蕁麻疹、手足のしびれ感、吐きけ、顔面蒼白、冷や汗、胸苦しさなど、複数の症状が現れる。

d　一旦発症すると病態は急速に悪化することが多く、適切な対応が遅れるとチアノーゼや呼吸困難等を生じ、死に至ることがある。

1（a、b）　2（a、c）　3（b、d）　4（c、d）

問37 医薬品の副作用である間質性肺炎に関する記述のうち、正しいものの組み合わせを１つ選びなさい。

a　一般的に、医薬品の使用開始から１～２ヶ月程度で起きることが多い。

b　息切れ・息苦しさ等の呼吸困難、空咳、発熱等の症状を呈する。

c　かぜや気管支炎の症状と区別することは容易である。

d　悪化すると肺線維症に移行することがある。

1（a、b）　2（a、c）　3（b、d）　4（c、d）

問38 医薬品による肝機能障害に関する記述の正誤について、正しい組み合わせを１つ選びなさい。

a　有効成分又はその代謝物による直接的肝毒性が原因で起きる中毒性のものがある。

b　有効成分に対する抗原抗体反応が原因で起きるアレルギー性のものがある。

c　主な症状には、全身の倦怠感、黄疸等がある。

d　漫然と原因と考えられる医薬品を使用し続けると、不可逆的な病変（肝不全）を生じ、死に至ることもある。

	a	b	c	d
1	誤	正	誤	誤
2	正	誤	正	正
3	誤	誤	誤	正
4	正	誤	正	誤
5	正	正	正	正

問39 消化器系に現れる副作用に関する記述の正誤について、正しい組み合わせを１つ選びなさい。

a　イレウス様症状は、医薬品の作用によって腸管運動が麻痺して、腸内容物の通過が妨げられ、激しい腹痛やガス排出(おなら)の停止、嘔吐、腹部膨満感を伴う著しい便秘が現れる。

b　消化性潰瘍は、胃や十二指腸の粘膜組織が傷害されて、粘膜組織の一部が粘膜筋板を超えて欠損する状態である。

c　消化性潰瘍は、悪化すると、腸内細菌の異常増殖によって全身状態の衰弱が急激に進行する可能性がある。

d　浣腸剤や坐剤の使用によって現れる一過性の症状に、肛門部の熱感等の刺激、異物の注入による不快感、排便直後の立ちくらみなどがある。

	a	b	c	d
1	正	正	誤	正
2	正	正	正	誤
3	誤	誤	正	正
4	誤	正	誤	正
5	正	誤	正	誤

問40 皮膚に現れる副作用に関する記述のうち、正しいものの組み合わせを１つ選びなさい。

a　薬疹とは、医薬品によって引き起こされるアレルギー反応の一種で、発疹・発赤等の皮膚症状を呈する場合をいう。

b　薬疹が現れた場合に、痒み等の症状に対して、一般の生活者が自己判断で対症療法を行うことは、原因の特定を困難にするおそれがあるため、避けるべきである。

c　医薬品による接触皮膚炎では、原因となる医薬品の使用の中止後、１週間程度で症状が治まり、再びその医薬品に触れても再発することはない。

d　光線過敏症の症状は、医薬品が触れた部分から全身へ広がることはない。

1（a、b）　2（a、c）　3（b、d）　4（c、d）

薬事関係法規・制度

問41 次の記述は、医薬品医療機器等法第57条第１項の条文である。(　)にあてはまる字句として、正しいものの組み合わせを１つ選びなさい。

医薬品は、その全部若しくは一部が(　a　)物質からなつているためにその医薬品を(　b　)危険なものにするおそれがある物とともに、又はこれと同様のおそれがある容器若しくは被包(内袋を含む。)に収められていてはならず、また、医薬品の容器又は被包は、その医薬品の(　c　)を誤らせやすいものであつてはならない。

	a	b	c
1	有毒若しくは有害な	医療上	有効性及び安全性
2	変質若しくは変敗した	保健衛生上	使用方法
3	有毒若しくは有害な	保健衛生上	使用方法
4	変質若しくは変敗した	医療上	有効性及び安全性
5	有毒若しくは有害な	医療上	使用方法

問42 医薬品の定義と範囲に関する記述の正誤について、正しい組み合わせを１つ選びなさい。

a　殺虫剤や器具用消毒薬のように、人の身体に直接使用されないものは、医薬品には含まれない。

b　厚生労働大臣が基準を定めて指定する医薬品の製造販売については、当該基準への適合認証をもって承認を要さないものとされている。

c　日本薬局方に収載されている医薬品の中には、一般用医薬品として販売されているものはない。

d　人又は動物の身体の構造又は機能に影響を及ぼすことが目的とされている物は、すべて医薬品と定義される。

	a	b	c	d
1	誤	正	誤	誤
2	誤	誤	正	正
3	正	誤	誤	誤
4	正	正	誤	正
5	正	誤	正	誤

問43 要指導医薬品に関する記述の正誤について、正しい組み合わせを１つ選びなさい。

a　要指導医薬品は、患者の容態に合わせて処方量を決めて交付するものであるため、薬剤師の対面による情報の提供及び薬学的知見に基づく指導が必要である。

b　人体に直接使用されない検査薬で、検体の採取に身体への直接のリスクを伴うもの（例えば、血液を検体とするもの）は、要指導医薬品としては認められていない。

c　要指導医薬品には、注射等の侵襲性の高い使用方法のものも含まれる。

d　要指導医薬品には、生物由来の原材料が用いられているものがあり、生物由来製品として指定されたものもある。

	a	b	c	d
1	正	誤	正	正
2	正	誤	誤	正
3	誤	正	正	誤
4	誤	正	誤	誤
5	誤	誤	正	誤

問44 毒薬又は劇薬に関する記述の正誤について、正しい組み合わせを１つ選びなさい。

a　一般用医薬品では劇薬に該当するものはないが、要指導医薬品では劇薬に該当するものがある。

b　劇薬の直接の容器又は直接の被包には、赤地に白枠、白字をもって、当該医薬品の品名及び「劇」の文字が記載されていなければならない。

c　一般用医薬品で、毒薬に該当するものがある。

d　業務上毒薬又は劇薬を取り扱う者は、それらを他の物と区別して貯蔵、陳列しなければならず、それらを貯蔵、陳列する場所については、必ずかぎを施さなければならない。

	a	b	c	d
1	正	誤	誤	正
2	誤	正	正	誤
3	正	誤	誤	誤
4	正	正	誤	正
5	誤	誤	正	正

問45 医薬品医療機器等法第50条に基づき医薬品の直接の容器又は直接の被包に記載されていなければならない事項の正誤について、正しい組み合わせを１つ選びなさい。

a　重量、容量又は個数等の内容量

b　効能及び効果

c　指定第二類医薬品にあっては、枠の中に「２」の数字

d　配置販売品目以外の一般用医薬品にあっては、「店舗専用」の文字

	a	b	c	d
1	正	誤	正	正
2	誤	誤	正	誤
3	正	正	正	正
4	誤	正	誤	正
5	正	正	誤	誤

問46 医薬部外品に関する記述のうち、正しいものの組み合わせを１つ選びなさい。

a　脱毛の防止、育毛又は除毛等の目的のために使用される物であり、機械器具等を含む。

b　その効能効果があらかじめ定められた範囲内であって、成分や用法等に照らして人体に対する作用が緩和であることを要件として、医薬品的な効能効果を表示・標榜することが認められている。

c　ねずみ、はえ等の衛生害虫類の防除を目的として使用される医薬部外品には、直接の容器又は直接の被包に「指定医薬部外品」と表示しなければならない。

d　薬用化粧品類、薬用石けん、薬用歯みがき類は、医薬部外品として承認されている。

1（a、b）　2（a、c）　3（b、d）　4（c、d）

問47 医薬品の販売業の許可に関する記述の正誤について、正しい組み合わせを１つ選びなさい。

a　薬局の開設許可を受けた区域において一般用医薬品を販売する場合には、薬局の開設許可に加えて、店舗販売業の許可を受ける必要がある。

b　医薬品の販売業の許可は、５年ごとに、その更新を受けなければ、その期間の経過によって、その効力を失う。

c　医薬品の販売業の許可を受ければ、販売のために医薬品をあらかじめ小分けすることができる。

d　店舗販売業、配置販売業又は卸売販売業のうち、一般の生活者に対して医薬品を販売することができるのは、店舗販売業のみである。

	a	b	c	d
1	正	誤	正	正
2	正	正	正	誤
3	正	正	誤	誤
4	誤	誤	誤	誤
5	誤	誤	正	正

問48 化粧品に関する記述の正誤について、正しい組み合わせを１つ選びなさい。

a　化粧品の効能効果としては、「発毛促進」を表示することができる。

b　化粧品の成分本質（原材料）については、原則として医薬品の成分を配合してはならないこととされており、配合が認められる場合であっても、添加物として使用されるなど、薬理作用が期待できない量以下に制限されている。

c　化粧品の販売には、医薬品のように販売業の許可は必要ないが、販売開始から30日以内に都道府県知事あてに届け出を行う必要がある。

d　化粧品を販売する店舗においては、化粧品と医薬部外品を区別して貯蔵又は陳列しなければならない。

	a	b	c	d
1	正	誤	正	正
2	正	誤	正	誤
3	正	正	誤	誤
4	誤	正	誤	誤
5	誤	誤	正	正

問49 薬局における医薬品の陳列に関する記述のうち、正しいものの組み合わせを１つ選びなさい。

a　第三類医薬品は、鍵をかけた陳列設備に陳列する場合又は陳列設備から1.2メートルの範囲に医薬品を購入しようとする者等が進入することができないよう必要な措置が取られている場合を除き、薬局等構造設備規則に規定する「情報提供を行うための設備」から７メートル以内の範囲に陳列しなければならない。

b　要指導医薬品は、要指導医薬品陳列区画の内部の陳列設備、鍵をかけた陳列設備又は要指導医薬品を購入しようとする者等が直接手の触れられない陳列設備に陳列しなければならない。

c　医薬品と化粧品は区別して陳列しなければならないが、医薬品と医薬部外品は区別しないで陳列することが認められている。

d　一般用医薬品を陳列する場合は、第一類医薬品、第二類医薬品、第三類医薬品の区分ごとに陳列しなければならない。

1（a、b）　2（a、c）　3（b、d）　4（c、d）

問50 登録販売者の販売従事登録に関する記述の正誤について、正しい組み合わせを１つ選びなさい。

a　二以上の都道府県において販売従事登録を受けようと申請した者は、当該申請を行った都道府県知事のうちいずれか一の都道府県知事の登録のみを受けることができる。
b　登録販売者の住所地に変更が生じたときは、その旨を登録を受けた都道府県知事に届け出なければならない。
c　登録販売者が、偽りその他不正の手段により販売従事登録を受けたことが判明したときは、都道府県知事は、その登録を消除しなければならない。
d　登録販売者が、死亡し、又は失踪の宣告を受けたときは、戸籍法による死亡又は失踪の届出義務者は、10日以内に、登録販売者名簿の登録の消除を申請しなければならない。

	a	b	c	d
1	誤	正	正	誤
2	正	誤	正	誤
3	誤	正	誤	正
4	正	正	正	誤
5	正	誤	誤	正

問51 保健機能食品等の食品に関する記述の正誤について、正しい組み合わせを１つ選びなさい。

a　栄養機能食品は、栄養成分の機能表示に関して、厚生労働大臣に届出が必要である。
b　特定保健用食品は、健康増進法の規定に基づく許可又は承認を受けて、食生活において特定の保健の目的で摂取をする者に対し、その摂取により当該保健の目的が期待できる旨の表示をする食品である。
c　特別用途食品は、乳児、幼児、妊産婦又は病者の発育又は健康の保持若しくは回復の用に供することが適当な旨を医学的・栄養学的表現で記載し、かつ、用途を限定したもので、健康増進法の規定に基づく許可又は承認を受け、「特別の用途に適する旨の表示」をする食品である。
d　特定保健用食品の中には「条件付き特定保健用食品」という区分がある。

	a	b	c	d
1	誤	正	正	誤
2	正	誤	正	誤
3	誤	正	誤	正
4	誤	正	正	正
5	正	誤	誤	正

問52 店舗販売業者が、インターネットを利用して特定販売を行うことについて広告をするとき、ホームページに、見やすく必ず表示しなければならない情報の正誤について、正しい組み合わせを１つ選びなさい。

a　店舗の主要な外観の写真
b　店舗に勤務する者の名札等による区別に関する説明
c　現在勤務している薬剤師又は登録販売者の写真
d　一般用医薬品の陳列の状況を示す写真

	a	b	c	d
1	正	誤	誤	正
2	正	正	誤	正
3	誤	正	正	誤
4	誤	正	誤	正
5	誤	誤	正	誤

問53 医薬品のリスク区分に応じた陳列等に関する記述の正誤について、正しい組み合わせを１つ選びなさい。

a　店舗販売業者は、医薬品を販売する店舗と同一店舗で併せて、食品（保健機能食品を含む。）の販売が行われる場合には、医薬品と食品を区別して貯蔵又は陳列しなければならない。
b　配置販売業者は、第一類医薬品、第二類医薬品及び第三類医薬品を混在させないよう配置しなければならない。
c　店舗販売業者は、要指導医薬品又は一般用医薬品を販売し、又は授与しない時間は、要指導医薬品又は一般用医薬品を通常陳列し、又は交付する場所を閉鎖しなければならない。
d　店舗販売業者は、指定第二類医薬品を薬局等構造設備規則に規定する「出入口」から７メートル以内の範囲に陳列しなければならない。

	a	b	c	d
1	正	誤	誤	正
2	正	正	正	誤
3	誤	正	正	誤
4	誤	正	誤	正
5	誤	誤	正	誤

問54 要指導医薬品又は一般用医薬品のリスク区分に応じた情報提供等に関する記述の正誤について、正しい組み合わせを１つ選びなさい。

a　薬局開設者は、薬剤師等（薬剤師、薬局開設者、医薬品の製造販売業者、製造業者若しくは販売業者、医師、歯科医師若しくは獣医師又は病院、診療所若しくは飼育動物診療施設の開設者をいう。）に販売し、又は授与する場合を除き、要指導医薬品を使用しようとする者以外の者に対して、正当な理由なく要指導医薬品を販売し、又は授与してはならない。

b　薬局開設者が、要指導医薬品を販売又は授与する場合には、その薬局において医薬品の販売又は授与に従事する薬剤師又は登録販売者に、対面により、書面を用いて必要な情報を提供させ、必要な薬学的知見に基づく指導を行わせなければならない。

c　店舗販売業者が、第一類医薬品を販売又は授与する場合には、その店舗において医薬品の販売又は授与に従事する薬剤師又は登録販売者に、書面を用いて、必要な情報を提供させなければならない。

d　配置販売業者が、その業務にかかる都道府県の区域において第二類医薬品を配置する場合には、医薬品の配置販売に従事する薬剤師又は登録販売者に、必要な情報を提供させるよう努めなければならない。

	a	b	c	d
1	正	誤	誤	正
2	正	正	正	誤
3	誤	正	正	誤
4	誤	正	誤	正
5	誤	誤	正	誤

問55 薬局における特定販売に関する記述の正誤について、正しい組み合わせを１つ選びなさい。

a　特定販売を行う場合は、当該薬局以外の場所に貯蔵し、又は陳列している一般用医薬品を販売又は授与することができる。

b　特定販売を行うことについて広告するときは、医薬品の薬効群ごとに表示しなければならない。

c　特定販売により一般用医薬品を購入しようとする者から、対面又は電話により相談応需の希望があった場合には、薬局開設者は、その薬局において医薬品の販売又は授与に従事する薬剤師又は登録販売者に、対面又は電話により情報提供を行わせなければならない。

d　薬局製造販売医薬品（毒薬及び劇薬であるものを除く。）は、特定販売の方法により販売することができる。

	a	b	c	d
1	誤	誤	正	誤
2	正	正	誤	誤
3	正	誤	誤	正
4	誤	正	正	誤
5	誤	誤	正	正

問56 薬局開設者が、濫用等のおそれがあるものとして厚生労働大臣が指定する医薬品を販売する場合、医薬品医療機器等法施行規則第15条の２の規定に基づき、薬剤師又は登録販売者に必ず確認させなければならない事項の正誤について、正しい組み合わせを１つ選びなさい。

a　当該医薬品を使用しようとする者の氏名及び住所

b　当該医薬品を購入しようとする者が若年者である場合にあっては、当該者の氏名及び年齢

c　当該医薬品を購入しようとする者の性別

d　当該医薬品を購入しようとする者が、適正な使用のために必要と認められる数量を超えて当該医薬品を購入しようとする場合は、その理由

	a	b	c	d
1	正	誤	正	誤
2	誤	正	誤	正
3	正	誤	誤	正
4	誤	正	正	誤
5	正	正	誤	正

問57 **医薬品の販売方法に関する記述の正誤について、正しい組み合わせを１つ選びなさい。**

a　店舗販売業者が、在庫処分を主な目的に、効能効果が重複する医薬品を組み合わせて販売する場合であっても、購入者に対してリスク区分に応じた情報提供を十分に行える範囲であれば適正な販売方法である。
b　店舗販売業者は、医薬品を競売に付してはならない。
c　一般用医薬品を懸賞や景品として授与することは、原則として認められていない。
d　店舗販売業の許可を受けた店舗以外の出張所に医薬品を貯蔵又は陳列し、そこを拠点として販売等に供する場合は、医薬品医療機器等法の規定に違反しない。

	a	b	c	d
1	誤	正	正	誤
2	正	誤	正	誤
3	誤	正	誤	正
4	正	正	正	誤
5	正	誤	誤	正

問58 **医薬品の販売広告に関する記述の正誤について、正しい組み合わせを１つ選びなさい。**

a　医薬品医療機器等法第66条（誇大広告等）及び第68条（承認前の医薬品等に係る広告）は、広告の依頼主だけでなく、その広告に関与するすべての人が対象となる。
b　販売促進のため用いられる電子メールは、一般用医薬品の販売広告に含まれない。
c　未承認の医薬品の名称、製造方法、効能、効果又は性能に関する広告は、許可を受けなければ行うことはできない。
d　販売促進のため用いられるステッカーやディスプレーなどによる店頭・店内広告は、一般用医薬品の販売広告に含まれない。

	a	b	c	d
1	誤	正	正	正
2	誤	誤	正	正
3	正	誤	誤	正
4	正	誤	誤	誤
5	正	正	正	誤

問59 **医薬品医療機器等法施行規則第150条の規定により、配置販売業者又はその配置員が、医薬品の配置販売に従事しようとする区域の都道府県知事に、あらかじめ届け出なければならない事項として、正しいものの組み合わせを１つ選びなさい。**

a　配置販売に従事する区域　　b　配置販売に従事する時間
c　配置販売に従事する者の氏名及び住所　　d　配置販売する医薬品名及び数量

1（a、b）　2（a、c）　3（b、d）　4（c、d）

問60 **医薬品医療機器等法に基づく行政庁の監視指導及び処分に関する記述の正誤について、正しい組み合わせを１つ選びなさい。**

a　都道府県知事（薬局又は店舗販売業にあっては、その薬局又は店舗の所在地が保健所設置市又は特別区の区域にある場合においては、市長又は区長。以下「都道府県知事等」という。）は、必要があると認めるときは、薬事監視員に、その薬局開設者又は医薬品の販売業者が医薬品を業務上取り扱う場所に立ち入り、従業員その他の関係者に質問させることができるが、従業員その他の関係者は、正当な理由なく答弁しなかったり、虚偽の答弁を行った場合には、50万円以下の罰金に処せられることがある。
b　都道府県知事等は、薬局開設者又は医薬品の販売業者に対して、一般用医薬品の販売等を行うための業務体制が基準（薬局並びに店舗販売業及び配置販売業の業務を行う体制を定める省令）に適合しなくなった場合において、その業務の体制の整備を命ずることができる。
c　都道府県知事等は、店舗販売業の店舗の管理者が不適当であると認めるときは、店舗販売業者に対して、その変更を命ずることができる。
d　都道府県知事等は、薬事監視員に、その薬局開設者又は医薬品の販売業者が医薬品を業務上取り扱う場所に立ち入らせ、無承認無許可医薬品、不良医薬品又は不正表示医薬品等の疑いのある物を全て収去させなければならない。

	a	b	c	d
1	正	正	正	誤
2	正	誤	正	誤
3	誤	正	誤	正
4	誤	正	正	誤
5	正	誤	誤	正

主な医薬品とその作用

問61 かぜ薬及びその配合成分に関する記述の正誤について、正しい組み合わせを１つ選びなさい。

a　チペピジンヒベンズ酸塩は、延髄の咳嗽中枢に作用して咳を抑える。

b　アスピリンは、血液を凝固しにくくさせる作用がある。

c　メキタジンは、肥満細胞から遊離したヒスタミンが受容体と反応するのを妨げることにより、ヒスタミンの働きを抑える作用を示す。

d　香蘇散は、体力中等度又はやや虚弱で、多くは腹痛を伴い、ときに微熱・寒気・頭痛・吐きけなどのあるものの胃腸炎、かぜの中期から後期の症状に適すとされる。

	a	b	c	d
1	誤	正	正	誤
2	正	誤	誤	正
3	正	正	正	誤
4	誤	誤	誤	正
5	正	正	誤	正

問62 解熱鎮痛薬の配合成分に関する記述のうち、正しいものの組み合わせを１つ選びなさい。

a　専ら小児の解熱に用いる製品として、アスピリンが配合された坐薬がある。

b　イソプロピルアンチピリンは、非ピリン系解熱鎮痛成分として用いられている。

c　アセトアミノフェン、カフェイン、エテンザミドの組み合わせは、それぞれの頭文字から「ACE処方」と呼ばれる。

d　イブプロフェンは、まれに重篤な副作用として、肝機能障害を生じることがある。

1（a、b）　2（a、c）　3（b、d）　4（c、d）

問63 抗ヒスタミン成分を主薬とする催眠鎮静薬に関する記述の正誤について、正しい組み合わせを１つ選びなさい。

a　脳内におけるヒスタミン刺激を増加させることにより、眠気を促す。

b　妊婦又は妊娠していると思われる女性でも、使用を避ける必要はない。

c　慢性的に不眠症状がある人や、医療機関において不眠症の診断を受けている人を対象としている。

d　目が覚めたあとも、注意力の低下やめまいを起こすことがあるので、注意が必要である。

	a	b	c	d
1	誤	正	誤	誤
2	正	誤	誤	正
3	正	正	正	正
4	誤	誤	誤	正
5	正	誤	正	誤

問64 眠気を防ぐ薬（眠気防止薬）及びその配合成分に関する記述の正誤について、正しい組み合わせを１つ選びなさい。

a　カフェインには、作用は弱いながら反復摂取により依存を形成する性質がある。

b　小児用の眠気防止薬として、無水カフェインを用いる。

c　チアミン塩化物塩酸塩は、眠気による倦怠感を和らげる補助成分として配合されている。

d　かぜ薬やアレルギー用薬などを使用したことによる眠気を抑えるために、眠気防止薬を使用するのは適切ではない。

	a	b	c	d
1	誤	正	正	誤
2	正	正	誤	誤
3	正	誤	正	正
4	誤	正	正	正
5	正	誤	誤	正

問65 **鎮暈薬（乗物酔い防止薬）及びその配合成分に関する記述のうち、正しいものの組み合わせを１つ選びなさい。**

a　ジフェニドール塩酸塩は、内耳にある前庭と脳を結ぶ神経（前庭神経）の調節作用のほか、内耳への血流を改善する作用を示す。

b　メクリジン塩酸塩は、他の抗ヒスタミン成分と比べて、作用が現れるのが遅く、持続時間が長い。

c　ジプロフィリンは、消化管の緊張を低下させることにより、乗物酔いに伴う吐きけを抑える。

d　乗物酔い防止薬には、吐きけを抑える成分も配合されているため、つわりに伴う吐きけへの対処にも使用される。

1（a、b）　2（a、c）　3（b、d）　4（c、d）

問66 **小児の疳及び小児鎮静薬に関する記述の正誤について、正しい組み合わせを１つ選びなさい。**

a　小児では、特段身体的な問題がなく、基本的な欲求が満たされていても、夜泣き、ひきつけ、疳の虫の症状が現れることがある。

b　小児鎮静薬として使用される漢方処方製剤は、作用が穏やかであるため、生後３ヶ月未満の乳児にも使用することができる。

c　小児鎮静薬は、症状の原因となる体質の改善を主眼としているものが多く、比較的長期間（１ヶ月位）継続して服用されることがある。

d　カンゾウは、小児の疳を適応症とする生薬製剤には配合できない。

	a	b	c	d
1	誤	正	正	正
2	正	誤	誤	正
3	正	誤	正	誤
4	誤	誤	誤	正
5	正	正	誤	誤

問67 **鎮咳去痰薬の配合成分に関する記述の正誤について、正しい組み合わせを１つ選びなさい。**

a　デキストロメトルファン臭化水素酸塩水和物は、中枢神経系に作用して咳を抑える。

b　グアイフェネシンは、気管支の平滑筋に直接作用して弛緩させ、気管支を拡張させる。

c　カルボシステインは、粘液成分の含量比を調整し痰の切れを良くする。

d　トリメトキノール塩酸塩水和物は、交感神経系を刺激して気管支を拡張させる。

	a	b	c	d
1	誤	正	正	正
2	正	誤	正	正
3	正	誤	正	誤
4	誤	正	誤	正
5	正	正	誤	誤

問68 **口腔咽喉薬、含嗽薬及びその配合成分に関する記述の正誤について、正しい組み合わせを１つ選びなさい。**

a　駆風解毒湯は、体力に関わらず使用でき、喉が腫れて痛む扁桃炎、扁桃周囲炎に適すとされる。

b　トラネキサム酸は、声がれ、喉の荒れ、喉の不快感、喉の痛み又は喉の腫れの症状を鎮めることを目的として配合されている。

c　デカリニウム塩化物は、炎症を生じた粘膜組織の修復を促すことを目的として配合されている。

d　バセドウ病や橋本病などの甲状腺疾患の診断を受けた人では、ヨウ素系殺菌消毒成分が配合された含嗽薬を使用する前に、その使用の適否について、治療を行っている医師等に相談するなどの対応が必要である。

	a	b	c	d
1	誤	正	正	誤
2	正	誤	誤	正
3	正	正	正	誤
4	誤	誤	誤	正
5	正	正	誤	正

問69 胃の薬及びその配合成分に関する記述のうち、正しいものの組み合わせを１つ選びなさい。

a　消化薬は、胃液の分泌亢進による胃酸過多や、それに伴う胸やけ、腹部の不快感、吐きけ等の症状を緩和することを目的とする医薬品である。

b　合成ヒドロタルサイトは、消化管内容物中に発生した気泡の分離を促すことを目的として配合されている。

c　ソファルコンは、胃粘膜を保護し、荒れた胃粘膜の修復を促すことを期待して配合されている。

d　ロートエキスは、過剰な胃液の分泌を抑えることを期待して配合されている。

1（a、b）　2（a、c）　3（b、d）　4（c、d）

問70 腸の薬及びその配合成分に関する記述のうち、正しいものの組み合わせを１つ選びなさい。

a　整腸薬、瀉下薬では、医薬部外品として製造販売されている製品はない。

b　トリメブチンマレイン酸塩は、消化管の平滑筋に直接作用して、消化管の運動を調整する作用があるとされる。

c　大黄牡丹皮湯は、胃腸が弱く下痢しやすい人に適している。

d　麻子仁丸は、構成生薬としてダイオウを含む。

1（a、b）　2（a、c）　3（b、d）　4（c、d）

問71 止瀉薬の配合成分に関する記述の正誤について、正しい組み合わせを１つ選びなさい。

a　タンニン酸ベルベリンは、収斂作用と抗菌作用を併せ持つ。

b　沈降炭酸カルシウムは、腸管内の異常発酵等によって生じた有害な物質を吸着させることを目的として配合されている。

c　ビスマスを含む成分は、収斂作用のほか、腸内で発生した有毒物質を分解する作用も持つとされるため、細菌性の下痢や食中毒のときに使用するとよい。

d　ロペラミド塩酸塩は、中枢神経系を抑制する作用があり、副作用としてめまいや眠気が現れることがある。

	a	b	c	d
1	誤	正	正	誤
2	正	誤	誤	正
3	正	正	正	誤
4	誤	誤	誤	正
5	正	正	誤	正

問72 瀉下薬の配合成分に関する記述のうち、正しいものの組み合わせを１つ選びなさい。

a　ヒマシ油は、妊婦や３歳未満の乳幼児では使用を避けることとされている。

b　酸化マグネシウムは、腸内容物の浸透圧を下げることで糞便中の水分量を増やす。

c　ダイオウは、授乳中の女性が服用すると、吸収された成分の一部が乳汁中に移行し、乳児に下痢を生じさせるおそれがある。

d　センノシドは、小腸でリパーゼの働きによって生じる分解物が、小腸を刺激することで瀉下作用をもたらすと考えられている。

1（a、b）　2（a、c）　3（b、d）　4（c、d）

問73 胃腸鎮痛鎮痙薬の配合成分に関する記述の正誤について、正しい組み合わせを１つ選びなさい。

a　オキセサゼインは、局所麻酔作用のほか、胃液分泌を抑える作用もあるとされ、胃腸鎮痛鎮痙薬と制酸薬の両方の目的で使用される。
b　ブチルスコポラミン臭化物は、口渇、便秘、排尿困難等の副作用が現れることがある。
c　パパベリン塩酸塩は、中枢神経に働いて、主に胃液分泌を抑える。
d　チキジウム臭化物は、消化管の粘膜及び平滑筋に対する麻酔作用による鎮痛鎮痙の効果を期待して配合されている。

	a	b	c	d
1	誤	誤	正	正
2	正	正	誤	誤
3	誤	正	誤	誤
4	正	正	誤	正
5	正	誤	正	正

問74 浣腸薬及びその配合成分に関する記述の正誤について、正しい組み合わせを１つ選びなさい。

a　炭酸水素ナトリウムは、浸透圧の差によって腸管壁から水分を取り込んで直腸粘膜を刺激し、排便を促す効果を期待して配合されている。
b　グリセリンが配合された浣腸薬は、直腸の粘膜に損傷があり出血しているときに使用すると、腎不全を起こすおそれがある。
c　ビサコジルは、直腸内で徐々に分解して炭酸ガスの微細な気泡を発生することで直腸を刺激する作用を期待して用いられる。
d　注入剤の薬液を注入した後すぐに排便を試みると、薬液のみが排出されて効果が十分得られないことから、便意が強まるまでしばらく我慢する。

	a	b	c	d
1	誤	正	誤	正
2	正	誤	正	誤
3	誤	正	誤	誤
4	正	誤	誤	正
5	正	正	正	正

問75 寄生虫、駆虫薬及びその配合成分に関する記述の正誤について、正しい組み合わせを１つ選びなさい。

a　回虫や蟯虫の感染は、その感染経路から、通常、衣食を共にする家族全員にその可能性がある。
b　回虫は、肛門から這い出してその周囲に産卵するため、肛門部の痒みやそれに伴う不眠、神経症を引き起こすことがある。
c　駆虫薬は、腸管内に生息する虫体のほか、虫卵にも作用する。
d　ピペラジンリン酸塩は、蟯虫の呼吸や栄養分の代謝を抑えて殺虫作用を示す。

	a	b	c	d
1	誤	正	誤	正
2	正	誤	正	誤
3	誤	正	誤	誤
4	正	誤	誤	誤
5	誤	正	正	正

問76 次の強心薬の配合成分のうち、有効域が比較的狭い成分であり、１日用量として5mgを超えて含有する医薬品が、劇薬に指定されているものを１つ選びなさい。

1　ジャコウ　　2　ゴオウ　　3　ロクジョウ　　4　ユウタン　　5　センソ

問77 コレステロール及び高コレステロール改善薬の配合成分に関する記述のうち、正しいものの組み合わせを１つ選びなさい。

a　コレステロールは、水に溶けにくい物質であるため、血液中では血漿タンパク質と結合したリポタンパク質となって存在する。
b　脂質異常症とは、低密度リポタンパク質（LDL）が140mg/dL以上、高密度リポタンパク質（HDL）が40mg/dL未満、中性脂肪が150mg/dL以上のすべてを満たす状態をいう。
c　高コレステロール改善薬は、結果的に生活習慣病の予防につながるものであるが、ウエスト周囲径（腹囲）を減少させるなどの痩身効果を目的とする医薬品ではない。
d　リボフラビンの摂取によって尿が黄色くなった場合、使用を中止する必要がある。

1（a、b）　2（a、c）　3（b、d）　4（c、d）

問78 貧血用薬（鉄製剤）及びその配合成分に関する記述のうち、正しいものの組み合わせを１つ選びなさい。

a　貧血は、その原因によりビタミン欠乏性貧血、鉄欠乏性貧血等に分類されるが、鉄製剤で改善できるのは、鉄欠乏性貧血のみである。

b　鉄分の吸収は、空腹時のほうが高いとされているが、消化器系への副作用を軽減するには、食後に服用することが望ましい。

c　鉄欠乏性貧血を予防するため、貧血の症状がみられる以前から予防的に鉄製剤を使用することが適当である。

d　葉酸は、消化管内で鉄が吸収されやすい状態に保つことを目的として配合されている。

１（a、b）　２（a、c）　３（b、d）　４（c、d）

問79 循環器用薬の配合成分に関する記述の正誤について、正しい組み合わせを１つ選びなさい。

a　ルチンは、ニコチン酸が遊離し、そのニコチン酸の働きによって末梢の血液循環を改善する作用を示すとされる。

b　ユビデカレノンは、心筋の酸素利用効率を高めて収縮力を抑えることによって、血液循環の改善効果を示すとされる。

c　日本薬局方収載のコウカを煎じて服用する製品は、冷え症及び血色不良に用いられる。

	a	b	c
1	誤	正	正
2	正	誤	正
3	正	誤	誤
4	誤	誤	正
5	正	正	誤

問80 痔の薬及びその配合成分に関する記述のうち、正しいものの組み合わせを１つ選びなさい。

a　一般用医薬品は、肛門部又は直腸内に適用する外用薬のみとなっている。

b　クロタミトンは、局所への穏やかな刺激によって痒みを抑える効果を期待して、配合されている。

c　カイカクは、主に麻酔作用を期待して用いられる。

d　乙字湯は、体力中等度以上で大便がかたく、便秘傾向のあるものの痔核（いぼ痔）、切れ痔、便秘、軽度の脱肛に適すとされ、構成生薬としてカンゾウを含む。

１（a、b）　２（a、c）　３（b、d）　４（c、d）

問81 次の記述に当てはまる漢方処方製剤として、最も適切なものを１つ選びなさい。

体力中等度以上で、下腹部に熱感や痛みがあるものの排尿痛、残尿感、尿の濁り、こしけ（おりもの）、頻尿に適すとされ、構成生薬としてカンゾウを含む。

１　牛車腎気丸　　２　八味地黄丸　　３　六味丸　　４　猪苓湯　　５　竜胆瀉肝湯

問82 婦人薬及びその適用対象となる体質・症状に関する記述の正誤について、正しい組み合わせを１つ選びなさい。

a　月経の約10～３日前に現れ、月経開始と共に消失する腹部膨満感、頭痛、乳房痛などの身体症状や感情の不安定、抑うつなどの精神症状を主体とするものを、月経前症候群という。

b　妊娠中の女性ホルモン成分の摂取によって、胎児の先天性異常の発生が報告されており、妊婦又は妊娠していると思われる女性では、エストラジオールを含有する医薬品の使用を避ける必要がある。

c　加味逍遙散は、まれに重篤な副作用として、肝機能障害、腸間膜静脈硬化症を生じることがあり、構成生薬としてカンゾウを含む。

d　桃核承気湯は、妊婦又は妊娠していると思われる女性、授乳婦における使用に関して留意する必要があり、構成生薬としてマオウを含む。

	a	b	c	d
1	誤	正	正	正
2	正	誤	誤	正
3	正	正	正	誤
4	誤	誤	誤	正
5	正	正	誤	誤

問83 内服アレルギー用薬（鼻炎用内服薬を含む。）の配合成分とその配合目的の組み合わせについて、正しいものの組み合わせを１つ選びなさい。

	＜配合成分＞		＜配合目的＞
a	メチルエフェドリン塩酸塩	―	ヒスタミンの働きを抑える
b	グリチルリチン酸二カリウム	―	抗炎症作用により、皮膚や鼻粘膜の炎症を和らげる
c	クレマスチンフマル酸塩	―	交感神経系を刺激して、鼻粘膜の充血や腫れを和らげる
d	ヨウ化イソプロパミド	―	副交感神経系の働きを抑えて、鼻汁分泌やくしゃみを抑える

1（a、b） 2（a、c） 3（b、d） 4（c、d）

問84 鼻炎及び鼻炎用点鼻薬の配合成分に関する記述の正誤について、正しい組み合わせを１つ選びなさい。

a アレルギー性鼻炎は、鼻腔内に付着したウイルスや細菌が原因となって生じる鼻粘膜の炎症で、かぜの随伴症状として現れることが多い。

b リドカイン塩酸塩は、鼻粘膜の過敏性や痛みや痒みを抑えることを目的として配合されている。

c ナファゾリン塩酸塩が配合された点鼻薬は、過度に使用されると鼻粘膜の血管が反応しなくなり、逆に血管が拡張して二次充血を招き、鼻づまりがひどくなりやすい。

d ベンザルコニウム塩化物は、黄色ブドウ球菌、溶血性連鎖球菌又はカンジダ等の真菌類に対する殺菌消毒作用を示す。

	a	b	c	d
1	誤	正	正	正
2	正	誤	誤	正
3	正	正	正	誤
4	誤	誤	誤	正
5	正	正	誤	誤

問85 眼科用薬及びその配合成分に関する記述の正誤について、正しい組み合わせを１つ選びなさい。

a 人工涙液は、涙液成分を補うことを目的とするもので、目の疲れやコンタクトレンズ装着時の不快感等には用いられない。

b イプシロン-アミノカプロン酸は、新陳代謝を促し、目の疲れを改善する効果を期待して配合されている。

c ホウ酸は、洗眼薬として用時水に溶解し、結膜嚢の洗浄・消毒に用いられる。

d 一般的に、点眼薬の１滴の薬液量は、結膜嚢の容積より少ない。

	a	b	c	d
1	誤	正	正	正
2	正	誤	誤	正
3	正	正	正	誤
4	誤	誤	正	誤
5	正	正	誤	誤

問86 きず口等の殺菌消毒薬及びその配合成分に関する記述の正誤について、正しい組み合わせを１つ選びなさい。

a オキシドール（過酸化水素水）は、組織への浸透性が低く、刺激性がない。

b ヨードチンキは、化膿している部位に使用された場合、かえって症状を悪化させるおそれがある。

c エタノール（消毒用エタノール）は、皮膚刺激性が強いため、患部表面を軽く清拭するにとどめ、脱脂綿やガーゼに浸して患部に貼付することは避けるべきとされている。

d レゾルシンは、細菌や真菌類のタンパク質を変性させることにより殺菌消毒作用を示し、患部の化膿を防ぐことを目的として用いられる。

	a	b	c	d
1	誤	正	正	正
2	正	誤	誤	正
3	正	正	正	誤
4	誤	誤	正	誤
5	正	正	誤	誤

問87 **外皮用薬及びその配合成分に関する記述のうち、正しいものの組み合わせを１つ選びなさい。**

a　打撲や捻挫の急性の腫れに対しては、温感刺激成分が配合された外用鎮痛薬が適すとされる。

b　皮下の知覚神経に麻痺を起こさせる成分として、アンモニアが主に虫さされによる痒みに用いられるが、皮膚刺激性が強いため、粘膜や目の周りへの使用は避ける必要がある。

c　デキサメタゾンは、分子内にステロイド骨格を持たず、抗炎症作用を示す非ステロイド性抗炎症成分である。

d　ケトプロフェンは、医療用医薬品の有効成分であるフェノフィブラートを含有する脂質異常症用薬（内服）でアレルギー症状を起こしたことがある人に対して、使用を避けることとされている。

1（a、b）　2（a、c）　3（b、d）　4（c、d）

問88 **次の記述は、にきびと吹き出物の治療に関するものである。（　）にあてはまる字句として、正しいものの組み合わせを１つ選びなさい。なお、同じ記号の（　）には同じ字句が入る。**

にきび、吹き出物は、最も一般的に生じる（ a ）である。その発生要因の一つとして、老廃物がつまった毛穴の中で（ b ）であるアクネ菌が繁殖することが挙げられる。

（ c ）は、細菌のDNA合成を阻害することにより抗菌作用を示すことで、（ a ）の治療に使用される。

	a	b	c
1	化膿性皮膚疾患	皮膚常在菌	クロラムフェニコール
2	化膿性皮膚疾患	皮膚常在菌	スルファジアジン
3	表在性真菌感染症	皮膚糸状菌	スルファジアジン
4	表在性真菌感染症	皮膚常在菌	クロラムフェニコール
5	化膿性皮膚疾患	皮膚糸状菌	スルファジアジン

問89 **毛髪用薬及びその配合成分に関する記述の正誤について、正しい組み合わせを１つ選びなさい。**

a　毛髪用薬のうち、配合成分やその分量等にかんがみて人体に対する作用が緩和なものについては、医薬部外品（育毛剤、養毛剤）として製造販売されている。

b　カルプロニウム塩化物は、末梢組織（適用局所）において、抗コリン作用を示し、頭皮の血管を拡張、毛根への血行を促すことによる発毛効果を期待して配合されている。

c　チクセツニンジンは、頭皮における脂質代謝を高めて、余分な皮脂を取り除く作用を期待して配合されている。

d　カシュウは、抗菌、抗炎症などの作用を期待して配合されている。

	a	b	c	d
1	誤	正	正	正
2	正	誤	誤	正
3	正	正	正	誤
4	誤	誤	正	誤
5	正	誤	誤	誤

問90 **歯痛・歯槽膿漏及び歯痛薬の配合成分に関する記述について、正しいものの組み合わせを１つ選びなさい。**

a　歯痛は、多くの場合、歯の齲蝕とそれに伴う歯髄炎によって起こる。

b　歯痛薬は、歯の齲蝕による歯痛を応急的に鎮め、歯の齲蝕を修復する医薬品である。

c　歯周炎（歯槽膿漏）は、歯肉炎が重症化して、炎症が歯周組織全体に広がることによって起こる。

d　セチルピリジニウム塩化物は、齲蝕により露出した歯髄を通っている知覚神経の伝達を遮断して痛みを鎮めることを目的として配合されている。

1（a、b）　2（a、c）　3（b、d）　4（c、d）

問91 **禁煙補助剤に関する記述について、正しいものの組み合わせを１つ選びなさい。**

a　咀嚼剤は、噛むことで放出されたニコチンが胃粘膜から吸収されて循環血液中に移行することを目的としている。

b　咀嚼剤は、口腔内が酸性になるとニコチンの吸収が促進されるため、炭酸飲料を摂取した後はしばらく使用を避ける。

c　ニコチン離脱症状を軽減しながら、徐々に禁煙補助剤の使用量を減らしていくこととし、初めから無理に減らそうとしないほうが、結果的に禁煙達成につながる。

d　重い心臓病等の基礎疾患がある人では、循環器系に重大な悪影響を及ぼすおそれがあるため、使用を避ける必要がある。

1（a、b）　2（a、c）　3（b、d）　4（c、d）

問92 **ビタミン主薬製剤に関する記述の正誤について、正しい組み合わせを１つ選びなさい。**

a　ビタミンＡ主薬製剤は、肩・首すじのこり、手足のしびれ・冷え、しもやけの症状の緩和に用いられる。

b　ビタミンＢ２主薬製剤は、口角炎、口唇炎、口内炎、皮膚炎、にきびなどの症状の緩和に用いられる。

c　ビタミンＣ主薬製剤は、しみ、そばかす、日焼けによる色素沈着の症状の緩和、歯ぐきからの出血の予防に用いられる。

d　ビタミンＥ主薬製剤は、骨歯の発育不良、くる病の予防に用いられる。

	a	b	c	d
1	誤	正	正	誤
2	正	誤	誤	正
3	正	誤	正	誤
4	誤	正	誤	正
5	正	誤	正	正

問93 **滋養強壮保健薬及びその配合成分に関する記述の正誤について、正しい組み合わせを１つ選びなさい。**

a　ビオチンは、皮膚や粘膜などの機能を維持することを助ける栄養素として配合されている。

b　グルクロノラクトンは、生体におけるエネルギーの産生効率を高めるとされ、骨格筋に溜まった乳酸の分解を促す等の働きを期待して配合されている。

c　タウリンは、肝臓機能を改善する働きがあるとされる。

d　十全大補湯は、体力虚弱なものの病後・術後の体力低下、疲労倦怠、食欲不振、ねあせ、手足の冷え、貧血に適すとされる。

	a	b	c	d
1	誤	正	正	誤
2	正	誤	誤	正
3	正	誤	正	誤
4	誤	正	誤	正
5	正	誤	正	正

問94 **漢方処方製剤に関する記述の正誤について、正しい組み合わせを１つ選びなさい。**

a　漢方処方は、処方全体としての適用性等、その性質からみて処方自体が一つの有効成分として独立したものという見方をすべきものである。

b　患者の「証」に合った漢方処方が選択されれば、効果が期待でき、重篤な副作用が起こることはない。

c　漢方の病態認識には、虚実、陰陽、気血水、五臓などがある。

d　漢方処方製剤の多くは、処方に基づく生薬混合物の浸出液を濃縮して調製された乾燥エキス製剤を散剤等に加工して市販されている。

	a	b	c	d
1	誤	正	正	誤
2	正	正	誤	誤
3	正	誤	正	正
4	誤	正	誤	正
5	誤	誤	正	正

問95 **次の記述は、生薬に関するものである。該当する生薬として、正しいものを１つ選びなさい。**

　サルノコシカケ科のマツホドの菌核で、通例、外層をほとんど除いたものを基原とする生薬で、利尿、健胃、鎮静等の作用を期待して用いられる。

1　サイコ　　2　ボウフウ　　3　ショウマ　　4　ブクリョウ　　5　レンギョウ

問96 **消毒薬及びその配合成分に関する記述のうち、正しいものの組み合わせを１つ選びなさい。**

a　手指又は皮膚の殺菌・消毒を目的とする消毒薬のうち、配合成分やその濃度等があらかじめ定められた範囲内である製品については、医薬部外品として流通することが認められている。

b　イソプロパノールは、結核菌を含む一般細菌類、真菌類、ウイルスに対する殺菌消毒作用を示す。

c　次亜塩素酸ナトリウムは、皮膚刺激性が弱いため、手指の消毒に適している。

d　酸性消毒薬が目に入った場合は、アルカリで中和するとよい。

1（a、b）　2（a、c）　3（b、d）　4（c、d）

問97 **衛生害虫に関する記述の正誤について、正しい組み合わせを１つ選びなさい。**

a　ノミによる保健衛生上の害としては、主に吸血されたときの痒みであるが、ノミは、元来、ペスト等の病原細菌を媒介する衛生害虫である。

b　蚊（アカイエカ、シナハマダラカ等）は、吸血によって皮膚に発疹や痒みを引き起こすほか、日本脳炎、マラリア、黄熱、デング熱等の重篤な病気を媒介する。

c　ハエの幼虫（ウジ）は、人の体内や皮膚などに潜り込み、組織や体液や消化器官内の消化物を食べて直接的な健康被害を与えることがある。

d　ゴキブリは、日本紅斑熱や発疹チフス等の病原細菌であるリケッチアを媒介する。

	a	b	c	d
1	正	正	正	誤
2	正	正	誤	誤
3	正	誤	誤	正
4	誤	正	誤	正
5	誤	誤	正	正

問98 **殺虫剤等の配合成分とその分類の組み合わせについて、正しいものを１つ選びなさい。**

	＜配合成分＞		＜分類＞
1	ピリプロキシフェン	―	ピレスロイド系殺虫成分
2	オルトジクロロベンゼン	―	忌避成分
3	フタルスリン	―	有機塩素系殺虫成分
4	プロポクスル	―	オキサジアゾール系殺虫成分
5	プロペタンホス	―	有機リン系殺虫成分

問99 **一般用検査薬に関する記述の正誤について、正しい組み合わせを１つ選びなさい。**

a　一般の生活者が、正しく用いて原因疾患を把握し、一般用医薬品による速やかな治療につなげることを目的として用いられる。

b　薬局や店舗販売業において取り扱うことが認められている。

c　対象とする生体物質を特異的に検出するように設計されている。

d　検出反応が起こるための最低限の濃度を、検出感度（又は検出限界）という。

	a	b	c	d
1	誤	正	誤	正
2	正	誤	誤	誤
3	正	誤	正	誤
4	誤	正	正	正
5	正	正	誤	正

問100 **尿糖・尿タンパク検査に関する記述の正誤について、正しい組み合わせを１つ選びなさい。**

a　尿中のタンパク値に異常を生じる要因に、尿路結石や腎炎などがある。

b　尿糖・尿タンパク同時検査の場合、早朝尿（起床直後の尿）を検体とするが、尿糖が検出された場合には、食後の尿について改めて検査して判断する必要がある。

c　尿糖又は尿タンパクを検出する部分を、長い間尿に浸すことで、正確な検査結果が得られる。

d　食事その他の影響で、尿が中性～弱アルカリ性に傾くと、正確な検査結果が得られなくなることがある。

	a	b	c	d
1	誤	正	正	誤
2	正	正	誤	正
3	正	誤	正	誤
4	誤	正	誤	誤
5	誤	誤	誤	正

医薬品の適正使用・安全対策

問101 一般用医薬品の添付文書に関する記述の正誤について、正しい組み合わせを１つ選びなさい。

a 「相談すること」の項目に「妊娠又は妊娠していると思われる人」と記載されている医薬品は、ヒトにおける具体的な悪影響が判明しているものに限定されている。

b 販売名に薬効名が含まれているような場合には、薬効名の記載が省略されることがある。

c 添付文書は、開封時に一度目を通されれば十分であり、保管する必要はない。

d 添付文書の内容は、医薬品の有効性・安全性等に係る新たな知見、使用に係る情報に基づき、年に１回定期的に改訂がなされている。

	a	b	c	d
1	正	誤	正	誤
2	誤	正	誤	誤
3	正	正	誤	正
4	誤	誤	誤	正
5	正	正	正	正

問102 一般用医薬品の添付文書に関する記述の正誤について、正しい組み合わせを１つ選びなさい。

a 一般用検査薬では、検査結果が陰性であっても何らかの症状がある場合は、再検査するか又は医師に相談する旨等が記載されている。

b 「してはいけないこと」の項には、守らないと症状が悪化する事項、副作用又は事故等が起こりやすくなる事項について記載されている。

c 一般用医薬品の添加物として配合されている成分は、医薬品医療機器等法の定めではなく、製薬企業界の自主申し合わせに基づいて記載されている。

d 薬理作用等から発現が予測される軽微な症状がみられた場合に関する記載として、症状の持続又は増強がみられた場合には、使用を自己判断で中止することなく、専門家に相談する旨が記載されている。

	a	b	c	d
1	正	正	誤	正
2	誤	誤	正	正
3	誤	正	誤	誤
4	誤	誤	正	誤
5	正	正	正	誤

問103 一般用医薬品の製品表示に関する記述の正誤について、正しい組み合わせを１つ選びなさい。

a 表示された「使用期限」は、開封後についても品質を保証する期限である。

b 医薬品によっては、添付文書の形ではなく、「用法、用量その他使用及び取扱い上必要な注意」の記載を外箱等に行っている場合がある。

c 購入者によっては、購入後すぐに開封せずにそのまま保管する場合や持ち歩く場合があるため、添付文書を見なくても適切な保管がなされるよう、その容器や包装にも、保管に関する注意事項が記載されている。

d 製品には、医薬品医療機器等法で定められた表示事項以外記載してはならない。

	a	b	c	d
1	正	正	誤	誤
2	正	誤	誤	正
3	誤	正	正	誤
4	誤	誤	正	誤
5	正	誤	正	正

問104 一般用医薬品の製品表示に関する記述の正誤について、正しい組み合わせを１つ選びなさい。

a 配置販売される医薬品の使用期限は、「配置期限」として記載される場合がある。

b １回服用量中0.1mLを超えるアルコールを含有する内服液剤（滋養強壮を目的とするもの）については、アルコールを含有する旨及びその分量が記載されている。

c 使用期限の表示については、適切な保存条件の下で製造後１年間性状及び品質が安定であることが確認されている医薬品において法的な表示義務はない。

	a	b	c
1	正	正	誤
2	誤	正	正
3	正	正	正
4	正	誤	正
5	誤	誤	誤

問105 一般用医薬品の保管及び取扱い上の注意に関する記述の正誤について、正しい組み合わせを１つ選びなさい。

a　カプセル剤は、変質しやすいため、開封後は冷蔵庫内に保管されるのが望ましいとされている。

b　医薬品を携行するために別の容器へ移し替えると、日時が経過して中身がどんな医薬品であったか分からなくなってしまうことがあり、誤用の原因となるおそれがある。

c　散剤は、取り出したときに室温との急な温度差で湿気を帯びるおそれがあるため、冷蔵庫内での保管は不適当である。

d　点眼薬は、開封後長期間保存すると変質するおそれがあるため、家族間で共用し、できる限り早目に使い切ることが重要である。

	a	b	c	d
1	正	誤	正	誤
2	正	誤	正	正
3	誤	正	誤	正
4	誤	正	正	誤
5	正	正	誤	誤

問106 医薬品医療機器等法第68条の10第２項の規定に基づく医薬品の副作用等の報告に関する記述のうち、正しいものを１つ選びなさい。

1　医療用医薬品の副作用による健康被害の発生は報告の対象となるが、一般用医薬品の副作用による健康被害の発生については、報告の対象外である。

2　添付文書の使用上の注意に記載されている医薬品の副作用に限り、報告の対象となる。

3　副作用が疑われる医薬品の販売に複数の専門家が携わっている場合は、当該薬局又は医薬品の販売業において販売等された医薬品の副作用等によると疑われる健康被害の情報に、直接接した専門家１名から報告書が提出されれば十分である。

4　薬局開設者、病院、診療所の開設者又は医師、薬剤師その他の医薬関係者は、医薬品の副作用等によるものと疑われる健康被害の発生を知った場合において、保健衛生上の危害の発生又は拡大を防止するため必要があると認めるときは、その旨を、施設を所管する都道府県知事に報告しなければならない。

問107 医薬品医療機器等法に規定する副作用情報等の収集に関する記述のうち、正しいものの組み合わせを１つ選びなさい。

a　製造販売業者等には、その製造販売をし、又は承認を受けた医薬品について、その副作用等によるものと疑われる健康被害の発生、その使用によるものと疑われる感染症の発生等を知ったときは、その旨を20日以内に厚生労働大臣に報告することが義務づけられている。

b　製造販売業者には、医療用医薬品で使用されていた有効成分を一般用医薬品で初めて配合したものについては、承認後一律で５年間、安全性に関する調査及び調査結果の国への報告が求められている。

c　医薬品・医療機器等安全性情報報告制度は、医薬品の使用、販売等に携わり、副作用等が疑われる事例に直接に接する医薬関係者からの情報を広く収集することによって、医薬品の安全対策のより着実な実施を図ることを目的としている。

d　登録販売者は、医薬品・医療機器等安全性情報報告制度に基づく報告を行う医薬関係者として位置づけられている。

１（a、b）　２（a、c）　３（b、d）　４（c、d）

問108 医薬品副作用被害救済制度に関する記述のうち、正しいものの組み合わせを１つ選びなさい。

a　遺族一時金は、生計維持者が医薬品の副作用により死亡した場合、遺族の生活の立て直し等を目的として給付されるもので、最高10年間を限度とする。

b　障害年金は、医薬品の副作用によって一定程度の障害の状態にある18歳以上の人の生活補償等を目的に給付され、請求期限はない。

c　医薬品を適正に使用して生じた健康被害であれば、医療機関での治療を要さずに寛解したような軽度なものについても給付対象となる。

d　一般用検査薬、殺虫剤による健康被害は、救済制度の対象とならない。

１（a、b）　２（a、c）　３（b、d）　４（c、d）

問109 医薬品副作用被害救済制度に関する記述の正誤について、正しい組み合わせを１つ選びなさい。

a　一般用医薬品が原因とみられる健康被害の救済給付の請求にあたっては、医師の診断書があれば、その医薬品を販売等した薬局開設者、医薬品の販売業者が作成した販売証明書等は不要である。

b　製品不良など、製薬企業に損害賠償責任がある場合や、無承認無許可医薬品（いわゆる健康食品として販売されたもののほか、個人輸入により入手された医薬品を含む。）の使用による健康被害について、救済給付した場合は、被害者への給付金相当額を国が加害企業へ求償する。

c　生物由来製品を適正に使用したにもかかわらず、それを介して生じた感染等による疾病、障害又は死亡について、医療費等の給付を行う制度を生物由来製品感染等被害救済制度という。

d　都道府県知事が判定した結果に基づいて、医療費、障害年金、遺族年金等の各種給付が行われる。

	a	b	c	d
1	誤	誤	正	誤
2	正	誤	正	正
3	誤	正	誤	誤
4	誤	正	正	正
5	正	正	誤	誤

問110 独立行政法人医薬品医療機器総合機構のホームページに掲載されている情報のうち、正しいものの組み合わせを１つ選びなさい。

a　医薬品等の製品回収に関する情報　　b　医薬品製造販売業許可業者名一覧

c　医薬品の承認情報　　d　登録販売者名簿

1（a、b）　2（a、c）　3（b、d）　4（c、d）

問111 医薬品等に係る安全性情報等に関する記述の正誤について、正しい組み合わせを１つ選びなさい。

a　緊急安全性情報は、Ａ４サイズの黄色地の印刷物で、イエローレターとも呼ばれる。

b　安全性速報は、医薬品、医療機器又は再生医療等製品について緊急かつ重大な注意喚起や使用制限に係る対策が必要な状況にある場合に作成される。

c　緊急安全性情報は、医療用医薬品や医家向け医療機器についての情報伝達に限られており、一般用医薬品は対象外である。

d　安全性速報は、厚生労働省からの命令、指示に基づき作成されるもので、製造販売業者の自主決定に基づき作成されることはない。

	a	b	c	d
1	誤	誤	正	誤
2	正	誤	誤	誤
3	誤	正	誤	誤
4	誤	正	正	正
5	正	正	誤	正

問112 次の記述は、一般用医薬品の安全対策に関するものである。（　）にあてはまる字句として、正しいものの組み合わせを１つ選びなさい。なお、同じ記号の（　）には同じ字句が入る。

（ａ）による間質性肺炎については、1991年４月以降、使用上の注意に記載されていたが、その後、（ａ）と（ｂ）の併用例による間質性肺炎が報告されたことから、1994年１月、（ｂ）との併用を禁忌とする旨の使用上の注意の改訂がなされた。しかし、それ以降も慢性肝炎患者が（ａ）を使用して間質性肺炎が発症し、死亡を含む重篤な転帰に至った例もあったことから、1996年３月、厚生省（当時）より関係製薬企業に対して（ｃ）が指示された。

	a	b	c
1	小青竜湯	アミノピリン	医薬品・医療機器等安全性情報の配布
2	小柴胡湯	プソイドエフェドリン塩酸塩	緊急安全性情報の配布
3	小青竜湯	インターフェロン製剤	製品の回収
4	小柴胡湯	アミノピリン	医薬品・医療機器等安全性情報の配布
5	小柴胡湯	インターフェロン製剤	緊急安全性情報の配布

問113 医薬品の適正使用及び薬物乱用防止のための啓発活動に関する記述の正誤について、正しい組み合わせを１つ選びなさい。

a　登録販売者は、適切なセルフメディケーションの普及定着、医薬品の適正使用の推進のため、啓発活動に積極的に参加、協力することが期待されている。

b　薬物依存は、違法薬物（麻薬、覚醒剤、大麻等）により生じるものであり、一般用医薬品によって生じることはない。

c　薬物乱用は、乱用者自身の健康を害するが、社会的な弊害を生じることはない。

d　要指導医薬品又は一般用医薬品の乱用をきっかけとして、違法な薬物の乱用につながることもあるため、医薬品の適正使用の重要性等に関して、小中学生のうちからの啓発が重要である。

	a	b	c	d
1	正	誤	誤	正
2	誤	正	誤	正
3	誤	誤	正	誤
4	正	誤	正	誤
5	正	正	誤	正

問114 医薬品 PL センターに関する記述の正誤について、正しい組み合わせを１つ選びなさい。

a　日本製薬団体連合会において、製造物責任法（平成６年法律第85号）の施行と同時に開設された。

b　医薬品及び医療機器に関する苦情の申立ての相談を受け付けている。

c　健康被害以外の損害に関する申立ての相談は受け付けていない。

d　裁判において迅速な解決に導くことを目的としている。

	a	b	c	d
1	正	誤	誤	誤
2	誤	誤	誤	正
3	誤	正	正	正
4	正	誤	正	誤
5	正	正	誤	正

問115 一般用医薬品の添付文書の「してはいけないこと」の項目中の「連用に関する注意」に関する記述の正誤について、正しい組み合わせを１つ選びなさい。

a　解熱鎮痛薬は、一定期間又は一定回数使用しても症状の改善がみられない場合は、ほかに原因がある可能性があるため、「長期連用しないこと」と記載されている。

b　浣腸薬は、感受性の低下（いわゆる“慣れ”）が生じて、習慣的に使用される傾向があるため、「連用しないこと」と記載されている。

c　柴胡桂枝湯は、うっ血性心不全の副作用が現れることがあるため、「症状があるときのみの服用にとどめ、連用しないこと」と記載されている。

d　駆虫薬は、海外において、長期連用した場合に精神神経症状が現れたとの報告があるため、「１週間以上継続して服用しないこと」と記載されている。

	a	b	c	d
1	正	正	誤	誤
2	誤	誤	誤	正
3	誤	正	正	正
4	正	誤	正	誤
5	正	正	誤	正

問116 一般用医薬品の添付文書における使用上の注意に関する記述の正誤について、正しい組み合わせを１つ選びなさい。

a　プソイドエフェドリン塩酸塩が配合された医薬品は、尿の貯留・尿閉を生じるおそれがあるため、「前立腺肥大による排尿困難の症状がある人」は使用（服用）しないこととされている。

b　センノシドが配合された医薬品は、腸管粘膜への刺激が大きくなり、腸管粘膜に炎症を生じるおそれがあるため、「大量に使用（服用）しないこと」とされている。

c　イブプロフェンが配合された医薬品は、アスピリン喘息を誘発するおそれがあるため、「本剤又は他のかぜ薬、解熱鎮痛薬を使用（服用）して喘息を起こしたことがある人」は使用（服用）しないこととされている。

d　ピレンゼピン塩酸塩水和物が配合された医薬品は、眠気を生じることがあるため、「服用後、乗物又は機械類の運転操作をしないこと」とされている。

	a	b	c	d
1	正	正	正	誤
2	誤	誤	誤	正
3	誤	正	正	正
4	正	誤	正	誤
5	正	正	誤	正

問117 次の成分・薬効群のうち、一般用医薬品の添付文書の「してはいけないこと」の項目中に、「次の人は使用（服用）しないこと」として、「授乳中の人は本剤を服用しないか、本剤を服用する場合は授乳を避けること」と記載されているものを１つ選びなさい。

1　小柴胡湯が配合されたかぜ薬
2　水酸化アルミニウムゲルが配合された胃腸鎮痛鎮痙薬
3　ジフェンヒドラミン塩酸塩が配合された内服薬
4　ブロモバレリル尿素が配合された解熱鎮痛薬

問118 一般用医薬品の添付文書の「してはいけないこと」の項目中に、「次の診断を受けた人」と記載される基礎疾患等と主な成分・薬効群等の組み合わせについて、正しいものの組み合わせを１つ選びなさい。

	＜基礎疾患等＞		＜主な成分・薬効群等＞
a	糖尿病	—	カフェインを主薬とする眠気防止剤
b	心臓病	—	芍薬甘草湯
c	甲状腺機能障害	—	抗ヒスタミン成分を主薬とする催眠鎮静薬
d	高血圧	—	プソイドエフェドリン塩酸塩

1（a、b）　2（a、c）　3（b、d）　4（c、d）

問119 一般用医薬品の添付文書の「相談すること」の項目中に、「次の診断を受けた人」と記載される基礎疾患等と主な成分・薬効群等の組み合わせについて、正しいものの組み合わせを１つ選びなさい。

	＜基礎疾患等＞		＜主な成分・薬効群等＞
a	心臓病	—	スコポラミン臭化水素酸塩水和物
b	腎臓病	—	酸化マグネシウム
c	貧血	—	エテンザミドが配合されたかぜ薬
d	高血圧	—	アスピリン

1（a、b）　2（a、c）　3（b、d）　4（c、d）

問120 次の一般用医薬品の漢方処方製剤のうち、添付文書の「相談すること」の項目中に「次の症状がある人」として「排尿困難」と記載されているものを１つ選びなさい。

1　桂枝湯　　2　防風通聖散　　3　小柴胡湯　　4　十味敗毒湯　　5　麦門冬湯

中国・四国ブロック

鳥取／島根／岡山／広島／山口／香川／愛媛／高知

試験問題

（令和４年11月８日実施）

午前 （120分）	**医薬品に共通する特性と基本的な知識**（20問） **人体の働きと医薬品**（20問） **薬事関係法規・制度**（20問）
午後 （120分）	**主な医薬品とその作用**（40問） **医薬品の適正使用・安全対策**（20問）

合格基準 以下の両方の基準を満たすことが必要です。

1. 総出題数（120問）に対する正答率が70％以上（84点以上）であること
2. 試験項目ごとの出題数に対する正答率が40％以上であること

解答・解説は、別冊102ページを参照してください。

医薬品に共通する特性と基本的な知識

問1 医薬品の本質に関する記述の正誤について、正しい組み合わせはどれか。

a　医薬品は、人の疾病の診断、治療若しくは予防に使用されるなど、有用性が認められたものであり、保健衛生上のリスクは伴わない。

b　一般用医薬品については、医療用医薬品と比較すれば保健衛生上のリスクは相対的に低いため、リスク区分の見直しが行われることはない。

c　一般用医薬品の販売には、専門家の関与は必要ない。

d　医薬品、医療機器等の品質、有効性及び安全性の確保等に関する法律（昭和35年法律第145号）では、異物等の混入、変質等がある医薬品を販売等してはならないと定めている。

	a	b	c	d
1	正	正	誤	誤
2	正	誤	誤	正
3	誤	誤	誤	正
4	誤	正	正	正
5	正	誤	正	誤

問2 医薬品に関する記述のうち、<u>誤っているもの</u>はどれか。

1　医薬品は、使用方法を誤ると健康被害を生じることがある。

2　一般用医薬品には、製品に添付されている文書（添付文書）や製品表示に、購入者等が適切に使用するために必要な情報が記載されている。

3　医薬品の投与量と効果の関係は、薬物用量の増加に伴い、効果の発現が検出されない「無作用量」から、「最小有効量」を経て「治療量」に至る。

4　新規に開発される医薬品は、医薬品の効果に関する臨床試験の基準である Good Laboratory Practice（GLP）に沿って色々な試験が実施されている。

問3 いわゆる健康食品に関する記述の正誤について、正しい組み合わせはどれか。

a　古くから特定の食品摂取と健康増進との関連は関心を持たれてきた。

b　「特定保健用食品」は、個別に特定の保健機能を示す有効性や安全性などに関する国の審査を受け、許可されたものである。

c　健康食品においても、誤った使用方法や個々の体質により健康被害を生じることがある。

d　健康食品は、カプセル、錠剤等の医薬品と類似した形状では販売されていない。

	a	b	c	d
1	正	誤	誤	誤
2	誤	誤	正	正
3	誤	正	誤	正
4	誤	正	正	誤
5	正	正	正	誤

問4 薬理作用やアレルギーに関する記述のうち、正しいものの組み合わせはどれか。

a　医薬品の有効成分である薬物が生体の生理機能に影響を与えることを薬理作用という。

b　アレルギーは、医薬品の薬理作用等とは関係なく起こり得るものである。

c　医薬品にアレルギーを起こしたことがない人は、医薬品がアレルギーを引き起こす原因物質（アレルゲン）になることはない。

d　医薬品の中には、鶏卵や牛乳等を原材料として作られているものもあるが、製造工程で除去されるため、それらに対するアレルギーがある人でも使用を避ける必要はない。

1（a、b）　2（a、c）　3（a、d）　4（b、c）　5（b、d）

問5 **医薬品の副作用に関する記述の正誤について、正しい組み合わせはどれか。**

a　副作用は、眠気や口渇等の比較的よく見られるものから、日常生活に支障を来す程度の健康被害を生じる重大なものまで様々である。

b　医薬品が人体に及ぼす作用は、すべてが解明されているわけではないので、十分に注意して適正に使用された場合であっても、副作用が生じることがある。

c　副作用の状況次第では、医薬品の販売等に従事する専門家は購入者等に対して、速やかに適切な医療機関を受診するよう勧奨する必要がある。

d　副作用は、容易に異変を自覚できるものがほとんどであり、継続して使用する場合は、特段の異常が感じられる場合のみ医療機関を受診するよう、医薬品の販売等に従事する専門家から促すことが重要である。

	a	b	c	d
1	正	誤	誤	正
2	正	正	誤	正
3	正	正	正	誤
4	誤	正	正	正
5	誤	誤	正	誤

問6 **医薬品の不適正な使用に関する記述の正誤について、正しい組み合わせはどれか。**

a　一般用医薬品には習慣性・依存性がある成分を含んでいるものがある。

b　青少年は、薬物乱用の危険性に関する認識や理解が十分であり、特別な注意は必要ない。

c　医薬品の販売等に従事する専門家は、必要以上に大量購入や頻回購入を試みる者等に、積極的に事情を尋ね、状況によっては販売を差し控えるなどの対応をすることが望ましい。

d　薬物依存は、医薬品を乱用した場合に生じることがあり、連続的、あるいは周期的に摂取することへの欲求を常に伴っている行動等に特徴づけられる精神的・身体的な状態のことをいう。

	a	b	c	d
1	誤	誤	正	誤
2	正	正	誤	誤
3	正	誤	正	正
4	誤	正	正	正
5	誤	誤	誤	正

問7 **医薬品等との相互作用に関する記述のうち、正しいものの組み合わせはどれか。**

a　一般用医薬品は、一つの医薬品の中に作用の異なる複数の成分を組み合わせて含んでいることが多い。

b　複数の疾病を有する人では、疾病ごとにそれぞれ医薬品が使用される場合が多く、医薬品同士の相互作用に関して特に注意が必要となる。

c　複数の医薬品を併用した場合は、医薬品の作用が増強したり、減弱したりすることがあるが、いわゆる健康食品を一緒に摂取した場合は、医薬品の作用が増強したり減弱することはない。

d　相互作用は、医薬品が吸収、分布、代謝又は排泄される過程で起こるもので、医薬品が薬理作用をもたらす部位では起こらない。

1（a、b）　2（a、c）　3（a、d）　4（b、c）　5（b、d）

問8 **医薬品と食品との飲み合わせに関する記述の正誤について、正しい組み合わせはどれか。**

a　酒類（アルコール）をよく摂取する者では、肝臓の代謝機能が高まっていることが多く、その結果、アセトアミノフェンの薬効が増強することがある。

b　医薬品の代謝によって産生する物質（代謝産物）には薬効があるものがある。

c　食品として流通しているハーブ等の場合は、医薬品と一緒に摂取しても、医薬品の効き目に影響しない。

d　外用薬は、食品によってその作用に影響を受けることはない。

	a	b	c	d
1	誤	誤	正	正
2	正	正	正	誤
3	正	誤	誤	正
4	誤	正	誤	誤
5	誤	正	誤	正

問9 小児等への医薬品の使用に関する記述の正誤について、正しい組み合わせはどれか。

a 小児は、大人と比べて身体の大きさに対して腸が長く、服用した医薬品の吸収率が大人と比べ相対的に低い。

b 小児は、肝臓や腎臓の機能が未発達であるため、医薬品の成分の代謝・排泄が大人と比べ早い。

c 一般的に、5歳未満の患者に使用される錠剤やカプセル剤などの医薬品では、服用時に喉につかえやすいので注意するよう添付文書に記載されている。

d 乳児は、一般用医薬品の使用の適否が見極めにくく、基本的には医師の診療を受けることが優先され、一般用医薬品による対処は最小限にとどめるのが望ましい。

	a	b	c	d
1	正	正	誤	正
2	正	誤	誤	誤
3	誤	正	正	誤
4	正	誤	正	正
5	誤	誤	正	正

問10 「医療用医薬品の添付文書等の記載要領の留意事項」（平成29年6月8日付け薬生安発0608第1号厚生労働省医薬・生活衛生局安全対策課長通知別添）に示されている年齢区分のおおよその目安について、（　）の中に入れるべき字句の正しい組み合わせはどれか。なお、2か所の（ a ）内及び（ b ）内はそれぞれ同じ字句が入る。

乳　児：生後4週以上（ a ）未満
幼　児：（ a ）以上（ b ）未満
小　児：（ b ）以上（ c ）未満

	a	b	c
1	6か月	5歳	12歳
2	6か月	7歳	15歳
3	1歳	5歳	12歳
4	1歳	7歳	15歳
5	1歳	5歳	15歳

問11 高齢者の医薬品使用に関する記述の正誤について、正しい組み合わせはどれか。

a 医薬品の副作用で口渇を生じることがあり、誤嚥（食べ物等が誤って気管に入り込むこと）を誘発しやすくなるので注意が必要である。

b 基礎体力や生理機能の衰えの度合いは個人差が小さいため、副作用のリスクの程度を年齢のみから判断できる。

c 医薬品の飲み忘れを起こしやすい傾向があり、家族の理解や協力を含めた配慮が重要となることがある。

	a	b	c
1	正	正	正
2	誤	正	誤
3	正	誤	正
4	正	正	誤
5	誤	誤	正

問12 妊婦又は妊娠していると思われる女性の医薬品使用に関する記述のうち、誤っているものはどれか。

1 妊婦が一般用医薬品を使用する場合は、妊婦の状態を通じて胎児に影響を及ぼすことがないよう配慮する必要がある。

2 胎盤には、胎児の血液と母体の血液とが混ざらない仕組みとして、血液脳関門がある。

3 妊婦が一般用医薬品を使用した場合における安全性に関する評価は困難である。

4 便秘薬のように、配合成分やその用量によっては流産や早産を誘発するおそれがあるものがある。

問13 医療機関で治療を受けている人の医薬品使用に関する記述のうち、正しいものの組み合わせはどれか。

a 疾患の種類や程度によっては、一般用医薬品を使用することでその症状が悪化したり、治療が妨げられることがある。

b 特定の症状がある人であっても、医療機関で治療を特に受けていない場合は、一般用医薬品の使用により、症状が悪化することはない。

c 登録販売者は、医療機関・薬局で交付された薬剤を使用している人についても、一般用医薬品との併用の可否を判断しなければならない。

d 過去に医療機関で治療を受けていた場合には、どのような疾患について、いつ頃かかっていたのかを踏まえ、購入者等が使用の可否を適切に判断することができるよう、情報提供がなされることが重要である。

1（a、b） 2（a、c） 3（a、d） 4（b、c） 5（c、d）

問14 プラセボ効果（偽薬効果）に関する記述の正誤について、正しい組み合わせはどれか。

a プラセボ効果は、時間経過による自然発生的な変化（自然緩解など）等が関与して生じると考えられている。

b 医薬品を使用したときにもたらされる反応や変化には、薬理作用によるもののほか、プラセボ効果によるものも含まれている。

c プラセボ効果によってもたらされる反応や変化には、不都合なもの（副作用）はない。

d プラセボ効果は、客観的に測定可能な変化として現れることはない。

	a	b	c	d
1	正	正	誤	誤
2	正	誤	正	正
3	誤	正	正	誤
4	誤	誤	誤	正
5	誤	正	誤	正

問15 医薬品の品質に関する記述のうち、正しいものの組み合わせはどれか。

a 医薬品が保管・陳列される場所については、清潔性が保たれるとともに、高温、多湿、直射日光等の下に置かれることのないよう、留意する必要がある。

b 医薬品の有効成分は、高温や多湿、光等によって品質の劣化を起こしやすいものが多いが、医薬品の添加物成分は、これらによって品質の劣化を起こすことはない。

c 医薬品は、適切な保管・陳列がなされたとしても、経時変化による品質の劣化は避けられない。

d 医薬品に表示されている「使用期限」は、開封状態で保管された場合に品質が保持される期限である。

1（a、b） 2（a、c） 3（a、d） 4（b、c） 5（c、d）

問16 セルフメディケーション等に関する記述のうち、正しいものの組み合わせはどれか。

a 医薬品の販売等に従事する専門家は、セルフメディケーションを適切に支援していくことが期待されているため、情報提供は必ず医薬品の販売に結び付けるべきである。

b 世界保健機関（WHO）によれば、セルフメディケーションとは、「自分自身の健康に責任を持ち、軽度な身体の不調は自分で手当てすること」とされている。

c 体の不調について、一般用医薬品を使用して対処した場合であっても、一定期間使用しても症状の改善がみられないときには、医療機関を受診して医師の診療を受ける必要がある。

d 高熱や激しい腹痛がある場合など、症状が重いときに、一般用医薬品を使用することは、一般用医薬品の役割にかんがみて、適切な対処といえる。

1（a、b） 2（a、c） 3（a、d） 4（b、c） 5（b、d）

問17 医薬品販売時のコミュニケーションに関する記述の正誤について、正しい組み合わせはどれか。

a 一般用医薬品では、一般の生活者がその選択や使用を判断する主体となる。

b 一般用医薬品の添付文書や製品表示における記載内容は、購入者が容易に理解できるよう簡略化された内容となっているため、熟読を促し、購入者や使用者の個々の状況に応じた情報提供は必要ない。

c 医薬品の販売に従事する専門家による情報提供は、説明した内容が購入者や使用者にどう理解され、行動に反映されているか、などの実情を把握しながら行うことにより、その実効性が高まるものである。

	a	b	c
1	誤	正	誤
2	誤	誤	正
3	正	誤	正
4	正	誤	誤
5	誤	正	正

問18 医薬品販売時のコミュニケーションに関する記述のうち、正しいものの組み合わせはどれか。

a 医薬品の販売に従事する専門家においては、購入者や使用者が、適切な医薬品を選択して、適正に使用できるよう、働きかけていくことが重要である。

b 医薬品の情報提供は、使用する人に誤認が生じないよう正確な専門用語を用い、相手によって表現を変えることのないよう注意して行う。

c すぐに医薬品を使用する状況にない場合には、購入者や使用者に対して、実際に使用する際に、販売時になされた情報提供の内容を思い起こしながら、改めて添付文書等に目を通すよう促すことが重要である。

d 購入者側に情報提供を受けようとする意識が乏しい場合は、購入者側から医薬品の使用状況に係る情報を引き出すべきではない。

1（a、b） 2（a、c） 3（a、d） 4（b、c） 5（c、d）

問19 サリドマイド製剤及びサリドマイド訴訟に関する記述のうち、正しいものはどれか。

1 サリドマイド訴訟とは、糖尿病薬として販売されたサリドマイド製剤を、妊娠している女性が使用したことにより、出生児に四肢欠損等が発生したことに対する損害賠償訴訟である。

2 サリドマイド製剤は、過去に一般用医薬品として販売されたことはない。

3 サリドマイド製剤には、副作用として血管新生を妨げる作用がある。

4 日本では、1961年に西ドイツ企業からサリドマイド製剤の催奇形性についての勧告が届き、同年中に出荷停止された。

問20 HIV（ヒト免疫不全ウイルス）訴訟に関する記述の正誤について、正しい組み合わせはどれか。

a HIV訴訟とは、脳外科手術等に用いられていたヒト乾燥硬膜を介して、HIVに感染したことに対する損害賠償訴訟である。

b HIV訴訟の和解を踏まえ、国は、HIV感染者に対する恒久対策として、エイズ治療・研究開発センター及び拠点病院の整備や治療薬の早期提供等の様々な取り組みを推進してきている。

c HIV訴訟の和解を契機に、医薬品の副作用による健康被害の迅速な救済を図るため、医薬品副作用被害救済制度が創設された。

d HIV訴訟は、国及び製薬企業を被告として提訴された。

	a	b	c	d
1	正	誤	誤	正
2	誤	誤	正	正
3	正	誤	正	誤
4	誤	正	誤	正
5	誤	正	誤	誤

人体の働きと医薬品

問21 消化器系に関する記述の正誤について、正しい組み合わせはどれか。

a　膵臓は、弱酸性である膵液を胃へ分泌し、消化を補助する。

b　食道の上端と下端には括約筋があり、胃の内容物が逆流しないように防いでいる。

c　通常、糞便は下行結腸、S状結腸に滞留し、直腸は空になっている。

d　肛門周囲には、動脈が細かい網目状に通っていて、肛門周囲の組織がうっ血すると痔の原因となる。

	a	b	c	d
1	正	誤	誤	誤
2	正	正	正	誤
3	正	誤	正	正
4	誤	正	誤	正
5	誤	正	正	誤

問22 胆嚢及び肝臓に関する記述のうち、正しいものの組み合わせはどれか。

a　胆汁には、古くなった赤血球や過剰のコレステロール等を排出する役割がある。

b　腸内に放出された胆汁酸塩の大部分は、大腸で再吸収されて肝臓に戻される。

c　肝臓は、大きい臓器であり、横隔膜の直下に位置する。

d　肝臓は、必須アミノ酸を生合成することができる。

1（a、b）　2（a、c）　3（a、d）　4（b、c）　5（b、d）

問23 呼吸器系に関する記述の正誤について、正しい組み合わせはどれか。

a　鼻腔から気管支までの呼気及び吸気の通り道を気道といい、そのうち、咽頭・喉頭までの部分を上気道という。

b　喉頭は鼻腔と口腔につながっており、消化管と気道の両方に属する。

c　肺胞の壁は非常に厚くできていて、この壁を介して、ガス交換が行われる。

d　肺胞と毛細血管を取り囲んで支持している組織を間質という。

	a	b	c	d
1	正	正	誤	正
2	正	誤	正	誤
3	正	誤	誤	正
4	誤	正	正	正
5	誤	正	正	誤

問24 循環器系に関する記述の正誤について、正しい組み合わせはどれか。

a　心臓は心筋でできた握りこぶし大の袋状の臓器で、胸骨の後方に位置する。

b　心房には血液を取り込む側と送り出す側にそれぞれ弁があり、心臓の拍動と協調して交互に開閉する。

c　血漿中の過剰なコレステロールが血管の内壁に蓄積すると、動脈ではその弾力性が損なわれる。

d　リンパ系には心臓のようにポンプの働きをする器官がなく、リンパ液の流速は血流に比べて緩やかである。

	a	b	c	d
1	正	正	誤	誤
2	正	正	正	誤
3	正	誤	正	正
4	誤	正	正	正
5	誤	誤	誤	正

問25 血液に関する記述の正誤について、正しい組み合わせはどれか。

a　血液の粘稠性は、主として血中脂質量で決まり、血漿の水分量や赤血球の量はほとんど影響を与えない。

b　リンパ球は血管壁を通り抜けて組織の中に入り込むことができ、組織の中ではマクロファージ（貪食細胞）と呼ばれる。

c　種々の白血球が協働して、生体の免疫機能が発揮されることから、感染や炎症が起きても、種類ごとの割合は一定に保たれる。

d　損傷した血管は、血管壁が収縮することで血流を減少させ、大量の血液が流出するのを防ぐ。

	a	b	c	d
1	正	正	正	誤
2	正	正	誤	正
3	誤	正	誤	誤
4	誤	誤	正	正
5	誤	誤	誤	正

問26 目に関する記述の正誤について、正しい組み合わせはどれか。

a　網膜には光を受容する細胞が密集している。

b　強膜は、眼球の外側全体を覆う透明の比較的丈夫な結合組織である。

c　水晶体は、その周りを囲んでいる毛様体の収縮・弛緩によって、近くの物を見るときには扁平になり、遠くの物を見るときには丸く厚みが増す。

d　眼瞼（まぶた）は、眼球を保護するため、皮下組織が多く厚くできており、内出血や裂傷を生じにくい。

	a	b	c	d
1	正	誤	誤	誤
2	正	誤	正	正
3	正	正	誤	誤
4	誤	誤	正	正
5	誤	正	誤	正

問27 耳に関する記述の正誤について、正しい組み合わせはどれか。

a　外耳は側頭部から突出した耳介と、耳介で集められた音を鼓膜まで伝導する外耳道からなる。

b　中耳は外耳と内耳をつなぐ部分で、鼓膜、鼓室、耳小骨、耳管、蝸牛からなる。

c　前庭は、水平・垂直方向の加速度を感知する部分（耳石器官）と、体の回転や傾きを感知する部分（半規管）に分けられる。

d　乗物酔い（動揺病）は、乗り物に乗っているとき反復される加速度刺激や動揺によって、平衡感覚が混乱して生じる身体の変調である。

	a	b	c	d
1	正	正	正	誤
2	正	誤	正	正
3	正	正	誤	正
4	誤	誤	正	誤
5	誤	正	誤	正

問28 外皮系に関する記述の正誤について、正しい組み合わせはどれか。

a　体温が下がり始めると、皮膚を通っている毛細血管に血液がより多く流れるように血管が開く。

b　角質層は、細胞膜が丈夫な線維性のタンパク質（ケラチン）でできた板状の角質細胞と、セラミド（リン脂質の一種）を主成分とする細胞間脂質で構成されている。

c　真皮には、毛細血管や知覚神経の末端が通っている。

d　汗腺には、腋窩（わきのした）などの毛根部に分布するアポクリン腺と、手のひらなど毛根がないところも含め全身に分布するエクリン腺の二種類がある。

	a	b	c	d
1	正	誤	誤	誤
2	正	正	正	誤
3	正	誤	正	正
4	誤	正	正	正
5	誤	正	誤	正

問29 骨格系に関する記述の正誤について、正しい組み合わせはどれか。

a　骨の基本構造は、骨質、骨膜、骨髄、関節軟骨の四組織からなる。

b　骨には造血機能があるが、すべての骨の骨髄で造血が行われるわけではない。

c　骨組織は、炭酸カルシウムやリン酸カルシウム等の無機質からなり、タンパク質等の有機質は存在しない。

d　骨の関節面は弾力性に富む柔らかな骨膜に覆われている。

	a	b	c	d
1	誤	正	正	正
2	正	正	誤	誤
3	正	誤	誤	誤
4	誤	正	誤	正
5	正	誤	正	正

問30 筋組織に関する記述の正誤について、正しい組み合わせはどれか。

a　筋組織は筋細胞（筋線維）と結合組織からできているのに対して、腱は結合組織のみでできているため、伸縮性はあまりない。

b　平滑筋は、筋線維を顕微鏡で観察すると横縞模様が見えるので横紋筋とも呼ばれる。

c　心筋は、筋線維に横縞模様がある不随意筋であり、強い収縮力と持久力を兼ね備えている。

d　随意筋は体性神経系で支配されるのに対して、不随意筋は自律神経系に支配されている。

	a	b	c	d
1	正	正	正	誤
2	正	誤	正	正
3	正	誤	誤	誤
4	誤	正	誤	正
5	誤	誤	正	誤

問31 **中枢神経系に関する記述の正誤について、正しい組み合わせはどれか。**

a　脳において、血液の循環量は心拍出量の約15％、酸素の消費量は全身の約20％、ブドウ糖の消費量は全身の約25％と多い。
b　小児では、血液脳関門が未発達であるため、循環血液中に移行した医薬品の成分が脳の組織に達しやすい。
c　延髄には、心拍数を調節する心臓中枢、呼吸を調節する呼吸中枢等がある。
d　脊髄は、脳と末梢の間で刺激を伝えており、末梢からの刺激に対して常に脳を介して刺激を返している。

	a	b	c	d
1	正	誤	正	正
2	誤	正	正	誤
3	正	正	正	誤
4	正	正	誤	正
5	誤	誤	正	正

問32 **交感神経系が活発になっているとき、効果器とその効果器に及ぼす作用について、正しいものの組み合わせはどれか。**

	【効果器】		【作用】
a	目	−	瞳孔収縮
b	気管、気管支	−	拡張
c	肝臓	−	グリコーゲンの合成
d	汗腺	−	発汗亢進

1（a、b）　2（a、d）　3（b、c）　4（b、d）　5（c、d）

問33 **医薬品の吸収に関する記述の正誤について、正しい組み合わせはどれか。**

a　皮膚に適用する医薬品の場合、皮膚表面から循環血液中へ移行する量が少ないため、適用部位以外にアレルギー性の副作用が現れることはない。
b　錠剤、カプセル剤等の固形剤の場合、特殊なものを除き、胃で有効成分が溶出するものが大部分である。
c　坐剤は、肛門から医薬品を挿入して、直腸内壁の粘膜から有効成分を吸収させるものであり、内服の場合よりも全身作用がゆっくり現れる。
d　全身作用を目的としない内服薬であっても、消化管内を通過する間に結果的に吸収されてしまうものがある。

	a	b	c	d
1	正	誤	誤	正
2	誤	正	誤	正
3	正	誤	正	誤
4	正	正	誤	誤
5	誤	正	正	正

問34 **医薬品の代謝及び排泄に関する記述の正誤について、正しい組み合わせはどれか。**

a　最近の研究により、小腸などの消化管粘膜や腎臓には、代謝活性がないことが明らかにされている。
b　経口投与後、消化管で吸収された有効成分は、全身循環に入る前に、肝臓に存在する酵素の働きにより代謝を受ける。
c　多くの有効成分は血液中で血漿タンパク質と結合して複合体を形成しているが、血漿タンパク質との結合は速やかかつ可逆的である。
d　腎機能が低下した人では、正常の人よりも有効成分の尿中への排泄が遅れ、血中濃度が下がりにくい。

	a	b	c	d
1	正	誤	正	正
2	誤	誤	誤	正
3	正	誤	正	誤
4	正	正	誤	誤
5	誤	正	正	正

問35 **医薬品の剤形に関する記述のうち、正しいものの組み合わせはどれか。**

a　トローチやドロップは、薬効を期待する部位が口の中や喉である場合が多く、飲み込まずに口の中で舐めて、徐々に溶かして使用する。
b　チュアブル錠は、表面がコーティングされているので、噛み砕かずに水などで服用する。
c　外用液剤は、軟膏剤やクリーム剤に比べて、患部が乾きにくいという特徴がある。
d　貼付剤は、適用部位に有効成分が一定時間留まるため、薬効の持続が期待できる。

1（a、b）　2（a、d）　3（b、c）　4（b、d）　5（c、d）

問36 医薬品の副作用として生じる肝機能障害に関する記述の正誤について、正しい組み合わせはどれか。

a　肝機能障害には、有効成分に対する抗原抗体反応が原因で起きるアレルギー性のものがある。

b　軽度の肝機能障害の場合、自覚症状がなく、健康診断等の血液検査で初めて判明することが多い。

c　黄疸とは、ビリルビンが胆汁中へ排出されず血液中に滞留することにより生じる、皮膚や白眼が黄色くなる病態である。

d　肝機能障害が疑われた時点で、原因と考えられる医薬品の使用を中止し、医師の診療を受けることが重要である。

	a	b	c	d
1	正	誤	正	誤
2	誤	正	誤	誤
3	誤	誤	誤	正
4	誤	正	正	誤
5	正	正	正	正

問37 偽アルドステロン症に関する記述の正誤について、正しい組み合わせはどれか。

a　体内にカリウムが貯留し、体から塩分（ナトリウム）と水が失われることにより生じる病態である。

b　副腎皮質からのアルドステロン分泌が増加することにより生じる。

c　主な症状に、手足の脱力、血圧低下、筋肉痛、こむら返り、倦怠感、手足のしびれ等がある。

d　小柄な人や高齢者で生じやすく、原因医薬品の長期服用後に初めて発症する場合もある。

	a	b	c	d
1	正	誤	正	誤
2	正	正	誤	正
3	誤	誤	正	正
4	正	正	正	誤
5	誤	誤	誤	正

問38 呼吸器系に現れる医薬品の副作用に関する記述の正誤について、正しい組み合わせはどれか。

a　喘息は、原因となる医薬品の使用後、短時間（１時間以内）のうちに鼻水・鼻づまりが現れ、続いて咳、喘鳴及び呼吸困難を生じるものである。

b　間質性肺炎は、一般的に、医薬品の使用開始から１～２時間程度で起きることが多い。

c　間質性肺炎は、症状が一過性に現れ、自然と回復することもあるが、悪化すると肺線維症に移行することがある。

d　喘息は、合併症を起こさない限り、原因となった医薬品の有効成分が体内から消失すれば症状は寛解する。

	a	b	c	d
1	正	誤	正	正
2	誤	正	誤	誤
3	正	誤	誤	正
4	誤	誤	正	誤
5	誤	正	正	正

問39 泌尿器系に現れる医薬品の副作用に関する記述の正誤について、正しい組み合わせはどれか。

a　医薬品の副作用による腎障害では、尿量の減少、ほとんど尿が出ない、逆に一時的に尿が増える、むくみ（浮腫）等の症状が現れることがある。

b　交感神経系の機能を抑制する作用がある成分が配合された医薬品を使用すると、尿が出にくい、尿が少ししか出ない、残尿感がある等の症状を生じることがある。

c　医薬品の副作用による排尿困難や尿閉は、男性に現れるが、女性には現れない。

d　医薬品の副作用による膀胱炎様症状には、尿の回数増加、排尿時の疼痛、残尿感等がある。

	a	b	c	d
1	正	正	正	正
2	誤	正	正	誤
3	正	誤	誤	正
4	正	誤	誤	誤
5	誤	正	誤	正

問40 **皮膚に現れる医薬品の副作用に関する記述の正誤について、正しい組み合わせはどれか。**

a　接触皮膚炎は、原因となる医薬品と接触してから発症するまでの時間が様々である。

b　接触皮膚炎は、原因となる医薬品が触れた皮膚の部分にのみ生じる。

c　光線過敏症は、医薬品が触れた部分だけでなく、全身へ広がって重篤化する場合がある。

d　薬疹は、外用薬によって引き起こされるアレルギー反応の一種で、発疹・発赤等の皮膚症状を呈する場合をいい、内服薬では起こらない。

	a	b	c	d
1	正	正	誤	正
2	誤	誤	正	誤
3	正	誤	誤	誤
4	正	正	正	誤
5	誤	誤	正	正

薬事関係法規・制度

問41 **医薬品、医療機器等の品質、有効性及び安全性の確保等に関する法律（昭和35年法律第145号）に関する記述のうち、誤っているものはどれか。**

1　医薬品、医療機器等の品質、有効性及び安全性の確保等に関する法律（昭和35年法律第145号）は、医薬品、医療機器等の品質、有効性及び安全性の確保並びにこれらの使用による保健衛生上の危害の発生及び拡大の防止のために必要な規制を行うことが目的であり、化粧品は対象ではない。

2　店舗販売業者は、その店舗において業務に従事する登録販売者に対し、厚生労働大臣に届出を行った者が行う研修を毎年度受講させなければならない。

3　医薬関係者は、医薬品等の有効性及び安全性その他これらの適正な使用に関する知識と理解を深めるとともに、これらの使用の対象者及びこれらを購入し、又は譲り受けようとする者に対し、これらの適正な使用に関する事項に関する正確かつ適切な情報の提供に努めなければならないとされている。

4　国民は、医薬品等を適正に使用するとともに、これらの有効性及び安全性に関する知識と理解を深めるよう努めなければならないとされている。

問42 **販売従事登録に関する記述の正誤について、正しい組み合わせはどれか。**

a　都道府県に備えられている登録販売者名簿には、合格の年月は登録されていない。

b　登録販売者は、一般用医薬品の販売又は授与に従事しようとしなくなったときは、30日以内に、登録販売者名簿の登録の消除を申請しなければならない。

c　販売従事登録を受けようとする者は、医薬品の販売等に従事する薬局又は医薬品の販売業の店舗の所在地の都道府県知事に申請書を提出しなければならない。

d　登録販売者がその住所地を他の都道府県に移動したときは、30日以内に、その旨を届け出なければならない。

	a	b	c	d
1	正	正	誤	正
2	誤	正	正	誤
3	正	正	誤	誤
4	誤	誤	正	正
5	正	誤	正	誤

問43 **医薬品の定義と範囲及び取扱いに関する記述の正誤について、正しい組み合わせはどれか。**

a　日本薬局方に収められている物は、すべて医薬品である。

b　医薬品とは、人の疾病の診断、治療又は予防に使用されることが目的とされている物であって、機械器具等でないものであり、動物の疾病の診断、治療又は予防に使用されるものは含まれない。

c　医薬品には、無承認無許可医薬品が含まれる。

d　製造販売元の製薬企業、製造業者のみならず、薬局及び医薬品の販売業においても、不正表示医薬品は販売し、授与し、又は販売若しくは授与の目的で貯蔵し、若しくは陳列してはならない。

	a	b	c	d
1	誤	正	誤	正
2	正	誤	誤	正
3	正	誤	正	正
4	正	正	正	誤
5	誤	正	正	誤

問44 **一般用医薬品及び要指導医薬品に関する記述のうち、正しいものの組み合わせはどれか。**

a　一般用医薬品及び要指導医薬品は、通常、医療機関を受診するほどではない体調不良や疾病の初期段階において使用されるものである。

b　一般用医薬品の中には、注射等の侵襲性の高い使用方法が用いられているものがある。

c　要指導医薬品及び一般用医薬品には、毒薬又は劇薬に該当するものはない。

d　要指導医薬品に指定された後に、一般用医薬品に分類が変更になることがある。

1（a、b）　2（a、c）　3（a、d）　4（b、d）　5（c、d）

問45 **毒薬・劇薬に関する以下の表について、(　)の中に入れるべき字句の正しい組み合わせはどれか。**

	毒薬	劇薬
直接の容器又は被包への表示	（ a ）で品名及び「毒」の文字	白地に赤枠、赤字で品名及び「劇」の文字
貯蔵・陳列	・他の物と区別する ・鍵を施す必要（ b ）	・他の物と区別する ・鍵を施す必要（ c ）
交付制限	（ d ）歳未満の者その他安全な取扱いに不安のある者に交付することは禁止されている	

	a	b	c	d
1	白地に黒枠、黒字	あり	なし	14
2	白地に黒枠、黒字	なし	あり	18
3	黒地に白枠、白字	あり	あり	18
4	黒地に白枠、白字	なし	なし	18
5	黒地に白枠、白字	あり	なし	14

問46 **医薬品、医療機器等の品質、有効性及び安全性の確保等に関する法律（昭和35年法律第145号）第50条の規定に基づき、医薬品の直接の容器又は被包に記載しなければならない事項のうち、正しいものの組み合わせはどれか。**

a　一般用医薬品のリスク区分を示す字句

b　製造業者の氏名又は名称及び住所

c　指定第二類医薬品にあっては、枠の中に「指定」の文字

d　配置販売品目以外の一般用医薬品にあっては、「店舗専用」の文字

1（a、b）　2（a、c）　3（a、d）　4（b、d）　5（c、d）

問47 **医薬部外品及び化粧品に関する記述のうち、正しいものはどれか。**

1　医薬部外品には、化粧品としての使用目的を有する製品はない。

2　医薬部外品は、その効能効果があらかじめ定められた範囲内であって、成分や用法等に照らして人体に対する作用が緩和であることを要件として、医薬品的な効能効果を表示することができる。

3　化粧品の中には、人の身体の構造若しくは機能に影響を及ぼすことを目的としているものも含まれている。

4　化粧品の効能効果の範囲について、「清涼感を与える」、「爽快にする」等の使用感等を表示し、広告することは、事実であったとしても認められない。

問48 食品に関する記述の正誤について、正しい組み合わせはどれか。

a 食品の販売を行う場合は、「医薬品の範囲に関する基準」（昭和46年6月1日付け薬発第476号厚生省薬務局長通知の別紙）に照らして、医薬品に該当する物とみなされることのないよう留意する必要がある。

b 特別用途食品は、医薬品、医療機器等の品質、有効性及び安全性の確保等に関する法律（昭和35年法律第145号）の規定に基づく許可又は承認を受け、「特別の用途に適する旨の表示」をする食品である。

c 機能性表示食品は、安全性及び機能性に関する審査を受け、消費者庁長官の許可を受けた食品である。

d 特定保健用食品、栄養機能食品、機能性表示食品を総称して「保健機能食品」という。

	a	b	c	d
1	誤	正	誤	誤
2	正	誤	誤	正
3	誤	誤	正	正
4	正	正	正	誤
5	正	正	誤	正

問49 薬局に関する記述のうち、誤っているものはどれか。

1 医薬品を取り扱う場所であって、薬局として開設の許可を受けていないものについては、病院又は診療所の調剤所を除き、薬局の名称を付してはならない。

2 薬局において、登録販売者は、一般用医薬品のうち第二類医薬品又は第三類医薬品に分類されたものの販売等に関しては、購入者等への情報提供や相談対応を行うことができる。

3 薬局において、一般用医薬品を取り扱うためには、薬局の開設許可と併せて店舗販売業の許可も受ける必要がある。

4 薬局開設者が、配置による販売又は授与の方法で医薬品を販売等しようとする場合には、別途、配置販売業の許可を受ける必要がある。

問50 店舗販売業に関する記述の正誤について、正しい組み合わせはどれか。

a 店舗販売業の許可は、6年ごとに、その更新を受けなければ、その期間の経過によって、その効力を失う。

b 店舗販売業者は、その店舗における店舗管理者の意見を尊重しなければならない。

c 登録販売者として業務に従事した期間が条件を満たしていれば、店舗管理者を補佐する薬剤師を設置しなくても、登録販売者は、要指導医薬品を販売する店舗の管理者になることができる。

d 店舗販売業の許可を受けた店舗においては、薬剤師が従事している場合に限り、医薬品をあらかじめ小分けし、販売することが認められる。

	a	b	c	d
1	正	正	誤	誤
2	正	誤	正	正
3	正	正	誤	正
4	誤	正	正	誤
5	誤	誤	誤	正

問51 配置販売業に関する記述のうち、正しいものの組み合わせはどれか。

a 配置販売業者又はその配置員は、その住所地の都道府県知事が発行する身分証明書の交付を受け、かつ、これを携帯しなければ、医薬品の配置販売に従事してはならない。

b 配置販売業者は、要指導医薬品の配置販売については、薬剤師により販売又は授与させなければならない。

c 配置販売業者又はその配置員は、医薬品の配置販売に従事しようとするときは、配置販売業者の氏名及び住所、配置販売に従事する者の氏名及び住所並びに区域及びその期間を、あらかじめ、配置販売に従事しようとする区域の都道府県知事に届け出なければならない。

d 配置販売業では、購入者の求めがある場合に限り、医薬品を開封して分割販売することができる。

1（a、b） 2（a、c） 3（a、d） 4（b、d） 5（c、d）

問52 店舗販売業者における医薬品のリスク区分に関する記述の正誤について、正しい組み合わせはどれか。

a　要指導医薬品の販売後に、購入者から当該要指導医薬品に係る相談があった場合は、その店舗において医薬品の販売又は授与に従事する薬剤師又は登録販売者に、必要な情報提供をさせなければならない。

b　第一類医薬品を購入しようとする者から説明を要しない旨の意思の表明がなくても、販売に従事する薬剤師が、当該第一類医薬品が適正に使用されると認められると判断した場合には、必要な情報提供をせずに販売することが認められている。

c　第二類医薬品を販売又は授与する場合には、その店舗において医薬品の販売又は授与に従事する薬剤師又は登録販売者に、必要な情報提供をさせるよう努めなければならない。

d　第三類医薬品を販売又は授与する場合には、第三類医薬品を購入しようとする者等が、禁忌事項を確認すること及び当該医薬品の使用について薬剤師又は登録販売者に相談することを勧める旨を確実に認識できるようにするために必要な措置を講じなければならない。

	a	b	c	d
1	正	誤	誤	正
2	正	正	正	誤
3	誤	誤	正	正
4	誤	正	誤	正
5	誤	誤	正	誤

問53 医薬品の陳列に関する記述の正誤について、正しい組み合わせはどれか。

a　一般用医薬品を陳列する場合は、当該医薬品の薬効分類ごとに区分して陳列しなければならない。

b　第一類医薬品は必ず鍵をかけた陳列設備に陳列しなければならない。

c　指定第二類医薬品を、鍵をかけた陳列設備に陳列する場合、情報提供を行うための設備から7メートル以内の範囲に陳列する必要はない。

d　医薬品を販売する店舗と同一店舗で併せて、食品（保健機能食品を含む。）、医薬部外品、化粧品等の販売が行われる場合には、医薬品と他の物品を区別して貯蔵又は陳列しなければならない。

	a	b	c	d
1	正	正	正	正
2	誤	誤	誤	正
3	誤	正	正	誤
4	正	正	誤	誤
5	誤	誤	正	正

問54 薬局開設者が、薬局の見やすい位置に掲示板で掲示しなければならない事項の正誤について、正しい組み合わせはどれか。

a　薬局の管理者の氏名

b　勤務する薬剤師又は登録販売者の氏名及び勤務年数

c　勤務する薬剤師又は登録販売者の薬剤師免許証又は販売従事登録証

d　医薬品による健康被害の救済制度に関する解説

	a	b	c	d
1	誤	正	誤	誤
2	正	誤	正	正
3	誤	誤	正	誤
4	正	誤	誤	正
5	正	正	誤	誤

問55 店舗販売業者がインターネットを利用して特定販売を行うことについて広告をするとき、ホームページに見やすく表示しなければならない情報のうち、正しいものの組み合わせはどれか。

a　一般用医薬品の陳列の状況を示す写真

b　情報提供場所の写真

c　医薬部外品の陳列に関する解説

d　特定販売を行う一般用医薬品の使用期限

1（a、b）　2（a、c）　3（a、d）　4（b、d）　5（c、d）

問56 **複数の店舗について許可を受けている店舗販売業者が、当該業者内の異なる店舗間で一般用医薬品を移転するとき、移転先及び移転元のそれぞれの店舗ごとに、記録しなければならない事項のうち、正しいものの組み合わせはどれか。**

a　移転先及び移転元の場所並びに移転の年月日
b　医薬品の数量
c　医薬品の製造年月日
d　医薬品のリスク区分

1（a、b）　2（a、c）　3（a、d）　4（b、d）　5（c、d）

問57 **濫用等のおそれのあるものとして厚生労働大臣が指定する医薬品（平成26年厚生労働省告示第252号）に関する記述のうち、正しいものの組み合わせはどれか。**

a　当該医薬品を購入しようとする者が、適正な使用のために必要と認められる数量を超えて当該医薬品を購入しようとする場合は、薬局開設者、店舗販売業者又は配置販売業者は、その理由を薬剤師又は登録販売者に確認させなければならない。
b　当該医薬品を購入しようとする者が若年者である場合は、薬局開設者、店舗販売業者又は配置販売業者は、保護者の氏名及び住所を薬剤師又は登録販売者に確認させなければならない。
c　プソイドエフェドリンを有効成分として含有する製剤は、すべて指定されている。
d　メチルシステイン塩酸塩を有効成分として含有する製剤は、すべて指定されている。

1（a、b）　2（a、c）　3（a、d）　4（b、d）　5（c、d）

問58 **医薬品の広告及び医薬品等適正広告基準（平成29年9月29日付け薬生発0929第4号厚生労働省医薬・生活衛生局長通知）に関する記述のうち、<u>誤っているもの</u>はどれか。**

1　医薬品の効能効果に関して、虚偽又は誇大な記事を広告し、記述し、又は流布してはならないとされており、これは明示的であると暗示的であるとを問わない。
2　承認前の医薬品については、有効性が確認されていればその名称を広告してもよい。
3　医薬品の販売広告を掲載する場合、医薬品、医療機器等の品質、有効性及び安全性の確保等に関する法律（昭和35年法律第145号）の規制対象となるのは、依頼主である医薬品販売業者だけでなく、その広告に関与するすべての人が対象となる。
4　医薬品の使用前・使用後に関わらず図画・写真等を掲げる際には、医薬品の有効性又は安全性について、それが確実であることを保証するような表現がなされた広告は認められない。

問59 **医薬品の販売方法に関する記述のうち、正しいものの組み合わせはどれか。**

a　医薬品を懸賞や景品として授与することは、原則として認められていない。
b　医薬品の販売をする場合、キャラクターグッズ等の景品類を提供することは、不当景品類及び不当表示防止法（昭和37年法律第134号）の限度内であれば認められる。
c　組み合わせた個々の医薬品等の外箱には、医薬品、医療機器等の品質、有効性及び安全性の確保等に関する法律（昭和35年法律第145号）に基づく記載事項が記載されているので、その表示は組み合わせ販売のため使用される容器の外からは見えなくてもよい。
d　購入者の利便性のために、異なる複数の医薬品を組み合わせて販売することは、いかなる場合にも認められていない。

1（a、b）　2（a、c）　3（a、d）　4（b、c）　5（b、d）

問60 医薬品、医療機器等の品質、有効性及び安全性の確保等に関する法律（昭和35年法律第145号）に基づく行政庁の監視指導及び処分に関する記述の正誤について、正しい組み合わせはどれか。

a　都道府県知事等は、薬事監視員に、店舗販売業者が医薬品を業務上取り扱う場所に立ち入らせ、無承認無許可医薬品、不良医薬品又は不正表示医薬品等の疑いのある物を、試験のため必要な分量に関わらず、全て収去させなければならない。

b　都道府県知事等は、配置販売業者に対して、その構造設備が基準に適合しない場合においては、その構造設備の改善を命じ、又はその改善がなされるまでの間当該施設の全部若しくは一部の使用を禁止することができる。

c　医薬品等の製造販売業者は、その医薬品等の使用によって保健衛生上の危害が発生し、又は拡大するおそれがあることを知っても、行政庁からの命令がない限りは、廃棄、回収、販売の停止、情報の提供等の措置を講じることはできない。

d　薬事監視員を任命している行政庁の薬務主管課、保健所、薬事監視事務所等は、生活者からの苦情等の内容から、薬事に関する法令への違反、不遵守につながる情報が見出された場合に、立入検査等によって事実関係を確認のうえ、問題とされた薬局開設者又は医薬品の販売業者等に対して、必要な指導等を行っている。

	a	b	c	d
1	正	正	誤	誤
2	正	誤	誤	正
3	誤	正	正	正
4	誤	誤	誤	正
5	正	誤	正	誤

主な医薬品とその作用

問61 次の成分を含むかぜ薬に関する記述のうち、正しいものの組み合わせはどれか。

9錠中

成分	分量
アセトアミノフェン	900mg
d-クロルフェニラミンマレイン酸塩	3.5mg
デキストロメトルファン臭化水素酸塩水和物	48mg
dl-メチルエフェドリン塩酸塩	60mg
無水カフェイン	75mg
ヘスペリジン	60mg
トラネキサム酸	420mg

a　一般の生活者にとって、かぜとインフルエンザとの識別は必ずしも容易ではないため、インフルエンザの流行期には、本剤のように解熱鎮痛成分がアセトアミノフェンのみからなる製品の選択を提案すること等の対応を図ることが重要である。

b　本剤には、眠気を促す成分は含まれていない。

c　本剤には、交感神経系への刺激作用により高血圧の症状を悪化させるおそれのある成分が含まれている。

d　トラネキサム酸は、血液を凝固しにくくさせる作用があり、血液凝固異常のある人では、出血傾向を悪化させるおそれがあるので、治療を行っている医師等に相談するなどの対応が必要である。

1（a、b）　2（a、c）　3（a、d）　4（b、c）　5（c、d）

問62 問61のかぜ薬の配合成分とその配合目的に関する記述について、正しいものの組み合わせはどれか。

	【配合成分】		【配合目的】
a	*d*-クロルフェニラミンマレイン酸塩	—	くしゃみや鼻汁を抑える
b	デキストロメトルファン臭化水素酸塩水和物	—	咳を抑える
c	*dl*-メチルエフェドリン塩酸塩	—	炎症による腫れを和らげる
d	ヘスペリジン	—	気管・気管支を広げる

1（a、b） 2（a、c） 3（a、d） 4（b、c） 5（c、d）

問63 かぜの症状緩和に用いられる漢方処方製剤に関する記述の正誤について、正しい組み合わせはどれか。

a 葛根湯は、体力中等度以上のものの感冒の初期（汗をかいていないもの）、鼻かぜ、肩こり、筋肉痛等に適すとされる。

b 麻黄湯は、胃腸の弱い人や発汗傾向の著しい人の鼻かぜ、気管支炎に適すとされる。

c 柴胡桂枝湯は、体力中等度又はやや虚弱で、多くは腹痛を伴い、ときに微熱・寒気・頭痛・吐きけなどのあるものの胃腸炎に適すとされ、副作用として膀胱炎様症状が現れることがある。

d 小青竜湯は、体力が充実して、粘性のある痰を伴う咳や鼻水が出るものの気管支喘息、鼻炎等に適すとされる。

	a	b	c	d
1	正	誤	誤	正
2	正	正	誤	誤
3	誤	誤	誤	正
4	誤	正	正	正
5	正	誤	正	誤

問64 解熱鎮痛成分の働き及び副作用に関する記述の正誤について、正しい組み合わせはどれか。

a 大部分の解熱鎮痛成分による解熱作用は、末梢神経系におけるプロスタグランジンの産生抑制作用のほか、腎臓における水分の再吸収を促して循環血流量を増し、発汗を促進する作用も寄与している。

b 心臓病、腎臓病等の基礎疾患がない場合でも、解熱鎮痛薬を長期連用することにより、自覚症状がないまま徐々に臓器の障害が進行するおそれがある。

c アルコールは、解熱鎮痛成分の吸収や代謝に影響を与え、副作用を起こしやすくするおそれがあるため、解熱鎮痛薬の服用期間中は、飲酒を避けることとされている。

d いわゆる「アスピリン喘息」は、アスピリン特有の副作用であり、他の解熱鎮痛成分では生じない。

	a	b	c	d
1	正	正	誤	正
2	正	誤	正	正
3	正	正	正	誤
4	誤	正	正	誤
5	誤	誤	誤	誤

問65 解熱鎮痛成分に関する記述の正誤について、正しい組み合わせはどれか。

a アスピリンは、ピリン系と呼ばれる解熱鎮痛成分であり、ショック等の重篤な副作用のほか、ピリン疹とよばれる薬疹が現れることがある。

b エテンザミドは、痛みの発生を抑える働きが作用の中心となっている他の解熱鎮痛成分に比べ、痛みが神経を伝わっていくのを抑える働きが強い。

c アセトアミノフェンは、他の解熱鎮痛成分に比べ、胃腸障害を起こしやすく、空腹時には服用しないこととされている。

d イブプロフェンは、アスピリン等に比べて胃腸への悪影響が少なく、一般用医薬品においても15歳未満の小児に使用することができる。

	a	b	c	d
1	正	正	正	誤
2	正	誤	正	正
3	誤	正	誤	正
4	誤	誤	正	正
5	誤	正	誤	誤

問66 鎮痛の目的で用いられる漢方処方製剤に関する記述のうち、誤っているものはどれか。

1　桂枝加朮附湯は、体力虚弱で、汗が出、手足が冷えてこわばり、ときに尿量が少ないものの関節痛、神経痛に適すとされる。

2　薏苡仁湯は、関節や筋肉のはれや痛みがあるものの関節痛、筋肉痛等に適すとされるが、体の虚弱な人には不向きとされる。

3　芍薬甘草湯は、筋肉の急激な痙攣を伴う痛みのあるもののこむらがえり等に適すとされ、体力に関わらず使用できる。

4　疎経活血湯は、体力中等度以下で、手足の冷えを感じ、下肢の冷えが強く、下肢又は下腹部が痛くなりやすいものの冷え性、腰痛、下腹部痛等に適すとされる。

問67 眠気を促す薬及び眠気を防ぐ薬に関する記述の正誤について、正しい組み合わせはどれか。

a　酸棗仁湯は、体力中等度以下で、心身が疲れ、精神不安、不眠などがあるものの不眠症、神経症に適すとされる。

b　不眠症の診断がなされた人でも、薬物治療が行われていなければ、一般用医薬品である催眠鎮静薬の使用を避ける必要はない。

c　カフェインには、反復摂取により依存を形成するという性質があるため、「短期間の服用にとどめ、連用しないこと」という注意喚起がなされている。

d　眠気防止薬は、一時的に精神的な集中を必要とするときに、眠気や倦怠感を除去する目的で使用されるものであり、小児用としても認められている一般用医薬品がある。

	a	b	c	d
1	誤	誤	正	誤
2	誤	正	誤	正
3	正	誤	正	誤
4	誤	正	正	正
5	正	正	誤	誤

問68 鎮暈薬に関する記述の正誤について、正しい組み合わせはどれか。

a　ジフェニドール塩酸塩は、内耳にある前庭と脳を結ぶ神経の調節作用のほか、内耳への血流を改善する作用を示す。

b　スコポラミン臭化水素酸塩水和物は、他の抗コリン成分と比べて脳内に移行しにくいとされている。

c　胃粘膜への麻酔作用によって嘔吐刺激を和らげ、乗物酔いに伴う吐きけを抑えることを目的として、アリルイソプロピルアセチル尿素のような局所麻酔成分が配合されている場合がある。

d　３歳未満では、乗物酔いが起こることはほとんどないとされており、３歳未満を対象とした乗物酔い防止薬はない。

	a	b	c	d
1	正	誤	誤	正
2	正	正	誤	誤
3	誤	誤	誤	正
4	誤	正	正	正
5	正	誤	正	誤

問69 次の成分を含む咳止め・痰を出しやすくする薬（鎮咳去痰薬）に関する記述のうち、正しいものの組み合わせはどれか。

60mL 中

ジヒドロコデインリン酸塩	30mg
グアイフェネシン	170mg
クロルフェニラミンマレイン酸塩	12mg
無水カフェイン	62mg

a 一般の生活者が、本剤に加えて乗物酔い防止薬を購入しようとした場合、含まれる成分が重複する可能性はないため注意を促す必要はない。

b グアイフェネシンは、気道粘膜からの粘液の分泌を促進する作用を示す。

c ジヒドロコデインリン酸塩は、血液-胎盤関門を通過しないため、妊娠中の女性でも使用することができる。

d 本剤を長期連用や大量摂取することによって多幸感が現れることがあり、薬物依存につながるおそれがある。

1（a、b） 2（a、c） 3（b、c） 4（b、d） 5（c、d）

問70 咳止め・痰を出しやすくする目的で用いられる漢方処方製剤に関する記述の正誤について、正しい組み合わせはどれか。

a 甘草湯は、激しい咳、口内炎等に用いられるほか、外用として痔・脱肛の痛みにも用いられる。

b 五虎湯は、構成生薬にマオウを含まないため、心臓病、高血圧、糖尿病等の基礎疾患を有する者でも使用することができる。

c 半夏厚朴湯は、咽喉・食道部に異物感があり、ときに動悸、めまいなどを伴う不安神経症、神経性胃炎、咳等に適すとされる。

d 麦門冬湯は、体力中等度以下で、痰が切れにくく、ときに強く咳こみ、又は咽頭の乾燥感があるものの気管支炎、咽頭炎等に適すとされる。

	a	b	c	d
1	誤	正	誤	正
2	正	正	誤	誤
3	正	誤	誤	正
4	正	誤	正	正
5	誤	誤	正	誤

問71 胃に作用する薬の配合成分とその配合目的に関する記述について、正しいものの組み合わせはどれか。

	【配合成分】		【配合目的】
a	テプレノン	—	胃酸を中和する
b	リパーゼ	—	脂質の分解に働く酵素を補う
c	ロートエキス	—	過剰な胃液の分泌を抑える
d	センブリ	—	胃粘膜の炎症を和らげる

1（a、b） 2（a、c） 3（b、c） 4（b、d） 5（c、d）

問72 胃に作用する薬に関する記述の正誤について、正しい組み合わせはどれか。

a　制酸成分を主体とする胃腸薬は、酸度の高い食品と一緒に使用すると胃酸に対する中和作用が低下することが考えられるため、炭酸飲料等での服用は適当でない。

b　オウバク、ゲンチアナ及びユウタン等の生薬成分が配合された健胃薬は、苦味の強い製剤が多いため、一般の生活者に対してはオブラートで包む等、味を遮蔽する方法で服用するよう指導することが望ましい。

c　ピレンゼピン塩酸塩は、抗コリン作用を示すため、排尿困難や動悸等の副作用を生じることがある。

d　胃液分泌を抑制することを目的として、ヒスタミンの働きを抑える成分が配合された医薬品は、H1ブロッカーと呼ばれている。

	a	b	c	d
1	正	誤	誤	正
2	正	誤	正	誤
3	誤	正	正	誤
4	誤	誤	正	正
5	誤	正	誤	誤

問73 腸の薬の配合成分とその配合目的に関する記述について、正しいものの組み合わせはどれか。

	【配合成分】		【配合目的】
a	ラクトミン	—	腸内細菌のバランスを整える
b	木クレオソート	—	分解物が小腸を刺激して瀉下作用をもたらす
c	次没食子酸ビスマス	—	腸粘膜を保護する
d	カルメロースナトリウム	—	発酵により生じるガスによって便通を促す

1（a、b）　2（a、c）　3（a、d）　4（b、c）　5（c、d）

問74 腸の薬に関する記述の正誤について、正しい組み合わせはどれか。

a　トリメブチンマレイン酸塩は、消化管運動が低下しているときは亢進的に、運動が亢進しているときは抑制的に働く作用があるとされる。

b　収斂成分を主体とする止瀉薬については、細菌性の下痢や食中毒のときに使用して腸の運動を鎮めると、かえって状態を悪化させるおそれがある。

c　ビサコジルは、空腸や回腸の粘膜を刺激して排便を促すと考えられている。

d　ヒマシ油は、主に誤食・誤飲等による中毒の場合などに用いられ、防虫剤や殺鼠剤を誤って飲み込んだ場合にも使用することができる。

	a	b	c	d
1	正	誤	正	正
2	誤	正	誤	正
3	正	誤	正	誤
4	誤	正	正	正
5	正	正	誤	誤

問75 以下の腸の不調を改善する目的で用いられる漢方処方製剤に関する記述について、あてはまるものはどれか。

便秘、便秘に伴う頭重、のぼせ、湿疹・皮膚炎、ふきでもの（にきび）、食欲不振（食欲減退）などの症状の緩和に適すとされるが、体の虚弱な人（体力の衰えている人、体の弱い人）、胃腸が弱く下痢しやすい人では、激しい腹痛を伴う下痢等の副作用が現れやすい等、不向きとされる。

1　桂枝加芍薬湯
2　六君子湯
3　大黄甘草湯
4　大黄牡丹皮湯

問76 胃腸鎮痛鎮痙薬やその配合成分に関する記述のうち、正しいものの組み合わせはどれか。

a　パパベリン塩酸塩は、消化管の平滑筋に直接働いて胃腸の痙攣を鎮める作用を示す。

b　消化管の粘膜及び平滑筋に対する麻酔作用による鎮痛鎮痙の効果を期待して、オキセサゼインのような局所麻酔成分が配合されている場合がある。

c　抗コリン成分のうち、ジサイクロミン塩酸塩は、副交感神経系の働きを抑える作用が消化管に限定される。

d　下痢を伴う腹痛については、下痢よりも腹痛への対処が優先されるため、胃腸鎮痛鎮痙薬の適用となる。

1（a、b）　2（a、c）　3（a、d）　4（b、c）　5（b、d）

問77 浣腸薬及び駆虫薬に関する記述の正誤について、正しい組み合わせはどれか。

a　グリセリンが配合された浣腸薬では、排便時に血圧上昇を生じる場合がある。

b　炭酸水素ナトリウムを主薬とする坐剤は、炭酸水素ナトリウムが直腸内で分解され、浸透圧の差によって腸管壁から水分を取り込んで直腸粘膜を刺激し、排便を促す。

c　駆虫薬は、腸管内の寄生虫を駆除するために用いられ、一般用医薬品の駆虫薬が対象とする寄生虫は、条虫と蟯虫である。

d　パモ酸ピルビニウムは、蟯虫の呼吸や栄養分の代謝を抑えて殺虫作用を示すとされている。

	a	b	c	d
1	正	誤	誤	正
2	正	誤	正	誤
3	誤	正	正	正
4	誤	誤	誤	正
5	正	正	正	誤

問78 強心薬に関する以下の記述について、（　）の中に入れるべき字句の正しい組み合わせはどれか。

強心薬は、疲労やストレス等による（ a ）の心臓の働きの乱れについて、心臓の働きを整えて、動悸や息切れ等の症状の改善を目的とする医薬品である。心筋に作用して、その収縮力を高めるとされる代表的な成分として（ b ）があり、一般用医薬品では、1日用量が（ c ）以下となるように用法・用量が定められている。

	a	b	c
1	軽度	センソ	5 μg
2	軽度	リュウノウ	5 μg
3	重度	センソ	5 μg
4	重度	リュウノウ	5 mg
5	軽度	センソ	5 mg

問79 コレステロール及び高コレステロール改善薬の配合成分に関する記述の正誤について、正しい組み合わせはどれか。

a　低密度リポタンパク質（LDL）は、末梢組織のコレステロールを取り込んで肝臓へと運ぶ働きがある。

b　大豆油不けん化物は、腸管におけるコレステロールの吸収を抑える働きがあるとされる。

c　リボフラビンは、酵素により活性化され、コレステロールの生合成抑制と排泄・異化促進作用、中性脂肪抑制作用、過酸化脂質分解作用を示すと言われている。

d　ガンマ−オリザノールは、血中コレステロール異常に伴う末梢血行障害の緩和等を目的として用いられる。

	a	b	c	d
1	誤	誤	正	誤
2	誤	正	誤	誤
3	正	誤	正	誤
4	誤	正	正	正
5	正	誤	誤	正

問80 **貧血及び貧血用薬に関する記述のうち、正しいものの組み合わせはどれか。**

a　鉄分は、赤血球が酸素を運搬する上で重要なヘモグロビンの産生に不可欠なミネラルである。
b　貧血用薬には、骨髄の造血機能を高める目的で硫酸コバルトが配合されている場合がある。
c　鉄製剤の消化器系への副作用を軽減するには、食後に服用することが望ましい。
d　鉄製剤の服用の前後30分にアルミニウムを含む製剤を摂取すると、アルミニウムと反応して鉄の吸収が悪くなることがある。

1（a、b）　2（a、c）　3（b、c）　4（b、d）　5（c、d）

問81 **痔の薬の配合成分とその配合目的に関する記述のうち、正しいものの組み合わせはどれか。**

	【配合成分】		【配合目的】
a	アミノ安息香酸エチル	―	局所麻酔成分
b	タンニン酸	―	局所刺激成分
c	セチルピリジニウム塩化物	―	組織修復成分
d	グリチルレチン酸	―	抗炎症成分

1（a、b）　2（a、c）　3（a、d）　4（b、d）　5（c、d）

問82 **泌尿器用薬として用いられる配合成分及び漢方処方製剤に関する記述のうち、誤っているものはどれか。**

1　日本薬局方収載のウワウルシ及びカゴソウは、いずれも煎薬として残尿感、排尿に際して不快感のあるものに用いられる。
2　ブクリョウはツツジ科のクマコケモモの葉を基原とする生薬で、利尿作用のほかに、経口的に摂取した後、尿中に排出される分解代謝物が抗菌作用を示し、尿路の殺菌消毒効果を期待して用いられる。
3　猪苓湯は体力に関わらず使用でき、排尿異常があり、ときに口が渇くものの排尿困難、排尿痛、残尿感、頻尿、むくみに適すとされる。
4　竜胆瀉肝湯は、むくみ、心臓病、腎臓病又は高血圧のある人や高齢者では偽アルドステロン症を生じるリスクが高いため、事前にその適否を十分考慮するとともに、慎重に使用する必要がある。

問83 **月経及び婦人薬の適用対象となる体質・症状に関する記述のうち、正しいものの組み合わせはどれか。**

a　女性の月経は、種々のホルモンの複雑な相互作用によって調節されており、視床下部や下垂体で産生されるホルモンと、卵巣で産生される女性ホルモンが月経周期に関与する。
b　閉経の前後の移行的な時期は更年期（閉経周辺期）と呼ばれ、体内の女性ホルモンの量の変動が一時的に無くなる。
c　血の道症は、月経、妊娠などの生理現象や、流産、人工妊娠中絶などを原因とする異常生理によって起こるとされ、範囲が更年期障害よりも広く、年齢的に必ずしも更年期に限らない。
d　月経前症候群は、月経の約10～3日前に現れ、一般的には月経終了と共に消失する腹部膨満感、頭痛、乳房痛などの身体症状や感情の不安定、抑うつなどの精神症状を主体とするものをいう。

1（a、c）　2（a、d）　3（b、c）　4（b、d）　5（c、d）

問84 婦人薬に関する記述の正誤について、正しい組み合わせはどれか。

a　女性ホルモン成分は膣粘膜又は外陰部に適用されるものがあり、これらの成分は適用部位から吸収されて循環血液中に移行する。

b　漢方処方製剤である桂枝茯苓丸や当帰芍薬散の使用は短期間にとどめ、1週間程度使用しても症状の改善が見られない場合には、医師の診療を受けるなどの対応が必要である。

c　漢方処方製剤として用いられる温経湯、加味逍遙散は構成生薬としてマオウを含む。

d　血行を改善し、血色不良や冷えの症状の緩和を期待してセンキュウ・トウキ・ジオウが用いられ、女性の滞っている月経を促す作用を期待してサフラン・コウブシが用いられる。

	a	b	c	d
1	誤	正	正	正
2	正	誤	正	誤
3	正	正	誤	誤
4	正	誤	誤	正
5	誤	正	誤	正

問85 内服アレルギー用薬の漢方処方製剤に関する記述のうち、正しいものの組み合わせはどれか。

a　茵蔯蒿湯や辛夷清肺湯は、いずれも構成生薬としてカンゾウを含む。

b　十味敗毒湯は化膿性皮膚疾患・急性皮膚疾患の初期に適すとされる。

c　葛根湯加川芎辛夷の構成生薬であるマオウは、中枢神経系に対する作用が比較的強いとされ、依存性がある成分である。

d　体力中等度以上の人に適応される処方として、皮膚の症状を主とする人には辛夷清肺湯が、鼻の症状を主とする人には消風散がある。

1（a、c）　2（a、d）　3（b、c）　4（b、d）　5（c、d）

問86 点鼻薬に関する以下の記述について、（　）の中に入れるべき字句の正しい組み合わせはどれか。

鼻炎用点鼻薬は、（ a ）、アレルギー性鼻炎又は副鼻腔炎による諸症状のうち、鼻づまり、鼻みず（鼻汁過多）、くしゃみ、頭重（頭が重い）の緩和を目的として、鼻腔内に適用される外用液剤である。鼻炎用内服薬との主な違いとしては、（ b ）が主体となっていることである。

	a	b
1	急性鼻炎	抗炎症成分
2	慢性鼻炎	抗ヒスタミン成分
3	急性鼻炎	抗ヒスタミン成分
4	慢性鼻炎	アドレナリン作動成分
5	急性鼻炎	アドレナリン作動成分

問87 次の成分を含む点鼻薬に関する記述のうち、正しいものの組み合わせはどれか。

1mL中

ナファゾリン塩酸塩	0.5mg
クロルフェニラミンマレイン酸塩	5.0mg
リドカイン塩酸塩	3.0mg
ベンゼトニウム塩化物	0.2mg

a　副交感神経系を刺激して鼻粘膜を通っている血管を収縮させることにより、鼻粘膜の充血や腫れを和らげることを目的としてナファゾリン塩酸塩が配合されている。

b　肥満細胞から遊離するヒスタミンの働きを抑えることにより、くしゃみや鼻汁等の症状の緩和を目的としてクロルフェニラミンマレイン酸塩が配合されている。

c　殺菌消毒成分として配合されているベンゼトニウム塩化物は界面活性成分であり、黄色ブドウ球菌、溶血性連鎖球菌や、結核菌に対する効果がある。

d　鼻粘膜の過敏性や痛みや痒みを抑えることを目的として、リドカイン塩酸塩が配合されている。

1（a、b）　2（a、d）　3（b、c）　4（b、d）　5（c、d）

問88 眼科用薬に関する記述の正誤について、正しい組み合わせはどれか。

a　眼科用薬は、目の疲れやかすみ、痒みなど一般的に自覚される症状の緩和を目的として、角膜に適用する外用薬である。

b　一般用医薬品の点眼薬は、その主たる配合成分から、人工涙液、一般点眼薬、抗菌性点眼薬、アレルギー用点眼薬に大別される。

c　洗眼薬は、目の洗浄、眼病予防に用いられるもので、主な配合成分として涙液成分のほか、抗炎症成分、抗ヒスタミン成分等が用いられる。

d　目の症状には視力の異常、目（眼球、眼瞼等）の外観の変化、目の感覚の変化等があり、これらの症状が現れた時、目以外の病気による可能性もあり、その場合には特に脳が原因であることが多く知られている。

	a	b	c	d
1	誤	正	正	正
2	正	誤	誤	誤
3	正	正	正	誤
4	正	誤	誤	正
5	誤	正	誤	正

問89 眼科用薬の配合成分に関する記述のうち、誤っているものはどれか。

1　目の充血除去を目的に配合されるテトラヒドロゾリン塩酸塩は、緑内障を悪化させることがある。

2　アズレンスルホン酸ナトリウムやアラントインは、炎症を生じた眼粘膜の組織修復を促す作用を期待して配合されている。

3　抗ヒスタミン成分であるクロモグリク酸ナトリウムは、ヒスタミンの働きを抑えることにより、目の痒みを和らげることを目的として配合されている。

4　結膜炎やものもらい（麦粒腫）などの化膿性の症状の改善を目的として、スルファメトキサゾール等のサルファ剤が用いられる。

問90 皮膚に用いる薬に関する記述のうち、正しいものの組み合わせはどれか。

a　外皮用薬は、表皮の角質層が柔らかくなることで有効成分が過剰に浸透するおそれがあるため、入浴後の使用は好ましくないとされている。

b　軟膏剤やクリーム剤は、容器から直接指に取り、患部に塗布したあと、また指に取ることを繰り返すと、容器内に雑菌が混入するおそれがあるため、いったん手の甲などに必要量を取ってから患部に塗布することが望ましい。

c　スプレー剤やエアゾール剤は、患部に近づけて、同じ部位に連続して噴霧することが望ましい。

d　テープ剤やパップ剤といった貼付剤を同じ部位に連続して貼付すると、かぶれ等が生じやすくなる。

1（a、b）　2（a、c）　3（b、c）　4（b、d）　5（c、d）

問91 皮膚に用いる薬に関する記述の正誤について、正しい組み合わせはどれか。

a ウイルスが原因であるいぼに用いる角質軟化薬は医薬品としてのみ認められており、いぼが広範囲にわたって生じたり、外陰部や肛門周囲に生じた場合に使用できる。

b バシトラシンは、細菌のタンパク質合成を阻害することにより抗菌作用を示す。

c オキシコナゾール硝酸塩はイミダゾール系の抗真菌薬と呼ばれ、皮膚糸状菌の細胞膜を構成する成分の産生を妨げたり、細胞膜の透過性を変化させることにより、真菌の増殖を抑える。

d 毛髪用薬に配合されているカルプロニウム塩化物は末梢組織においてアセチルコリンに類似した作用を示し、頭皮の血管を拡張、毛根への血行を促すことによる発毛効果を期待して用いられる。

	a	b	c	d
1	正	誤	誤	正
2	誤	正	正	正
3	正	正	誤	誤
4	誤	誤	正	正
5	正	誤	正	誤

問92 皮膚に用いる薬の配合成分に関する記述のうち、正しいものの組み合わせはどれか。

a ヒドロコルチゾン酢酸エステルはステロイド性抗炎症成分であり、外用の場合は痒みや発赤などの皮膚症状を抑えることを目的として用いられる。

b 非ステロイド性抗炎症成分であるウフェナマートは、筋肉痛、関節痛、打撲、捻挫等による鎮痛を目的として用いられる。

c ステロイド性抗炎症成分をコルチゾンに換算して1g又は1mL中0.025mgを超えて含有する製品では、長期連用を避ける必要がある。

d ステロイド性抗炎症成分は、末梢組織の免疫機能を増強させる作用を示し、細菌、真菌、ウイルス等による皮膚感染時に使用される。

1（a、b） 2（a、c） 3（a、d） 4（b、c） 5（c、d）

問93 歯痛・歯槽膿漏及びそれらに用いられる薬に関する記述のうち、正しいものはどれか。

1 歯痛は、多くの場合、歯の齲蝕（むし歯）とそれに伴う歯髄炎によって起こり、歯痛薬には炎症を和らげることを目的として、ジブカイン塩酸塩、テーカイン等の抗炎症成分が用いられる。

2 歯と歯肉の境目にある溝（歯肉溝）では細菌が繁殖しやすく、歯肉に炎症を起こすことがあり、この炎症が歯周組織全体に広がると歯周炎（歯槽膿漏）となる。

3 歯の齲蝕のほか、第三大臼歯（親知らず）の伸長による痛みにも外用歯痛薬は効果がある。

4 歯槽膿漏薬の外用薬に配合される生薬成分であるカミツレは、歯周組織からの出血を抑える作用を期待して用いられる。

問94 禁煙補助剤に関する以下の記述について、（ ）の中に入れるべき字句の正しい組み合わせはどれか。

禁煙補助剤は、ニコチン置換療法に使用される、ニコチンを有効成分とする医薬品であり、咀嚼剤とパッチ製剤がある。

禁煙補助剤は口腔内が酸性になるとニコチンの吸収が低下するため、（ a ）などを摂取した後しばらくは使用を避ける必要がある。また、（ b ）系を興奮させる作用を示すため、（ c ）が配合された医薬品（鎮咳去痰薬、痔疾用薬等）との併用により、その作用を増強させるおそれがある。

	a	b	c
1	コーヒー	交感神経	アドレナリン作動成分
2	炭酸飲料	副交感神経	アドレナリン作動成分
3	牛乳	交感神経	抗コリン成分
4	コーヒー	副交感神経	抗コリン成分
5	炭酸飲料	交感神経	抗コリン成分

問95 **滋養強壮保健薬に関する記述の正誤について、正しい組み合わせはどれか。**

a　医薬部外品の保健薬の効能・効果の範囲は、滋養強壮、虚弱体質の改善、病中・病後の栄養補給、筋肉痛に限定されている。

b　カシュウ、ゴオウ、ゴミシ、ジオウ、ロクジョウ等の生薬成分は、医薬部外品の保健薬に認められている成分である。

c　滋養強壮に用いられる漢方処方製剤として、十全大補湯、補中益気湯があり、いずれも構成生薬としてカンゾウが含まれる。

d　ヘスペリジンはビタミン様物質のひとつで、ビタミンDの働きを助ける作用があるとされ、滋養強壮保健薬のほか、かぜ薬等にも配合されている。

	a	b	c	d
1	誤	正	正	誤
2	誤	誤	正	誤
3	正	正	誤	誤
4	正	誤	正	正
5	正	誤	誤	正

問96 **肥満症又は肥胖症に用いられる漢方処方製剤に関する記述のうち、誤っているものはどれか。**

1　防已黄耆湯は、体力中等度以下で、疲れやすく、汗のかきやすい傾向があるものの肥満に伴う関節の腫れや痛み、むくみ、多汗症、肥満症（筋肉にしまりのない、いわゆる水ぶとり）に適すとされる。

2　防風通聖散は、体力が充実して、腹部に皮下脂肪が多く、便秘がちなものの高血圧や肥満に伴う動悸・肩こり・のぼせ・むくみ・便秘、蓄膿症、湿疹・皮膚炎、ふきでもの、肥満症に適すとされる。

3　大柴胡湯は、体力が充実して、脇腹からみぞおちあたりにかけて苦しく、便秘の傾向があるものの胃炎、常習便秘、高血圧や肥満に伴う肩こり・頭痛・便秘、神経症、肥満症に適すとされる。

4　構成生薬として防已黄耆湯と防風通聖散にはカンゾウが含まれ、防風通聖散と大柴胡湯にはマオウが含まれている。

問97 **消毒薬に関する記述のうち、正しいものの組み合わせはどれか。**

a　殺菌・消毒は生存する微生物の数を減らすために行われる処置であり、また滅菌は物質中のすべての微生物を殺滅又は除去することである。

b　消毒薬が微生物を死滅させる仕組み及び効果は、殺菌消毒成分の種類、濃度、温度、時間、消毒対象物の汚染度、微生物の種類や状態などによって異なる。

c　次亜塩素酸ナトリウムやサラシ粉などの有機塩素系殺菌消毒成分は、強い酸化力により一般細菌類、真菌類、ウイルス全般に対する殺菌消毒作用を示すが、皮膚刺激性が強いため、通常人体の消毒には用いられない。

d　クレゾール石ケン液は微生物のタンパク質を変性させ、それらの作用を消失させることから、結核菌を含む一般細菌類、真菌類、大部分のウイルスに対する殺菌消毒作用を示す。

1（a、b）　2（a、c）　3（a、d）　4（b、c）　5（c、d）

問98 **殺虫剤の配合成分とその作用機序に関する記述のうち、正しいものの組み合わせはどれか。**

	【配合成分】		【作用機序】
a	ジクロルボス	―	アセチルコリンエステラーゼと不可逆的に結合して働きを阻害する
b	ペルメトリン	―	直接の殺虫作用ではなく、昆虫の脱皮や変態を阻害する
c	プロポクスル	―	アセチルコリンエステラーゼと可逆的に結合して働きを阻害する
d	ピリプロキシフェン	―	神経細胞に直接作用して神経伝達を阻害する

1（a、b）　2（a、c）　3（b、c）　4（b、d）　5（c、d）

問99 **一般用検査薬に関する記述のうち、正しいものの組み合わせはどれか。**

a　専ら疾病の診断に使用されることが目的とされる医薬品のうち、人体に直接使用されることのないものを体外診断用医薬品という。

b　検体中に対象物質が存在しているにもかかわらず、その濃度が検出感度以下のため検査結果が陰性となった場合を偽陽性という。

c　一般用検査薬は、尿糖・尿タンパク検査、妊娠検査、悪性腫瘍や遺伝性疾患の検査に使用されるものがある。

d　一般用検査薬の検査に用いる検体は尿、糞便、鼻汁、唾液、涙液など採取に際して侵襲（採血や穿刺等）のないもののみである。

1（a、b）　2（a、c）　3（a、d）　4（b、c）　5（c、d）

問100 **尿糖・尿タンパク検査薬に関する記述の正誤について、正しい組み合わせはどれか。**

a　検査結果に影響を与える要因として、採尿のタイミングがあり、原則として、尿糖検査は食直前の尿を、尿タンパクの検査は早朝尿（起床直後の尿）を検体とする。

b　尿糖値に異常を生じる要因は、一般に高血糖と結びつけて捉えられることが多いが、腎性糖尿等のように高血糖を伴わない場合もある。

c　採尿は、尿道や外陰部等に付着した細菌や分泌物を含めて検査するため、出始めの尿を採取する。

d　通常、尿は弱アルカリ性であるが、食事その他の影響で中性～弱酸性に傾くと、正確な検査結果が得られなくなることがある。

	a	b	c	d
1	正	正	正	誤
2	正	誤	正	正
3	誤	正	誤	正
4	誤	正	誤	誤
5	正	誤	誤	正

医薬品の適正使用・安全対策

問101 **一般用医薬品（人体に直接使用しない検査薬を除く。）の添付文書に関する記述の正誤について、正しい組み合わせはどれか。**

a　作用機序の記載が義務づけられている。

b　販売名に薬効名が含まれているような場合には（例えば、「○○胃腸薬」など）、薬効名の記載は省略されることがある。

c　医薬品の有効性・安全性等に係る新たな知見、使用に係る情報に基づき、２年に１回の改訂が義務づけられている。

d　リスク区分の記載は省略されることがある。

	a	b	c	d
1	誤	正	誤	誤
2	正	正	正	誤
3	誤	正	正	正
4	正	誤	誤	正
5	誤	誤	正	誤

問102 **一般用医薬品の添付文書に関する記述のうち、<u>誤っているもの</u>はどれか。**

1　効能又は効果は、「適応症」として記載されている場合もある。

2　添加物として配合されている成分については、現在のところ、製薬企業界の自主申し合わせに基づいて、添付文書及び外箱への記載がなされており、「香料」「pH 調整剤」「等張化剤」のように用途名で記載されているものもある。

3　一般用検査薬では、その検査結果のみで確定診断はできないので、判定が陽性であれば速やかに医師の診断を受ける旨が記載されている。

4　有効成分の名称が記載されていれば、その分量は省略されることがある。

問103 一般用医薬品の添付文書の使用上の注意において、「次の人は使用（服用）しないこと」の項目中に、「本剤又は本剤の成分、牛乳によるアレルギー症状を起こしたことがある人」と記載することとされている成分として、正しいものはどれか。

1　酸化マグネシウム
2　タンニン酸アルブミン
3　アスピリン
4　オキセサゼイン

問104 ある一般用医薬品を薬局で購入し、使用した者が、以下の症状を訴えている。この者が購入した一般用医薬品に含まれていたと考えられる医薬品の成分として正しいものはどれか。

【症状】

肘が痛かったので、この貼付剤を使っていたが、貼付した部位に沿って、かぶれ症状が現れた。購入する際に登録販売者の方に、「使用中と貼付後も当分の間は、貼付部を紫外線に当てないように」と言われていたが、暑かったので半袖になって、貼付部をサポーター等で覆わずに一日外出していた。

1　ロペラミド
2　アセトアミノフェン
3　ケトプロフェン
4　メキタジン

問105 一般用医薬品の添付文書における使用上の注意の記載に関する記述のうち、正しいものの組み合わせはどれか。

a　１日用量がグリチルリチン酸として40mg以上、又はカンゾウとして１g以上含有する漢方生薬製剤は、偽アルドステロン症を生じるおそれがあるため、「短期間の服用にとどめ、連用しないこと」とされている。

b　ポビドンヨードが配合された含嗽薬は、ヨウ素の体内摂取が増える可能性があり、疾患の治療に影響を及ぼすおそれがあるため、「肝臓病の診断を受けた人」は「相談すること」とされている。

c　ビタミンＡ主薬製剤は、妊娠３ヶ月前から妊娠３ヶ月までの間に栄養補助剤から１日10,000国際単位以上のビタミンＡを継続的に摂取した婦人から生まれた児に、先天異常（口裂、耳・鼻の異常等）の発生率の増加が認められたとの研究報告があるため、「妊娠３ヶ月以内の妊婦、妊娠していると思われる人又は妊娠を希望する人」は「相談すること」とされている。

d　次硝酸ビスマスが配合された止瀉薬は、乳汁中に移行する可能性があるため、「授乳中の人」は「相談すること」とされている。

1（a、b）　2（a、c）　3（b、c）　4（b、d）　5（c、d）

問106 一般用医薬品の添付文書における使用上の注意の記載に関する記述のうち、正しいものの組み合わせはどれか。

a 大黄甘草湯は、徐脈又は頻脈を引き起こし、心臓病の症状を悪化させるおそれがあるため、「心臓病の診断を受けた人」は「服用しないこと」とされている。

b ステロイド性抗炎症成分が配合された外用痔疾用薬（坐薬及び注入軟膏）は、副腎皮質の機能低下を生じるおそれがあるため、「長期連用しないこと」とされている。

c セトラキサート塩酸塩が配合された内服薬は、出血傾向を増悪させるおそれがあるため、「血液凝固異常の診断を受けた人」は、「相談すること」とされている。

d スクラルファートが配合された胃腸鎮痛鎮痙薬は、長期間服用した場合に、アルミニウム脳症及びアルミニウム骨症を発症したとの報告があるため、「透析療法を受けている人」は「服用しないこと」とされている。

1（a、b） 2（a、c） 3（b、c） 4（b、d） 5（c、d）

問107 一般用医薬品の添付文書における使用上の注意の記載に関する記述の正誤について、正しい組み合わせはどれか。

a イブプロフェンは、胎児の動脈管の収縮・早期閉鎖、子宮収縮の抑制等のおそれがあるため、「出産予定日12週以内の妊婦」は「服用しないこと」とされている。

b スコポラミン臭化水素酸塩水和物は、目のかすみ、異常なまぶしさ等を生じることがあるため、「服用後、乗物又は機械類の運転操作をしないこと」とされている。

c アミノ安息香酸エチルは、メトヘモグロビン血症を起こすおそれがあるため、「6歳未満の小児」は「服用しないこと」とされている。

d アセトアミノフェンは、外国において、ライ症候群の発症との関連性が示唆されているため、「15歳未満の小児」は「服用しないこと」とされている。

	a	b	c	d
1	誤	誤	正	正
2	誤	正	正	誤
3	正	誤	誤	誤
4	正	正	正	誤
5	誤	正	誤	正

問108 一般用医薬品の添付文書の使用上の注意において、含有する成分によらず、「してはいけないこと」の項目中に、「長期連用しないこと」と記載することとされている薬効群として、正しいものの組み合わせはどれか。

a 胃腸薬

b 鼻炎用点鼻薬

c 解熱鎮痛薬

d ビタミン主薬製剤（いわゆるビタミン剤）

1（a、b） 2（a、d） 3（b、c） 4（b、d） 5（c、d）

問109 以下の医薬品の剤形のうち、開封後は冷蔵庫内での保管が望ましいとされているものはどれか。

1 錠剤

2 シロップ剤

3 カプセル剤

4 散剤

問110 一般用医薬品の製品表示に関する記述の正誤について、正しい組み合わせはどれか。

a　可燃性ガスを噴射剤としているエアゾール製品や消毒用アルコール等、危険物に該当する製品は、消防法（昭和23年法律第186号）に基づく「火気厳禁」等の製品表示がなされている。

b　容器や包装には、添付文書を見なくても適切な保管がなされるよう、保管に関する注意事項が記載されている。

c　１回服用量中0.1mLを超えるアルコールを含有する内服液剤（滋養強壮を目的とするもの）については、アルコールを含有する旨及びその分量が記載されている。

d　適切な保存条件の下で製造後２年を超えて性状及び品質が安定であることが確認されている医薬品においては、医薬品、医療機器等の品質、有効性及び安全性の確保等に関する法律（昭和35年法律第145号）上は、使用期限の表示義務はない。

	a	b	c	d
1	誤	正	誤	誤
2	誤	正	正	正
3	正	誤	正	誤
4	正	誤	誤	正
5	正	正	正	誤

問111 緊急安全性情報及び安全性速報に関する記述のうち、正しいものの組み合わせはどれか。

a　緊急安全性情報、安全性速報ともに、製造販売業者の自主決定に基づいて作成することはできない。

b　緊急安全性情報は、Ａ４サイズの青色地の印刷物で、ブルーレターとも呼ばれる。

c　安全性速報は、製造販売業者から医療機関や薬局等への直接配布や、電子メール等により情報伝達される。

d　一般用医薬品に関係する緊急安全性情報が発出されたことがある。

1（a、b）　2（a、c）　3（b、c）　4（b、d）　5（c、d）

問112 医薬品の安全対策に関する記述の正誤について、正しい組み合わせはどれか。

a　製造販売業者等は、副作用等の情報収集を行う義務がある。

b　一般用医薬品について、既存の医薬品と明らかに異なる有効成分が配合されたものについては、10年を超えない範囲で厚生労働大臣が承認時に定める一定期間（概ね８年）、承認後の使用成績等を製造販売業者等が集積し、厚生労働省へ提出する再審査制度が適用される。

c　医療用医薬品で使用されていた有効成分を初めて配合した要指導医薬品については、安全性が確認されているため、承認後の安全性に関する調査が製造販売業者に求められることはない。

d　血液製剤等の生物由来製品を製造販売する企業に対して、当該製品又は当該製品の原料又は材料による感染症に関する最新の論文や知見に基づき、当該企業が製造販売する生物由来製品の安全性について評価し、その成果を定期的に国へ報告する制度を導入している。

	a	b	c	d
1	誤	誤	誤	正
2	正	正	誤	正
3	正	誤	誤	誤
4	正	誤	正	正
5	誤	正	正	誤

問113 医薬品、医療機器等の品質、有効性及び安全性の確保等に関する法律（昭和35年法律第145号）第68条の10第２項の規定に基づく医薬品の副作用等の報告に関する記述の正誤について、正しい組み合わせはどれか。

a　登録販売者は、報告を行う医薬関係者として位置づけられている。

b　医薬品の副作用等によるものと疑われる健康被害の発生を知った場合において、保健衛生上の危害の発生又は拡大を防止するため必要があると認めるときは、その旨を厚生労働大臣に報告しなければならないとされているが、実務上は報告書を保健所に提出することとされている。

c　医薬品との因果関係が必ずしも明確でない場合であっても報告の対象となり得る。

	a	b	c
1	正	正	誤
2	正	誤	誤
3	誤	正	正
4	誤	誤	正
5	正	誤	正

問114 **医薬品、医療機器等の品質、有効性及び安全性の確保等に関する法律（昭和35年法律第145号）第68条の10第2項の規定に基づく医薬品の副作用等の報告に関する記述のうち、正しいものの組み合わせはどれか。**

a　複数の専門家が医薬品の販売等に携わっている場合、当該薬局又は医薬品の販売業において販売等された医薬品の副作用等によると疑われる健康被害の情報に接したすべての専門家から報告書が提出される必要がある。

b　報告様式の記入欄のすべてに記入がなされる必要はなく、医薬品の販売等に従事する専門家においては、購入者等から把握可能な範囲で報告がなされればよい。

c　医薬関係者は、医薬品の副作用等によるものと疑われる健康被害の発生を知ったときは、その旨を30日以内に厚生労働大臣に報告することが義務づけられている。

d　本報告は、令和３年４月から、ウェブサイトに直接入力することによる電子的な報告が可能となった。

1（a、b）　2（a、c）　3（b、c）　4（b、d）　5（c、d）

問115 **医薬品副作用被害救済制度に関する記述のうち、正しいものはどれか。**

1　薬事・食品衛生審議会の諮問・答申を経て、独立行政法人医薬品医療機器総合機構が判定した結果に基づいて、各種給付が行われる。

2　健康被害を受けた本人又は家族が給付請求を行う。

3　救済給付業務に必要な費用のうち、給付費については、その２分の１相当額が国庫補助により賄われている。

4　救済給付業務に必要な費用には、製造業者から年度ごとに納付される拠出金が充てられる。

問116 **医薬品副作用被害救済制度の救済給付の支給対象範囲に関する記述の正誤について、正しい組み合わせはどれか。**

a　医療機関での治療を要さずに寛解したような軽度なものについては救済給付の対象とならない。

b　製薬企業に損害賠償責任がある場合にも救済制度の対象となる。

c　一般用検査薬は、救済制度の対象とならない。

d　個人輸入により入手された医薬品は、救済制度の対象とならない。

	a	b	c	d
1	正	誤	正	正
2	誤	誤	正	誤
3	正	正	誤	正
4	誤	正	誤	正
5	正	誤	誤	誤

問117 **以下の医薬品副作用被害救済制度の給付の種類のうち、<u>請求期限がないもの</u>はどれか。**

1　医療費

2　医療手当

3　障害年金

4　遺族年金

5　葬祭料

問118 **医薬品 PL センターに関する記述の正誤について、正しい組み合わせはどれか。**

a　医薬品副作用被害救済制度の対象とならないケースのうち、製品不良など、製薬企業に損害賠償責任がある場合には、「医薬品 PL センター」への相談が推奨される。

b　日本製薬団体連合会において、平成7年の製造物責任法（平成6年法律第85号）の施行と同時に開設された。

c　消費者が、医薬品又は医薬部外品に関する苦情について製造販売元の企業と交渉するに当たって、消費者側の立場で、交渉の仲介や調整・あっせんを行う。

	a	b	c
1	誤	正	正
2	正	誤	誤
3	誤	誤	正
4	正	誤	正
5	正	正	誤

問119 **一般用医薬品の安全対策に関する記述について、正しいものの組み合わせはどれか。**

a　解熱鎮痛成分としてサリチルアミドが配合されたアンプル入りかぜ薬の使用による重篤な副作用で、複数の死亡例が発生したことを踏まえ、1965年、厚生省（当時）は関係製薬企業に対して、アンプル入りかぜ薬製品の回収を要請した。

b　小柴胡湯とインターフェロン製剤との併用例による急性膵炎が報告されたことから、1994年1月、インターフェロン製剤との併用を禁忌とする旨の使用上の注意の改訂がなされた。

c　いわゆるスイッチ OTC 医薬品等、承認基準に合致しない医薬品については、製薬企業が承認申請を行うに際してより詳細な資料の提出が要求され、有効性、安全性及び品質に関して厳格な審査が行われる。

d　2003年5月までに、一般用かぜ薬の使用によると疑われる間質性肺炎の発生事例が計26例報告され、同年6月に厚生労働省は一般用かぜ薬全般につき使用上の注意の改訂を指示することとした。

1（a、b）　2（a、c）　3（b、c）　4（b、d）　5（c、d）

問120 **塩酸フェニルプロパノールアミン（PPA）含有医薬品に関する以下の記述について、（　）の中に入れるべき字句の正しい組み合わせはどれか。**

日本では、2003年8月までに、PPA が配合された一般用医薬品による（ a ）等の副作用症例が複数報告され、それらの多くが用法・用量の範囲を超えた使用又は禁忌とされている（ b ）患者の使用によるものであった。そのため、厚生労働省から関係製薬企業等に対して、使用上の注意の改訂、情報提供の徹底等を行うとともに、代替成分として（ c ）等への速やかな切替えにつき指示がなされた。

	a	b	c
1	腸閉塞	高尿酸血症	プソイドエフェドリン塩酸塩
2	脳出血	高血圧症	プソイドエフェドリン塩酸塩
3	脳出血	高尿酸血症	デキストロメトルファン臭化水素酸塩
4	腸閉塞	高血圧症	プソイドエフェドリン塩酸塩
5	脳出血	高血圧症	デキストロメトルファン臭化水素酸塩

九州・沖縄県ブロック

福岡／佐賀／長崎／熊本／大分／宮崎／鹿児島／沖縄

試験問題

（令和４年12月11日実施）

午前 （120分）	**医薬品に共通する特性と基本的な知識**（20問） **人体の働きと医薬品**（20問） **医薬品の適正使用・安全対策**（20問）
午後 （120分）	**主な医薬品とその作用**（40問） **薬事関係法規・制度**（20問）

合格基準　以下の両方の基準を満たすことが必要です。

1. 総出題数（120問）に対する正答率が70％以上（84点以上）であること
2. 試験項目ごとの出題数に対する正答率が35％以上であること

解答・解説は、別冊120ページを参照してください。

医薬品に共通する特性と基本的な知識

問1 医薬品に関する以下の記述の正誤について、正しい組み合わせを下から一つ選びなさい。

ア　医薬品は、効能効果、用法用量、副作用等の必要な情報が適切に伝達されることを通じて、購入者等が適切に使用することにより、初めてその役割を十分に発揮するものである。

イ　医療用医薬品は、一般の生活者が自ら選択し、使用するものである。

ウ　医薬品は、人体にとって異物であるため、必ずしも期待される有益な効果のみをもたらすとは限らない。

エ　医薬品は、科学的な根拠に基づく適切な理解や判断によって適正な使用が図られる必要がある。

	ア	イ	ウ	エ
1	正	正	誤	誤
2	正	誤	正	正
3	正	誤	正	誤
4	誤	正	正	正
5	誤	誤	誤	誤

問2 医薬品に関する以下の記述のうち、誤っているものを一つ選びなさい。

1　医薬品は、市販後にも、医学・薬学等の新たな知見、使用成績等に基づき、その有効性、安全性等の確認が行われる仕組みになっている。

2　医薬品は、リスク区分の見直し、承認基準の見直し等がなされ、使用上の注意等が変更される場合がある。

3　医薬品医療機器等法では、健康被害の発生の可能性の有無にかかわらず、異物の混入、変質等がある医薬品を販売等してはならない旨を定めている。

4　一般用医薬品として販売される製品は、製造物責任法の対象外である。

問3 医薬品のリスク評価に関する以下の記述のうち、誤っているものを一つ選びなさい。

1　医薬品の効果とリスクは、用量と作用強度の関係（用量－反応関係）に基づいて評価される。

2　動物実験により求められる50％致死量（LD_{50}）は、薬物の毒性の指標として用いられる。

3　新規に開発される医薬品のリスク評価は、医薬品の安全性に関する非臨床試験の基準であるGood Clinical Practice（GCP）の他に、医薬品毒性試験法ガイドラインに沿って、毒性試験が厳格に実施されている。

4　医薬品の製造販売後安全管理の基準としてGood Vigilance Practice（GVP）が制定されている。

問4 健康食品に関する以下の記述の正誤について、正しい組み合わせを下から一つ選びなさい。

ア 「栄養機能食品」は、身体の健全な成長や発達、健康維持に必要な栄養成分（ビタミン、ミネラルなど）の補給を目的としたもので、国が定めた規格基準に適合したものであれば、その栄養成分の健康機能を表示できる。

イ 「機能性表示食品」は、事業者の責任で科学的根拠をもとに疾病に罹患していない者の健康維持及び増進に役立つ機能を商品のパッケージに表示するものとして国に届出された商品である。

ウ　いわゆる健康食品は、その多くが摂取しやすいように錠剤やカプセル等の医薬品に類似した形状で販売されており、誤った使用方法や個々の体質により健康被害を生じた例も報告されている。

エ 「特定保健用食品」は、身体の生理機能などに影響を与える保健機能成分を含むもので、個別に（一部は規格基準に従って）特定の保健機能を示す有効性や安全性などに関する国の審査を受け、許可されたものである。

	ア	イ	ウ	エ
1	正	正	正	正
2	正	正	正	誤
3	正	誤	誤	正
4	誤	正	誤	誤
5	誤	誤	正	正

問5 **医薬品の副作用に関する以下の記述のうち、正しいものの組み合わせを下から一つ選びなさい。**

ア　世界保健機関（WHO）の定義では、医薬品の副作用とは、「疾病の予防、診断、治療のため、又は身体の機能を正常化するために、人に通常用いられる量で発現する医薬品の有害かつ意図しない反応」とされている。

イ　アレルギーは、一般的にあらゆる物質によって起こり得るものであるため、医薬品の薬理作用とは関係なく起こり得るものである。

ウ　アレルギーは、外用薬では引き起こされることはない。

エ　一般用医薬品は、軽度な疾病に伴う症状の改善等を図るものであり、その使用による重大な副作用を回避するよりも、使用の中断による不利益を避けることを優先するべきである。

1（ア、イ）　2（ア、ウ）　3（イ、エ）　4（ウ、エ）

問6 **医薬品の適正な使用に関する以下の記述の正誤について、正しい組み合わせを下から一つ選びなさい。**

ア　人体に直接使用されない医薬品であっても、使用する人の誤解や認識不足によって使い方や判断を誤り、副作用につながることがある。

イ　長期連用により精神的な依存がおこり、使用量が増え、購入するための経済的な負担が大きくなる例が見られる。

ウ　登録販売者は、必要以上の大量購入や頻回購入などを試みる者に対して、積極的に事情を尋ねる、状況によっては販売を差し控える等の対応を図ることが望ましい。

エ　医薬品の不適正な使用や、それに起因する副作用の発生の防止を図るには、購入者等が医薬品を使用する前に添付文書や製品表示を読めば十分であり、医薬品の販売等に従事する専門家が情報提供する必要はない。

	ア	イ	ウ	エ
1	正	正	正	正
2	正	正	正	誤
3	正	誤	誤	正
4	誤	正	誤	誤
5	誤	誤	正	正

問7 **医薬品の相互作用に関する以下の記述の正誤について、正しい組み合わせを下から一つ選びなさい。**

ア　複数の医薬品を併用した場合や特定の食品と一緒に摂取した場合に、医薬品の作用が増強したり減弱したりすることを相互作用という。

イ　相互作用を回避するには、ある医薬品を使用している期間やその前後を通じて、通常、その医薬品との相互作用を生じるおそれのある医薬品や食品の摂取を控えなければならない。

ウ　外用薬は、食品によって作用や代謝に影響を受けることはない。

エ　一般用医薬品の購入者等が、医療機関で治療を受けている場合には、購入しようとしている一般用医薬品を併用しても問題ないかどうか、治療を行っている医師等に確認する必要がある。

	ア	イ	ウ	エ
1	正	正	正	誤
2	正	正	誤	正
3	正	誤	正	誤
4	誤	正	誤	誤
5	誤	誤	正	正

問8 医薬品及び食品に関する以下の記述について、(　)の中に入れるべき字句の正しい組み合わせを下から一つ選びなさい。

酒類(アルコール)は、医薬品の吸収や代謝に影響を与えることがある。アルコールは、主として肝臓で代謝されるため、酒類(アルコール)をよく摂取する者では、肝臓の代謝機能が(ア)なっていることが多い。その結果、肝臓で代謝されるアセトアミノフェンなどでは、通常よりも代謝され(イ)なっているため体内から医薬品が(ウ)消失する傾向がある。

	ア	イ	ウ
1	低く	やすく	遅く
2	低く	にくく	速く
3	高く	やすく	速く
4	高く	にくく	速く
5	高く	にくく	遅く

問9 小児及び高齢者の医薬品の使用に関する以下の記述のうち、誤っているものを一つ選びなさい。

1　「医療用医薬品の添付文書等の記載要領の留意事項」において、小児は7歳以上15歳未満、高齢者は65歳以上をおおよその目安としている。

2　小児は大人と比べて身体の大きさに対して腸が短く、服用した医薬品の吸収率が相対的に低い。

3　高齢者は、基礎疾患を抱えていることが多く、一般用医薬品の使用によって基礎疾患の症状が悪化したり、治療の妨げとなることがある。

4　小児の誤飲・誤用事故を未然に防止するには、家庭内において、小児が容易に手に取れる場所や、小児の目につく場所に医薬品を置かないようにすることが重要である。

問10 妊婦及び授乳婦の医薬品の使用に関する以下の記述の正誤について、正しい組み合わせを下から一つ選びなさい。

ア　一般用医薬品において、妊婦の使用について「相談すること」としているものが多い理由として、妊婦が使用した場合における安全性に関する評価が困難なことが挙げられる。

イ　妊娠の有無やその可能性については、購入者等にとって他人に知られたくない場合もあることから、登録販売者は、妊婦又は妊娠していると思われる女性に対して情報提供や相談対応を行う必要はない。

ウ　医薬品の種類によっては、授乳婦が使用した医薬品の成分の一部が乳汁中に移行することが知られており、母乳を介して乳児が医薬品の成分を摂取することになる場合がある。

エ　ビタミンA含有製剤は、妊娠前後の一定期間に通常の用量を超えて摂取すると胎児に先天異常を起こす危険性が高まるとされている。

	ア	イ	ウ	エ
1	正	正	正	誤
2	正	正	誤	誤
3	正	誤	正	正
4	誤	正	誤	正
5	誤	誤	正	誤

問11 プラセボ効果に関する以下の記述の正誤について、正しい組み合わせを下から一つ選びなさい。

ア　医薬品を使用したとき、結果的又は偶発的に薬理作用によらない作用を生じることをプラセボ効果という。

イ　プラセボ効果は、医薬品を使用したこと自体による楽観的な結果への期待（暗示効果）や、条件付けによる生体反応、時間経過による自然発生的な変化（自然緩解など）等が関与して生じると考えられている。

ウ　医薬品を使用したときにもたらされる反応や変化には、薬理作用によるもののほか、プラセボ効果によるものも含まれている。

エ　プラセボ効果は、主観的な変化だけでなく、客観的に測定可能な変化として現れることもあるが、不確実であり、それを目的として医薬品が使用されるべきではない。

	ア	イ	ウ	エ
1	正	正	正	正
2	正	正	正	誤
3	正	誤	誤	正
4	誤	正	誤	誤
5	誤	誤	正	誤

問12 医薬品の品質に関する以下の記述のうち、正しいものの組み合わせを下から一つ選びなさい。

ア　医薬品は、適切な保管・陳列がなされていれば、経時変化による品質の劣化は避けられる。

イ　医薬品が保管・陳列される場所については、清潔性が保たれるとともに、その品質が十分保持される環境となるよう留意される必要がある。

ウ　医薬品は、配合されている成分が光（紫外線）によってのみ品質の劣化を起こすため、開封されたとしても暗所で保管すれば未開封状態と同じ状態を保つことができる。

エ　医薬品の外箱等に表示されている「使用期限」は、未開封状態で保管された場合に品質が保持される期限のことである。

1（ア、イ）　2（ア、ウ）　3（イ、エ）　4（ウ、エ）

問13 一般用医薬品に関する以下の記述について、（　）の中に入れるべき正しい字句の組み合わせを下から一つ選びなさい。

一般用医薬品は、医薬品医療機器等法において「（ ア ）のうち、その効能及び効果において人体に対する作用が（ イ ）ものであって、薬剤師その他の医薬関係者から提供された情報に基づく（ ウ ）の選択により使用されることが目的とされているもの（要指導医薬品を除く。）」と定義されている。

	ア	イ	ウ
1	物質	著しい	販売者
2	物質	著しくない	需要者
3	医薬品	著しくない	需要者
4	医薬品	著しくない	販売者
5	医薬品	著しい	販売者

問14 一般用医薬品の役割又は目的に関する以下の記述の正誤について、正しい組み合わせを下から一つ選びなさい。

ア　生活習慣病の治療

イ　生活の質（QOL）の改善・向上

ウ　健康状態の自己検査

エ　医療機関での治療を受けるほどではない体調不良の治療

	ア	イ	ウ	エ
1	正	正	正	正
2	正	正	誤	誤
3	正	誤	正	誤
4	誤	正	正	正
5	誤	誤	誤	正

問15 セルフメディケーションに関する以下の記述のうち、正しいものの組み合わせを下から一つ選びなさい。

ア　セルフメディケーションの主役は、一般の生活者である。
イ　専門家による適切なアドバイスの下、身近にある一般用医薬品を利用することはセルフメディケーションの一つである。
ウ　登録販売者は、セルフメディケーションを適切に支援していくことが期待されているため、情報提供の際は必ず医薬品の販売に結びつける必要がある。
エ　セルフメディケーションを支援するにあたり、一般用医薬品を一定期間若しくは一定回数使用しても症状の改善がみられない又は悪化したときには、登録販売者は、別の一般用医薬品を勧める必要がある。

1（ア、イ）　2（ア、エ）　3（イ、ウ）　4（ウ、エ）

問16「医薬品の販売等に従事する専門家が購入者等へ確認するべき事項」に関する以下の記述の正誤について、正しい組み合わせを下から一つ選びなさい。

ア　その医薬品を使用するのは情報提供を受けている当人か、又はその家族等が想定されるか。
イ　その医薬品を使用する人として、小児や高齢者、妊婦等が想定されるか。
ウ　症状等がある場合、それはいつ頃からか、その原因や患部等の特定はなされているか。
エ　その医薬品によって対処しようとする症状等が現にあるか。

	ア	イ	ウ	エ
1	正	正	正	正
2	正	正	正	誤
3	正	誤	誤	正
4	誤	正	誤	誤
5	誤	誤	正	正

問17 販売時のコミュニケーションに関する以下の記述のうち、正しいものの組み合わせを下から一つ選びなさい。

ア　購入者等が自分自身や家族の健康に対する責任感を持ち、適切な医薬品を選択して、適正に使用するよう働きかけることが重要である。
イ　購入者等があらかじめ購入する医薬品を決めている場合には、その医薬品の一般的・網羅的な説明をすることでよい。
ウ　専門家からの情報提供は、専門用語を分かりやすい平易な表現で説明すると誤解を招くおそれがあるため、専門用語のまま説明するほうがよい。
エ　購入者等が医薬品を使用する状況は随時変化する可能性があるため、販売数量は一時期に使用する必要量とする等、販売時のコミュニケーションの機会が継続的に確保されるように配慮することが重要である。

1（ア、イ）　2（ア、エ）　3（イ、ウ）　4（ウ、エ）

問18 サリドマイド製剤及びサリドマイド訴訟に関する以下の記述のうち、正しいものの組み合わせを下から一つ選びなさい。

ア　解熱鎮痛剤として販売されたサリドマイド製剤を授乳婦が使用したことにより、授乳を受けた子に耳の障害等の異常が発生した。
イ　サリドマイド製剤は1957年に西ドイツ（当時）で販売が開始され、日本でも1958年1月から販売された。西ドイツではいち早く副作用により製品が回収されたが、日本では西ドイツ企業から警告が発せられていたにもかかわらず、販売停止及び回収措置が遅れたため、対応の遅さが問題視された。
ウ　サリドマイド製剤の副作用は、サリドマイドの光学異性体のうち一方の異性体のみが有する作用のため、もう一方を分離して製剤化すれば副作用を避けられる。
エ　サリドマイドによる薬害事件は、世界的にも問題となったため、世界保健機関（WHO）加盟国を中心に市販後の副作用情報の収集の重要性が改めて認識された。

1（ア、イ）　2（ア、ウ）　3（イ、エ）　4（ウ、エ）

問19 スモン及びスモン訴訟に関する以下の記述について、（ ）の中に入れるべき字句の正しい組み合わせを下から一つ選びなさい。なお、同じ記号の（ ）内には同じ字句が入ります。

スモン訴訟は、（ ア ）として販売されていたキノホルム製剤を使用したことにより、亜急性脊髄視神経症に罹患したことに対する損害賠償訴訟である。キノホルム製剤は、1924年から（ ア ）として販売されていたが、1958年頃から消化器症状を伴う特異な（ イ ）が報告されるようになり、米国では1960年に（ ウ ）への使用に限ることが勧告された。

	ア	イ	ウ
1	解熱鎮痛剤	発熱症状	腰痛
2	解熱鎮痛剤	神経症状	アメーバ赤痢
3	整腸剤	神経症状	腰痛
4	整腸剤	発熱症状	腰痛
5	整腸剤	神経症状	アメーバ赤痢

問20 HIV 訴訟に関する以下の記述の正誤について、正しい組み合わせを下から一つ選びなさい。

ア 主に白血病患者が、ヒト免疫不全ウイルス（HIV）が混入した原料血漿から製造された血液凝固因子製剤の投与を受けたことにより、HIV に感染したことに対する損害賠償訴訟である。

イ 国及び製薬企業を被告として、1989年5月に大阪地裁、同年10月に東京地裁で提訴され、現在も裁判は継続中である。

ウ HIV 訴訟を契機として、医薬品の副作用による健康被害の迅速な救済を図るため、医薬品副作用被害救済制度が創設された。

エ 国は、HIV 感染者に対する恒久対策として、エイズ治療・研究開発センター及び拠点病院の整備や治療薬の早期提供等の様々な取り組みを推進している。

	ア	イ	ウ	エ
1	正	正	誤	誤
2	正	誤	正	正
3	誤	正	正	誤
4	誤	正	誤	正
5	誤	誤	誤	正

人体の働きと医薬品

問21 消化器系に関する以下の記述のうち、正しいものの組み合わせを下から一つ選びなさい。

ア 唾液は、殺菌・抗菌物質を含んでおり、口腔粘膜の保護・洗浄作用がある。

イ 胃の消化液は、胃内を強アルカリ性に保って、内容物が腐敗や発酵を起こさないようにしている。

ウ 胃液分泌と粘液分泌のバランスが崩れると、胃液により胃の内壁が損傷を受けて、胃痛を生じることがある。

エ 膵液は、デンプンを分解するリパーゼなど、多くの消化酵素を含んでいる。

1（ア、イ） 2（ア、ウ） 3（イ、エ） 4（ウ、エ）

問22 肝臓に関する以下の記述の正誤について、正しい組み合わせを下から一つ選びなさい。

ア 小腸で吸収されたブドウ糖は、血液によって肝臓に運ばれてグリコーゲンとして蓄えられる。

イ 肝臓は、消化管等から吸収された、又は体内で生成した、滞留すると生体に有害な物質を、肝細胞内の酵素系の働きで代謝して無毒化し、又は体外に排出されやすい形にする。

ウ 消化管から吸収されたアルコールは、肝臓へ運ばれ、一度ホルムアルデヒドに代謝されたのち、さらに代謝されて酢酸になる。

エ 肝機能障害を起こすと、ビリルビンが循環血液中に滞留して、黄疸を生じる。

	ア	イ	ウ	エ
1	正	正	誤	正
2	正	誤	正	誤
3	誤	正	正	正
4	誤	正	誤	誤
5	誤	誤	正	正

問23 **呼吸器系に関する以下の記述のうち、正しいものの組み合わせを下から一つ選びなさい。**

ア　呼吸器系は、鼻腔、咽頭、喉頭、気管、気管支、肺からなり、そのうち鼻腔、咽頭、喉頭、気管までの呼気及び吸気の通り道を上気道という。

イ　鼻腔の入り口にある鼻毛は、空気中の塵や埃を吸い込まないようにするフィルターの役目を果たしている。

ウ　肺胞の壁は非常に厚くできていて、周囲を毛細血管が網のように取り囲んでいる。

エ　肺自体には肺を動かす筋組織がないため、横隔膜や肋間筋によって拡張・収縮して呼吸運動が行われている。

1（ア、イ）　2（ア、ウ）　3（イ、エ）　4（ウ、エ）

問24 **循環器系に関する以下の記述のうち、正しいものの組み合わせを下から一つ選びなさい。**

ア　心臓の左側部分（左心房、左心室）は、全身から集まってきた血液を肺へ送り出す。肺でのガス交換が行われた血液は、心臓の右側部分（右心房、右心室）に入り、そこから全身に送り出される。

イ　赤血球は、中央部がくぼんだ円盤状の細胞で、血液全体の約40％を占め、ヘモグロビンを含む。

ウ　リンパ球は、白血球の中で最も数が多く、白血球の約60％を占めている。

エ　脾臓にはリンパ球が増殖、密集する組織があり、血流中の細菌やウイルスといった異物に対する免疫応答に関与している。

1（ア、イ）　2（ア、ウ）　3（イ、エ）　4（ウ、エ）

問25 **泌尿器系に関する以下の記述のうち、正しいものの組み合わせを下から一つ選びなさい。**

ア　腎小体では、肝臓でアミノ酸が分解されて生成する尿素など、血液中の老廃物が濾過され、原尿として尿細管へ入る。

イ　副腎皮質ホルモンの一つであるアルドステロンは、ナトリウムの排泄を促す作用があり、電解質と水分の排出調節の役割を担っている。

ウ　女性は尿道が長いため、細菌などが侵入したとき膀胱まで感染を生じにくい。

エ　高齢者では、膀胱や尿道の括約筋の働きによって排尿を制御する機能が低下し、また、膀胱の容量が小さくなるため、尿失禁を起こしやすくなる。

1（ア、イ）　2（ア、エ）　3（イ、ウ）　4（ウ、エ）

問26 **目に関する以下の記述の正誤について、正しい組み合わせを下から一つ選びなさい。**

ア　水晶体は、その周りを囲んでいる毛様体の収縮・弛緩によって、近くの物を見るときは扁平となり、遠くの物を見るときは丸く厚みが増す。

イ　上下の眼瞼の縁にはまつげがあり、ゴミや埃等の異物をはじいて目に入らないようにするとともに、物が触れると反射的に目を閉じる触毛としての機能がある。

ウ　視細胞が光を感じる反応にはビタミンDが不可欠であるため、ビタミンDが不足すると夜盲症を生じる。

エ　涙液は、リゾチームや免疫グロブリンを含み、角膜や結膜を感染から防御する働きがある。

	ア	イ	ウ	エ
1	正	正	正	誤
2	正	正	誤	正
3	正	誤	誤	誤
4	誤	正	誤	正
5	誤	誤	正	正

問27 **外皮系に関する以下の記述のうち、誤っているものを一つ選びなさい。**

1　ヒトの皮膚の表面には常に一定の微生物が付着しており、それらの微生物の存在により皮膚の表面での病原菌の繁殖が抑えられ、病原菌の体内への侵入が妨げられている。

2　皮膚は、表皮、真皮、皮下組織の３層構造からなる。

3　メラニン色素は、メラニン産生細胞（メラノサイト）で産生される。メラニン色素の防護能力を超える紫外線に曝されると、メラノサイトが活性化されて、メラニン色素の過剰な産生が起こり、シミやそばかすとして沈着する。

4　汗腺には、腋窩（わきのした）などの毛根部に分布するエクリン腺と、手のひらなど毛根がないところも含め全身に分布するアポクリン腺の２種類がある。

問28 骨格系及び筋組織に関する以下の記述のうち、誤っているものを一つ選びなさい。

1 骨には、カルシウムやリン等の無機質を蓄える機能がある。
2 骨の関節面は弾力性に富む柔らかな軟骨層（関節軟骨）に覆われ、これが衝撃を和らげ、関節の動きを滑らかにしている。
3 筋組織は、その機能や形態によって、骨格筋、平滑筋、心筋に分類され、このうち運動器官とされるのは骨格筋のみである。
4 平滑筋は、筋線維に横縞模様が見えるので、横紋筋とも呼ばれる。

問29 脳や神経系の働きに関する以下の記述の正誤について、正しい組み合わせを下から一つ選びなさい。

ア 視床下部は、自律神経系やホルモン分泌の調節機能を担っている。
イ 小児は、血液脳関門が未発達なため、循環血液中に移行した医薬品の成分が脳の組織に達しやすい。
ウ 膀胱では、交感神経系が活発に働くと、排尿筋が収縮されて排尿が促進される。
エ 交感神経と副交感神経は、神経線維の末端から神経伝達物質と呼ばれる生体物質を放出して各臓器を作動させている。汗腺のうち、エクリン線を支配する交感神経線維の末端では、アセチルコリンが伝達物質として放出される。

	ア	イ	ウ	エ
1	正	正	正	誤
2	正	正	誤	正
3	正	誤	誤	誤
4	誤	正	誤	正
5	誤	誤	正	正

問30 医薬品の有効成分の吸収に関する以下の記述のうち、正しいものの組み合わせを下から一つ選びなさい。

ア 徐放性製剤は、服用後の作用を持続させるため、有効成分がゆっくりと溶出するように作られている。
イ 一般に消化管からの吸収は、濃度の低い方から高い方へ能動的に拡散していく現象である。
ウ 抗狭心症薬のニトログリセリン舌下錠は、有効成分が口腔粘膜から吸収され、肝臓を経由せずに心臓に至るため、初めに肝臓で代謝されることなく全身に分布する。
エ 眼の粘膜に適用する点眼薬は、眼以外の部位に到達して副作用を起こすことはない。

1（ア、イ） 2（ア、ウ） 3（イ、エ） 4（ウ、エ）

問31 薬物の代謝、排泄に関する以下の記述のうち、誤っているものを一つ選びなさい。

1 経口投与後、消化管で吸収され全身循環に移行する有効成分の量は、消化管で吸収された量よりも、肝臓で代謝を受けた分だけ少なくなる。
2 腎機能が低下した人は、正常な人に比べ、医薬品の効き目が弱くなる傾向がある。
3 循環血液中に存在する有効成分の多くは、未変化体又は代謝物の形で腎臓から尿中に排泄される。
4 循環血液中に移行した有効成分は、主として肝細胞の薬物代謝酵素によって代謝を受ける。

問32 薬の体内での働きに関する以下の記述について、（ ）の中に入れるべき字句の正しい組み合わせを下から一つ選びなさい。

医薬品が効果を発揮するためには、有効成分がその作用の対象である器官や組織の細胞外液中に、一定以上の濃度で分布する必要がある。医薬品が摂取された後、成分が吸収されるにつれて血中濃度は上昇し、（ ア ）を超えたときに薬効が現れる。また、一度に医薬品を大量に摂取して血中濃度がある濃度以上になると、薬効は（ イ ）、副作用の発症リスクは（ ウ ）。

	ア	イ	ウ
1	最小有効濃度	増強し	変わらない
2	最小有効濃度	頭打ちとなり	高くなる
3	最高有効濃度	頭打ちとなり	高くなる
4	最高有効濃度	頭打ちとなり	変わらない
5	最高有効濃度	増強し	高くなる

問33 医薬品の剤形及び使用方法に関する以下の記述のうち、誤っているものを一つ選びなさい。

1　顆粒剤は、粒の表面がコーティングされている場合があるので、噛み砕かずに服用する。

2　経口液剤は、固形製剤よりも飲み込みやすく、既に有効成分が液中に溶けているので、服用後、比較的速やかに消化管から吸収される。

3　軟膏剤とクリーム剤は基剤の違いにより大別され、一般的には、適用部位を水から遮断したい場合はクリーム剤を用いることが多い。

4　外用液剤は、軟膏剤やクリーム剤に比べて、患部が乾きやすいという特徴がある。

問34 全身的に現れる副作用に関する以下の記述のうち、正しいものの組み合わせを下から一つ選びなさい。

ア　ショック（アナフィラキシー）は、生体異物に対する即時型のアレルギー反応の一種であり、一旦発症すると病態は急速に悪化することが多く、適切な対応が遅れるとチアノーゼや呼吸困難等を生じ、死に至ることがある。

イ　医薬品の副作用による肝機能障害は、軽度の場合であっても、全身の倦怠感、黄疸のほか、発熱の自覚症状があるため早期に判明することが多い。

ウ　医薬品の副作用による偽アルドステロン症は、低身長、低体重など体表面積が小さい者や高齢者で生じやすく、原因医薬品の服用初期のみに発症する。

エ　ステロイド性抗炎症薬や抗癌薬は、易感染性をもたらすことが知られており、初期においてはかぜ等の症状と見分けることは難しい。医薬品を一定期間使用した後に症状が出現したのであれば、副作用の可能性を考慮し、その医薬品の使用を中止し、血液検査ができる医師の診断を受ける必要がある。

1（ア、イ）　2（ア、エ）　3（イ、ウ）　4（ウ、エ）

問35 皮膚粘膜眼症候群に関する以下の記述の正誤について、正しい組み合わせを下から一つ選びなさい。

ア　38℃以上の高熱を伴って、発疹・発赤、火傷様の水疱といった激しい症状が比較的短時間のうちに全身の皮膚、口、眼の粘膜に現れる病態で、スティーブンス・ジョンソン症候群とも呼ばれる。

イ　発症の可能性がある医薬品の種類は限られているため、発症の予測は容易である。

ウ　発症頻度は、人口100万人当たり年間1～6人と報告されている。

エ　原因医薬品の使用開始後2週間以内に発症するため、1ヶ月以上経ってから発症することはない。

	ア	イ	ウ	エ
1	正	正	誤	誤
2	正	誤	正	正
3	正	誤	正	誤
4	誤	正	正	誤
5	誤	誤	誤	正

問36 精神神経系に現れる副作用に関する以下の記述の正誤について、正しい組み合わせを下から一つ選びなさい。

ア　医薬品の副作用によって中枢神経系が影響を受け、不眠やうつといった精神神経症状を生じることがある。

イ　精神神経症状は、医薬品の大量服用や長期連用に限らず、通常の用法・用量でも発生する場合がある。

ウ　無菌性髄膜炎は、大部分はウイルスが原因と考えられているが、医薬品の副作用で生じることもあり、過去に軽度の症状を経験した人の場合、再度、同じ医薬品を使用することにより再発し、急激に症状が進行する場合がある。

エ　無菌性髄膜炎の発症は多くの場合急性で、首筋のつっぱりを伴った激しい頭痛や発熱、吐きけ・嘔吐といった症状が現れる。早期に原因医薬品の使用を中止すれば、速やかに回復し、予後は比較的良好であることがほとんどである。

	ア	イ	ウ	エ
1	正	正	正	正
2	正	正	誤	正
3	正	誤	正	誤
4	誤	正	誤	誤
5	誤	誤	正	正

問37 消化器系や呼吸器系に現れる副作用に関する以下の記述のうち、誤っているものを一つ選びなさい。

1　消化性潰瘍は、胃や十二指腸の粘膜組織が傷害されて、粘膜組織の一部が粘膜筋板を超えて欠損する状態であり、医薬品の副作用により生じることがある。
2　医薬品の作用によって腸管運動が麻痺して腸内容物の通過が妨げられると、激しい腹痛や嘔吐、腹部膨満感を伴う著しい便秘が現れることがある。
3　間質性肺炎とは、医薬品により免疫が低下し気管支又は肺胞が細菌に感染して炎症を起こしたものであり、発症するとガス交換効率が低下して血液に酸素を十分取り込むことができず、体内は低酸素状態になることがある。
4　喘息は、慢性副鼻腔炎（蓄膿症）や嗅覚異常等、鼻の疾患を合併している人で発症しやすく、特に、これまでに医薬品で喘息発作を起こしたことがある人は重症化しやすいので、同種の医薬品の使用を避ける必要がある。

問38 循環器系や泌尿器系に現れる副作用に関する以下の記述の正誤について、正しい組み合わせを下から一つ選びなさい。

ア　うっ血性心不全とは、心筋の自動性や興奮伝導の異常が原因で心臓の拍動リズムが乱れる疾患のことである。
イ　循環器系疾患の診断を受けている人に対しては、使用禁忌となっていない場合であっても、使用する人の状態等に応じて使用の可否を慎重に判断すべき医薬品がある。
ウ　尿意があるのに尿が全く出なくなる（尿閉）、下腹部が膨満して激しい痛みを感じるといった症状は、基礎疾患として前立腺肥大がある男性にのみ現れる。
エ　膀胱炎様症状として、尿の回数の減少、残尿感がある。

	ア	イ	ウ	エ
1	正	正	正	誤
2	正	正	誤	正
3	正	誤	誤	誤
4	誤	正	誤	誤
5	誤	誤	正	正

問39 感覚器系に現れる副作用に関する以下の記述のうち、誤っているものを一つ選びなさい。

1　眼球内の角膜と水晶体の間を満たしている眼房水が排出されにくくなると、眼圧が上昇して視覚障害を生じることがある。
2　抗コリン作用がある成分が配合された医薬品によって眼圧が上昇し、眼痛や眼の充血に加え、急激な視力低下を来すことがある。
3　高眼圧を長時間放置すると、視神経が損傷して視野欠損といった視覚障害に至るおそれがあるが、この症状は可逆的である。
4　医薬品によっては、瞳の拡大（散瞳）による異常な眩しさや目のかすみ等の副作用が現れることがあるので、散瞳を生じる可能性のある成分が配合された医薬品を使用した後は、乗物や機械類の運転操作は避けなければならない。

問40 皮膚に現れる副作用に関する以下の記述の正誤について、正しい組み合わせを下から一つ選びなさい。

ア　化学物質や金属等に皮膚が反応して現れるかぶれ症状は、外用薬の副作用として生じる場合がある。
イ　薬疹は医薬品の使用後１～２週間で起きることが多く、長期使用後に現れることはない。
ウ　かぶれ症状は、紫外線に曝されて初めて起こる場合もあるが、貼付剤を剥がした後にかぶれ症状が現れることはない。
エ　薬疹を経験したことがある人が、再度薬疹の原因となった同種の医薬品を使用すると、ショック、中毒性表皮壊死融解症等の重篤なアレルギー反応を生じるおそれがあるので、同種の医薬品の使用を避けなければならない。

	ア	イ	ウ	エ
1	正	正	正	誤
2	正	正	誤	正
3	正	誤	誤	正
4	誤	正	誤	誤
5	誤	誤	正	正

医薬品の適正使用・安全対策

問41 医薬品の添付文書に関する以下の記述のうち、誤っているものを一つ選びなさい。

1 要指導医薬品又は一般用医薬品の添付文書や製品表示に記載されている適正使用情報は、一般の生活者に理解しやすい平易な表現で記載されているが、その内容は一般的・網羅的にならざるをえない。

2 添付文書の内容は、医薬品の有効性・安全性等に係る新たな知見、使用に係る情報に基づき、1年に1回定期的に改訂がなされる。

3 添付文書は開封時に一度目を通されれば十分というものでなく、実際に使用する人やその時の状態等によって留意されるべき事項が異なってくるため、必要なときにいつでも取り出して読むことができるように保管される必要がある。

4 一般用医薬品を使用した人が医療機関を受診する際には、その添付文書を持参し、医師や薬剤師に見せて相談がなされることが重要である。

問42 一般用医薬品の添付文書の「してはいけないこと」の項に記載される事項に関する以下の記述のうち、誤っているものを一つ選びなさい。

1 「症状があるときのみの使用にとどめ、連用しないこと」の項には、患部の状態によっては症状を悪化させたり、誤った部位に使用すると副作用を生じたりするおそれがある医薬品に関して、使用を避けるべき患部の状態、適用部位等に分けて、簡潔に記載されている。

2 小児が使用した場合に特異的な有害作用のおそれがある成分を含有する医薬品では、通常、「次の人は使用（服用）しないこと」の項に「○○歳未満の小児」等として記載されている。

3 摂取されたアルコールによって、医薬品の作用の増強、副作用を生じる危険性の増大等が予測される場合に、「服用前後は飲酒しないこと」と記載されている。

4 一般用検査薬では、その検査結果のみで確定診断はできないので、判定が陽性であれば速やかに医師の診断を受ける旨が記載されている。

問43 一般用医薬品の添付文書の「相談すること」の項に記載される事項に関する以下の記述の正誤について、正しい組み合わせを下から一つ選びなさい。

ア 「次の診断を受けた人」の項には、現に医師の治療を受けているか否かによらず、その医薬品が使用されると状態の悪化や副作用等を招きやすい基礎疾患等が示されている。

イ 「妊婦又は妊娠していると思われる人」の項は、妊婦又は妊娠していると思われる人に対する具体的な悪影響が判明している医薬品の添付文書にのみ記載されている。

ウ 「医師（又は歯科医師）の治療を受けている人」と記載されている場合、医師又は歯科医師の治療を受けている者のその一般用医薬品の使用の適否について、登録販売者が判断する必要がある。

エ 「次の症状がある人」の項には、その一般用医薬品の軽率な使用がなされると状態の悪化や副作用等を招きやすい症状や、その状態等によっては医療機関を受診することが適当と考えられる場合について記載されている。

	ア	イ	ウ	エ
1	正	正	誤	正
2	正	誤	正	誤
3	正	誤	誤	正
4	誤	正	誤	誤
5	誤	誤	正	正

問44 一般用医薬品の添付文書に記載される内容に関する以下の記述の正誤について、正しい組み合わせを下から一つ選びなさい。

ア 「用法及び用量」の項には、年齢区分、1回用量、1日の使用回数等について記載されている。

イ 「成分及び分量」の項には、有効成分のほか、それ自体に積極的な薬効を期待して配合されている添加物の成分も掲げられている。

ウ 「消費者相談窓口」の項には、製造販売元の製薬企業において購入者等からの相談に応じるための窓口担当部門の名称、電話番号、受付時間等が記載されている。

エ 「効能又は効果」の項には、一般の生活者が自ら判断できる症状、用途等が示されている。

	ア	イ	ウ	エ
1	正	正	正	正
2	正	誤	正	正
3	正	誤	誤	誤
4	誤	正	正	誤
5	誤	正	誤	正

問45 以下の配合成分のうち、一般用医薬品の添付文書の「次の人は使用（服用）しないこと」の項に、「本剤又は本剤の成分、牛乳によるアレルギー症状を起こしたことがある人」と記載されるものとして、正しいものを一つ選びなさい。

1　タンニン酸アルブミン
2　アミノフィリン水和物
3　ジヒドロコデインリン酸塩
4　ロートエキス
5　エチニルエストラジオール

問46 一般用医薬品の添付文書の「次の人は使用（服用）しないこと」の項に、「授乳中の人は本剤を服用しないか、本剤を服用する場合は授乳を避けること」と記載される配合成分とその理由に関する以下関係の正誤について、正しい組み合わせを下から一つ選びなさい。

	配合成分	理由
ア	テオフィリン	乳児に神経過敏を起こすことがあるため。
イ	ジフェンヒドラミン塩酸塩	乳児に昏睡を起こすおそれがあるため。
ウ	センノシド	乳児に下痢を起こすおそれがあるため。
エ	コデインリン酸塩水和物	乳児にメトヘモグロビン血症を起こすおそれがあるため。

	ア	イ	ウ	エ
1	正	正	正	誤
2	正	誤	誤	正
3	誤	正	正	正
4	誤	正	誤	誤
5	誤	誤	正	誤

問47 一般用医薬品の保管及び取扱い上の注意に関する以下の記述の正誤について、正しい組み合わせを下から一つ選びなさい。

ア　医薬品を旅行先に携行するために別の容器へ移し替えることは、誤用の原因となるおそれがあるため不適当である。
イ　散剤は変質しやすいため、冷蔵庫内で保管されるのが望ましい。
ウ　錠剤を冷蔵庫内で保管すると、取り出したときに室温との急な温度差で湿気を帯びるおそれがあるため、冷蔵庫内での保管は不適当である。
エ　医薬品は、適切な保管がなされないと化学変化が起こることがある。

	ア	イ	ウ	エ
1	正	正	誤	誤
2	正	誤	正	正
3	正	誤	誤	正
4	誤	正	誤	正
5	誤	誤	正	誤

問48 一般用医薬品の添付文書の「してはいけないこと」の項に「服用後、乗物又は機械類の運転操作をしないこと」と記載される医薬品の成分として、正しいものの組み合わせを下から一つ選びなさい。

ア　ジフェンヒドラミン塩酸塩
イ　スコポラミン臭化水素酸塩水和物
ウ　インドメタシン
エ　スクラルファート

1（ア、イ）　2（ア、エ）　3（イ、ウ）　4（ウ、エ）

問49 **緊急安全性情報に関する以下の記述について、( )の中に入れるべき字句の正しい組み合わせを下から一つ選びなさい。**

医薬品、医療機器又は再生医療等製品について緊急かつ重大な注意喚起や使用制限に係る対策が必要な状況にある場合に、(ア)からの命令、指示、製造販売業者の自主決定等に基づいて作成されるもので、(イ)とも呼ばれる。

医療用医薬品や医家向け医療機器についての情報伝達である場合が多いが、小柴胡湯による(ウ)に関する緊急安全性情報(平成8年3月)のように、一般用医薬品にも関係する緊急安全性情報が発出されたこともある。

	ア	イ	ウ
1	都道府県	イエローレター	間質性肺炎
2	都道府県	イエローレター	急性肝炎
3	都道府県	ブルーレター	急性肝炎
4	厚生労働省	イエローレター	間質性肺炎
5	厚生労働省	ブルーレター	間質性肺炎

問50 **医薬品の適正使用情報と購入者に対する情報提供に関する以下の記述の正誤について、正しい組み合わせを下から一つ選びなさい。**

ア　令和3年8月1日から、医療用医薬品への紙の添付文書の同梱を廃止し、注意事項等情報は電子的な方法により提供されることとなった。

イ　一般的には、添付文書の「してはいけないこと」の項に記載された内容のうち、その医薬品を実際に使用する人に当てはまると思われる事項や、「相談すること」の項に記載された内容のうち、その医薬品を実際に使用する人における副作用の回避、早期発見につながる事項等が、積極的に情報提供すべき事項として挙げられる。

ウ　添付文書や外箱表示の記載内容が改訂された場合、実際にそれが反映された製品が流通し、購入者等の目に触れるようになるまでには一定の期間を要する。

エ　一般の生活者が接する医薬品の有効性や安全性等に関する情報は、断片的かつ必ずしも正確でない情報として伝わっている場合も多く、医薬品の販売等に従事する専門家においては、購入者等に対して科学的な根拠に基づいた正確なアドバイスを与え、セルフメディケーションを適切に支援することが期待されている。

	ア	イ	ウ	エ
1	正	正	正	正
2	正	正	誤	誤
3	正	誤	正	誤
4	誤	正	正	正
5	誤	誤	誤	正

問51 **以下の記述にあてはまる機関として、最も適切なものを下から一つ選びなさい。**

医薬品・医療機器の安全性に関する特に重要な情報が発出されたときに、ホームページに掲載するとともに、その情報を電子メールによりタイムリーに配信する情報配信サービスを行っている。

1　日本OTC医薬品協会
2　NPO法人セルフメディケーション推進協議会
3　日本製薬団体連合会
4　くすりの適正使用協議会
5　独立行政法人医薬品医療機器総合機構

問52 医薬品・医療機器等安全性情報報告制度に関する以下の記述の正誤について、正しい組み合わせを下から一つ選びなさい。

ア　医薬品・医療機器等安全性情報報告制度は、1967年3月より、厚生省（当時）が直接副作用報告を受ける「医薬品副作用モニター制度」として開始した。

イ　登録販売者は、医薬品・医療機器等安全性情報報告制度に規定されている医薬関係者には該当しない。

ウ　医薬品・医療機器等安全性情報報告制度は、医薬品の因果関係が明確な健康被害のみを限定して収集することによって、医薬品の安全対策のより着実な実施を図ることを目的としている。

エ　医薬品・医療機器等安全性情報報告制度は、世界保健機関（WHO）加盟国の一員として日本が対応した安全対策に係る制度の一つである。

	ア	イ	ウ	エ
1	正	正	誤	正
2	正	誤	正	誤
3	正	誤	誤	正
4	誤	正	誤	誤
5	誤	誤	正	正

問53 医薬品副作用被害救済制度に関する以下の記述のうち、正しいものの組み合わせを下から一つ選びなさい。

ア　健康被害を受けた本人又は家族が給付請求を行う。

イ　給付請求があった場合、その健康被害が医薬品の副作用によるものかどうかなどの医学的薬学的判断を要する事項について薬事・食品衛生審議会の諮問・答申を経て、厚生労働大臣が判定した結果に基づいて各種給付が行われる。

ウ　救済給付業務に必要な費用のうち、給付費については、独立行政法人医薬品医療機器総合機構法の規定に基づいて、事業費の全額が国庫により賄われている。

エ　給付の種類としては、医療費、医療手当、障害年金、障害児養育年金、遺族年金、遺族一時金及び葬祭料があり、全てに請求期限が定められている。

1（ア、イ）　2（ア、エ）　3（イ、ウ）　4（ウ、エ）

問54 医薬品副作用被害救済制度に関する以下の記述の正誤について、正しい組み合わせを下から一つ選びなさい。

ア　医薬品を適正に使用したにもかかわらず、副作用によって一定程度以上の健康被害が生じた場合に、医療費等の諸給付を行う。

イ　一般用医薬品の使用による副作用被害への救済給付の請求にあたっては、医師の診断書、要した医療費を証明する書類（受診証明書）などのほか、その医薬品を販売等した薬局開設者、医薬品の販売業者が作成した販売証明書等が必要となる。

ウ　医薬品副作用被害救済制度による被害者の救済には、医薬関係者の理解と協力が不可欠である。

エ　一般用検査薬を適正に使用したにもかかわらず、健康被害が生じた場合は救済制度の対象になる。

	ア	イ	ウ	エ
1	正	正	誤	正
2	正	正	正	誤
3	正	誤	正	誤
4	誤	正	誤	誤
5	誤	誤	正	正

問55 以下の事項のうち、医薬品副作用被害救済制度の給付対象となるものとして正しいものを一つ選びなさい。

1　一般用医薬品の殺菌消毒剤（人体に直接使用するものを除く）を適正に使用して生じた健康被害のうち、入院治療が必要と認められるもの

2　医薬品を適正に使用して生じた健康被害のうち、入院治療が必要と認められる場合であったが、やむをえず自宅療養を行ったもの

3　殺虫剤・殺鼠剤を誤って人体に直接使用した場合の健康被害

4　いわゆる健康食品として販売されたものを使用して発生した健康被害

5　個人輸入により入手した医薬品を使用して発生した健康被害

問56 一般用医薬品の添付文書の「次の人は使用（服用）しないこと」の項に記載される基礎疾患等及び主な成分・薬効群等との関係について、正しい組み合わせを下から一つ選びなさい。

	基礎疾患等		主な成分・薬効群等
ア	心臓病	ー	芍薬甘草湯
イ	透析療法を受けている人	ー	アルミニウムを含む成分が配合された胃腸薬
ウ	胃潰瘍	ー	タンニン酸アルブミン
エ	糖尿病	ー	インドメタシン

1（ア、イ）　2（ア、エ）　3（イ、ウ）　4（ウ、エ）

問57 医薬品PLセンターに関する以下の記述の正誤について、正しい組み合わせを下から一つ選びなさい。

ア　日本製薬団体連合会において、平成7年7月の製造物責任法の施行と同時に開設された。

イ　医薬品副作用被害救済制度の対象とならないケースのうち、製品不良など、製薬企業に損害賠償責任がある場合には、医薬品PLセンターへの相談が推奨される。

ウ　医薬品及び医薬部外品に関する苦情の申立ての相談を受け付けている。

エ　健康被害以外の損害に関する申立ての相談は受け付けていない。

	ア	イ	ウ	エ
1	正	正	正	誤
2	正	正	誤	正
3	正	誤	正	誤
4	誤	正	誤	誤
5	誤	誤	正	正

問58 イブプロフェンの「してはいけないこと」の項に関する以下の記述について、（　）の中に入れるべき字句の正しい組み合わせを下から一つ選びなさい。

イブプロフェンは、妊娠期間の（ ア ）、胎児の動脈管の（ イ ）・早期閉鎖、子宮収縮の抑制、分娩時出血の増加のおそれがあるため、出産予定日（ ウ ）週以内の妊婦に対して、使用（服用）しないこととしている。

	ア	イ	ウ
1	短縮	収縮	12
2	短縮	収縮	24
3	短縮	拡張	12
4	延長	収縮	12
5	延長	拡張	24

問59 一般用医薬品の安全対策に関する以下の記述について、（　）の中に入れるべき字句の正しい組み合わせを下から一つ選びなさい。

解熱鎮痛成分として（ ア ）が配合されたアンプル入りかぜ薬の使用による重篤な（ イ ）で、1959年から1965年までの間に計38名の死亡例が発生した。

アンプル剤は他の剤形（錠剤、散剤等）に比べて吸収が速く、血中濃度が（ ウ ）に高値に達するため、通常用量でも副作用が生じやすいことが確認されたことから、1965年、厚生省（当時）より関係製薬企業に対し、アンプル入りかぜ薬製品の回収が要請された。

	ア	イ	ウ
1	アスピリン、スルピリン	副作用（ショック）	急速
2	アスピリン、スルピリン	副作用（間質性肺炎）	緩徐
3	アスピリン、塩酸フェニルプロパノールアミン	副作用（間質性肺炎）	急速
4	アミノピリン、塩酸フェニルプロパノールアミン	副作用（ショック）	緩徐
5	アミノピリン、スルピリン	副作用（ショック）	急速

問60 **医薬品の適正使用及びその啓発活動に関する以下の記述のうち、正しいものの組み合わせを下から一つ選びなさい。**

ア 登録販売者には、適切なセルフメディケーションの普及定着、医薬品の適正使用の推進のための活動に積極的に参加、協力することが期待される。

イ 毎年10月17日〜23日の1週間を「薬と健康の週間」として、国、自治体、関係団体等による広報活動やイベント等が実施されている。

ウ 薬物乱用や薬物依存は、一般用医薬品の使用により生じることはない。

エ 医薬品の適正使用の重要性に関する啓発は、内容が正しく理解されないおそれがあるため、小中学生に対して行うべきではない。

1（ア、イ） 2（ア、エ） 3（イ、ウ） 4（ウ、エ）

主な医薬品とその作用

問61 **かぜ薬に配合される成分及びその主な作用の関係について、正しい組み合わせを下から一つ選びなさい。**

	成分		主な作用
ア	チペピジンヒベンズ酸塩	−	発熱を鎮め、痛みを和らげる
イ	ブロムヘキシン塩酸塩	−	くしゃみや鼻汁を抑える
ウ	トラネキサム酸	−	炎症による腫れを和らげる
エ	メチルエフェドリン塩酸塩	−	鼻粘膜の充血を和らげ、気管・気管支を拡げる

1（ア、イ） 2（ア、エ） 3（イ、ウ） 4（ウ、エ）

問62 **以下の記述にあてはまるかぜ薬の漢方処方製剤として、最も適切なものを下から一つ選びなさい。**

体力中等度以上のものの感冒の初期（汗をかいていないもの）、鼻かぜ、鼻炎、頭痛、肩こり、筋肉痛、手や肩の痛みに適すとされるが、体の虚弱な人（体力の衰えている人、体の弱い人）、胃腸の弱い人、発汗傾向の著しい人では、悪心、胃部不快感等の副作用が現れやすい等、不向きとされる。

まれに重篤な副作用として肝機能障害、偽アルドステロン症を生じることが知られている。

1 葛根湯
2 柴胡桂枝湯
3 小青竜湯
4 半夏厚朴湯
5 麻黄湯

問63 **痛みや発熱が起こる仕組み及び解熱鎮痛薬の働きに関する以下の記述の正誤について、正しい組み合わせを下から一つ選びなさい。**

ア プロスタグランジンは、病気や外傷があるときに活発に産生されるようになり、体の各部位で発生した痛みが脳へ伝わる際に、そのシグナルを増幅することで痛みの感覚を強める。

イ 解熱鎮痛成分によりプロスタグランジンの産生が抑制されると、肝臓での炎症を起こしやすくなる可能性がある。

ウ プロスタグランジンは、脳の下部にある体温を調節する部位（温熱中枢）に作用して、体温を通常より低く維持するように調節する。

エ プロスタグランジンの作用が解熱鎮痛成分によって妨げられると、胃酸分泌が増加するとともに胃壁の血流量が低下して、胃粘膜障害を起こしやすくなる。

	ア	イ	ウ	エ
1	正	正	誤	正
2	正	正	誤	誤
3	正	誤	正	誤
4	誤	正	正	正
5	誤	誤	誤	正

問64 解熱鎮痛薬及びその成分に関する以下の記述のうち、正しいものの組み合わせを下から一つ選びなさい。

ア　アスピリンは、他の解熱鎮痛成分と比較して胃腸障害を起こしにくい。
イ　アセトアミノフェンは、内服薬のほか、小児の解熱に用いる坐薬に配合されている場合もある。
ウ　一般用医薬品において、イブプロフェンは、いかなる場合も15歳未満の小児に対して使用してはならない。
エ　シャクヤクは、ツヅラフジ科のオオツヅラフジの蔓性の茎及び根茎を横切したものを基原とするもので、鎮痛、尿量増加（利尿）等の作用を期待して用いられる。

1（ア、イ）　2（ア、エ）　3（イ、ウ）　4（ウ、エ）

問65 以下の解熱鎮痛薬の配合成分のうち、ピリン系解熱鎮痛成分として、正しいものを一つ選びなさい。

1　アスピリン
2　サザピリン
3　エテンザミド
4　サリチルアミド
5　イソプロピルアンチピリン

問66 眠気を促す薬及びその配合成分に関する以下の記述の正誤について、正しい組み合わせを下から一つ選びなさい。

ア　アリルイソプロピルアセチル尿素は、脳の興奮を抑え、痛覚を鈍くする作用がある。
イ　小児及び若年者では、抗ヒスタミン成分により眠気とは反対の神経過敏や中枢興奮などが現れることがある。
ウ　抗ヒスタミン成分を主薬とする催眠鎮静薬は、一時的な睡眠障害（寝つきが悪い、眠りが浅い）の緩和には使用されず、慢性的に不眠症状がある人や、医療機関において不眠症の診断を受けている人に使用される。
エ　妊娠中にしばしば生じる睡眠障害は、ホルモンのバランスや体型の変化等が原因であり、抗ヒスタミン成分を主薬とする睡眠改善薬の適用対象ではない。

	ア	イ	ウ	エ
1	正	正	誤	正
2	正	誤	正	正
3	正	誤	誤	誤
4	誤	正	正	誤
5	誤	誤	正	正

問67 以下の生薬のうち、眠気を促す薬に含まれるものの組み合わせを下から一つ選びなさい。

ア　サンソウニン
イ　ブシ
ウ　チョウトウコウ
エ　サンザシ

1（ア、イ）　2（ア、ウ）　3（イ、エ）　4（ウ、エ）

問68 眠気を防ぐ薬及びその配合成分に関する以下の記述の正誤について、正しい組み合わせを下から一つ選びなさい。

ア　眠気防止薬におけるカフェインには、作用は弱いながら反復摂取により依存を形成するという性質があるため、「短期間の服用にとどめ、連用しないこと」という注意喚起がなされている。
イ　カフェインには、脳に軽い興奮状態を引き起こし、一時的に眠気や倦怠感（だるさ）を抑える効果がある。
ウ　眠気防止薬におけるカフェインの1回摂取量はカフェインとして200mg、1日摂取量はカフェインとして500mgが上限とされている。
エ　成長期の小児の発育には睡眠が重要であることから、小児用の眠気防止薬はない。

	ア	イ	ウ	エ
1	正	正	正	正
2	正	正	誤	正
3	正	誤	正	誤
4	誤	正	誤	誤
5	誤	誤	正	正

問69 鎮暈薬（乗物酔い防止薬）及びその配合成分に関する以下の記述の正誤について、正しい組み合わせを下から一つ選びなさい。

ア 副作用が強く現れるおそれがあるので、かぜ薬やアレルギー用薬（鼻炎用内服薬を含む。）との併用は避ける必要がある。

イ 乳幼児が乗物で移動中に機嫌が悪くなる場合には、気圧変化による耳の痛みなどの要因を考慮するべきであり、乗物酔い防止薬を安易に使用することのないよう注意する必要がある。

ウ 乗物酔い防止薬に15歳未満の小児向けの製品はない。

エ 乗物酔いに伴う一時的な症状としてではなく、日常においてめまいが度々生じる場合には、医療機関を受診するなどの対応が必要である。

	ア	イ	ウ	エ
1	正	正	正	正
2	正	正	誤	正
3	正	誤	正	誤
4	誤	正	誤	誤
5	誤	誤	正	正

問70 小児の疳及び小児の疳を適応症とする生薬製剤・漢方処方製剤（小児鎮静薬）に関する以下の記述のうち、正しいものの組み合わせを下から一つ選びなさい。

ア 身体的な問題がなく生じる夜泣き、ひきつけ、疳の虫等の症状については、成長に伴って自然に治まるのが通常である。

イ カンゾウは、小児の疳を適応症とする漢方処方製剤には配合できない。

ウ 小児鎮静薬は、小児における虚弱体質、消化不良等、症状の原因となる体質の改善を主眼としているものが多く、比較的長期間（1ヶ月位）継続して服用されることがある。

エ 小児鎮静薬として使用される漢方処方製剤は、作用が穏やかであるため、生後3ヶ月未満の乳児にも使用できる。

1（ア、イ） 2（ア、ウ） 3（イ、エ） 4（ウ、エ）

問71 鎮咳去痰薬に配合される成分に関する以下の記述の正誤について、正しい組み合わせを下から一つ選びなさい。

ア コデインリン酸塩水和物、ジヒドロコデインリン酸塩は、麻薬性鎮咳成分と呼ばれ、胃腸の運動を低下させる作用を示し、副作用として便秘が現れることがある。

イ メチルエフェドリン塩酸塩、メチルエフェドリンサッカリン塩及びマオウは、中枢神経系に対する作用が他の気管支拡張成分に比べて強く、依存性がある。

ウ キョウニンは、アンズ等の種子を基原とする生薬で、知覚神経・末梢運動神経に作用して咳止めに効果があるとされる。

エ セキサンは、バラ科のヤマザクラ又はカスミザクラの樹皮を基原とする生薬で、去痰作用を期待して用いられる。

	ア	イ	ウ	エ
1	正	正	正	誤
2	正	正	誤	誤
3	正	誤	誤	正
4	誤	正	誤	正
5	誤	誤	正	誤

問72 胃に作用する薬に関する以下の記述のうち、誤っているものを一つ選びなさい。

1 制酸成分を主体とする胃腸薬は、酸度の高い食品と一緒に使用すると胃酸に対する中和作用が低下することが考えられるため、炭酸飲料での服用は適当でない。

2 リンドウ科のセンブリは、苦味による健胃作用を期待して用いられる。

3 テプレノンの副作用として腹部膨満感、吐きけ、腹痛、頭痛、皮下出血、便秘、下痢、口渇が現れることがあり、まれに重篤な副作用として肝機能障害を生じることがある。

4 ピレンゼピン塩酸塩は、アセチルコリンの働きを亢進することから、胃液の分泌を促す作用を期待し配合されている。

問73 整腸薬及び瀉下薬に用いられる成分に関する以下の記述のうち、正しいものの組み合わせを下から一つ選びなさい。

ア　トリメブチンマレイン酸塩は、消化管の平滑筋に直接作用して消化管の運動を調整する作用があるとされる。

イ　ヒマシ油は、ヒマシを圧搾して得られた脂肪油で、大腸でリパーゼの働きによって生じる分解物が、大腸を刺激することで瀉下作用をもたらすと考えられている。

ウ　ビサコジルは、大腸のうち特に結腸や直腸の粘膜を刺激して排便を促すと考えられている。

エ　ヒマシ油は、腸内容物の排除を目的として用いられ、緩やかで弱い瀉下作用を示すため、妊婦又は妊娠していると思われる女性、3歳未満の乳幼児に使用しても問題ない。

1（ア、イ）　2（ア、ウ）　3（イ、エ）　4（ウ、エ）

問74 胃腸鎮痛鎮痙薬に関する以下の記述の正誤について、正しい組み合わせを下から一つ選びなさい。

ア　排尿困難の症状がある人、心臓病又は緑内障の診断を受けた人は、抗コリン成分が配合された医薬品を使用すると、症状の悪化を招くおそれがある。

イ　ロートエキスには、吸収された成分の一部が母乳中に移行して乳児の脈が速くなるおそれがあるため、母乳を与える女性では使用を避けるか、又は使用期間中の授乳を避ける必要がある。

ウ　パパベリン塩酸塩は、自律神経系に作用し、眼圧を上昇させる作用を示すため、緑内障の診断を受けた人では症状の悪化を招くおそれがある。

エ　オキセサゼインは、消化管の粘膜及び平滑筋に対する麻酔作用による鎮痛鎮痙の効果が期待されている。

	ア	イ	ウ	エ
1	正	正	正	正
2	正	正	誤	正
3	正	誤	誤	誤
4	誤	正	誤	誤
5	誤	誤	正	正

問75 駆虫薬及びその配合成分に関する以下の記述のうち、正しいものの組み合わせを下から一つ選びなさい。

ア　駆虫薬は、一度に多く服用したり、複数の駆虫薬を併用したりしても、駆虫効果が高まることはない。

イ　ピペラジンリン酸塩は、肝臓病や腎臓病の診断を受けた人では、吸収されて循環血液中に移行したピペラジンが滞留し、副作用を生じやすくなるおそれがある。

ウ　回虫の駆除のため、サントニンを含む生薬成分としてマクリが配合されている場合がある。

エ　パモ酸ピルビニウムは、回虫に痙攣を起こさせる作用を示し、虫体を排便とともに排出させることを目的として用いられる。

1（ア、イ）　2（ア、エ）　3（イ、ウ）　4（ウ、エ）

問76 強心薬及びその配合成分に関する以下の記述の正誤について、正しい組み合わせを下から一つ選びなさい。

ア　センソが配合された丸薬や錠剤等の内服固形製剤は、口中で噛み砕くと舌等が麻痺することがあるため、噛まずに服用することとされている。

イ　ジャコウは、ウシ科のウシの胆嚢中に生じた結石を基原とする生薬で、強心作用のほか、末梢血管の拡張による血圧降下、興奮を静める作用があるとされる。

ウ　リュウノウは、ウグイスガイ科のアコヤガイ、シンジュガイ又はクロチョウガイ等の外套膜組成中に病的に形成された顆粒状物質を基原とする生薬で、鎮静作用等を期待して用いられる。

エ　高血圧、心臓病、腎臓病の診断を受けた人は、苓桂朮甘湯を服用することで、偽アルドステロン症を生じやすくなる。

	ア	イ	ウ	エ
1	正	正	正	誤
2	正	正	誤	誤
3	正	誤	誤	正
4	誤	正	誤	正
5	誤	誤	正	誤

問77 血中コレステロール、高コレステロール改善薬及びその配合成分に関する以下の記述の正誤について、正しい組み合わせを下から一つ選びなさい。

ア　血液中の低密度リポタンパク質（LDL）が多く、高密度リポタンパク質（HDL）が少ないと、コレステロールの運搬が末梢組織側に偏ってその蓄積を招き、心臓病や肥満、動脈硬化症等の生活習慣病につながる危険性が高くなる。
イ　リノール酸は、コレステロールと結合して、代謝されやすいコレステロールエステルを形成するとされ、肝臓におけるコレステロールの代謝を促す効果を期待して用いられる。
ウ　リボフラビンの摂取によって尿が黄色くなることがあるが、これは使用の中止を要する副作用等の異常ではない。
エ　ビタミンＢ２は、過酸化脂質分解作用を有すると言われている。

	ア	イ	ウ	エ
1	正	正	正	正
2	正	誤	誤	誤
3	誤	正	誤	正
4	誤	誤	正	誤
5	誤	誤	誤	正

問78 貧血用薬及びその配合成分に関する以下の記述の正誤について、正しい組み合わせを下から一つ選びなさい。

ア　鉄製剤を服用後、便が黒くなると重大な副作用が疑われるため、直ちに服用を中止すべきである。
イ　貧血を改善するため、ヘモグロビン産生に必要なビタミンＥや、正常な赤血球の形成に働くビタミンＢ６が配合されている場合がある。
ウ　鉄分の吸収は空腹時のほうが高いとされているが、消化器系への副作用を軽減するには、食後に服用することが望ましい。
エ　鉄製剤の服用前後30分にタンニン酸を含む飲食物を摂取すると、タンニン酸と反応して鉄の吸収が悪くなることがあるので、服用前後はそれらの摂取を控えることとされている。

	ア	イ	ウ	エ
1	正	正	誤	正
2	正	誤	正	正
3	正	誤	誤	誤
4	誤	正	正	誤
5	誤	誤	正	正

問79 痔の発症、痔疾用薬及びその配合成分に関する以下の記述の正誤について、正しい組み合わせを下から一つ選びなさい。

ア　直腸粘膜にできた痔核を内痔核といい、排便と関係なく、出血や患部の痛みを生じる。
イ　痔瘻は、肛門内部に存在する肛門腺窩と呼ばれる小さなくぼみに糞便の滓が溜まって、炎症・化膿を生じた状態をいう。
ウ　シコンは、ムラサキ科のムラサキの根を基原とする生薬で、新陳代謝促進、殺菌、抗炎症等の作用を期待して用いられる。
エ　肛門周囲の末梢血管の血行を促し、うっ血を改善する効果を期待して、ビタミンＣ（アスコルビン酸等）が配合されている場合がある。

	ア	イ	ウ	エ
1	正	正	誤	正
2	正	誤	正	誤
3	誤	正	正	正
4	誤	正	正	誤
5	誤	誤	誤	正

問80 外用痔疾用薬の配合成分に関する以下の記述の正誤について、正しい組み合わせを下から一つ選びなさい。

ア　リドカインは、局所麻酔成分であり、痔に伴う痛み・痒みを和らげる目的で用いられる。
イ　ジフェンヒドラミン塩酸塩は、殺菌消毒成分であり、痔疾患に伴う局所の感染を防止することを目的として用いられる。
ウ　グリチルレチン酸は、比較的緩和な抗炎症作用を示す成分として用いられる。
エ　酸化亜鉛は、抗ヒスタミン成分であり、痔に伴う痒みを和らげることを目的として用いられる。

	ア	イ	ウ	エ
1	正	正	誤	正
2	正	誤	正	誤
3	正	誤	誤	誤
4	誤	正	正	誤
5	誤	誤	正	正

問81 婦人薬に関する以下の記述のうち、正しいものの組み合わせを下から一つ選びなさい。

ア　妊婦又は妊娠していると思われる女性は、エチニルエストラジオールやエストラジオールといった女性ホルモン成分を摂取することが望ましい。

イ　エチニルエストラジオールやエストラジオールを含有する婦人薬において、外用薬は製造販売されていない。

ウ　サフランやコウブシは、鎮静、鎮痛のほか、女性の滞っている月経を促す作用を期待して配合されている場合がある。

エ　婦人薬には、疲労時に消耗しがちなビタミンの補給を目的として、ビタミンＢ１やビタミンＣが配合されている場合がある。

1（ア、イ）　2（ア、ウ）　3（イ、エ）　4（ウ、エ）

問82 以下の記述にあてはまる漢方処方製剤として、最も適切なものを下から一つ選びなさい。

体力中等度又はやや虚弱で、冷えがあるものの胃腸炎、腰痛、神経痛、関節痛、月経痛、頭痛、更年期障害、感冒に適すとされるが、体の虚弱な人（体力の衰えている人、体の弱い人）、胃腸の弱い人、発汗傾向の著しい人では、不向きとされる。構成生薬としてマオウを含む。

1　温清飲
2　補中益気湯
3　五積散
4　四物湯
5　当帰芍薬散

問83 内服アレルギー用薬に関する以下の記述の正誤について、正しい組み合わせを下から一つ選びなさい。

ア　アゼラスチンは、好中球から遊離したヒスタミンが受容体と反応するのを妨げることにより、ヒスタミンの働きを抑える作用を示す。

イ　ジフェンヒドラミン塩酸塩は、吸収された成分の一部が乳汁に移行して乳児に昏睡を生じるおそれがあるため、母乳を与える女性は使用を避けるか、使用する場合には授乳を避ける必要がある。

ウ　クロルフェニラミンマレイン酸塩を含む内服薬には覚醒作用があるため、本剤の服用後に乗物又は機械類の運転操作をしても問題ない。

エ　抗ヒスタミン成分は、ヒスタミンの働きを抑える作用以外に抗コリン作用も示すため、排尿困難や口渇、便秘等の副作用が現れることがある。

	ア	イ	ウ	エ
1	正	正	正	正
2	正	誤	誤	誤
3	誤	正	誤	正
4	誤	誤	正	誤
5	誤	誤	誤	正

問84 プソイドエフェドリン塩酸塩が配合された鼻炎用内服薬に関する以下の記述の正誤について、正しい組み合わせを下から一つ選びなさい。

ア　鼻炎用内服薬では、鼻腔内の粘液分泌腺からの粘液の分泌を抑えるとともに、鼻腔内の刺激を伝達する副交感神経系の働きを抑えることによって、鼻汁分泌やくしゃみを抑えることを目的として、プソイドエフェドリン塩酸塩が配合される場合がある。

イ　パーキンソン病の治療のためにモノアミン酸化酵素阻害剤を使用している人が、プソイドエフェドリン塩酸塩が配合された鼻炎用内服薬を使用した場合、体内でのプソイドエフェドリンの代謝が妨げられて、副作用が現れやすくなるおそれがある。

ウ　前立腺肥大による排尿困難の症状がある人では、症状を悪化させるおそれがあるため、プソイドエフェドリン塩酸塩の使用を避ける必要がある。

エ　プソイドエフェドリン塩酸塩が配合された内服薬の服用後は、プソイドエフェドリンの作用により眠気が促されるため、乗物や機械類の運転操作を避ける必要がある。

	ア	イ	ウ	エ
1	正	正	誤	正
2	正	誤	正	誤
3	誤	正	正	誤
4	誤	正	誤	誤
5	誤	誤	正	正

問85 **鼻に用いる薬の配合成分に関する以下の記述のうち、正しいものの組み合わせを下から一つ選びなさい。**

ア　アドレナリン作動成分が配合された点鼻薬は、過度に使用されると鼻粘膜の血管が反応しなくなり、逆に血管が拡張して二次充血を招き、鼻づまり（鼻閉）がひどくなりやすい。

イ　減感作療法によるアレルギーの治療を受けている人がクロモグリク酸ナトリウムを使用すると、相互作用により減感作療法の治療効果が上がる。

ウ　ベンザルコニウム塩化物は、石けんとの混合によって殺菌消毒効果が上昇する。

エ　ケトチフェンフマル酸塩は、ヒスタミンの働きを抑えることにより、くしゃみや鼻汁等の症状を緩和することを目的として配合されている場合がある。

1（ア、イ）　2（ア、エ）　3（イ、ウ）　4（ウ、エ）

問86 **鼻に用いる薬に関する以下の記述のうち、誤っているものを一つ選びなさい。**

1　交感神経系を刺激して鼻粘膜を通っている血管を収縮させることにより、鼻粘膜の充血や腫れを和らげることを目的として、ナファゾリン塩酸塩、フェニレフリン塩酸塩が用いられる。

2　点鼻薬は鼻腔内に適用されるものであるが、点鼻薬の成分が鼻粘膜を通っている血管から吸収されて循環血液中に入りやすく、全身的な影響を生じることがある。

3　点鼻薬に配合されるアドレナリン作動成分は、外用痔疾用薬に止血成分として配合されていたり、点眼薬にも結膜の充血を取り除く目的で配合されていたりする場合があるため、これらの医薬品との相互作用に注意が必要である。

4　鼻粘膜が腫れてポリープ（鼻茸）となっている場合には、いち早く一般用医薬品により対処を図ることが適当である。

問87 **眼科用薬の配合成分に関する以下の記述の正誤について、正しい組み合わせを下から一つ選びなさい。**

ア　テトラヒドロゾリン塩酸塩は、結膜を通っている血管を収縮させて目の充血を除去することを目的として配合される場合がある。

イ　イプシロン-アミノカプロン酸は、炎症の原因となる物質の生成を抑える作用を示し、目の炎症を改善する効果を期待して用いられる。

ウ　硫酸マグネシウムは、新陳代謝を促し、目の疲れを改善する効果を期待して配合される場合がある。

エ　ネオスチグミンメチル硫酸塩は、コリンエステラーゼの働きを助ける作用を示し、毛様体におけるアセチルコリンの働きを抑えることで、目の調節機能を改善する効果を目的として用いられる。

	ア	イ	ウ	エ
1	正	正	誤	誤
2	正	誤	正	正
3	正	誤	誤	正
4	誤	正	誤	正
5	誤	誤	正	誤

問88 **点眼薬における一般的な注意に関する以下の記述のうち、正しいものの組み合わせを下から一つ選びなさい。**

ア　一度に何滴も点眼しても効果が増すわけではなく、むしろ薬液が鼻粘膜や喉から吸収されて、副作用を起こしやすくなる。

イ　点眼後は、しばらく眼瞼（まぶた）を閉じて、薬液を結膜嚢内に行き渡らせる。その際、目尻を押さえると、薬液が鼻腔内へ流れ込むのを防ぐことができ、効果的とされる。

ウ　点眼薬は通常、無菌的に製造されており、容器が開封されてから長期間を経過した製品であっても、問題なく使用することができる。

エ　ソフトコンタクトレンズを装着したままでの点眼は、点眼薬中の防腐剤等の配合成分がレンズに吸着されて、角膜に障害を引き起こす原因となるおそれがある。

1（ア、ウ）　2（ア、エ）　3（イ、ウ）　4（イ、エ）

問89 眼科用薬に含まれるビタミン成分に関する以下の記述のうち、正しいものを一つ選びなさい。

1 ビタミンＢ２は、アミノ酸の代謝や神経伝達物質の合成に関与していることから、目の疲れ等の症状を改善する効果を期待して用いられる。

2 ビタミンＢ６は、角膜の酸素消費能を増加させ組織呼吸を亢進し、ビタミンＢ６欠乏が関与する角膜炎に対して改善効果を期待して用いられる。

3 ビタミンＢ12は、視細胞が光を感受する反応に関与していることから、視力調整等の反応を改善する効果を期待して用いられる。

4 パンテノールは、自律神経系の伝達物質の産生に重要な成分であり、目の調節機能の回復を促す効果を期待して用いられる。

問90 殺菌消毒成分に関する以下の記述の正誤について、正しい組み合わせを下から一つ選びなさい。

ア クロルヘキシジングルコン酸塩は、一般細菌類、真菌類に対して比較的広い殺菌消毒作用を示すが、結核菌やウイルスに対する殺菌消毒作用はない。

イ ヨードチンキの作用は、ヨウ素の分解に伴って発生する活性酸素による酸化、及び発生する酸素の泡立ちによる物理的な洗浄効果であるため、作用の持続性は乏しい。

ウ ポビドンヨードは、ヨウ素及びヨウ化カリウムをエタノールに溶解させたもので、皮膚刺激性が強く、粘膜（口唇等）や目の周りへの使用は避ける必要がある。

エ エタノールは、手指・皮膚の消毒、器具類の消毒のほか、創傷面の殺菌・消毒にも用いられることがある。

	ア	イ	ウ	エ
1	正	正	正	誤
2	正	誤	正	正
3	正	誤	誤	正
4	誤	正	正	正
5	誤	誤	誤	誤

問91 皮膚に用いるステロイド性抗炎症成分に関する以下の記述のうち、正しいものの組み合わせを下から一つ選びなさい。

ア デキサメタゾンやフェルビナクは、ステロイド性抗炎症成分に分類される。

イ ステロイド性抗炎症成分は、広範囲に生じた皮膚症状や、慢性の湿疹・皮膚炎を対象として用いられる。

ウ ステロイド性抗炎症成分は、外用の場合は末梢組織（患部局所）における炎症を抑える作用を示し、特に、痒みや発赤などの皮膚症状を抑えることを目的として用いられる。

エ ステロイド性抗炎症成分は、末梢組織の免疫機能を低下させる作用を示すことから、水痘（水疱瘡）、みずむし、たむしや化膿している患部に使用すると症状を悪化させるおそれがある。

1（ア、イ）　2（ア、エ）　3（イ、ウ）　4（ウ、エ）

問92 皮膚に用いる薬の配合成分に関する以下の記述の正誤について、正しい組み合わせを下から一つ選びなさい。

ア ヘパリン類似物質は、患部局所の血行を促すほかに、抗炎症作用や保湿作用も期待される。

イ カンフルは、皮膚に温感刺激を与え、末梢血管を拡張させて患部の血行を促す効果を期待して配合されている場合がある。

ウ 打撲や捻挫などの急性の腫れに対しては、温感刺激成分が配合された外用鎮痛薬が適している。

エ 尿素は、皮膚の角質層を構成するケラチンを変質させることにより、角質軟化作用を示す。

	ア	イ	ウ	エ
1	正	正	正	正
2	正	正	誤	正
3	正	誤	誤	誤
4	誤	正	正	誤
5	誤	誤	誤	正

問93 歯痛・歯槽膿漏薬に配合される成分とその目的とする作用に関する以下の関係の正誤について、正しい組み合わせを下から一つ選びなさい。

	配合成分		目的とする作用
ア	オイゲノール	―	齲蝕を生じた部分における細菌の繁殖を抑える
イ	ビタミンE	―	歯周組織の血行を促す
ウ	フィトナジオン	―	炎症を起こした歯周組織からの出血を抑える
エ	カルバゾクロム	―	知覚神経の伝達を遮断して痛みを鎮める

	ア	イ	ウ	エ
1	正	正	正	誤
2	正	誤	正	正
3	正	誤	誤	誤
4	誤	正	誤	正
5	誤	誤	正	正

問94 歯や口の中に用いる薬に関する以下の記述のうち、誤っているものを一つ選びなさい。

1 口腔咽喉薬や含嗽薬を2種類以上使用する場合、それぞれの使用に際しては、十分な時間間隔を置くべきである。

2 歯槽膿漏薬については、外用薬のみが製造販売されている。

3 歯痛は歯科診療を受けることを優先し、歯痛薬による対処は最小限にとどめる必要がある。

4 口内炎用薬には、口腔粘膜の組織修復を促す作用を期待して、アズレンスルホン酸ナトリウム（水溶性アズレン）が配合されている場合がある。

問95 禁煙補助剤（咀嚼剤）に関する以下の記述について、（　）の中に入れるべき字句の正しい組み合わせを下から一つ選びなさい。なお、同じ記号の（　）内には同じ字句が入ります。

口腔内が（ ア ）になるとニコチンの吸収が低下するため、コーヒーなど口腔内を（ ア ）にする食品を摂取した後しばらくは使用を避けることとされている。また、ニコチンは（ イ ）を興奮させる作用を示し、アドレナリン作動成分が配合された医薬品（鎮咳去痰薬、鼻炎用薬、痔疾用薬等）との併用により、その作用を（ ウ ）させるおそれがある。

	ア	イ	ウ
1	酸性	交感神経系	増強
2	酸性	副交感神経系	増強
3	酸性	副交感神経系	減弱
4	アルカリ性	交感神経系	増強
5	アルカリ性	副交感神経系	減弱

問96 滋養強壮保健薬に関する以下の記述のうち、正しいものの組み合わせを下から一つ選びなさい。

ア システインには、肝臓においてアルコールを分解する酵素の働きを助け、アセトアルデヒドの代謝を促す働きがある。

イ ビタミンCを過剰摂取することによる歯ぐきからの出血や鼻血に注意が必要である。

ウ ナイアシン（ニコチン酸アミド、ニコチン酸）は、皮膚や粘膜などの機能を維持することを助ける栄養素である。

エ 滋養強壮保健薬は、ある程度継続して使用されることによって効果が得られる性質の医薬品であるため、効果が得られなくとも6ヶ月程度服用することが必要である。

1（ア、ウ）　2（ア、エ）　3（イ、ウ）　4（イ、エ）

問97 **漢方処方製剤に関する以下の記述の正誤について、正しい組み合わせを下から一つ選びなさい。**

ア　漢方薬はすべからく作用が穏やかで、副作用が少ない。

イ　漢方薬の使用にあたって、有効性及び安全性を確保するために重要となる漢方独自の病態認識のことを「証」という。

ウ　漢方処方製剤は、症状の原因となる体質の改善を主眼としているものが多く、比較的長期間（1ヶ月位）継続して服用されることがある。

エ　一般用医薬品に用いることが出来る漢方処方は、現在3000処方程度である。

	ア	イ	ウ	エ
1	正	正	誤	誤
2	正	誤	正	正
3	誤	正	正	正
4	誤	正	正	誤
5	誤	誤	誤	正

問98 **生薬製剤の代表的な生薬成分及びその目的とする作用の関係について、正しい組み合わせを下から一つ選びなさい。**

	生薬成分		目的とする作用
ア	ブクリョウ	−	利尿、健胃、鎮静作用
イ	サンザシ	−	発汗、解熱、解毒、消炎作用
ウ	カッコン	−	解熱、鎮痙作用
エ	ブシ	−	健胃、消化促進作用

1（ア、イ）　2（ア、ウ）　3（イ、エ）　4（ウ、エ）

問99 **殺虫剤・忌避剤に関する以下の記述のうち、誤っているものを一つ選びなさい。**

1　ヒトが、有機リン系殺虫成分に高濃度又は多量に曝露した場合、縮瞳や呼吸困難、筋肉麻痺等の症状が現れるおそれがある。

2　有機塩素系殺虫成分は、除虫菊の成分から開発された成分であり、比較的速やかに自然分解するため残効性が低く、家庭用殺虫剤に広く用いられている。

3　カーバメイト系殺虫成分は、アセチルコリンエステラーゼと可逆的に結合し、アセチルコリンエステラーゼを阻害することによって殺虫作用を示す。

4　ディートは、医薬品又は医薬部外品の忌避剤の有効成分のうち、最も効果的で、効果の持続性も高いとされているが、生後6ヶ月未満の乳児への使用を避けることとされている。

問100 **妊娠検査薬に関する以下の記述の正誤について、正しい組み合わせを下から一つ選びなさい。**

ア　妊娠検査薬は、尿中のヒト絨毛性性腺刺激ホルモン（hCG）の有無を調べるものである。

イ　妊娠の早期判定の補助として使用するものであり、その結果をもって直ちに妊娠しているか否かを断定することはできない。

ウ　妊娠検査薬は、検査操作を行う場所の室温が極端に高いと正確な検査結果が得られないことがあるため、使用直前まで冷蔵庫内に保管する必要がある。

エ　妊娠検査薬を使用することにより、正常な妊娠か否かについて判別可能である。

	ア	イ	ウ	エ
1	正	正	正	誤
2	正	誤	正	正
3	正	正	誤	誤
4	誤	正	誤	正
5	誤	誤	正	誤

薬事関係法規・制度

問101 医薬品医療機器等法及び医薬品医療機器等法施行規則に関する以下の記述の正誤について、正しい組み合わせを下から一つ選びなさい。

ア この法律は、医薬品、医薬部外品、化粧品、医療機器及び再生医療等製品の品質、有効性及び安全性の確保並びにこれらの使用による保健衛生上の危害の発生及び拡大の防止のために必要な規制を行うこと等により、保健衛生の向上を図ることを目的としている。

イ 医薬品製造販売業者、薬局開設者、病院の開設者等の医薬品等関連事業者等は、その相互間の情報交換を行うことその他の必要な措置を講ずることにより、医薬品等の品質、有効性及び安全性の確保並びにこれらの使用による保健衛生上の危害の発生及び拡大の防止に努めなければならない。

ウ 登録販売者は、購入者等に対して正確かつ適切な情報提供が行えるよう、日々最新の情報の入手、自らの研鑽に努める必要がある。

エ 薬局開設者、店舗販売業者又は配置販売業者は、その薬局、店舗又は区域において業務に従事する登録販売者に対し、厚生労働大臣に届出を行った者が行う研修を毎年度受講させなければならない。

	ア	イ	ウ	エ
1	正	正	正	正
2	正	誤	正	正
3	正	誤	誤	誤
4	誤	正	誤	正
5	誤	誤	正	誤

問102 日本薬局方に関する以下の記述のうち、正しいものの組み合わせを下から一つ選びなさい。

ア 日本薬局方には、日本で承認を受けている全ての医療用医薬品について、必要な規格・基準及び標準的試験方法等が定められている。

イ 厚生労働大臣は、医薬品の性状及び品質の適正を図るため、薬事・食品衛生審議会の意見を聴いて日本薬局方を定める。

ウ 日本薬局方に収載されている医薬品には、一般用医薬品として販売されているものや一般用医薬品の中に配合されているものはない。

エ 日本薬局方に収められている医薬品であって、その性状、品質が日本薬局方で定める基準に適合しないものは販売してはならない。

1（ア、イ） 2（ア、ウ） 3（イ、エ） 4（ウ、エ）

問103 毒薬及び劇薬に関する以下の記述の正誤について、正しい組み合わせを下から一つ選びなさい。

ア 現在のところ、毒薬で、一般用医薬品に該当するものはない。

イ 毒薬を貯蔵、陳列する場所については、かぎを施さなければならない。

ウ 毒薬については、それを収める直接の容器又は被包に白地に黒枠、黒字をもって、当該医薬品の品名及び「毒」の文字が記載されていなければならない。

エ 毒薬又は劇薬を、14歳未満の者その他安全な取扱いに不安のある者に交付することは禁止されている。

	ア	イ	ウ	エ
1	正	正	正	正
2	正	正	誤	正
3	正	誤	正	誤
4	誤	正	正	誤
5	誤	誤	誤	正

問104 薬局開設者又は店舗販売業者が要指導医薬品及び一般用医薬品を販売し、授与する場合の情報提供及び相談応需について、（　）の中に入れるべき字句の適切な組み合わせを下から一つ選びなさい。

リスク区分	対応する専門家	購入者側から質問等がなくても行う積極的な情報提供	購入者側から相談があった場合の応答
要指導医薬品	薬剤師	対面により、書面を用いた情報提供及び薬学的知見に基づく指導を義務づけ	義務
第一類医薬品	（ア）	書面を用いた情報提供を義務づけ	義務
第二類医薬品	薬剤師又は登録販売者	（イ）	義務
第三類医薬品	薬剤師又は登録販売者	法上の規定は特になし	（ウ）

	ア	イ	ウ
1	薬剤師	書面を用いた情報提供を義務付け	努力義務
2	薬剤師	努力義務	努力義務
3	薬剤師	努力義務	義務
4	薬剤師又は登録販売者	書面を用いた情報提供を義務付け	義務
5	薬剤師又は登録販売者	努力義務	義務

問105 化粧品に関する以下の記述の正誤について、正しい組み合わせを下から一つ選びなさい。

ア　化粧品とは、人の身体の構造若しくは機能に影響を及ぼすことを目的とするものである。

イ　化粧品を業として販売する場合には、販売業の許可が必要である。

ウ　化粧品は、医薬品的な効能効果を表示・標榜することが認められている。

エ　化粧品の成分本質（原材料）については、用途を問わず医薬品の成分を配合することは認められていない。

	ア	イ	ウ	エ
1	正	正	誤	正
2	正	誤	正	正
3	正	誤	正	誤
4	誤	正	正	誤
5	誤	誤	誤	誤

問106 食品に関する以下の記述のうち、誤っているものを一つ選びなさい。

1　食品とは、医薬品、医薬部外品及び再生医療等製品以外のすべての飲食物をいう。

2　外形上、食品として販売等されている製品であっても、その成分本質、効能効果の標榜内容から医薬品とみなされる場合がある。

3　特別用途食品の中には、病者用食品が含まれる。

4　機能性表示食品は、消費者庁長官の個別の許可を受け、特定の保健の目的が期待できる食品の機能性を表示できるものである。

問107 これまでに認められている主な特定保健用食品の表示内容及び保健機能成分に関する以下の組み合わせについて、誤っているものを一つ選びなさい。

	表示内容	保健機能成分
1	おなかの調子を整える	ビフィズス菌
2	コレステロールが高めの方に適する	中性脂肪酸
3	骨の健康維持に役立つ	大豆イソフラボン
4	血圧が高めの方に適する	ラクトトリペプチド
5	血糖値が気になる方に適する	難消化性デキストリン

問108 以下の栄養成分のうち、栄養機能表示と併せて「本品は、胎児の正常な発育に寄与する栄養素ですが、多量摂取により胎児の発育が良くなるものではありません。」という注意喚起表示がされることがあるものとして、正しいものを一つ選びなさい。

1 葉酸
2 カルシウム
3 ビタミンA
4 マグネシウム
5 亜鉛

問109 医薬品の販売に関する以下の記述のうち、正しいものの組み合わせを下から一つ選びなさい。

ア 医薬品を、業として販売、授与又は販売若しくは授与の目的で貯蔵、若しくは陳列を行うには、薬局の開設又は医薬品の販売業の許可を受ける必要がある。

イ 卸売販売業の許可を受けた者は、一般の生活者に対して医薬品を販売することができる。

ウ 医薬品販売業の許可は、6年ごとにその更新を受けなければ、その期間の経過によって、その効力を失う。

エ 薬局の許可を受けた者は、露天販売や現金行商のような販売方法で医薬品を販売することができる。

1（ア、イ） 2（ア、ウ） 3（イ、エ） 4（ウ、エ）

問110 登録販売者に関する以下の記述の正誤について、正しい組み合わせを下から一つ選びなさい。

ア 登録販売者とは、医薬品医療機器等法において「登録販売者試験に合格した者をいう」と規定されている。

イ 登録販売者が店舗管理者になるために必要な従事期間は、一般従事者として薬剤師又は登録販売者の管理及び指導の下に実務に従事した期間又は登録販売者として業務に従事した期間が連続して2年以上なければならない。

ウ 店舗管理者である登録販売者は、店舗販売業者の許可を受ければ、その店舗以外の場所で業として店舗の管理その他薬事に関する実務に従事することができる。

エ 店舗管理者である登録販売者は、保健衛生上支障を生ずるおそれがないよう、店舗販売業者に対して必要な意見を書面により述べなければならない。

	ア	イ	ウ	エ
1	正	正	正	正
2	正	誤	正	誤
3	正	誤	誤	正
4	誤	正	誤	誤
5	誤	誤	誤	正

問111 **以下の事項のうち、店舗販売業者が要指導医薬品又は第一類医薬品を販売した際に、医薬品の購入等に関する記録として書面に記載しなければならない項目について誤っているものを一つ選びなさい。**

1 品名
2 数量
3 販売の日時
4 購入者の氏名
5 購入者が情報提供の内容を理解したことの確認の結果

問112 **以下の成分、その水和物及びそれらの塩類を有効成分として含有する製剤のうち、濫用等のおそれのあるものとして厚生労働大臣が指定する医薬品に該当するものの組み合わせを下から一つ選びなさい。**

ア エフェドリン
イ ジフェンヒドラミン
ウ プソイドエフェドリン
エ イブプロフェン

1（ア、イ）　2（ア、ウ）　3（イ、エ）　4（ウ、エ）

問113 **薬局開設者又は店舗販売業者が行う特定販売に関する以下の記述の正誤について、正しい組み合わせを下から一つ選びなさい。**

ア 特定販売とは、その薬局又は店舗におけるその薬局又は店舗以外の場所にいる者に対する一般用医薬品又は薬局製造販売医薬品（毒薬及び劇薬であるものを除く。）の販売又は授与のことをいう。
イ 特定販売では、当該薬局又は店舗に貯蔵し、又は陳列している一般用医薬品又は薬局製造販売医薬品を販売することができる。
ウ 特定販売を行うことについてインターネットを利用して広告をするときは、都道府県知事（その薬局又は店舗の所在地が保健所を設置する市又は特別区の区域にある場合においては、市長又は区長）及び厚生労働大臣が容易に閲覧することができるホームページで行わなければならない。
エ 特定販売を行うことについてインターネットを利用して広告をするときは、ホームページに薬局又は店舗の主要な外観の写真を表示しなければならない。

	ア	イ	ウ	エ
1	正	正	正	正
2	正	誤	正	正
3	正	誤	誤	誤
4	誤	正	正	誤
5	誤	正	誤	正

問114 **医薬品の販売広告に関する以下の記述のうち、正しいものを一つ選びなさい。**

1 漢方処方製剤の効能効果は、配合されている個々の生薬成分がそれぞれ作用しているため、それらの構成生薬の作用を個別に挙げて説明することが適当である。
2 一般用医薬品と同じ有効成分を含有する医療用医薬品の効能効果をそのまま標榜することは、承認されている内容を正確に反映した広告といえる。
3 医師が推薦している旨の広告については、事実に基づくものであれば認められている。
4 厚生労働大臣が、虚偽・誇大な広告を行った者に対して、違反を行っていた期間中における対象商品の売上額に応じた課徴金を納付させる課徴金制度がある。

問115 **以下の事項のうち、行政庁による薬局開設者又は店舗販売業者に対する医薬品医療機器等法に基づく処分として、誤っているものを一つ選びなさい。**

1 管理者の変更命令
2 業務停止命令
3 廃棄・回収命令
4 薬剤師又は登録販売者の解雇命令
5 構造設備の改善命令

問116 以下の事項のうち、店舗販売業者が劇薬を一般の生活者に対して販売する際に、医薬品医療機器等法の規定により、当該医薬品を譲り受ける者から交付を受ける文書に記載されていなければならないものとして、正しいものの組み合わせを下から一つ選びなさい。

ア 使用目的
イ 譲受人の生年月日
ウ 譲受人の職業
エ 譲渡人の氏名

1（ア、イ） 2（ア、ウ） 3（イ、エ） 4（ウ、エ）

問117 生物由来製品に関する以下の記述の正誤について、正しい組み合わせを下から一つ選びなさい。

ア 生物由来製品には、植物に由来するもののみを原料又は材料として製造されるものはない。
イ 生物由来製品は、製品の使用による感染症の発生リスクに着目して指定されている。
ウ 医療機器及び再生医療等製品は、生物由来製品の指定対象とならない。
エ 生物由来製品として指定された一般用医薬品はない。

	ア	イ	ウ	エ
1	正	正	正	正
2	正	正	誤	正
3	正	誤	正	誤
4	誤	正	正	誤
5	誤	誤	誤	正

問118 医薬品の容器又は外箱等への記載事項に関する以下の記述について、正しいものの組み合わせを下から一つ選びなさい。

ア 医薬品の法定表示事項の記載は、原則として邦文でされていなければならない。
イ 法定表示が適切になされていない医薬品を販売した場合、製造販売業者の責任となるため、薬局及び医薬品販売業者が罰せられることはない。
ウ 医薬品の法定表示事項は、購入者が読みやすく理解しやすい用語による正確なものでなければならない。
エ 日本薬局方に収載されている医薬品以外の医薬品においては、その有効成分の名称及びその分量は表示する必要はない。

1（ア、イ） 2（ア、ウ） 3（イ、エ） 4（ウ、エ）

問119 配置販売業に関する以下の記述の正誤について、正しい組み合わせを下から一つ選びなさい。

ア 配置販売業の許可は、一般用医薬品を、配置により販売又は授与する業務について、配置しようとする区域をその区域に含む都道府県ごとに、その都道府県知事が与える。
イ 配置販売業では、医薬品を開封して分割販売することができる。
ウ 配置販売業者が、店舗による医薬品の販売をしようとする場合には、別途、薬局の開設又は店舗販売業の許可を受ける必要はない。
エ 薬剤師が従事している場合は、一般用医薬品以外に医療用医薬品も取り扱うことができる。

	ア	イ	ウ	エ
1	正	正	正	正
2	正	正	誤	正
3	正	誤	誤	誤
4	誤	正	正	誤
5	誤	誤	正	正

問120 以下の事項のうち、薬局開設者が、医薬品医療機器等法の規定により、薬局の見やすい位置に掲示しなければならない事項として、<u>誤っているもの</u>を一つ選びなさい。

1 要指導医薬品、第一類医薬品、第二類医薬品及び第三類医薬品の定義並びにこれらに関する解説
2 医薬品による健康被害の救済制度に関する解説
3 取り扱う薬局製造販売医薬品又は一般用医薬品の使用期限
4 薬局の管理者の氏名
5 相談時及び緊急時の電話番号その他連絡先

執筆者一覧

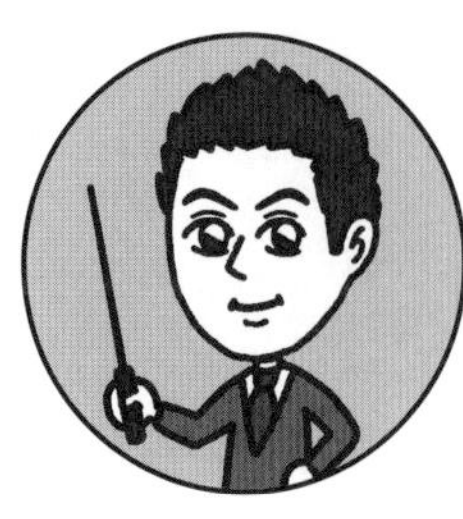

石川 達也（いしかわ・たつや）

日本統合医療学園理事。日本薬科大学薬学部漢方薬学科卒業。講師歴は14年で、各種専門学校・社会人スクールにて対策講師を務めるほか、全国の大学・製薬メーカー等にて登録販売者の育成を行っている。2017年にはYouTubeで試験対策動画を公開。再生回数は330万回を超えており、「対策動画の中で一番わかりやすい」「先生のおかげで合格できた」と受講者から絶大な支持を得ている。著書に『改訂版 この1冊で合格！ 石川達也の登録販売者 テキスト＆問題集』（KADOKAWA）がある。

- YouTubeチャンネル「石川達也」
  https://www.youtube.com/@ishikawa-tatsuya

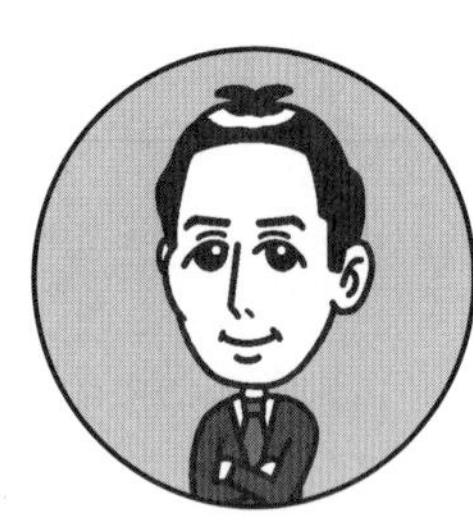

鎌田 晃博（かまだ・あきひろ）

薬局業務kaizen研究会代表。薬剤師、中小企業診断士。北海道大学薬学部卒業後、製薬企業や薬局に勤務し、調剤業務からOTC・漢方薬販売まで、長年医薬品販売業務・マーケティングに関わっている。2016年より登録販売者向け情報サイト「医薬品 登録販売者DX」の運営も行い、受験情報の提供だけでなく、各地で受験対策講義も行っている。

- 「医薬品 登録販売者DX」
  https://tourokuhanbaisha.com/

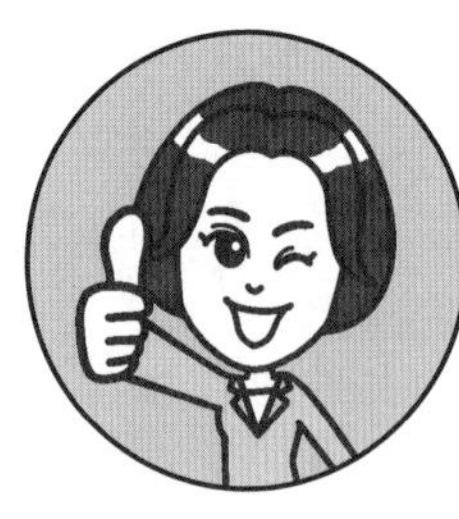

村松 早織（むらまつ・さおり）

株式会社東京マキア代表取締役。薬剤師。
名城大学薬学部を卒業後、医療用医薬品卸売企業、大小のドラッグストアでの勤務を経て、2016年に株式会社東京マキアを立ち上げる。現在は、登録販売者や受験生向けの講義を中心に事業を展開中。TwitterやYouTube（やっけんちゃんねる）などでは、延べ1.8万人を超えるフォロワーに向けてOTC医薬品についての情報発信を行う。ニックネームは「ムラマツコ」。著書に『やさしくわかる！登録販売者1年目の教科書』（ナツメ社）、『医薬品暗記帳 医薬品登録販売者試験絶対合格！「試験問題作成に関する手引き 第3章」徹底攻略』（金芳堂）がある。

- Twitterアカウント **@saori_tmaquilla**
- YouTubeチャンネル「やっけんちゃんねる」
  https://www.youtube.com/@yakkench

これで完成！ 登録販売者 全国過去問題集 2023年度版

2023年3月10日　初版発行
2023年6月30日　再版発行

著者／石川 達也、鎌田 晃博、村松 早織

発行者／山下 直久

発行／株式会社KADOKAWA
〒102-8177　東京都千代田区富士見2-13-3
電話 0570-002-301(ナビダイヤル)

印刷所／株式会社加藤文明社印刷所

ISBN 978-4-04-606139-3　C3047

［別冊解答・解説］

2023年度版

＼これで完成！／

登録販売者 全国 過去問題集

矢印の方向に引くと取り外せます

この別冊は本体に糊付けされています。
別冊を外す際の表紙の剥離等については交換いたしかねますので、
本体を開いた状態でゆっくり丁寧に取り外してください。

KADOKAWA

別冊目次

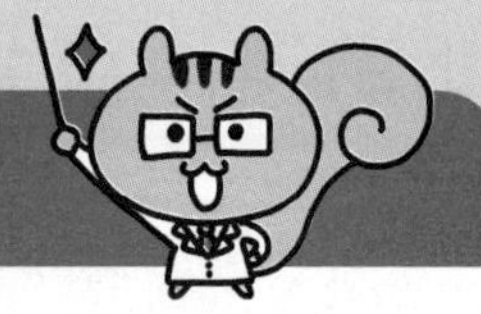

追加のマークシートが必要な場合は、右の書誌ページからダウンロードしてご利用ください。なお、QR コードでアクセスできない場合は、公式サイト（https://www.kadokawa.co.jp）から書名を検索してください。

- 厚生労働省「試験問題の作成に関する手引き」（令和４年３月）に基づき2023年1月時点で解説を行っています。
- 「医薬品、医療機器等の品質、有効性及び安全性の確保等に関する法律」は、「薬機法」と表記しています。
- 本文における製品名は、一般に各社の登録商標または商標です。本文中では ®、™ などは表示していません。

北海道・東北ブロックの解答・解説

解答一覧

問題番号	解答
1	3
2	4
3	1
4	4
5	5
6	4
7	3
8	2
9	1
10	2
11	2
12	3
13	4
14	4
15	2
16	1
17	4
18	4
19	1
20	3
21	3
22	5
23	4
24	3
25	3
26	3
27	1
28	1
29	1
30	2

問題番号	解答
31	3
32	2
33	3
34	4
35	4
36	2
37	3
38	2
39	3
40	4
41	3
42	5
43	3
44	5
45	4
46	4
47	3
48	2
49	4
50	5
51	1
52	1
53	3
54	5
55	5
56	1
57	4
58	4
59	4
60	4

問題番号	解答
61	2
62	3
63	3
64	1
65	1
66	2
67	4
68	1
69	3
70	3
71	2
72	4
73	4
74	2
75	3
76	1
77	4
78	2
79	1
80	1
81	3
82	3
83	4
84	5
85	2
86	3
87	2
88	3
89	2
90	4

問題番号	解答
91	4
92	5
93	5
94	2
95	1
96	3
97	1
98	1
99	1
100	4
101	2
102	2
103	4
104	2
105	1
106	3
107	5
108	2
109	3
110	2
111	2
112	4
113	3
114	5
115	2
116	2
117	1
118	4
119	5
120	1

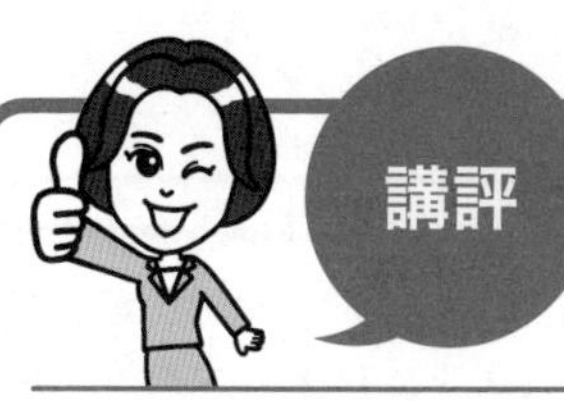

講評

素直な問題で難易度は低め。第３章の生薬成分が合否の分かれ目

<第３章以外の章> 比較的素直な問題が多かったため、合格者は第３章で解けない問題があっても、ほかの章でカバーできたと考えられます。

<第３章> 特に、**生薬成分**に関する出題が多く見られ、合否の分かれ目であったと考えられます。具体的には、「生薬成分が含まれた問題」が12問、「**漢方処方製剤が含まれた問題**」が４問出題されました。これは第３章の４割の問題数に相当するため、戦略的に学習に取り組むことを強くおすすめします。ここでいう「戦略」とは、頻出成分を優先的に押さえることですが、例えば生薬成分の場合、「**小児鎮静薬**に配合される生薬成分」と「**強心薬**に配合される生薬成分」は、全国的に頻出となっています。そのため、問27（小児鎮静薬）と問37（強心薬）は、必ず正解したい問題です。次に、漢方処方製剤の場合、「**かぜ症状**」「**精神・神経症状**」「**婦人の症状**」「**その他の症状：肥満症など**」に用いられる漢方処方製剤が全国的に頻出です。そのため、問21（かぜ症状）、問44（婦人の症状）、問56（その他の症状：肥満症など）は必ず正解したい問題です。第３章は非常に多くの成分が出てくるため、このようにメリハリをつけて学習しましょう。

<令和４年の手引き改訂部分に関する問題> 第１章では問４「セルフメディケーションへの積極的な貢献・セルフメディケーション税制」、問13「スポーツ競技者のドーピング」、第５章では問111「添付文書の同梱」などがありましたが、全体としてはごく少数の出題でした。

医薬品に共通する特性と基本的な知識

問１　正解 ３

a　誤　殺虫剤の中には誤って人体がそれに曝されれば、**健康を害する**おそれがあるものもある。

b、c　正

d　誤　一般用医薬品として販売される製品は、**製造物責任法（PL法）**の対象でもある。

問２　正解 ４

a、b、d　正

c　誤　少量の医薬品の投与でも、発がん作用、胎児毒性や組織・臓器の機能不全を生じる場合もある。

問３　正解 １

a、b、d　正

c　誤　「特定保健用食品」ではなく「**機能性表示食品**」である。「特定保健用食品」は、身体の生理機能などに影響を与える保健機能成分を含むもので、個別に（一部は規格基準に従って）特定の保健機能を示す有効性や安全性などに関する国の審査を受け、**許可**されたものである。

問４　正解 ４　重要

１～３　正

４　誤　スイッチOTC医薬品以外にも、**腰痛や肩こり、風邪やアレルギーの諸症状に対応する一般用医薬品**が税制の対象となっている。

問５　正解 ５

世界保健機関（WHO）の定義によれば、医薬品の副作用とは、「疾病の予防、（ **a 診断** ）、治療のため、又は身体の機能を正常化するために、人に（ **b 通常用いられる** ）量で発現する医薬品の有害かつ（ **c 意図しない** ）反応」とされている。

問６　正解 ４

a、b、d　正

c　誤　「体質的・遺伝的な要素はない」は誤りで「**体質的・遺伝的な要素もある**」が正しい。

問７　正解 ３

a、c、d　正

b　誤　一般用医薬品にも**習慣性・依存性**がある成分を含んでいるものがあり、そうした医薬品がしばしば乱用されることが知られている。

問8　正解 2

1、3、4　正

2　誤　小児は、大人と比べて身体の大きさに対して腸が**長く**、服用した医薬品の吸収率が相対的に**高い**。

問9　正解 1

1　誤　「個人差はほとんどない」は誤りで「個人差が**大きい**」が正しい。

2～4　正

問10　正解 2

a、d　正

b　誤　妊婦は、体の変調や不調を起こしやすいため、一般用医薬品を使用することにより、症状の緩和等を図ろうとする場合もあるが、その際には妊婦の状態を通じて**胎児に影響**を及ぼすことがないよう配慮する必要があり、そもそも一般用医薬品による対処が適当かどうかを含めて**慎重に考慮**されるべきである。

c　誤「すべて解明されている」は誤りで「**未解明**のことも多い」が正しい。

問11　正解 2

a　誤　「その症状が悪化することはない」は誤りで「その症状が悪化することも**ある**」が正しい。

b、c、d　正

問12　正解 3

a、b、c　正

d　誤　医薬品は、適切な保管・陳列がなされたとしても、経時変化による品質の劣化は避けられない。

問13　正解 4　重要

1～3　正

4　誤　一般用医薬品にも、**ドーピングに該当する成分**を含んだものがある。

ドーピングに関する記述は、令和4年手引き改訂での追記部分です。なお、禁止物質の例には、メチルエフェドリンやマオウ（麻黄）などがあります。

問14　正解 4

一般用医薬品は、法において「医薬品のうち、その効能及び効果において人体に対する作用が（ **a 著しくない** ）ものであって、（ **b 薬剤師その他の医薬関係者から提供された** ）情報に基づく需要者の選択により使用されることが目的とされているもの（要指導医薬品を除く。）」と定義されている。

問15　正解 2

a　誤　「重度な疾病」ではなく「**軽度な疾病**」である。

b、c、d　正

問16　正解 1

a～d　正

問17　正解 4

a　誤　購入者側に情報提供を受けようとする意識が乏しい場合であっても、可能な情報提供を行っていくための**コミュニケーション技術**を身につけるべきである。

b　誤　購入者等が医薬品を使用する状況は随時変化する可能性があるため、販売時のコミュニケーションの機会が**継続的**に確保されるよう配慮することも重要である。

c、d　正

問18　正解 4

a　誤　「血管新生を促進する作用」ではなく「血管新生を**妨げる作用**」である。

b、c、d　正

問19　正解 1

a、b　正

c、d　誤　「スモン訴訟」ではなく「**HIV 訴訟**」である。HIV訴訟により、緊急に必要とされる医薬品を迅速に供給するための「**緊急輸入**」制度が創設された。また、血液製剤の安全確保対策として**検査や献血時の問診**の充実が図られた。

問20　正解 3

1　**誤**「アルブミン製剤」ではなく「**血液凝固因子製剤**」である。
2　**誤**「HIV」を「プリオン」に置き換えると「クロイツフェルト・ヤコブ病（CJD）」についての記述になる。
3　**正**
4　**誤**「HIV訴訟」ではなく「**サリドマイド訴訟、スモン訴訟**」である。

主な医薬品とその作用

問21　正解 3　重要

1　**誤**　桂枝湯：体力**虚弱**で、**汗が出る**もののかぜの**初期**に適すとされる。
2　**誤**　小青竜湯：体力**中等度**又は**やや虚弱**で、**うすい水様の痰**を伴う咳や鼻水が出るものの気管支炎、気管支喘息、鼻炎、アレルギー性鼻炎、むくみ、感冒、花粉症に適すとされる。
3　**正**　柴胡桂枝湯：体力**中等度**又は**やや虚弱**で、多くは腹痛を伴い、ときに微熱・寒気・頭痛・吐きけなどのあるものの胃腸炎、**かぜの中期から後期**の症状に適すとされる。
4　**誤**　麻黄湯：体力**充実**して、**かぜのひきはじめ**で、寒気がして発熱、頭痛があり、咳が出て**身体のふしぶしが痛く**汗が出ていないものの感冒、鼻かぜ、気管支炎、鼻づまりに適すとされる。
5　**誤**　香蘇散：体力**虚弱**で、神経過敏で**気分がすぐれず**胃腸の弱いもののかぜの**初期**、血の道症に適すとされる。

3の柴胡桂枝湯は、小柴胡湯と桂枝湯を合わせた処方なので、この2剤を合わせたような「効能」や「体力」になっています。

問22　正解 5　重要

a　**誤**　「抗アドレナリン作用」ではなく「**抗ヒスタミン作用**」である。
b　**正**　ノスカピンは、**非麻薬性鎮咳成分**である。
c　**正**　グアヤコールスルホン酸カリウムは、**去痰成分**である。
d　**正**　ベンフォチアミンは、**ビタミンB1**の誘導体である。

問23　正解 4

解熱鎮痛成分により末梢におけるプロスタグランジンの産生が（ **a　抑制** ）されると、腎血流量が（ **b　減少** ）するため、腎機能に障害があると、その症状を悪化させる可能性がある。

また、胃酸分泌が（ **c　増加** ）するとともに胃壁の血流量が低下して、胃粘膜障害を起こしやすくなる。そうした胃への悪影響を軽減するため、なるべく（ **d　空腹時** ）を避けて服用することとなっている場合が多い。

問24　正解 3

a、d　**正**
b　**正**　エテンザミドとの組み合わせ製剤として、例えば、**アセトアミノフェン**、カフェイン、エテンザミドの組合せは、それぞれの頭文字から「**ACE処方**」と呼ばれる。
c　**誤**　シャクヤクは、ボタン科のシャクヤクの根を基原とする生薬で、**鎮痛鎮痙作用**、鎮静作用を示し、**内臓の痛み**にも用いられる。発汗を促して解熱を助ける作用を期待して配合されるものとしては、ショウキョウ、ケイヒがある。

問25　正解 3　重要

1、2、4　**正**
3　**誤**　「徐脈」ではなく「**頻脈**」である。

問26　正解 3　重要

a　**誤**　ジプロフィリン等のキサンチン系成分は、**中枢神経系**を興奮させる作用を示し、**甲状腺機能障害**又は**てんかん**の診断を受けた人では、症状の悪化を招くおそれがある。
b　**正**
c　**誤**　スコポラミン臭化水素酸塩水和物は、抗コリン成分である。**肝臓で速やかに代謝されて**

しまうため、抗ヒスタミン成分と比べて作用の持続時間は**短い**。

d　誤　「アリルイソプロピルアセチル尿素」ではなく「**カフェインやジプロフィリンなどのキサンチン系成分**」である。アリルイソプロピルアセチル尿素は**鎮静成分**である。

問27　正解 1　重要

a～d　正

すべて正しい。なお､ジャコウとゴオウの基原・効能効果は以下の通りである。

・ジャコウ(麝香):**シカ科のジャコウジカの雄**の麝香腺分泌物を基原とする生薬で、強心作用のほか、呼吸中枢を刺激して呼吸機能を高めたり、**意識をはっきりさせる**等の作用があるとされる。

・ゴオウ(牛黄):**ウシ科のウシの胆嚢中に生じた結石**を基原とする生薬で、**強心作用**のほか、末梢血管の拡張による**血圧降下**、**興奮を鎮める**等の作用があるとされる。

問28　正解 1

a､b､c　正

d　誤　気道粘膜からの粘液分泌が「減り」は誤りで「**増え**」が正しい。

問29　正解 1

a､b､c　正

d　誤　「鎮咳作用」ではなく「**去痰作用**」である。

問30　正解 2

a､d　正

b　誤　「グリチルリチン酸二カリウム」ではなく「セチルピリジニウム塩化物、デカリニウム塩化物などの**殺菌消毒成分**」である。グリチルリチン酸二カリウムは、**抗炎症成分**である。

c　誤　「デカリニウム塩化物」ではなく「アズレンスルホン酸ナトリウム(水溶性アズレン)」である。デカリニウム塩化物は、**殺菌消毒成分**である。｢～イウム(デカリ**ニウム**塩化物、セチルピリジ**ニウム**塩化物、ベンゼト**ニウム**塩化物など)」の語尾を持つ成分名は、**殺菌消毒成分**に多い。

問31　正解 3

a　誤　「リュウタン」ではなく「**胆汁末や動物胆(ユウタンを含む)**」である。リュウタン(竜胆)は、リンドウ科のトウリンドウ等の根及び根茎を基原とする生薬で、**苦味**による**健胃作用**を期待して用いられる。

b､c　正

d　誤　「スクラルファート」ではなく「**消化成分**」の説明である。スクラルファートは、**胃粘液の分泌を促す**、胃粘膜を覆って胃液による消化から**保護**する、荒れた胃粘膜の**修復を促す**等の作用を期待して用いられる。

問32　正解 2

1､3､4　正

2　誤　ピコスルファートナトリウムは、**胃や小腸では分解されないが**、大腸に生息する**腸内細菌**によって分解されて、大腸への刺激作用を示すようになる。

問33　正解 3　重要

a　誤　**収斂成分**(ビスマスを含む成分など)を主体とする止瀉薬については、**細菌性の下痢**や**食中毒**のときに使用して腸の運動を鎮めると、かえって状態を**悪化させる**おそれがある。

b､d　正

c　誤　「タンニン酸ベルベリン」ではなく「タンニン酸アルブミン」の説明である。**タンニン酸アルブミン**に含まれる**アルブミン**は、**牛乳**に含まれるタンパク質(**カゼイン**)から精製された成分であるため、**牛乳**にアレルギーがある人では使用を避ける必要がある。

問34　正解 4

1　誤　桂枝加芍薬湯:体力中等度以下で、腹部膨満感のあるもののし**ぶり腹**、腹痛、下痢、便秘に適すとされる。

2　誤　人参湯:体力虚弱で、疲れやすくて手足などが**冷えやすい**ものの胃腸虚弱、**下痢**、嘔吐、胃痛、腹痛、急・慢性胃炎に適すとされる。

3　誤　安中散:体力中等度以下で、**腹部は力が**なくて、胃痛又は腹痛があって、ときに胸やけや、げっぷ、胃もたれ、食欲不振、吐きけ、嘔吐などを伴うものの神経性胃炎、慢性胃炎、胃腸虚弱に適するとされる。

4　正　大黄牡丹皮湯：体力中等度以上で、**下腹部痛**があって、**便秘**しがちなものの**月経不順**、月経困難、月経痛、便秘、痔疾に適すとされる。

5　誤　麻子仁丸：体力中等度以下で、ときに**便が硬く塊状**なものの便秘、便秘に伴う頭重、のぼせ、湿疹・皮膚炎、ふきでもの（にきび）、食欲不振（食欲減退）、腹部膨満、腸内異常醗酵、痔などの症状の緩和に適すとされる。

問35　正解 4

1　誤　パパベリン塩酸塩は、抗コリン成分と異なり自律神経系を介した作用ではないが、**眼圧を上昇**させる作用を示すことが知られている。**緑内障**の診断を受けた人では、症状の悪化を招くおそれがある。

2　誤　「メチルベナクチジウム臭化物」ではなく「アミノ安息香酸エチルやオキセサゼインのような**局所麻酔成分**」の説明である。メチルベナクチジウム臭化物は、**胃腸鎮痛鎮痙薬**に配合される**抗コリン成分**である。

3　誤　「12歳未満の小児」ではなく、「**6歳未満**の小児」。

4　正

問36　正解 2

a　誤　「ビサコジル」ではなく「**炭酸水素ナトリウム**」である。ビサコジルは、大腸のうち特に**結腸**や**直腸**の粘膜を**刺激**して、排便を促すと考えられている。

b　誤　グリセリンが配合された浣腸薬が、肛門や直腸の粘膜に損傷があり出血しているときに使用されると、グリセリンが傷口から血管内に入って、**赤血球の破壊**（**溶血**）を引き起こす、また、**腎不全**を起こすおそれがある。

c、d　正

問37　正解 3　重要

次ページの「強心薬に配合される生薬成分と覚え方」の表を参照のこと。

a　誤　「ジンコウ」ではなく「**リュウノウ**」の説明である。

b　誤　「1mg」ではなく「**5mg**」である。

c　正

d　誤　「インヨウカク」ではなく「**ジャコウ**」の説明である。

問38　正解 2

コレステロールは細胞の構成成分で、（ **a　副腎皮質ホルモン** ）や胆汁酸等の生理活性物質の産生に重要な物質である。コレステロールは水に（ **b　溶けにくい** ）物質であるため、血液中では血漿タンパク質と結合したリポタンパク質となって存在する。リポタンパク質は比重によっていくつかの種類に分類されるが、そのうち（ **c　低密度リポタンパク質** ）は、コレステロールを肝臓から末梢組織へと運ぶリポタンパク質である。

問39　正解 3

a　誤　「ビタミンＢ６」ではなく「**ビタミンC**（アスコルビン酸等）」である。

b　正

c　誤　「コバルト」ではなく「**銅**」である。コバルトは赤血球ができる過程で必要不可欠な**ビタミンB12**の構成成分であり、骨髄での**造血機能**を高める目的で、貧血用薬に**硫酸コバルト**が配合されている場合がある。

d　正　鉄分の吸収は**空腹時**のほうが**高い**とされているが、消化器系への**副作用**を軽減するには、**食後**に服用することが望ましい。

問40　正解 4

a　誤　正しくは「ヘプロニカート－遊離した**ニコチン酸**による、末梢の**血液循環**の改善」である。

b　誤　正しくは「ルチン－高血圧等における**毛細血管の補強**、強化」である。

c、d　正

問41　正解 3

a　誤　外用痔疾用薬は局所に適用されるものであるが、坐剤及び注入軟膏では、成分の一部が直腸粘膜から吸収されて循環血流中に入りやすく、**全身的な影響を生じる**ことがある。

b、c　正

強心薬に配合される生薬成分と覚え方

	生薬	基原・効能効果	覚え方
強心成分	センソ （蟾酥）	**ヒキガエル科のアジアヒキガエル等の耳腺の**分泌物を集めたものを基原とする生薬で、微量で強い**強心作用**を示す。	いわゆる「ガマの油」のことで、微量で強い**強心作用**を示す。
	ロクジョウ （鹿茸）	シカ科の *Cervus nippon* Temminck、*Cervus elaphus* Linné、*Cervuscanadensis* Erxleben又はその他同属動物の雄鹿の角化していない**幼角**を基原とする生薬で、**強心作用**のほか、**強壮**、**血行促進**等の作用があるとされる。	漢字から、「鹿の角」を基原とすることがイメージできる。「茸」は、**幼角**の形や伸びる速さをキノコに例えたことから。
	ジャコウ （麝香）	ジャコウは、シカ科の**ジャコウジカの雄の麝香腺分泌物**を基原とする生薬で、**強心作用**のほか、呼吸中枢を刺激して呼吸機能を高めたり、**意識をはっきりさせる**等の作用があるとされる。	「鹿を射る香り」という漢字から、「鹿の麝香腺分泌物」を基原とすることがイメージできる。ジャコウは「ムスク」とも呼ばれるため、独特な香りで**意識をはっきりさせる**イメージを持つとよい。
強心成分以外の配合成分	ジンコウ （沈香）	ジンチョウゲ科のジンコウ、その他同属植物の材、特にその辺材の材質中に黒色の樹脂が沈着した部分を採取したものを基原とする生薬で、**鎮静**、健胃、強壮などの作用を期待して用いられる。	「沈む」という漢字から、**鎮静作用**をイメージするとよい。
	リュウノウ （竜脳）	フタバガキ科のリュウノウジュの樹幹の空隙に析出する精油の結晶を基原とする生薬で、**中枢神経系の刺激作用**による気つけの効果を期待して用いられる。	「竜の脳」という漢字から、**中枢神経系**（＝脳・脊髄）**の刺激作用**をイメージするとよい。なお、「**気つけ**」は、リュウノウに固有の効能である。
	レイヨウカク （羚羊角）	**ウシ科**のサイカレイヨウ（高鼻レイヨウ）等の角を基原とする生薬で、緊張や興奮を鎮める作用等を期待して用いられる。	漢字から、「羚羊の角」を基原とすることがイメージできる。基原の**ウシ科サイカレイヨウ**は、カモシカの一種である。
	インヨウカク （淫羊藿）	メギ科のキバナイカリソウ、イカリソウ、*Epimedium brevicornu* Maximowicz、*Epimedium wushanense* T. S. Ying、ホザキイカリソウ又はトキワイカリソウの地上部を基原とする生薬で、**強壮**、**血行促進**、**強精**（**性機能の亢進**）等の作用を期待して用いられる。	「淫らな羊になる草」が生薬名の由来とされるため、**強精**（**性機能の亢進**）**作用**をイメージするとよい。先述したレイヨウカクと名前が似ているため、ひっかけ問題に注意。

d　誤　「セチルピリジニウム塩化物」ではなく「**アラントイン**」や「**アルミニウムクロルヒドロキシアラントイネート**（別名：**アルクロキサ**）」である。セチルピリジニウム塩化物は、**殺菌消毒成分**である。

問42　正解 5

a　誤　セイヨウトチノミはトチノキ科のセイヨウトチノキ（マロニエ）の種子を用いた生薬で、主に**抗炎症作用**を期待して用いられる。

b、c、d　正

問43　正解 3

a　正　ウワウルシは、**利尿作用**だけでなく、**抗菌作用**も示す。「**尿路の殺菌消毒効果**を期待して用いられる」ことはよく問われるため、必ず押さえること。

b、c、d　正

問44　正解 5　重要

本問で出題された漢方処方製剤はいずれも頻出であるため、必ず覚えること。詳細については「頻出の婦人用漢方処方製剤」の表を参照のこと。

a　誤　「加味逍遙散」ではなく「**温経湯**」の説明である。

b　誤　「五積散」ではなく「**四物湯**」の説明である。

c　誤　「当帰芍薬散」ではなく「**五積散**」の説明である。

d　正

問45　正解 4

a、c、d　正

b　誤　抗ヒスタミン成分は、ヒスタミンの働きを抑える作用以外に**抗コリン作用**も示すため、**排尿困難**や口渇、便秘等の副作用が現れることがある。

問46　正解 4

a　誤　「医師の診療を受ける必要はない」は誤りで「医師の診療を受けるなどの対応が**必要である**」が正しい。

b　誤　「目的とするものがある」は誤りで「目的とするものは**ない**」が正しい。

c、d　正

問47　正解 3

a、b、d　正

c　誤　ベンザルコニウム塩化物は、**黄色ブドウ球菌**、**溶血性連鎖球菌**又はカンジダ等の**真菌類**に対する殺菌消毒作用を示す。**結核菌**や**ウイルス**には**効果がない**。

問48　正解 2

a、d　正

b　誤　「ネオスチグミンメチル硫酸塩」ではなく「ナファゾリン塩酸塩などの**アドレナリン作動成分**」である。ネオスチグミンメチル硫酸塩は、**コリンエステラーゼ**の働きを**抑える**作用を示し、毛様体におけるアセチルコリンの働きを**助ける**ことで、目の**調節機能**を改善する効果を目的として用いられる。

c　誤　「パンテノール」ではなく「**ビタミンE（ト**

頻出の婦人用漢方処方製剤

名称	効能効果
加味逍遙散	体力中等度以下でのぼせ感があり、肩がこり、疲れやすく、精神不安やいらだちなどの精神神経症状、時に便秘の傾向のあるものの冷え症、虚弱体質、月経不順、月経困難、更年期障害、血の道症、不眠症に適すとされる。
五積散	体力中等度またはやや虚弱で冷えがあるものの胃腸炎、腰痛、神経痛、関節痛、月経痛、頭痛、更年期障害、感冒に適すとされる。
当帰芍薬散	体力虚弱で、冷え症で貧血の傾向があり疲労しやすく、ときに下腹部痛、頭重、めまい、肩こり、耳鳴り、動悸などを訴えるものの月経不順、月経異常、月経痛、更年期障害、産前産後あるいは流産による障害（貧血、疲労倦怠、めまい、むくみ）、めまい・立ちくらみ、頭重、肩こり、腰痛、足腰の冷え症、しもやけ、むくみ、しみ、耳鳴りに適すとされる。
桂枝茯苓丸	比較的体力があり、時に下腹部痛、肩こり、頭重、めまい、のぼせて足冷えなどを訴えるものの月経不順、月経異常、月経痛、更年期障害、血の道症、肩こり、めまい、頭重、打ち身（打撲症）、しもやけ、しみ、湿疹・皮膚炎、にきびに適すとされる。

コフェロール酢酸エステル等）」である。パンテノールは、自律神経系の伝達物質の産生に重要な成分であり、目の調節機能の回復を促す効果を期待して用いられる。

問49　正解 4

1〜3　正

4　誤　「殺菌消毒効果が高まる」ではなく「殺菌消毒効果が**低下**する」である。

問50　正解 5

a　誤　「末梢血管を収縮させて」ではなく「末梢血管を**拡張**させて」である。

b、c　正

d　誤　「広範囲」ではなく「**体の一部分**」である。

問51　正解 1

a、b、d　正

c　誤　「チモール」ではなく「カルバゾクロム」である。チモール等の**殺菌消毒成分**は、歯肉溝での**細菌の繁殖を抑える**ことを目的として配合されている場合がある。

問52　正解 1

a、b、d　正

c　誤　「フィトナジオン」ではなく「セチルピリジニウム塩化物等の**殺菌消毒成分**」である。フィトナジオン（ビタミンK1）は、**血液の凝固機能**を正常に保つ働きがあり、**止血成分**として歯槽膿漏薬に配合されている場合がある。

問53　正解 3

a　誤　咀嚼剤は、菓子のガムのように噛むと唾液が多く分泌され、ニコチンが唾液とともに飲み込まれてしまい、**口腔粘膜からの吸収**が十分なされず、また、吐きけや腹痛等の**副作用**が現れやすくなるため、**ゆっくりと断続的に噛む**こととされている。

b　誤　「ニコチンの吸収が増加」ではなく「ニコチンの吸収が**低下**」である。

c　正

d　誤　ニコチンは**交感神経系**を興奮させる作用を示し、アドレナリン作動成分が配合された医薬品（鎮咳去痰薬、鼻炎用薬、痔疾用薬等）との併用により、その作用を**増強**させるおそれがある。

問54　正解 5

a、b　正

c　誤「ビタミンC」ではなく「**ビタミンD**」である。

d　誤「ビタミンD」ではなく「**ビタミンB12**」である。

問55　正解 5

a　誤　「ヘスペリジン」ではなく「**グルクロノラクトン**」である。ヘスペリジンはビタミン様物質のひとつで、**ビタミンCの吸収を助ける**等の作用があるとされる。

b　正

c　誤　「ハンピ（反鼻）」ではなく「**ヨクイニン（薏苡仁）**」である。ハンピは、ニホンマムシ等の皮及び内臓を取り除いたものを基原とする生薬で、**強壮**、**血行促進**、**強精（性機能の亢進）**等の作用を期待して用いられる。

d　誤　「アスパラギン酸ナトリウム」ではなく「**システイン**」である。アスパラギン酸ナトリウムは、アスパラギン酸が生体におけるエネルギーの産生効率を高めるとされ、骨格筋に溜まった**乳酸の分解**を促す等の働きを期待して用いられる。

問56　正解 1　重要

1　正　「**顔色赤く**」、「**二日酔い**」などのキーワードから**黄連解毒湯**とわかる。

体力のある人が飲みすぎて**二日酔い**になり、黄連解毒湯によってお酒を解毒するイメージで覚えるとよい。

2　誤　防已黄耆湯：体力**中等度以下**で、疲れやすく、汗のかきやすい傾向があるものの肥満に伴う関節の腫れや痛み、むくみ、多汗症、肥満症（筋肉にしまりのない、いわゆる**水太り**）に適すとされる。

3　誤　防風通聖散：体力**充実**して、腹部に**皮下脂肪**が多く、**便秘がち**なものの高血圧や肥満に伴う動悸・肩こり・のぼせ・むくみ・便秘、蓄膿症（副鼻腔炎）、湿疹・皮膚炎、ふきでもの（にきび）、肥満症に適すとされる。

4　誤　小柴胡湯：体力中等度で、ときに脇腹（腹）からみぞおちあたりにかけて苦しく、食欲不振や口の苦味があり、舌に**白苔**がつくものの食欲不振、吐きけ、胃炎、胃痛、胃腸虚弱、疲労感、**かぜの後期**の諸症状に適すとされ、また、胃腸虚弱、胃炎のような消化器症状にも用いられる。

5　誤　清上防風湯：体力中等度以上で、赤ら顔で、ときにのぼせがあるもののにきび、顔面・頭部の湿疹・皮膚炎、**赤鼻**（酒さ）に適すとされる。

問57　正解 4

a　誤　サンザシは、バラ科のサンザシ又はオオミサンザシの偽果をそのまま、又は縦切若しくは横切したものを基原とする生薬で、**健胃**、消化促進等の作用を期待して用いられる。

b　誤　ブクリョウは、サルノコシカケ科のマツホドの菌核で、通例、外層をほとんど除いたものを基原とする生薬で、**利尿**、健胃、鎮静等の作用を期待して用いられる。

c、d　正

問58　正解 4

a　誤　一般に、夏は**細菌**による食中毒が、冬は**ウイルス**による食中毒が発生することが多いと言われている。

b　誤　「殺菌・消毒」ではなく「**滅菌**」である。なお、殺菌・消毒とは、生存する微生物の数を**減らす**ために行われる処置のことである。

c　正

d　正　次亜塩素酸ナトリウムは、**吐瀉物**や**血液**等が床等にこぼれたときの殺菌消毒にも適しているが、**有機物の影響を受けやすい**ので、殺菌消毒の対象物を洗浄した後に使用した方が効果的である。

問59　正解 4

1　誤　フェノトリン：**ピレスロイド系**殺虫成分（ピレスロイド系殺虫成分は、「スリン」「トリン」の語尾を持つ）

2　誤　オルトジクロロベンゼン：**有機塩素系**殺虫成分

3　誤　プロポクスル：**カーバメイト系**殺虫成分

4　正　ダイアジノン：**有機リン系**殺虫成分（有機リン系殺虫成分は、「～ホス（ボス）」、「～オン」の語尾を持つ。ただし、「メトキサジアゾン」との判別に注意）

5　誤　メトキサジアゾン：**オキサジアゾール系**殺虫成分

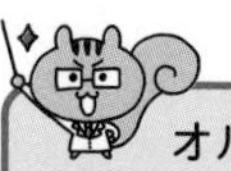

オルトジクロロベンゼンの「クロロ」は「塩素の」という意味です。

問60　正解 4

1～3　正

4　誤　長い間尿に浸していると検出成分が溶け出してしまい、正確な検査結果が得られなくなることがある。

人体の働きと医薬品

問61　正解 2　重要

1　誤　「弱酸性」ではなく「**弱アルカリ性**」である。

2　正

3　誤　滞留時間は、炭水化物主体の食品の場合には比較的**短く**、脂質分の多い食品の場合には比較的**長い**。

4　誤　「トリプシノーゲンをトリプシンにする作用」ではなく「**ペプシノーゲンをペプシンにする作用**」である。

問62　正解 3

a　正　これを腸肝循環という。

b　誤　「白血球由来」ではなく「**赤血球由来**」である。

c　誤　「アンモニア」ではなく「**ビリルビン**」である。

d　正

問63　正解 3　重要

a　正　炭水化物を単糖類（ブドウ糖、ガラクトース、果糖）まで分解する酵素には、**マルターゼ**や**ラクターゼ**等がある。

b　誤　「ビタミンE」ではなく「**ビタミンK**」で

ある。

c　誤　糞便は**下行結腸**、**S状結腸**に滞留し、直腸は空になっている。**S状結腸**に溜まった糞便が**直腸**へ送られてくると、その刺激に反応して便意が起こる。

d　正

問64　正解 1

a　正　喉頭の位置を押さえておくこと。

b　正

c　誤　**咽頭・喉頭**までの部分を**上気道**、**気管**から**気管支**、**肺**までの部分を**下気道**という。

d　誤　咽頭の後壁にある**扁桃**は**リンパ組織**（白血球の一種であるリンパ球が密集する組織）が集まってできていて、気道に侵入してくる細菌、ウイルス等に対する**免疫反応**が行われる。

問65　正解 1

1　正

2　誤　「現れることはない」は誤りで「**現れることがある**」が正しい。

3　誤　「フィブリン」ではなく「**ヘモグロビン**」である。

4　誤　「右上腹部」ではなく「**左上腹部**」である。

脾臓のポイントとして、位置：胃の後方の左上腹部、サイズ：握りこぶし大でスポンジ状の臓器であること、主な働き：脾臓内を流れる血液から古くなった赤血球を濾し取って処理する、を押さえておきましょう。

問66　正解 2

a、c　正

b　誤　膀胱の出口にある**膀胱括約筋**が**緩む**と、同時に膀胱壁の**排尿筋**が**収縮**し、尿が尿道へと押し出される。

d　誤　「副腎髄質」ではなく「副腎**皮質**」である。副腎髄質では、自律神経系に作用する**アドレナリン**（エピネフリン）と**ノルアドレナリン**（ノルエピネフリン）が産生・分泌される。

問67　正解 4　重要

a　誤　「角膜に酸素や栄養分を供給する働きはない」は誤りで「角膜に酸素や栄養分を供給する**働きもある**」が正しい。

b　誤　水晶体は、その周りを囲んでいる毛様体の収縮・弛緩によって、**近く**の物を見るときには丸く**厚みが増し**、**遠く**の物を見るときには**扁平**になる。

c、d　正

問68　正解 1

a、b　正

c　誤　「内耳」ではなく「**中耳**」である。

d　誤　**蝸牛**は**聴覚器官**、**前庭**は**平衡器官**である。

問69　正解 3

a、d　正

b　誤　「造血機能を持たない」は誤りで「造血機能を**持つ**」が正しい。

c　誤　骨は生きた組織であり、成長が停止した後も一生を通じて**破壊**（**骨吸収**）と**修復**（**骨形成**）が行われている。

問70　正解 3

a　正

b　誤　「達しにくい」ではなく「**達しやすい**」である。そのため中枢神経系に影響を与える医薬品で**副作用を起こしやすい**。

c　誤　「脳を介し」ではなく「**脳を介さずに**」である。

d　正　この記述は、令和4年手引き改訂における追記箇所である。

問71　正解 2　重要

1　誤　「瞳孔散大」ではなく「**瞳孔収縮**」である。

2　正

3　誤　「心拍数増加」ではなく「**心拍数減少**」である。

4　誤　「運動低下」ではなく「**運動亢進**」である。

5　誤　「グリコーゲンの分解」ではなく「グリコーゲンの**合成**」である。

問72　正解 4

1　誤　「全て」ではない。内服薬は全身作用を示すものが多いが、膨潤性下剤や生菌製剤等のように、有効成分が消化管内で作用するものもあり、その場合に現れる作用は**局所作用**である。
2　誤　外用薬には、全身作用を目的としているものも**存在する**。
3　誤　局所作用を目的とする医薬品により、全身性の副作用が生じることも**ある**。
4　正

問73　正解 4

1～3　正
4　誤　クリーム剤は、皮膚への刺激が**強い**ため傷等への使用は避ける必要が**ある**。

問74　正解 2

a、d　正
b　誤　皮膚粘膜眼症候群（スティーブンス・ジョンソン症候群）は、発症の可能性がある医薬品の種類も多いため、発症の予測は極めて**困難である**。
c　誤　**偽アルドステロン症**は、体内に**塩分**（ナトリウム）と**水**が貯留し、体から**カリウム**が失われることによって生じる病態である。

問75　正解 3

a、b、d　正
c　誤　無菌性髄膜炎は、過去に軽度の症状を経験した人の場合、再度、同じ医薬品を使用することにより**再発**し、**急激に症状が進行する**場合がある。

問76　正解 1

消化性潰瘍になると、胃のもたれ、食欲低下、胸やけ、吐きけ、胃痛、（ **a 空腹** ）時にみぞおちが痛くなる、消化管出血に伴って糞便が（ **b 黒く** ）なるなどの症状が現れる。

問77　正解 4

a　誤　通常の肺炎が気管支又は肺胞が**細菌**に感染して炎症を生じたものであるのに対し、**間質性肺炎**は肺の中で肺胞と毛細血管を取り囲んで支持している組織（**間質**）が炎症を起こしたものである。
b　誤　症状は、かぜや気管支炎の症状と区別が**難しい**こともあり、細心の注意を払ってそれらとの鑑別が行われている。
c、d　正

問78　正解 2

a、c　正
b　誤　「尿の回数減少」ではなく「尿の回数**増加**（頻尿）」である。
d　誤　前立腺肥大等の基礎疾患がない人でも、排尿困難等の副作用が**現れる**ことが知られている。

問79　正解 1

a、b、c　正
d　誤　「皮膚粘膜眼症候群」ではなく「**中毒性表皮壊死融解症**（TEN）」である。

問80　正解 1

1　正
2　誤　一般用医薬品においても毎年**多くの副作用が報告されている**。
3　誤　薬疹は、**あらゆる医薬品**で起きる可能性がある。
4　誤　「長期使用後に現れることはない」は誤りで、「長期使用後に現れることも**ある**」が正しい。

薬事関係法規・制度

問81　正解 3

この法律は、医薬品、医薬部外品、化粧品、医療機器及び再生医療等製品の品質、有効性及び安全性の確保並びにこれらの使用による保健衛生上の危害の発生及び（ **a 拡大の防止** ）のために必要な規制を行うとともに、（ **b 指定薬物** ）の規制に関する措置を講ずるほか、医療上特にその必要性が高い医薬品、医療機器及び再生医療等製品の（ **c 研究開発** ）の促進のために必要な措置を講ずることにより、保健衛生の向上を図ることを目的とする。

問82 正解 3 重要

a、d 正

b 誤 「それぞれの都道府県知事の登録を受けなければならない」は誤りで「**いずれか一の都道府県知事の登録のみを受けることができる**」が正しい。

c 誤 頻出問題である。「転居により**住所**を変更したとき」は誤りである。なお、登録販売者は、「規則第159条の8第1項の登録事項」に変更を生じたときは、**30日**以内に、その旨を届けなければならないとされている。

【規則第159条の8第1項の登録事項】

①登録番号及び登録年月日

②**本籍地都道府県名**（日本国籍を有していない者については、その国籍）、氏名、生年月日及び性別

③登録販売者試験合格の年月及び試験施行地都道府県名

④前各号に掲げるもののほか、適正に医薬品を販売するに足るものであることを確認するために都道府県知事が必要と認める事項

問83 正解 4

a 誤 日本薬局方（日局）とは、**厚生労働大臣**が医薬品の性状及び品質の適正を図るため、**薬事・食品衛生審議会**の意見を聴いて、保健医療上重要な医薬品について、必要な規格・基準及び標準的試験法等を定めたものである。

b 誤 日局に収載されている医薬品の中には、**一般用医薬品**として販売されているものもある。

c 誤 「医薬品に該当しない」は誤りで「**医薬品に該当する**」が正しい。

d 正

法に基づく取締りの対象となる「無承認無許可医薬品」とは、見た目は健康食品ですが、医薬品としての承認を受けていないにもかかわらず、「医薬品的な効能効果を謳っているもの」や「医薬品成分が含まれるもの」をいいます。

問84 正解 5

a 誤 効能効果の表現に関しては、**医療用医薬品**では通常、**診断疾患名**（例えば、胃炎、胃・十二指腸潰瘍等）で示されているのに対し、**一般用医薬品及び要指導医薬品**では、**一般の生活者が判断できる症状**（例えば、胃痛、胸やけ、むかつき、もたれ等）で示されている。

b 誤 「原則として、要指導医薬品に指定される」は誤りで「一般用医薬品又は要指導医薬品としては**認められていない**」が正しい。

c、d 正

問85 正解 2

a、d 正

b 誤 「赤地に白枠、白字」ではなく「**白地に赤枠、赤字**」である。

c 誤 「18歳未満」ではなく「**14歳未満**」である。

問86 正解 3 重要

1、2、4 正

3 誤 「配置不可」ではなく「**店舗専用**」である。

問87 正解 2

a、b、c 正

d 誤 「一切認められていない」は誤りで「その効能効果が**あらかじめ定められた範囲内**であって、人体に対する作用が**緩和**であるものに限り、認められている」が正しい。

問88 正解 3

a、d 正

b 誤 「**体臭の防止**」は、**医薬部外品**の効能効果として認められている。

c 誤 「**脱毛の防止**」は、**医薬部外品**の効能効果として認められている。

問89 正解 2

a、d 正

b 誤 正しい栄養機能表示は以下の通りである。

・ビタミンＢ１：ビタミンＢ１は、**炭水化物**からのエネルギー産生と皮膚や粘膜の健康維持を助ける栄養素です。

・ビタミンＢ６：ビタミンＢ６は、たんぱく質からのエネルギーの産生と皮膚や粘膜の健康維持を助ける栄養素です。

c　誤　正しい栄養機能表示は以下の通りである。

・**鉄**：鉄は、赤血球を**作る**のに必要な栄養素です。

・**銅**：銅は、赤血球の**形成を助ける**栄養素です。銅は、多くの体内酵素の正常な働きと骨の形成を助ける栄養素です。

問90　正解 4　重要

a　誤　薬局における医薬品の販売行為は、薬局の業務に付随して行われる行為であるので、医薬品の販売業の許可は**必要としない**。

b、d　正　いずれも頻出の記述である。

c　誤　薬局の管理者は、**薬剤師**でなければならない。

問91　正解 4

a　誤　店舗管理者は、その店舗の所在地の**都道府県知事の許可を受けた場合を除き**、**その店舗以外の場所**で業として店舗の管理その他薬事に関する実務に従事する者であっては**ならない**。

b　正　第三類医薬品であっても伝える必要がある。

c　誤　保存義務があるものは、**薬局医薬品**、**要指導医薬品**、**第一類医薬品**である。

d　誤　「述べるよう努めなければならない」は誤りで「**述べなければならない**」が正しい。

問92　正解 5

a　誤　配置販売業の許可は、**配置しようとする区域をその区域に含む都道府県ごと**に、その都道府県知事が与えることとされている。

b、c、d　正

問93　正解 5

a、b　正

c　誤　お薬手帳には、**要指導医薬品**についても**記録**することが重要である。

d　誤　「確認させることが望ましい」は誤りで「**確認させなければならない**」が正しい。

問94　正解 2

a、d　正

b　誤　医薬品に添付する文書、その容器等又は外箱等に**記載されていてはならない事項**が次のように定められている。

①当該医薬品に関し**虚偽**又は**誤解**を招くおそれのある事項

②**承認**を受けていない効能、効果又は性能

③保健衛生上**危険**がある用法、用量又は使用期間

c　誤　**邦文**で記載されていなければならない。

問95　正解 1

a　誤「その薬局又は店舗におけるその薬局又は店舗以外の場所にいる者に対する**一般用医薬品**又は**薬局製造販売医薬品**（毒薬及び劇薬であるものを除く）の販売又は授与」を「**特定販売**」という。

b　誤　特定販売を行う**薬局**又は**店舗**に**貯蔵**し、又は**陳列**している一般用医薬品又は薬局製造販売医薬品を販売し、又は授与する。

c、d　正

問96　正解 3

a　誤　他の**医薬品販売業者**に医薬品を**販売**したときも、書面に記載する**必要がある**。

b　誤　「２年間」ではなく「**３年間**」である。

c、d　正

問97　正解 1

1　正

2　誤　「店内広告は含まれない」は誤りで「店内広告も**含まれる**」が正しい。

3　誤　**広告等の依頼主**だけでなく、その**広告等に関与するすべての人**が対象となる。

4　誤　「いずれか一つの要件を」ではなく「**いずれの要件も**」である。

問98　正解 1

a、c　正

b　誤　カルボシステインは**指定されていない**。

d　誤　カフェインは**指定されていない**。

問99　正解 1

a、b、c　正

d　誤　不良医薬品の廃棄その他の処分を拒み、妨げ、若しくは忌避した者については、「**3年以下の懲役若しくは300万円以下の罰金に処し、又はこれを併科する**」こととされている。

dの記述は、手引き改訂で追加された「課徴金制度」の内容が引用されています。この制度の内容は次の通りですので、必ず押さえておきましょう。「厚生労働大臣が医薬品、医療機器等の名称、製造方法、効能、効果又は性能に関する虚偽・誇大な広告を行った者に対して、違反を行っていた期間中における対象商品の売上額×4.5％の課徴金を納付させる命令を行う課徴金制度がある。」

問100　正解 4

a　誤　「生活者からの苦情や相談は受け付けていない」ではなく「生活者からの苦情や相談が寄せられている」である。

b　誤　生活者からの苦情等は、独立行政法人国民生活センター、各地区の**消費生活センター**又は消費者団体等の民間団体にも寄せられている。

c、d　正

医薬品の適正使用・安全対策

問101　正解 2

a、d　正

b　誤　一般用医薬品を含めて、医薬品の添付文書の内容は変わるものであり、医薬品の有効性・安全性等に係る新たな知見、使用に係る情報に基づき、必要に応じて**随時改訂**がなされている。

c　誤　販売名に**薬効名**が含まれているような場合には（例えば「○○○胃腸薬」など）、薬効名の記載は**省略される**ことがある。

問102　正解 2

a、d　正

b　誤　「75歳以上」ではなく「**65歳以上**」である。

c　誤　「注意して使用すること」ではなく「**使用しないこと**」である。

問103　正解 4

1～3、5　誤

4　正　アルジオキサは、**アルミニウムを含む**。

問104　正解 2

解熱鎮痛成分により、**アスピリン喘息**が誘発されるおそれがある。

1　誤　ジフェンヒドラミン塩酸塩は、抗ヒスタミン成分である。

2　正　イソプロピルアンチピリンは、**解熱鎮痛成分**である。

3　誤　テオフィリンは、キサンチン系成分である。

4　誤　コデインリン酸塩水和物は、麻薬性鎮咳成分である。

5　誤　ロペラミドは、止瀉成分である。

問105　正解 1

1　正　**芍薬甘草湯**は、**カンゾウ**の含有量が特に多く、**うっ血性心不全**、**心室頻拍**の副作用が現れることがある。

2～5　誤

問106　正解 3

a　誤　医薬品は、適切な保管がなされないと化学変化や雑菌の繁殖等を生じることがあり、特に**シロップ剤**などは**変質しやすい**ため、開封後は**冷蔵庫内に保管**されるのが望ましいとされている。

b、d　正

c　誤　錠剤、カプセル剤、散剤等では、取り出したときに室温との急な温度差で湿気を帯びるおそれが**あるため**、**冷蔵庫内での保管は不適当**である。

問107　正解 5

a　誤　**安全性速報**は、**ブルーレター**とも呼ばれる。

b　誤　**緊急安全性情報**は、**イエローレター**とも呼ばれる。

c　誤　「都道府県知事」ではなく「**厚生労働省**」

である。

d　正

問108　正解 2

a、d　正

b　誤　「記載されることはない」は誤りで「記載されることもある」が正しい。

c　誤　「法的な表示義務がある」は誤りで「法的な表示義務はない」が正しい。

問109　正解 3

a　誤　安全性速報は、**再生医療等製品**も対象となる。

b　正

c　誤　「厚生労働省」ではなく「**製造販売業者**」である。安全性速報は、厚生労働省からの**命令**、**指示**、**製造販売業者**の自主決定等に基づいて**作成**される。

d　誤　「3ヶ月以内」ではなく「**1ヶ月以内**」である。

問110　正解 2

a　誤　この記述は「医薬品・医療機器等安全性情報」ではなく「**緊急安全性情報**」の説明である。「医薬品・医療機器等安全性情報」は、厚生労働省において、医薬品（一般用医薬品を含む）、医療機器等による**重要な副作用**、**不具合**等に関する情報をとりまとめたものである。

b、c、d　正

問111　正解 2　重要

a　誤　この記述は「一般用医薬品」ではなく「**医療用医薬品**」についての説明である。一般用医薬品等の消費者が直接購入する製品は、使用時に添付文書情報の内容を直ちに確認できる状態を確保する必要があるため、引き続き紙の添付文書が**同梱**される。

b、c、d　正

「添付文書の同梱」に関する記述は、令和4年手引き改訂における追記部分です。今後も出題される可能性があります。

問112　正解 4　重要

a　誤　「胃・十二指腸潰瘍」ではなく「**腎臓病**」である。スクラルファートは**アルミニウム**を含む成分である。**アルミニウム**を含む成分の「使用上の注意」は以下の通りとなるが、頻出であるため必ず押さえよう。特に、**アルジオキサ**や**スクラルファート**、**合成ヒドロタルサイト**などの成分名に「アルミニウム」という言葉が入っていない成分が重要である。

【してはいけないこと】

透析療法を受けている人：長期間服用した場合に、アルミニウム脳症及びアルミニウム骨症を発症したとの報告があるため。

長期連用：長期連用により、アルミニウム脳症及びアルミニウム骨症を生じるおそれがあるため。

【相談すること】

腎臓病の診断を受けた人：過剰のアルミニウムイオンが体内に貯留し、アルミニウム脳症、アルミニウム骨症を生じるおそれがあるため。

b　正　理由：ヨウ素の体内摂取が増える可能性があり、**甲状腺疾患**の治療に影響を及ぼすおそれがあるため。なお、甲状腺は、喉頭突起（のどぼとけ）の下方に位置する小さな分泌腺で、摂取された**ヨウ素**を取り込んでホルモン（**甲状腺ホルモン**）を産生する器官である。

c　正　理由：**交感神経興奮作用**により血圧を上昇させ、高血圧を悪化させるおそれがあるため。

d　正　理由：**眼圧が上昇**し、緑内障を悪化させるおそれがあるため。

問113　正解 3

a　**15日以内**　解説は以下の通り。

b　**2年以内**　こちらの年数が問われるのは珍しい。

c　**30日以内**　解説は以下の通り。

aと**c**に関して、報告期限はほとんどのケースで「**15日以内**」である。よって、以下の通りごく少数の「**30日以内**」のケースを覚えるとよい。

【「30日以内」のケース】

①「医薬品によるものと疑われる副作用症例の発生」のうち、「使用上の注意から**予測できるもの**」で「重篤（**死亡を除く**）：**上記以外**」の場合

②「研究報告」の場合

問114　正解 5

収集された副作用等の情報は、その医薬品の製造販売業者等において評価・検討され、必要な安全対策が図られる。各制度により集められた副作用情報については、(**a 独立行政法人医薬品医療機器総合機構**)において専門委員の意見を聴きながら調査検討が行われ、その結果に基づき、(**b 厚生労働大臣**)は、薬事・食品衛生審議会の意見を聴いて、使用上の注意の改訂の指示等を通じた注意喚起のための情報提供や、効能・効果や用法・用量の一部変更、調査・実験の実施の指示、製造・販売の中止、製品の回収等の安全対策上必要な行政措置を講じている。

問115　正解 2

a　誤　医薬品との因果関係が必ずしも明確でない場合であっても**報告の対象となり得る**。

b、d　正

c　誤　「必要がある」は誤りで「**必要はない**」が正しい。

問116　正解 2

救済の対象となる要指導医薬品や一般用医薬品として、(**a 人体に直接使用する殺菌消毒剤**)などが該当する。

救済給付業務に必要な費用のうち、事務費については、その(**b 2分の1**)相当が国庫補助によって賄われている。

給付の決定については、(**c 厚生労働大臣**)が判定する。

問117　正解 1

a　誤　「15歳以上」ではなく「**18歳以上**」である。

b、c、d　正

問118　正解 4

1　誤　一部の日局収載医薬品(**精製水、ワセリン等**)は、対象とはならない。

2　誤　「10年以内」ではなく「**5年以内**」である。

3　誤　入院治療が必要と認められる場合であって、**やむをえず自宅療養**を行った場合も医薬品副作用被害救済制度の**救済対象となる**。

4　正

問119　正解 5

1994年1月、(**a 小柴胡湯**)とインターフェロン製剤との併用を禁忌とする旨の使用上の注意の改訂がなされた。しかし、それ以降も慢性肝炎患者が(**a 小柴胡湯**)を使用して間質性肺炎が発症し、死亡を含む重篤な転帰に至った例もあった。

また、(**b 塩酸フェニルプロパノールアミン**)が配合された一般用医薬品による脳出血等の副作用症例が複数報告されたことを受け、厚生労働省から関係製薬企業等に対して、使用上の注意の改訂、情報提供の徹底等を行うとともに、代替成分への速やかな切替えにつき指示がなされた。

問120　正解 1

a　誤　「一般用医薬品によって生じることはない」は誤りで「一般用医薬品によっても**生じ得る**」が正しい。

b、c、d　正

北関東・甲信越ブロックの解答・解説

解答一覧

問題番号	解答	問題番号	解答	問題番号	解答	問題番号	解答
1	3	31	3	61	5	91	4
2	3	32	3	62	1	92	3
3	4	33	1	63	4	93	4
4	5	34	3	64	5	94	4
5	2	35	4	65	3	95	3
6	1	36	4	66	3	96	2
7	3	37	1	67	3	97	2
8	3	38	1	68	1	98	3
9	4	39	4	69	2	99	5
10	2	40	1	70	1	100	5
11	3	41	2	71	5	101	4
12	1	42	5	72	2	102	3
13	5	43	1	73	2	103	5
14	5	44	2	74	4	104	4
15	4	45	3	75	2	105	2
16	5	46	3	76	3	106	1
17	3	47	2	77	2	107	3
18	5	48	2	78	4	108	2
19	4	49	3	79	5	109	3
20	2	50	4	80	2	110	1
21	2	51	1	81	3	111	5
22	4	52	2	82	5	112	2
23	1	53	2	83	4	113	1
24	3	54	4	84	1	114	5
25	2	55	4	85	3	115	1
26	3	56	5	86	4	116	3
27	1	57	2	87	1	117	5
28	4	58	3	88	2	118	2
29	2	59	5	89	5	119	3
30	3	60	1	90	4	120	4

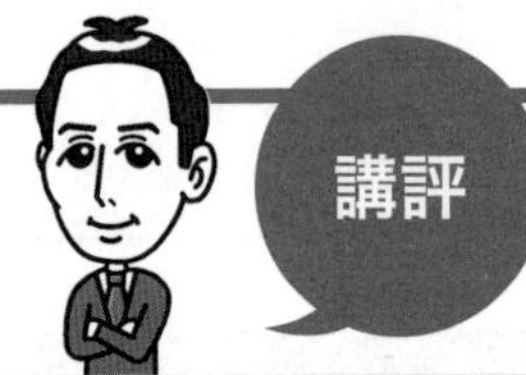

講評　標準〜易しめの問題が多く、手引きの改訂点を押さえていれば高得点も可能

＜第１章＞ 令和４年手引き改訂で追加された「Ｃ型肝炎訴訟」が出題された以外は、例年通り過去問対策で対応が可能です。

＜第２章＞ リンパ液、間質性肺炎、うっ血性心不全などの疾患におけるやや細かい知識も求められました。手引き改訂で明確化された、軟膏とクリーム剤の違いも出題されていますが、十分対応できるレベルです。

＜第３章＞ 過去問頻出の成分・知識からの出題が多く、対策しやすい内容ですが、生薬・漢方薬の出題数が前年に比べて増加傾向です。生薬は、問76、82のように薬効などの細かい知識も求められますが、漢方薬は取り組みやすい印象です。また、ペルメトリン（殺虫剤）、メチルベナクチジウム臭化物、ジサイクロミン塩酸塩（胃腸鎮痛鎮痙薬）等の見慣れない成分も若干出題されていますが、9割以上の得点も狙えます。

＜第４章＞ 手引き改訂に関する出題が最も多い章です。問6（専門医療機関連携薬局）、問17（登録販売者の研修期間）、問19（課徴金制度）、問20（業務体制の改善命令）は、対策が不十分だと取り組みづらい問題です。ほかにも判断に迷う問題が複数あり、全章を通して最も難しかったといえます。

＜第５章＞ 副作用被害救済制度の出題が１問減少し、手引き改訂（添付文書、副作用等報告制度）からの出題もありましたが、出題構成・問題レベルは前年から大きく変わりません。全国的に難化している「してはいけないこと」「相談すること」に関する成分知識の問題も、前年度と重複した内容（ジプロフィリン等）も多く含んでおり、ここも対策しやすい印象です。

薬事関係法規・制度

問１　正解 ３　重要

一　（**a 日本薬局方**）に収められている物

二　（**b 人又は動物**）の疾病の診断、治療又は予防に使用されることが目的とされている物であって、機械器具等（機械器具、歯科材料、医療用品、衛生用品並びにプログラム（電子計算機に対する指令であって、一の結果を得ることができるように組み合わされたものをいう。以下同じ。）及びこれを記録した記録媒体をいう。以下同じ。）でないもの（医薬部外品及び再生医療等製品を除く。）

三　（**b 人又は動物**）の身体の（**c 構造又は機能**）に影響を及ぼすことが目的とされている物であって、機械器具等でないもの（医薬部外品、化粧品及び再生医療等製品を除く。）

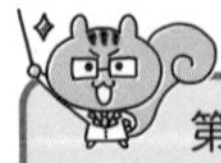

第４章の問１では、例年、薬機法「第１条」もしくは「第２条第１項」の穴埋め問題が頻出です。

問２　正解 ３

a　誤　医薬部外品や化粧品の販売において販売業の許可は不要（医薬品では必要）。

b　誤　「脱毛の防止、育毛又は除毛」に使用される物は、医薬部外品に該当する。

c、d　正

問３　正解 ４

a　正　「店舗の所在地」でよい。なお、「（従事者の）住所地」では誤りとなる。

b、c　正

「販売従事登録」の問題では、登録事項変更における届出義務（本籍地や氏名、性別）や「一（つ）の都道府県知事の登録のみ受けることができる」等も押さえておきましょう。

問4　正解 5

a、c　正

b　誤　この法律で、食品とは、「医薬品、**医薬部外品**及び再生医療等製品以外のすべての飲食物」をいう。

d　誤　機能性表示食品は、国に届け出されたものであるが、（特定保健用食品のように）**個別に許可を受けたものではない**。

問5　正解 2　重要

毒薬・劇薬は、ほぼ毎年1題は出題されているテーマである。問われるポイントはそれほど多くないので、しっかり学習すること。

1　誤　「20歳未満」ではなく「14歳未満」である。

2　正

3　誤　「劇性」ではなく「毒性」である。

4　誤　「誓約書」が不要。ただし、品名、数量、使用目的、譲渡年月日、譲受人の氏名、住所及び職業が記入され、署名又は記名押印された文書の交付を受けなければならない。

問6　正解 1　重要

1　正　「医療提供施設」に該当することはよく問われる。

2　誤　薬局は、一般用医薬品も取り扱うことができる。

3　誤　病院又は診療所の調剤所については、薬局として開設の許可なしに例外的に「薬局」の名称を使用することができる。

4　誤　分割販売（量り売り）に関する内容。薬局、店舗販売業及び卸売販売業では、**特定の購入者の求めに応じて**医薬品の包装を開封して分割販売することができるが、**あらかじめ小分けし、販売する行為は認められていない**。

5　誤　「専門医療機関連携薬局」ではなく「**地域連携薬局**」である。手引き改訂部分からの出題。各機能薬局の記述は似ているが、「**地域における薬剤～**」から判断できるようにしよう。

問7　正解 3

a　誤　移転先及び移転元のそれぞれの事業所ごとに、品名、数量などの**必要事項を記録**しなければならない。なお、これまでほとんど出題されていないポイントのため注意が必要。

b　誤　これは頻出。「薬局」でなければ調剤できない。

c　正

問8　正解 3　重要

a　誤　別途、配置販売業の許可を受ける必要がある。

b　誤　**配置販売業**では**分割販売は認められていない**。

c、d　正

問9　正解 4

a　誤　「すべて」が誤り。日常生活に支障を来す程度の健康被害が生ずるおそれがある医薬品のうち、その**使用に関し特に注意が必要なもの**が指定される。

b、c　正

d　誤　リスク区分は変更されることがある。

問10　正解 2

1、3～5　正

2　誤　第一類医薬品は「薬剤師」が販売する。

薬局、医薬品の販売業（店舗販売業、配置販売業、卸売販売業）の許可は6年ごとの更新制です。

問11　正解 3

新傾向の問題。第一類の配置薬販売で、やや戸惑ったかもしれないが、店舗販売業での販売記録の知識を使って解いていけばよい。

a　誤　医薬品の使用期限は、書面記載事項にはなっていない。

b、c、d　正

問12　正解 1

a、b、c　正

d　正　各医薬品の陳列に関する解説を記載することになっている。例えば、要指導医薬品では「薬剤師による適切な情報提供を行うため、消費者が直接手の触れられない場所に陳列します」などと記載される。

問13　正解 5

購入者への販売者情報の伝達に関する問題だが、第二類・三類に関しても「義務」として書かれている。

a、b　誤

c、d　正

問14　正解 5

a　誤　「住所」ではなく、「薬局又は店舗の名称及び電話番号などの連絡先」を伝えなければならない。

b　誤　第一類医薬品なので、販売・授与は「登録販売者」ではなく「薬剤師」が行う。

c、d　正

問15　正解 4

指定第二類医薬品は、薬局等構造設備規則に規定する「（ a 情報提供を行うための設備 ）」から（ b 7 ）メートル以内の範囲に陳列しなければならない。ただし、次の場合を除く。

・鍵をかけた陳列設備に陳列する場合

・指定第二類医薬品を陳列する陳列設備から（ c 1.2 ）メートル以内の範囲に、医薬品を購入しようとする者等が進入することができないよう必要な措置が取られている場合

指定第二類医薬品について、陳列範囲（情報提供設備から7m以内）のほか、販売時の「禁忌事項」の確認もよく問われています。

問16　正解 5

a　誤　規定する陳列区画の外部でも、鍵をかけた陳列設備（ショーケースなど）であれば認められる。

b、c　正

問17　正解 3

いわゆる「2年間の研修期間」に関する問題であり、この数値は手引き改訂で追加された。

過去5年間のうち薬局、店舗販売業又は配置販売業において、一般従事者として薬剤師又は登録販売者の管理及び指導の下に実務に従事した期間及び登録販売者として業務に従事した期間が通算して（ a 2 ）年（従事期間が月単位で計算して、1か月に（ b 80 ）時間以上従事した月が（ c 24 ）月、又は、従事期間が通算して（ a 2 ）年以上、かつ、過去5年間において合計（ d 1,920 ）時間）に満たない登録販売者である場合は、「登録販売者（研修中）」などの容易に判別できるような表記をすることが必要である。

ただし、従事期間が通算して（ a 2 ）年以上であり、かつ、過去に店舗管理者等として業務に従事した経験がある場合はこれらの規定は適用されない。

問18　正解 5　重要

濫用等のおそれのあるものとして厚生労働大臣が指定する医薬品は以下のとおりである。

・エフェドリン

・コデイン（鎮咳去痰薬に限る。）

・ジヒドロコデイン（鎮咳去痰薬に限る。）

・ブロモバレリル尿素

・プソイドエフェドリン

・メチルエフェドリン（鎮咳去痰薬のうち、内用液剤に限る。）

問19　正解 4

a　正　医薬品の広告に該当するかについては、(1)顧客を誘引する意図が明確であること、(2)特定の医薬品の商品名が明らかにされていること、(3)一般人が認知できる状態であることの**いずれの要件も満たす場合**には、広告に該当するものと判断されている。

b　正　「広告等に関与するすべての人」でよい。そのため、広告媒体となるテレビ、新聞等の関係団体においても、それぞれ自主的な広告審査

等が行われている。

c　正

d　誤　「1％」ではなく「4.5％」である。課徴金制度は改訂で追加された。

問20　正解 2

a、b、d　正

c　誤　手引き改訂で追加された内容。その改善に必要な措置を講ずべきことを命ずることができる。

医薬品に共通する特性と基本的な知識

問21　正解 2

a、c　正

b　誤　一般用医薬品についても、市販後の医学・薬学等の新たな知見、使用成績等に基づき、その有効性、安全性等の確認が行われる仕組みになっている。

d　誤　効能効果や副作用等について、誤解や認識不足を生じることもある。

問22　正解 4　重要

「動物実験による用量－反応関係」のグラフを参照のこと。

a　誤　少量の投与でも、長期間投与されれば、慢性的な毒性が発現する場合もある。

b　誤　「中毒量」から「最小致死量」を経て、「致死量」に至る。

c　誤　ヒトを対象とした臨床試験の国際的な実施基準はGood Clinical Practice（GCP）である。

問23　正解 1　重要

セルフメディケーションの定義も時折、出題されている。

世界保健機関（WHO）によれば、セルフメディケーションとは、「自分自身の（ a 健康 ）に責任を持ち、（ b 軽度 ）な身体の不調は自分で（ c 手当て ）すること」とされている。

問24　正解 3

a、c、d　正

b　誤　「全て」の表現が誤り。ただし、特段の不都合を生じないものであれば、通常、副作用として扱われることはない。

問25　正解 2

a、b　正

c　誤　添加物も、アレルギーを引き起こす原因物質（アレルゲン）となり得る。なお手引きでは、

動物実験による用量－反応関係

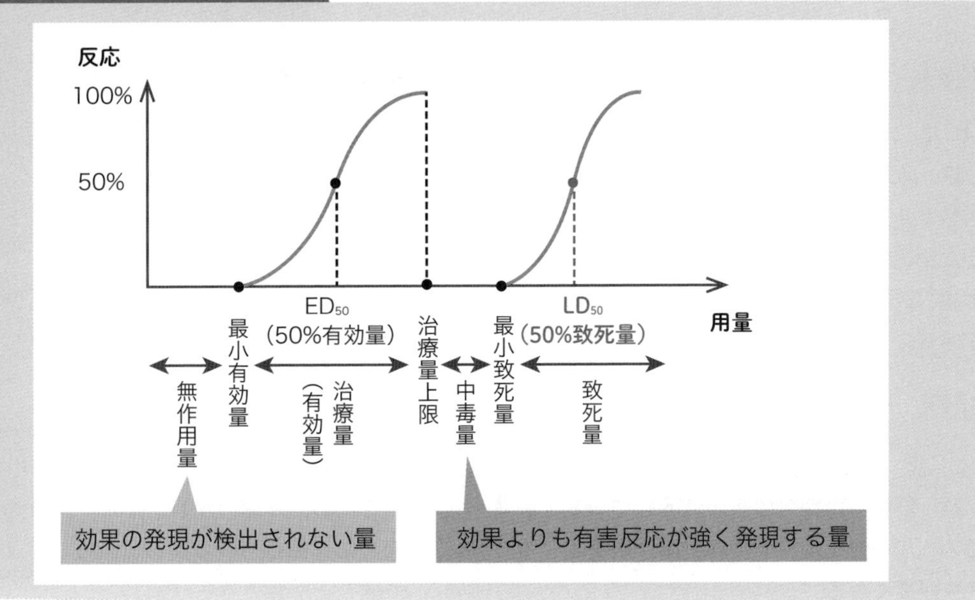

アレルゲンになりうる添加物として、黄色４号（タートラジン）、カゼイン、亜硫酸塩（亜硫酸ナトリウム、ピロ硫酸カリウム等）等が記載されている。

d　誤　アレルギーには体質的・遺伝的な要素もあり、近い**親族にアレルギー体質**の人がいる場合には、**注意が必要**である。

問26　正解 3

bの長期連用に関する記述は、令和４年改訂により追加された内容である。

a、c、d　正

b　誤　（解熱鎮痛薬や総合感冒薬などの）**長期連用**により**精神的な依存**が起こる例も見られる。なお、第４章「濫用等の恐れのある医薬品」も併せて学習しておくこと。

問27　正解 1

a、b　正

c　誤　かぜ薬とアレルギー用薬は、（抗ヒスタミン成分など）成分や作用が重複することが多く、通常併用は避けることとされている。

d　誤　ヨウ素系殺菌消毒成分とタンニン酸との相互作用について、手引きに記述はない。なお、**ヨウ素系殺菌消毒成分**が配合された含嗽薬は、ヨウ素がレモン汁やお茶などに含まれる**ビタミンC**等の成分と反応すると脱色を生じて**殺菌作用が失われる**ため、そのような食品の摂取直後の使用や混合は避けることが望ましい。

問28　正解 4

a、b、c　正

d　誤　乳幼児の誤飲・誤用事故では、一般用医薬品であっても高度に専門的判断が必要となることが多いため、応急処置等について専門家に相談、医療機関に連れて行くなどの対応が必要である。

問29　正解 2　重要

a、c　正

b　誤　**肝臓や腎臓の機能が低下**していると医薬品の作用が**強く現れやすく**、副作用を生じる**リスクが高くなる**。

d　誤　「75歳以上」ではなく「65歳以上」である。

問30　正解 3　重要

a　正　なお、そのような成分としては大腸刺激性成分のセンノシド等がある。

b　誤　どの程度胎児への移行が防御されるかは、未解明のことも多い。

c　誤　具体的な悪影響は判明していないものもある。

d　正

問31　正解 3　重要

一般用医薬品は、医薬品医療機器等法第４条第５項第４号において「医薬品のうち、その効能及び効果において人体に対する作用が（ **a 著しくない** ）ものであって、（ **b 薬剤師** ）その他の医薬関係者から提供された情報に基づく需要者の選択により使用されることが目的とされているもの（（ **c 要指導医薬品** ）を除く。）」と定義されている。

問32　正解 3

一般用医薬品の役割として、（1）軽度な疾病に伴う症状の改善、（2）生活習慣病等の疾病に伴う症状発現の予防、（3）生活の質（QOL）の改善・向上、（4）健康状態の自己検査、（5）健康の維持・増進、（6）その他保健衛生、の６つがある。

a、c　正

b　誤　「重度な」ではなく「軽度な」である。

d　誤　一般用医薬品の役割にはない。

問33　正解 1

a～d　正　常識的に読み取れば判断できる。

問34　正解 3　重要

1、2　正

3　誤　日本では、西ドイツ企業から警告が発せられたものの、出荷停止は1962年５月まで行われず、販売停止及び回収措置は同年９月であるなど、**対応の遅さが問題視**されていた。

4　正　なお、「*R*体と*S*体は体内で相互に転換するため、*R*体のサリドマイドを分離して製剤化しても催奇形性は避けられない」点もセットで押さえておこう。

問35 正解 4 重要

a、c、d 正

b 誤 **血友病患者**が、ヒト免疫不全ウイルス(HIV)が混入した原料血漿から製造された**血液凝固因子製剤**の投与を受けたことにより、HIVに感染したことに対する損害賠償訴訟である。

問36 正解 4

CJDは、(**a タンパク質**)の一種である(**b プリオン**)が原因とされる神経難病である。CJD訴訟は、脳外科手術等に用いられていた(**c ヒト乾燥硬膜**)を介してCJDに罹患したことに対する損害賠償訴訟である。

問37 正解 1

令和4年の手引き改訂で追加された「C型肝炎訴訟」に関する問題である。

a、c 正

b 正 C型肝炎訴訟とは、**出産や手術での大量出血**などの際に特定の**フィブリノゲン製剤**や**血液凝固第Ⅸ(＝9)因子製剤**の投与を受けたことにより、C型肝炎ウイルスに感染したことに対する損害賠償訴訟である。

問38 正解 1 重要

乳児、幼児、小児という場合には、おおよその目安として、乳児は生後4週以上、(**a 1**)歳未満、幼児は(**a 1**)歳以上、(**b 7**)歳未満、小児は(**b 7**)歳以上、(**c 15**)歳未満の年齢区分が用いられる。

使用上の注意における年齢区分（新生児、乳児、幼児、小児、高齢者）は、毎年出題されると思って学習しましょう。

問39 正解 4

a、b、d 正

c 誤 外用薬や注射薬でも、食品によって医薬品の作用や代謝に影響を受ける可能性がある。

アルコールによる肝臓の代謝機能の高まりと、アセトアミノフェンの代謝への影響はよく出題されています。

問40 正解 1

a、b、c 正

d 誤 把握に努める必要がある。

人体の働きと医薬品

問41 正解 2

a 誤 「横紋筋」ではなく「平滑筋」である。

b、d 正

c 誤 滞留時間は、**炭水化物主体の食品**では**比較的短く**、**脂質分の多い食品**では**比較的長い**。

問42 正解 5

a 誤 小腸は、十二指腸、空腸、回腸の3部分からなる。**盲腸は大腸の一部分**である。

b 誤 小腸は**栄養分**の吸収に重要な器官であるため、内壁の表面積を**大きく**する構造を持つ。

c、d 正

問43 正解 1

a、b 正

c 誤 肝臓は、脂溶性ビタミンであるビタミンA、D等のほか、ビタミンB6やB12等の**水溶性ビタミンの貯蔵臓器でもある**。

d 誤 必須アミノ酸**以外**のアミノ酸は生合成することができる。なお、「必須アミノ酸」とは、体内で作られないため、食品などから摂取する必要があるアミノ酸のこと。

問44 正解 2 重要

a、c 正

b 誤 「気管支」ではなく「気管」である。なお、肺の中で複数に枝分かれする部分が「気管支」である。

d 誤 **肺自体には肺を動かす筋組織がなく、自力で膨らんだり縮んだりするのではなく、横隔膜や肋間筋によって拡張・収縮**し呼吸運動が行

副腎皮質分泌ホルモンと副腎髄質分泌ホルモンの違い

副腎皮質の分泌ホルモン	作用
アルドステロン	体内にナトリウム（塩分）と水を貯留し、カリウムの排泄を促す
コルチゾール	抗炎症作用、免疫抑制作用。 ステロイド剤として医薬品に応用されている
副腎髄質の分泌ホルモン	**作用**
アドレナリン（エピネフリン）	自律神経系などに作用する
ノルアドレナリン（ノルエピネフリン）	

われている。

問45　正解 3

a、b、d　正

c　誤　「60％」ではなく「約1／3」である。白血球のうち、好中球が約60％、リンパ球が約1／3、単球は約5％を占める。

問46　正解 3　重要

a　誤　「ボウマン嚢」ではなく「ネフロン」である。

b、c　正

d　誤　「副腎皮質」ではなく「副腎髄質」である。なお、副腎皮質では、副腎皮質ホルモン（ステロイドホルモン）が産生・分泌される。「副腎皮質分泌ホルモンと副腎髄質分泌ホルモンの違い」を参照のこと。

問47　正解 2

a、b、d　正

c　誤　これは「外耳」ではなく「内耳」に関する記述である。

問48　正解 2

目の充血は血管が（ a 拡張 ）して赤く見える状態であるが、（ b 結膜 ）の充血では白目の部分だけでなく眼瞼の裏側も赤くなる。（ c 強膜 ）が充血したときは、眼瞼の裏側は赤くならず、（ c 強膜 ）自体が乳白色であるため、白目の部分がピンク味を帯びる。

問49　正解 3　重要

a、d　正

b　誤　これは「皮脂腺」ではなく「汗腺」に関する記述である。

c　誤　メラニン色素は「皮下組織」ではなく、「表皮の最下層」にあるメラニン産生細胞で産生される。

問50　正解 4

リンパ液の細かい知識が問われていて難しい問題である。

a　誤　リンパ液の流れは「平滑筋」ではなく「骨格筋」の収縮によるものである。

b　誤　リンパ液は、血漿の一部が毛細血管から組織の中へ滲み出て組織液となったもので、血漿とほとんど同じ成分からなるが、タンパク質が少なく、リンパ球を含む。

c、d　正

問51　正解 1　重要

a、b　正

c　誤　脳の酸素の消費量は全身の約20％である。なお、前半部分の記述は正しい。

d　誤　脳の血管は末梢に比べて物質の透過に関する選択性が高く、タンパク質などの大分子や小分子でもイオン化した物質は血液中から脳の組織へ移行しにくい。なお、このような脳の保護機能を「血液脳関門」と呼ぶ。

問52　正解 2　重要

a、c　正

b　誤　交感神経系が優位に働いたとき、膀胱では排尿筋が弛緩（つまり排尿抑制）する。

d　誤　全身に広く分布する**エクリン腺**を支配する**交感神経線維の末端では（例外的に）アセチルコリンが神経伝達物質**として放出されるが、局所（腋窩等）に分布する**アポクリン腺**を支配する交感神経線維の末端では**ノルアドレナリン**が神経伝達物質として放出される。

> 交感神経線維末端の神経伝達物質が、エクリン腺では例外的にアセチルコリンであることは頻出です。アポクリン腺とセットで覚えましょう。

問53　正解 2

a、c　正

b　誤　**肝機能が低下**した人では医薬品を代謝する能力が低いため、正常な人に比べて**全身循環に到達する有効成分の量がより多くなり**、効き目が過剰に現れたりする。

d　誤　肺から呼気中に排出されるものもある（例：アルコール）。

問54　正解 4

令和４年の手引き改訂で軟膏剤とクリーム剤の違いがより明確化されている。

a　誤　チュアブル錠は口の中で舐めたり噛み砕いたりして服用する剤形であり、水なしでも服用できる。なお、英語の意味 chew（噛み砕く）と、–able（～できる）を知っていると理解しやすい。

b、c　正

d　誤　手引き改訂部分からの出題で、これは「クリーム剤」ではなく、「軟膏剤」に関する記述である。

問55　正解 4

a　誤　「遅延型」ではなく「即時型」のアレルギー反応である。

b、c、d　正

問56　正解 5　重要

a　誤　体から「カルシウム」ではなく「カリウム」が失われる。

b、d　正

c　誤　アルドステロンは無関係（なので「偽」がつく）である。副腎皮質からのアルドステロン分泌が増加していないにもかかわらず、分泌過剰となったような状態（四肢の脱力、血圧上昇など）が現れることから、偽アルドステロン症と呼ばれている。

> 偽アルドステロン症とは、カンゾウ等を含む薬剤の影響により、体内に塩分（ナトリウム）と水が貯留し、体からカリウムが失われることによって生じる病態です。手足の脱力、血圧上昇、筋肉痛、こむら返り、倦怠感などが現れます。

問57　正解 2

a　誤　「消化性潰瘍」に関する記述。イレウスとは腸内容物の通過が阻害された状態をいう。

b、c　正

d　誤　「（糞便が）白くなる」ではなく「黒くなる」である。

問58　正解 3

a　誤　間質性肺炎は肺の中で**肺胞**と毛細血管を取り囲んで支持している組織（間質）が炎症を起こしたものである。

b　誤　一般的に、医薬品の使用開始から１～２**週間程度**で起きることが多い。

c　正

d　誤　同種の医薬品の使用を避ける必要がある。

問59　正解 5

a、b　正

c　誤　「心臓」ではなく、「**肺**」に**血液が貯留**して、種々の症状を示す疾患である。

d　誤　直ちに原因と考えられる医薬品の使用を中止して、速やかに医師の診療を受ける。

問60　正解 1

a　誤　通常の用法・用量でも発生することがある。

b、c、d　正

主な医薬品とその作用

問61　正解 5

a　誤　かぜの約8割はウイルスの感染が原因であるが、それ以外に細菌の感染や、まれに冷気や乾燥、アレルギーのような非感染性の要因による場合もある。

b、c　正

問62　正解 1

a、b、c　正

問63　正解 4

「**慢性頭痛**」「**高血圧**」といったキーワードから、この選択肢から「**釣藤散**」は選びやすいといえる。

問64　正解 5　重要

a　誤　化学的に合成された解熱鎮痛薬の喘息の副作用は、「**アスピリン喘息**」として知られるが、**アスピリン特有の副作用ではなく、他の解熱鎮痛成分でも生じる**可能性がある。

b　正　なお、医療用医薬品のアスピリンは、その作用から血栓予防薬としても用いられる。

c　正

問65　正解 3

a　誤　飲酒により、その薬効や副作用が**増強**されるおそれがある。

b、c　正

d　誤　1週間位服用して症状の改善がみられない場合には、漫然と服用を継続せず、医療機関を受診するなどの対応が必要である。

問66　正解 3　重要

a　誤　カフェインは、脳に**軽い興奮状態**を引き起こし、一時的に眠気や倦怠感を抑える効果がある。

b　誤　一部は乳汁中に移行する。

c、d　正

問67　正解 3

a　誤　つわりに伴う吐きけに対して使用することは適当でない。

b、d　正

c　誤　**メクリジン塩酸塩**は、他の抗ヒスタミン成分と比べて**作用が現れるのが遅く持続時間が長い**。同じく乗り物酔い防止薬として使用される抗コリン成分、スコポラミン臭化水素酸塩水和物（持続時間が短い）とセットで覚えておきたい。

問68　正解 1

a、b　正

c　正　これに関連して偽アルドステロン症についても理解しておこう。

問69　正解 2　重要

カンゾウ（甘草）を含まない漢方処方製剤を選ぶ問題において、「半夏厚朴湯」「呉茱萸湯」「茵蔯蒿湯」は頻出である。ほかにも「当帰芍薬散」「桂枝茯苓丸」等が問われることがある。

問70　正解 1

a、b　正

c　誤　これはトラネキサム酸などの抗炎症成分に関する記述である。

d　誤　これはエチルシステイン塩酸塩、カルボシステイン等の去痰成分に関する記述である。

> 麻薬性鎮咳成分（ジヒドロコデイン、コデイン）には、眠気や便秘の副作用のほか、薬物依存性、授乳回避、12歳未満の小児への使用禁忌など多くの出題ポイントがあります。

問71　正解 5

a　正　判断に悩む選択肢である。なお、鎮咳成分や気管支拡張成分などが配合されている場合は、（口腔咽喉薬ではなく）鎮咳去痰薬に分類される。

b　誤　息を吸いながら噴射すると気管支や肺に入ってしまうおそれがあり、**軽く息を吐きなが**

ら**噴射することが望ましい**。

c　誤　成分の一部が口腔や咽頭の粘膜から吸収されて循環血流中に入りやすく、全身的な影響を生じることがある。

問72　**正解 2**

a　誤　**一般用医薬品**では、1日用量が**5mg以下**となるよう用法・用量が定められている（5mgを超えて含有する医薬品は劇薬に指定されている）。

b、c　正

問73　**正解 2**

a、c　正

b　誤　「腎臓」ではなく「肝臓」である。

問74　**正解 4**

a　誤　「マンガン」ではなく「コバルト」に関する記述である。

b　誤　鉄分の吸収は空腹時のほうが高いとされているが、消化器系への副作用軽減には、**食後に服用することが望ましい**。

c　正

問75　**正解 2**

a　正

b　誤　「ルチン」に関する記述である。

c　誤　「ルチン」ではなく「ヘプロニカート・イノシトールヘキサニコチネート」に関する記述である。

d　正　大腸刺激性瀉下成分のダイオウ（大黄）を含む漢方処方製剤では、他の瀉下薬と併用すると瀉下作用の増強を生じて、腹痛、下痢等の副作用が現れやすくなるためである。

問76　**正解 3**

a、c　正

b　誤　モクツウ（木通）は利尿作用を期待して用いられる。

d　誤　「**血行を促進**」から「**ビタミンE**」に関する記述である。

センキュウ（川芎）、トウキ（当帰）、ジオウ（地黄）は婦人薬でよく使用されている生薬です。血行の改善や血色不良の緩和など「血」に関連する生薬であることを押さえておきましょう。

問77　**正解 2**

a、c　正

b　誤　**ヒスタミン**は、周囲の器官や組織の表面に分布する特定のタンパク質（受容体）と反応することで、**血管拡張、血管透過性亢進**（血漿タンパク質が組織中に漏出する）等の作用を示す。

問78　**正解 4**

a　誤　メチルエフェドリン塩酸塩は、依存性がある成分であり、長期間連用された場合、薬物依存につながるおそれがある。（手引き第4章「濫用等の恐れのある医薬品」も学習しておくこと）

b　正

c　正　抗ヒスタミン成分は、（一部で）抗コリン作用も示すため、排尿困難がある人や、緑内障では症状が悪化するおそれがある。特に、ジフェンヒドラミン塩酸塩やクロルフェニラミンマレイン酸塩などの抗ヒスタミン成分は、そのような人には「相談すること」とされている。

問79　**正解 5**

a　誤　クロモグリク酸ナトリウムのような「ヒスタミンの遊離を抑える成分」は、「アレルギー性でない鼻炎や副鼻腔炎」に対しては無効である。

b　正　なお、リドカイン塩酸塩は、局所麻酔成分である。

c　誤　**ベンザルコニウム塩化物**は、**結核菌やウイルスには効果がない**。

d　正

問80　**正解 2**

a、b、d　正

c　誤　通常、尿は「**弱酸性**」であるが、食事等の影響で「中性～弱アルカリ性」に傾くと、正確な検査結果が得られなくなることがある。

問81 正解 3

a、d 正

b 誤 **透析療法を受けている人が長期間服用した場合にアルミニウム脳症及びアルミニウム骨症**を引き起こしたとの報告があり、**使用を避ける**（例：スクラルファート、アルジオキサ等）。

c 誤 一緒に使用すると胃酸に対する中和作用が低下することが考えられるため、**炭酸飲料等での服用は適当でない。**

問82 正解 5

a 誤 オウレン（黄連）は、**苦味**による健胃作用を期待して用いられる。

b 正 なお、ユウタン（熊胆）はクマ科の動物の胆汁を乾燥したもので、苦味による健胃作用を期待して用いられるほか、消化補助成分として配合される場合もある。

c 正 なお、ケイヒ（桂皮）と「香り」のつながりは、一般にシナモンと呼ばれることも知っていれば理解しやすい。

d 誤 リュウタン（竜胆）などの**健胃薬は、散剤をオブラートで包む等、味や香りを遮蔽する方法**で服用されると**効果が期待できず、**そのような服用方法は**適切ではない。**

問83 正解 4

選択肢から胃腸の症状に用いられるものとして、「六君子湯」「大柴胡湯」に絞られるが、「体力中等度以下」「疲れやすく」「貧血性で手足が冷え」等から、「**虚証**」向けの漢方製剤であることがわかれば、「**六君子湯**」が選択できる。

問84 正解 1 重要

a、b 正

c 誤 腸の急激な動きに刺激されて流産・早産を誘発するおそれがある。

d 正 なお、マルツエキスは主に**乳幼児の便秘**に用いられる。

問85 正解 3

a 誤 「1ヶ月以上」ではなく「1週間以上」である。

b、d 正

c 誤 使用は短期間にとどめ、**2～3日間**使用しても症状の改善がみられない場合には、医師の診療を受けるなどの対応が必要である。

問86 正解 4 重要

a 誤 脂溶性成分がヒマシ油に溶け出して、中毒症状を増悪させるおそれがあるため、**防虫剤や殺鼠剤を誤飲**した際にその体外への排除目的で**ヒマシ油を用いることは避ける。**

b 誤 センナの成分の一部が乳汁中に移行し、**乳児に下痢**を生じさせるおそれがある。

c、d 正

> ヒマシ油（小腸刺激性瀉下成分）は、駆虫薬使用後に駆除した寄生虫の排出を促すために使用してはいけないことも、よく出題されています。

問87 正解 1

これまであまり出題されたことがない成分からの出題であり、難易度は高い。パパベリン塩酸塩を選ぶと誤りとなる。

a、b 正

c 誤 **パパベリン塩酸塩**は抗コリン成分と似た働きもするが、**抗コリン成分には分類されていない。**

d 誤 アミノ安息香酸エチルは局所麻酔成分である。

問88 正解 2

a 正 痔の主な3病態（痔核、裂肛、痔瘻）はしっかり押さえておこう。

b、d 正

c 誤 **熱感刺激**を生じさせる成分は「**クロタミトン**」である。カンフルやハッカ油、メントールは「冷感刺激」を生じさせる。

問89　正解 5

「排尿痛」「頻尿」といった膀胱炎症状のようなキーワードと、ほかに泌尿器用薬分野の漢方処方がないことから、容易に「猪苓湯」を選びたい。

問90　正解 4

a　誤　一般用医薬品の点眼薬には、緑内障の症状を改善できるものはない。
b、c、d　正

問91　正解 4

a　誤　ベルベリン硫酸塩は抗炎症成分である。
b　正
c　誤　ネオスチグミンメチル硫酸塩は、目の調節機能を改善する効果を目的として配合される。
d　正　なお、精製ヒアルロン酸ナトリウムは令和4年の手引き改訂より、添加物ではなく薬効成分として記載されている。

問92　正解 3

a　誤　アクリノールは一般細菌類の一部（連鎖球菌、黄色ブドウ球菌などの化膿菌）に対する殺菌消毒作用を示すが、**真菌、結核菌、ウイルスに対しては効果がない**。
b　誤　皮膚刺激性が強く、粘膜（口唇等）や目の周りへの使用は避ける。
c　正

問93　正解 4

a　誤　「イオウ」に関する記述である。「サリチル酸」は**角質成分を溶解する**ことにより角質軟化作用を示す。
b　正
c　誤　「サリチル酸」に関する記述である。

問94　正解 4

a　誤　セチルピリジニウム塩化物は殺菌消毒成分で、齲蝕を生じた部分における**細菌の繁殖を抑える**。
b、d　正
c　誤　ジブカイン塩酸塩は局所麻酔成分で、齲蝕により露出した歯髄を通っている**知覚神経の伝達を遮断して痛みを鎮める**。

問95　正解 3

a　誤　大量に使用しても禁煙達成が早まるものでなく、かえってニコチン過剰摂取による副作用のおそれがある。
b　正
c　誤　循環器系に重大な悪影響を及ぼすおそれがあるため、使用を避ける。

問96　正解 2

a　正　なお、（胃腸の弱い人には不向きな）十全大補湯と（胃腸の働きが衰えている人向けの）補中益気湯との違いも併せて押さえておこう。
b、c　正

問97　正解 2　重要

a　正　漢方処方製剤は、（実際ほとんどないが）**適用年齢の下限が設けられていない場合であっても、生後3ヶ月未満の乳児には使用しないこと**になっている。
b　正
c　誤　「証」に合わないと、副作用を生じやすくなる。

問98　正解 3

「便秘しがちなものの」「便秘」といったキーワードから、便秘に対応する生薬「ダイオウ（大黄）」を含み、月経関連の適応もある、大黄牡丹皮湯を第一候補としたい。

問99　正解 5

a、c、d　正
b　誤　イソプロパノールのウイルスに対する不活性効果は**エタノールよりも低い**。

出題される殺菌消毒成分で、ウイルスに効果があると記載されているものは、「次亜塩素酸ナトリウム・サラシ粉」「エタノール」「イソプロパノール」「ヨウ素系殺菌消毒成分」です。まずは優先的に覚えましょう。

問100　正解 5

a　誤　「化粧品」ではなく「医薬品又は医薬部外品」である。

b　誤　忌避剤（ディート等）は人体に直接使用されるが、虫さされによる痒みや腫れなどの症状を和らげる効果はない。

c　正　なお、ペルメトリンはピレスロイド系殺虫成分で、除虫菊の成分から開発された成分である。

医薬品の適正使用・安全対策

問101　正解 4

a、b、d　正

c　正　一般の生活者の「自己の判断」で使用するものでよい。

問102　正解 3　重要

a　誤　添付文書の内容は**必要に応じて随時改訂**される。毎年改訂されるわけではない。

b、c　正

d　誤　リスク区分は省略できない。

問103　正解 5

a、b　正

c　誤　発疹や発赤などのように、重篤な副作用の初期症状の可能性があるものも含まれている。

問104　正解 4

a　誤　錠剤、カプセル剤、散剤等は、冷蔵庫で保管すると取り出したときに室温との急な温度差で湿気を帯びるおそれがあり、不適当とされている。

b　誤　枕元等、小児の目につくところに医薬品が置かれていた場合に、誤飲事故が多く報告されており、不適当とされている。

c　正

d　誤　点眼剤では、複数の使用者間で使い回されると、薬液に細菌汚染があった場合に別の使用者に感染するおそれがあり、「他の人と共用しないこと」とされている。

問105　正解 2

a、b、d　正

c　誤　「0.01mL」ではなく「0.1mL」である。

「使用期限」の表示については、適切な保存条件の下で「製造後3年を超えて性状及び品質が安定」である医薬品において「法的な表示義務はない」とされています。ただし、実際に表示がない製品はまれで、外箱等に記載されるのが通常です。

問106　正解 1　重要

医薬品、医療機器又は再生医療等製品について（ **a　緊急かつ重大な注意喚起** ）や使用制限に係る対策が必要な状況にある場合に、厚生労働省からの命令、指示、製造販売業者の自主決定等に基づいて作成される。製造販売業者及び行政当局による報道発表、（独）医薬品医療機器総合機構による医薬品医療機器情報配信サービスによる配信（PMDAメディナビ）、製造販売業者から医療機関や薬局等への直接配布、ダイレクトメール、ファックス、電子メール等による情報提供（（ **b　1ヶ月** ）以内）等により情報伝達されるものである。A4サイズの印刷物で、（ **c　イエローレター** ）とも呼ばれる。

問107　正解 3

a　正　なお、医療用医薬品の添付文書の同梱廃止（電子化）は、令和4年手引き改訂により追加されたものである。

b　誤　「厚生労働省」ではなく「**総合機構**」である。

c　正

問108　正解 2

a、b、c　正

d　誤　医療用医薬品で使用されていた有効成分を初めて配合したもの（スイッチOTC）についても、承認後の一定期間（**概ね3年**）、安全性に関する調査及び調査結果の報告が求められている。

問109　正解 3

医薬品・医療機器等安全性情報報告制度に関する問題である。

a、d　正

b　誤　記入欄すべてに記入がなされる必要はなく、把握可能な範囲で報告がなされればよい。

c　正　なお、ウェブサイトからの入力は、令和4年手引き改訂で追加された記述である。

医薬品・医療機器等安全性情報報告制度は、生じた健康被害などの情報を法に基づいて、医薬関係者（医師、薬剤師や登録販売者なども含む）が厚生労働大臣（実務上は総合機構）に報告する制度です。毎年出題されている重要テーマです。

問110　正解 1

a、b　正

c　誤　いわゆる健康食品は、救済制度の対象外である。

d　誤　このような軽度の健康被害については給付対象に含まれない。

問111　正解 5　重要

a　誤　（医師ではなく）健康被害を受けた本人（又は家族）が給付請求を行う。

b　正

c　正　「5年以内」でよい。

d　誤　「都道府県知事」ではなく「厚生労働大臣」である。

給付の種類として、医療費、医療手当、障害年金、障害児養育年金、遺族年金、遺族一時金及び葬祭料がありますが、そのうち障害年金、障害児養育年金に請求の期限はありません。

問112　正解 2　重要

a、b　正

c　誤　「消費者側の立場」ではなく「**公平・中立な立場**」で交渉の仲介や調整・あっせんを行う。

問113　正解 1

a、b、c　正

d　誤　「エピナスチン塩酸塩」ではなく「塩酸フェニルプロパノールアミン（PPA）」に関する記述である。エピナスチン塩酸塩は令和4年手引き改訂により追加された成分である。

問114　正解 5

a、b、c　正

問115　正解 1　重要

a　正　具体的には、抗ヒスタミン成分の中でも中枢作用の強いジフェンヒドラミン塩酸塩が該当する。

b　正　ケトプロフェンは「光線過敏症」に関しては頻出だが、この内容での出題はわずかで、難易度は高い。

c　誤　アスピリン、イブプロフェン、アセトアミノフェンなどの解熱鎮痛成分に関する記述である。（手引き第2章「アスピリン喘息」についても確認すること）

d　誤　アドレナリン作動成分「プソイドエフェドリン塩酸塩」に関する記述である。

問116　正解 3

本試験で「してはいけないこと・**前立腺肥大による排尿困難**」とくれば、アドレナリン作動成分の「**プソイドエフェドリン塩酸塩**」一択である。なお、「相談すること・排尿困難」では、抗コリン成分、一部の抗ヒスタミン成分、マオウ等、対象となる成分は複数となる。

プソイドエフェドリン塩酸塩は超頻出です。アドレナリン作動成分ですが、「心臓病、高血圧、糖尿病又は甲状腺機能障害の診断を受けた人、前立腺肥大による排尿困難の症状がある人では、症状を悪化させる」おそれがあり、使用を避けるとされています。つまり、「してはいけないこと」に記載されます。

問117　正解 5　重要

a　誤　「使用（服用）しないこと」ではなく「相談すること」になっている。

b　正　アスピリン、アスピリンアルミニウム、イブプロフェンは「出産予定日12週以内の妊婦」は「使用（服用）しないこと」とされている。なお、アセトアミノフェンは記載されていない。

c　正　センノシド、センナ、ダイオウ等が配合された瀉下薬やヒマシ油類は、乳児に下痢を起こすおそれがあるため、「使用（服用）しないこと」とされている。

問118　正解 2

a　正　メチルエフェドリン塩酸塩等のアドレナリン作動成分は、肝臓でグリコーゲンを分解して血糖値を上昇させる作用があるため、「糖尿病」では「相談すること」になっている。

b、d　誤

c　正　アセトアミノフェンやアスピリン、イブプロフェン等の解熱鎮痛成分は、肝機能障害を悪化させるおそれがあるため、「肝臓病」では「相談すること」になっている。

問119　正解 3　重要

スクラルファート、アルジオキサ、合成ヒドロタルサイト等の**アルミニウムを含む胃粘膜保護成分**は、長期間服用した場合に、アルミニウム脳症及びアルミニウム骨症を発症したとの報告があるため、**透析療法を受けている人には使用を避ける**。

問120　正解 4

a　正　dl–メチルエフェドリン塩酸塩、ジプロフィリンが該当する。

b　正　**ジプロフィリン**が該当する。**中枢神経系の興奮作用**により、**てんかんの発作を引き起こすおそれ**があるためである。

c　正　メチルエフェドリン塩酸塩、ジプロフィリンが該当する。

d　誤　なお、「相談すること」に「腎臓病」の記載がある成分には、アスピリン、イブプロフェン等の解熱鎮痛成分や、グリチルリチン酸二カリウムやカンゾウ、スクラルファート、酸化マグネシウム等がある。

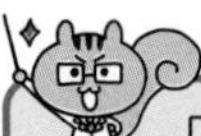

「てんかん」に関する設問が出題された場合は、キサンチン系のジプロフィリンが問われていると判断してよいです。

南関東ブロックの解答・解説

解答一覧

問題番号	解答	問題番号	解答	問題番号	解答	問題番号	解答
1	1	31	5	61	5	91	5
2	3	32	4	62	2	92	1
3	3	33	4	63	3	93	3
4	1	34	3	64	5	94	4
5	1	35	1	65	3	95	3
6	2	36	1	66	1	96	5
7	5	37	2	67	3	97	1
8	4	38	3	68	2	98	3
9	3	39	1	69	5	99	1
10	5	40	5	70	4	100	5
11	4	41	1	71	3	101	2
12	4	42	4	72	2	102	1
13	2	43	4	73	3	103	3
14	5	44	5	74	3	104	5
15	4	45	3	75	2	105	4
16	1	46	1	76	5	106	2
17	1	47	2	77	4	107	1
18	2	48	5	78	4	108	4
19	2	49	3	79	5	109	3
20	2	50	2	80	3	110	1
21	5	51	3	81	2	111	2
22	2	52	4	82	1	112	4
23	5	53	1	83	4	113	5
24	3	54	3	84	4	114	2
25	1	55	5	85	5	115	5
26	4	56	4	86	4	116	3
27	3	57	5	87	4	117	1
28	4	58	2	88	2	118	5
29	2	59	1	89	1	119	4
30	1	60	3	90	2	120	3

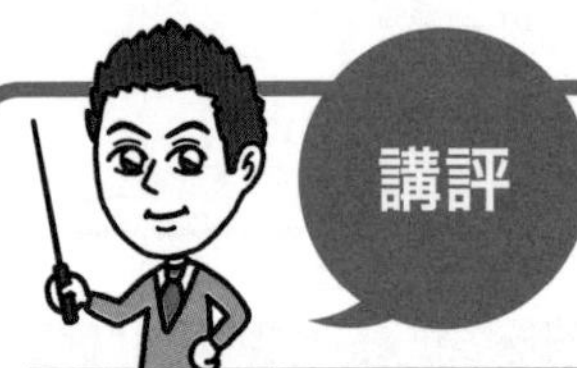

講評 難易度は平均的で良問が多い。生薬成分や第５章で難問あり

＜第１章＞ 出題傾向が類似しており、過去問演習で高得点が狙えます。「医薬品の本質」「医薬品のリスク評価」からの出題は３問あり、引っ掛けポイントが多いです。「小児・高齢者・妊婦・医療機関で治療を受けている人」は４問あり、例年出題される基本的なテーマです。「**訴訟問題**」は細部まで文章を読み込んで理解しておきましょう。

＜第２章＞ 第１章と比べると難易度は上がるため、繰り返し学習しましょう。「人体の構造と働き」の出題数は例年10問ほどで、他の地域と比べるとやや少ないです。「薬が働く仕組み」は５問あり、例年より増加しています。「症状からみた主な副作用」は、特に「**ショック**」「**SJS・TEN**」「**肝機能障害**」「**偽アルドステロン症**」「**喘息**」が頻出となっています。

＜第３章＞ 毎年満遍なく出題されているため、苦手分野をなくしましょう。「かぜ薬」では「**かぜの諸症状、かぜ薬の働き**」の出題が多いため、必ず得点できるようにしましょう。「**鎮咳去痰薬**」は「配合成分」「生薬・漢方薬」が問われる内容が数問出題されます。「生薬・漢方薬」は14問と、他の地域と比較して出題数が多いです。

＜第４章＞「薬機法第１条」の穴埋め問題は多くの地域で出題されていますが、今回は「薬機法第１条の５第１項」に関する出題があり、十分な対策が必要でした（問41）。近年「**生物由来製品**」の出題がみられるため、必ず確認しておきましょう。「濫用医薬品」は今年は２問ほどあったため、成分名や確認事項を学習しましょう。

＜第５章＞ 令和３年度は「使用上の注意（成分名）」が12問と類を見ない出題数となり、多くの受験者に混乱を招きました。今年は10問となり、バランスがよくなりましたが、それでも他の地域よりやや多いです。特に、考えさせる設問や細かい内容まで問う設問もあるので、繰り返し解いて知識を定着させましょう。「安全性情報」「副作用の報告」「救済制度」に関する設問が多くありますが、難易度は高くありません。

医薬品に共通する特性と基本的な知識

問１　正解 1

a、b　正

c　誤　添付文書や製品表示に記載された内容を見ただけでは、効能効果や副作用等について誤解や認識不足を**生じる**こともある。

d　誤　検査薬は、検査結果について正しい解釈や判断がなされなければ、医療機関を受診して適切な治療を受ける機会を**失うおそれがある**。

問２　正解 3

a　誤　販売した一般用医薬品に明らかな欠陥があった場合などは、**PL法の対象となりえる**。

b　誤　リスクは相対的に**低い**。

c　誤　専門用語を分かりやすい表現で伝えるなどの適切な情報提供を行う**必要がある**。

d　正

問３　正解 3　重要

a、d　正

b　誤　LD_{50}は50％中毒量ではなく、50％致死量である。

c　誤　GVPは**製造販売後安全管理**の基準である。設問の記述は、Good Post marketing Study Practice（GPSP）である。

問４　正解 1　重要

a、b、d　正

c　誤　設問の記述は、**特定保健用食品**である。「保健機能食品の種類」の表を参照して、違いを押さえておくこと。

保健機能食品の種類

種類	内容
特定保健用食品（トクホ）	・身体の**生理機能**などに**影響を与える保健機能成分を含む** ・個別に（一部は規格基準に従って）特定の保健機能を示す有効性や安全性などに関する国の審査を受け、**許可**されたもの
栄養機能食品	・身体の健全な成長や発達、**健康維持に必要な栄養成分**（ビタミン、ミネラルなど）の補給を目的としたもの ・国が定めた規格基準に適合したものであれば、その**栄養成分の健康機能を表示**できる
機能性表示食品	・**事業者の責任**で科学的根拠をもとに**疾病**に**罹患していない者**の健康維持および増進に役立つ機能を商品のパッケージに表示するものとして国に**届出**された商品 ・特定保健用食品とは異なり、国の個別の**許可を受けたものではない**

問5　正解 1

a　正　黄色４号（タートラジン）は黄色の着色料、カゼインは牛乳などに含まれるタンパク質の1つであり、亜硫酸塩は酸化防止剤などに使われている。

b　誤　外用薬でもアレルギーは**引き起こされる**。

c　正

d　誤　アレルギーには、体質的・遺伝的な**要素がある**。

問6　正解 2

a、c　正

b　誤　眠気や口渇等の比較的よく見られる症状でも、**副作用という**。

d　誤　複数の疾病を有する人の場合、ある疾病のために使用された医薬品の作用が、その疾病に対して薬効をもたらす一方、別の疾病に対しては**症状を悪化**させたり、治療が妨げられたりすることもある。

問7　正解 5

a　正

b　誤　医薬品を本来の目的以外の意図で、定められた用量を意図的に超えて服用したりすると、過量摂取による急性中毒等を生じる**危険性が高く**なり、また、乱用の繰り返しによって慢性的な臓器障害等を生じるおそれもある。

c　誤　青少年は、薬物乱用の危険性に関する認識や理解が必ずしも**十分でなく**、好奇心から身近に入手できる薬物を興味本位で**乱用することがある**ため、注意が必要である。

問8　正解 4

a　誤　食品によって影響を受ける**可能性もある**。

b、d　正

c　正　ほかにもカフェインなどがある。

問9　正解 3

a　正

b　誤　成人用の医薬品の量を減らして小児へ与えるなど安易に医薬品を使用すると、副作用につながる**危険性が高い**。

c　誤　小児は、大人と比べて身体の大きさに対して腸が**長く**、服用した医薬品の吸収率が相対的に**高い**。

d　正　特に、中枢神経系に影響を与える医薬品で副作用を起こしやすい。

問10　正解 5

a　正　注意喚起を促すため、５歳未満の幼児に使用される錠剤やカプセル剤などの医薬品では、服用時に喉につかえやすいので注意するよう添付文書に記載されている。

b　正　乳幼児が医薬品を使用した後は、保護者等が乳幼児の状態をよく観察することが重要である。何か変わった兆候が現れたときには、早めに医療機関に連れて行き、医師の診察を受けさせることが望ましい。

c　誤　生後4週以上、1歳未満を「乳児」としている。

d　正

問11　正解 4

a　誤　**65歳以上**を「**高齢者**」としている。

b、c　正

問12　正解 4

1〜3、5　正

4　誤　医療機関での治療は特に受けていない場合であっても、医薬品の種類や配合成分等によっては、特定の症状がある人が使用するとその症状を悪化させるおそれがある等、**注意が必要**なものがある。

問13　正解 2

a、b　正

c　誤　プラセボ効果を目的として医薬品が**使用されるべきではない**。

d　誤　望ましいもの（効果）と**不都合なもの**（副作用）がある。

問14　正解 5

a　誤　光（紫外線）によっても品質の劣化（変質・変敗）を**起こしやすいものが多い**。

b　誤　「使用期限」は**未開封状態**で保管された場合に品質が保持される期限である。

c、d　正

問15　正解 4

a　誤　重度ではなく**軽度**である。

b、c、d　正

一般用医薬品の役割として、これらの選択肢のほかに「健康状態の自己検査」「その他保健衛生」があります。

問16　正解 1

a　正　ドーピングに関する記述は、令和4年手引き改訂により追加された内容であるため、押さえておくこと。

b、c　正

問17　正解 1

a、b　正

c　誤　購入者等があらかじめ購入する医薬品を決めていることも多いが、使う人の体質や症状等にあった製品を事前に調べて選択しているのではなく、宣伝広告や販売価格等に基づいて漠然と選択していることもあるため、個々の**状況把握に努める必要がある**。

d　誤　医薬品を使用する**本人の状態や様子全般から得られる情報**も、状況把握につながる重要な手がかりとなる。そのため、情報をできる限り引き出し、可能な情報提供を行っていく必要がある。

問18　正解 2　重要

a、c　正

b　誤　出荷停止、販売停止及び回収措置は**直ちに行われず、対応の遅さが問題視された**。

d　誤　**サリドマイド製剤、スモン製剤**については、過去に一般用医薬品として**販売されている**。

問19　正解 2　重要

a　正　スモンの症状として、初期には腹部の膨満感から激しい腹痛を伴う下痢を生じ、次第に下半身の痺れや脱力、歩行困難等が現れる。麻痺は上半身にも拡がる場合があり、ときに視覚障害から失明に至ることもある。

b　正

c　誤　**全面和解が成立**している。

d　正　**スモン訴訟**だけでなく**サリドマイド訴訟**も契機となり、医薬品副作用被害救済制度が創設された。

問20　正解 2　重要

a　正

b　誤　**サリドマイド訴訟、スモン訴訟**の和解を

呼吸器系の構造

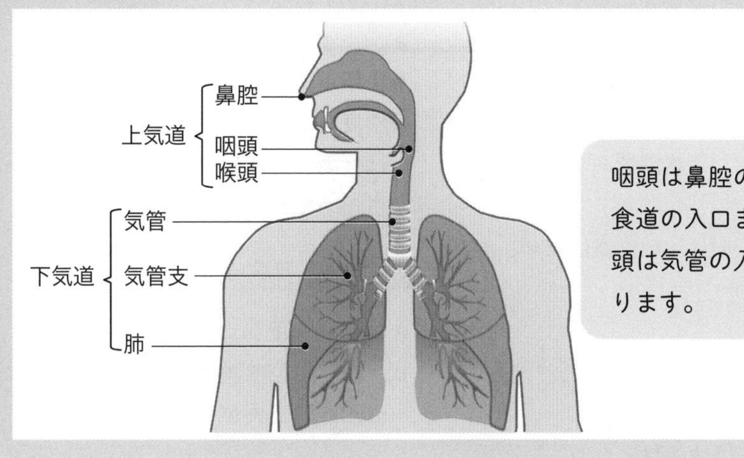

踏まえ、国は、薬害の再発を防止するための様々な取り組みを推進したがHIV訴訟が起こった。

c　正　その他、血液製剤の安全確保対策として検査や献血時の問診の充実が図られるとともに、薬事行政組織の再編、情報公開の推進、健康危機管理体制の確立等がなされた。

人体の働きと医薬品

問21　正解 5

a　正

b　誤　ペプシンは炭水化物ではなく、**タンパク質**を消化する酵素となる。

c　正　殺菌･抗菌物質としてリゾチーム等がある。

d　誤　空腸と回腸の明確な**境目はない**。

問22　正解 2

a、c、d　正

b　誤　炭水化物主体の食品は、脂質分の多い食品に比べ、胃内での滞留時間は**短い**。

問23　正解 5

a　誤　小腸で吸収された**ブドウ糖**は、血液によって肝臓に運ばれて**グリコーゲン**として蓄えられている。

b　誤　水溶性ビタミンであるビタミンB６、B12等も**貯蔵することができる**。

c　正　古くなった赤血球は、脾臓の組織に存在するマクロファージによって壊される。

d　正

問24　正解 3

a　正　なお、糞便はＳ状結腸だけでなく下行結腸にも滞留している。

b、d　正

c　誤　大腸の腸内細菌は、ビタミンEではなく**ビタミンK**を産生している。

問25　正解 1

a、c　正

b　誤　**咽頭**と**喉頭**の記述が逆である。咽頭と喉頭の違いを「呼吸器系の構造」の図で理解しておくこと。

d　誤　鼻汁には、コルチゾンではなく**リゾチーム**が含まれている。

問26　正解 4

a、c、d　正

b　誤　赤血球は血液全体の**40%**を占めている。

問27　正解 3

a　誤　二酸化炭素はヘモグロビンとほとんど結合せず、血漿中に溶け込んで末梢組織から肺へ運ばれる。

b　誤　血漿タンパク質の一種であるフィブリノゲンが傷口で重合して、線維状のフィブリンとなる。

c　正　抗体としての役割を担うものは、免疫グロブリンとも呼ばれる。

d　誤　単球は、白血球の約**5%**と少ないが最も大きい。

問28　正解 4

a　誤　平滑筋ではなく、**骨格筋**である。

b、c　正

d　誤　静脈にかかる圧力は比較的**低い**ため、血管壁は動脈よりも**薄い**。

問29　正解 2

1、3～5　正

2　誤　硝子体ではなく、**水晶体**となる。硝子体は、眼球内の透明なゼリー状組織である。

問30　正解 1

a、c、d　正

b　誤　副交感神経系ではなく、**交感神経系**となる。

問31　正解 5

a、c　正

b　誤　坐剤は初めに肝臓で代謝を**受けることなく**全身に分布する。

d　正　ゆっくりと溶出するように作られたものを、「徐放性製剤」という。

問32　正解 4

a、c　誤

b　正　ニトログリセリン：舌下錠、スプレー

d　正　ニコチン：咀嚼剤

問33　正解 4

a　誤　腎機能が低下した人では、正常な人に比べて有効成分の尿中への排泄が**遅れる**ため、医薬品の効き目が**過剰に現れたり**、副作用を**生じやすくなる**。

b　誤　血漿タンパク質との結合は、速やかかつ**可逆的**である。

c　誤　肝機能が低下した人では、正常な人に比べて全身循環に到達する有効成分の量がより多くなり、効き目が**過剰に現れる**。

d　正　その他、腎臓にも代謝活性があることが明らかにされている。

問34　正解 3

a、c、d　正

b　誤　血中濃度はある時点でピーク（最高血中濃度）に達し、その後は低下していくが、これは**代謝・排泄**の速度が**吸収・分布**の速度を上回るためである。

問35　正解 1

a、c、d　正

b　誤　口腔内崩壊錠は、口の中の唾液で**速やかに溶ける**工夫がなされているため、水なしで服用することができる。設問の記述は、**トローチ、ドロップ**である。

問36　正解 1　重要

a～d　正　ショック（アナフィラキシー）の症状としては、一般に、顔や上半身の紅潮・熱感、皮膚の痒み、蕁麻疹、口唇や舌・手足のしびれ感、むくみ（浮腫）、吐きけ、顔面蒼白、手足の冷感、冷や汗、息苦しさ・胸苦しさなど、複数の症状が現れる。

問37　正解 2　重要

体内に（ **a　ナトリウム** ）と水が貯留し、体から（ **b　カリウム** ）が失われることによって生じる病態である。（ **c　副腎皮質** ）からのアルドステロン分泌が増加していないにもかかわらずこのような状態となることから、偽アルドステロン症と呼ばれている。

主な症状に、手足の脱力、（ **d　血圧上昇** ）、筋肉痛、こむら返り、倦怠感、手足のしびれ、頭痛、むくみ（浮腫）、喉の渇き、吐きけ・嘔吐等があり、病態が進行すると、筋力低下、起立不能、歩行困難、痙攣等を生じる。

> 偽アルドステロン症は、グリチルリチン酸二カリウムやカンゾウ等で生じることがあります。

問38　正解 3

a、c、d　正

b　誤　過去に軽度の症状を経験した人の場合、再度、同じ医薬品を使用することにより**再発**し、急激に症状が進行する場合がある。

問39　**正解 1**

a　正

b　正　特に高齢者においては、配慮が必要となる。

c　誤　症状は前立腺肥大等の**基礎疾患がない人**でも現れることが知られており、男性に限らず**女性**においても報告されている。

d　誤　多くの場合、原因となる医薬品の使用を中止することにより**症状は速やかに改善する**が、医療機関における処置を必要とする場合もある。

問40　**正解 5**　重要

a　誤　同じ医薬品が触れても、発症するか否かはその人の**体質によって異なる**。

b、c、d　正

薬事関係法規・制度

問41　**正解 1**

医師、歯科医師、薬剤師、（ **a　獣医師** ）その他の医薬関係者は、医薬品等の有効性及び安全性その他これらの（ **b　適正な使用** ）に関する知識と理解を深めるとともに、これらの使用の対象者（略）及びこれらを購入し、又は譲り受けようとする者に対し、これらの（ **b　適正な使用** ）に関する事項に関する（ **c　正確かつ適切** ）な情報の提供に努めなければならない。

例年、薬機法「第１条」「第２条第１項」条文の穴埋め問題となることが多いため、これらの条文をしっかり学習しておきましょう。

問42　**正解 4**

a　誤　動物に用いる医薬品も薬機法の**規制対象に入る**。

b、c、d　正

問43　**正解 4**

a　誤　人に由来するものを原料又は材料として**製造されるものがある**。

b、c　正

d　誤　製品の使用による**感染症**の発生リスクに着目して指定されている。

生物由来製品からの出題が増えていますので、類似問題を解いて確実に得点できるようにしましょう。

問44　**正解 5**

a　誤　一般用医薬品には、**毒薬・劇薬に該当するものはない**。設問の記述は、**要指導医薬品**である。

b　正　14歳未満の者その他安全な取扱いに不安のある者に交付することは禁止されている。

c　誤　使用期間の記載は**必要ない**。

d　正

問45　**正解 3**　重要

a、d　正

b　誤　法定表示事項に「配置」の文字の記載は含まれない。

c　誤　「店舗限定」ではなく「店舗専用」の文字が必要である。

問46　**正解 1**

a　正　衛生害虫類の防除を目的とする製品には、「防除用医薬部外品」の表示がある。

b　正　その他、「吐きけその他の不快感又は口臭若しくは体臭の防止」、「脱毛の防止、育毛又は除毛」を目的とする物などがある。

c、d　正

問47　**正解 2**

1　誤　特定保健用食品のマークは、右の通りである。

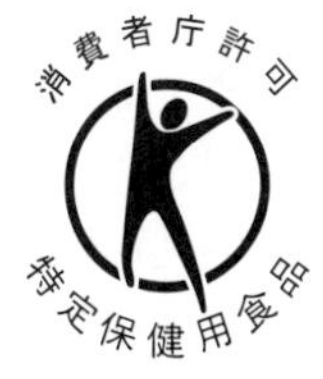

2　正

3～5　誤

問48 正解 5

1～3 正

4 正 健康サポート薬局である旨を表示するときは、その薬局を、厚生労働大臣が定める基準に適合するものとしなければならない。

5 誤 地域連携薬局とは、医師若しくは歯科医師又は薬剤師が診療又は調剤に従事する他の医療提供施設と連携し、**地域における薬剤及び医薬品の適正な使用の推進**及び効率的な提供に**必要な情報の提供**及び薬学的知見に基づく指導を実施するために一定の必要な機能を有する薬局は、その所在地の都道府県知事の認定を受けて地域連携薬局と称することができる。設問は専門医療機関連携薬局の記述である。

地域連携薬局、専門医療機関連携薬局、健康サポート薬局に関する内容は、令和４年手引き改訂により追加されており、出題ポイントです。

問49 正解 3

a 正 薬局であれば、調剤を行うことができる。

b 誤 許可の更新は、「５年ごと」ではなく「**6年ごと**」である。

c 正

d 正 法令遵守のために講じた措置の内容の記録や保存に関する記述は、令和４年手引き改訂によるものである。

問50 正解 2

a、b、c 正

d 誤 配置販売業者は、**分割販売することができない**。

問51 正解 3

a 正

b 誤 第一類医薬品は薬剤師が情報提供することができ、**登録販売者は行うことができない**。

c 誤 いわゆるお薬手帳の所持は推奨することが望まれるが、**必ずしなければならない義務ではない**。

d 誤 第二類医薬品を販売する場合には、書面を用いる必要はない。

問52 正解 4 重要

1～3、5 正

4 誤 職業は**記載不要**である。

書面への記載事項としては、その他「販売、授与、配置した日時」「販売、授与、配置した薬剤師の氏名、情報提供を行った薬剤師の氏名」が必要になります。

問53 正解 1 重要

a、b 正

c 誤 「勤務する薬剤師、登録販売者の氏名及び担当業務」が必要である。

d 誤

問54 正解 3

a、d 正

b 誤 勤務している薬剤師や登録販売者の氏名は必要だが、**写真は不要**である。

c 誤 「当該薬局以外」ではなく「**当該薬局**」である。

問55 正解 5 重要

a、b、c 正

d 誤 **住所は不要**である。

問56 正解 4

a 正

b、c、d 誤

その他の濫用等のおそれがある医薬品としては、コデイン（鎮咳去痰薬に限る）、ジヒドロコデイン（鎮咳去痰薬に限る）、ブロモバレリル尿素、プソイドエフェドリン、メチルエフェドリン（鎮咳去痰薬のうち、内服液剤に限る）があります。

問57　正解 5

a　誤　医薬品の製造販売業者であっても、承認前の医薬品を**広告することはできない**。

b、c　正

d　誤　構成生薬の作用を個別に挙げて説明することは**不適当**とされている。

問58　正解 2

a　誤　医薬品を多量に購入する者に対しても、**積極的に事情を尋ねる**など慎重に対処し、状況によっては販売を差し控える必要がある。

b　正

c　誤　配置販売業において、医薬品を先用後利によらず現金売りを行うことは配置による販売行為に当たらないため、薬機法に**違反する**。

d　誤　容器の外から**明瞭に見える**ようになっている必要がある。

問59　正解 1

a、b　正

c　誤　厚生労働大臣ではなく、**都道府県知事**が命じている。

d　誤　配置販売業者は店舗を設けていないため、**構造設備の基準は不要**である。

問60　正解 3

a　誤　民間団体でも生活者へのアドバイスを行っている。

b　正

c　誤　立入検査にて必要な指導、処分等は、国民生活センターではなく、行政庁の薬務主管課、保健所、薬事監視事務所等が行っている。

d　誤　行政庁の**許可は必要ない**。

主な医薬品とその作用

問61　正解 5　重要

a　誤　冷気や乾燥、アレルギーのような非感染性の要因も、**かぜの原因となる**。

b　誤　かぜ薬は、ウイルスの**増殖を抑えたり**、ウイルスを**体内から除去するものではない**。咳で眠れなかったり、発熱で体力を消耗しそうなときなどに、それら諸症状の緩和を図る対症療法薬である。

c　正　原因となるウイルスは200種類を超えるといわれている。

d　正

問62　正解 2

a、d　正

b　誤　柴胡桂枝湯は、体力中等度又はやや虚弱で、多くは腹痛を伴い、ときに微熱・**寒気**・頭痛・**吐きけ**などのあるものの胃腸炎、かぜの中期から後期の症状に適すとされている。設問は、小柴胡湯の記述である。

c　誤　小青竜湯は、体力中等度又はやや虚弱で、うすい水様の痰を伴う咳や鼻水が出るものの気管支炎、気管支喘息、鼻炎、アレルギー性鼻炎、むくみ、感冒、花粉症に適すとされる。設問は、桂枝湯の記述である。

問63　正解 3

解熱に関しては、中枢神経系におけるプロスタグランジンの産生抑制作用のほか、腎臓における水分の再吸収を促して循環血流量を（**a　増し**）、発汗を促進する作用も寄与している。

また、末梢におけるプロスタグランジンの産生抑制は、腎血流量を（**b　減少させる**）ため、腎機能に障害があると、その症状を悪化させる可能性がある。

プロスタグランジンには胃酸分泌調節作用や胃腸粘膜保護作用もあるが、これらの作用が解熱鎮痛成分によって妨げられると、胃酸分泌が増加するとともに胃壁の血流量が（**c　低下して**）、胃粘膜障害を起こしやすくなる。

まずは、プロスタグランジンの主作用を覚え、その後に循環血流量、腎血流量などを覚えるようにすること。

【プロスタグランジンの４つの主作用】

・**痛みの増強**（痛みのシグナルを増幅して痛みを増強させる）

・**体温のセットポイントの上昇**（視床下部の温熱中枢に作用して体温を通常よりも高く維持する）

・**炎症の発生**（毛細血管透過性を亢進させ、血管外に組織液が漏れ出して腫れを伴う）
・**胃の保護**（胃酸分泌調節作用や胃腸粘膜保護作用がある）

問64　正解 5

1　正　メトカルバモール（筋弛緩成分）は、骨格筋の緊張をもたらす脊髄反射を抑制する作用があり、いわゆる「筋肉のこり」を和らげることを目的として、骨格筋の異常緊張、痙攣・疼痛を伴う腰痛、肩こり、筋肉痛、関節痛、神経痛、打撲、捻挫等に用いられる。
2　正　ブロモバレリル尿素、アリルイソプロピルアセチル尿素（鎮静成分）は、解熱鎮痛成分の鎮痛作用を助ける目的がある。
3　正
4　正　イソプロピルアンチピリンは、ピリン系解熱鎮痛成分である。
5　誤　アセトアミノフェン（解熱鎮痛成分）は、「末梢作用」ではなく「**中枢作用**」によって解熱・鎮痛効果をもたらしている。

問65　正解 3

a、c、d　正
b　誤　作用は弱いながら反復摂取により依存を形成するという性質があるため、「短期間の服用にとどめ、連用しないこと」という**注意喚起がなされている**。

問66　正解 1

a　正　乳幼児が乗物で移動中に機嫌が悪くなるような場合には、気圧変化による耳の痛みなどの他の要因が考慮されるべきである。
b、c　正
d　正　アミノ安息香酸エチル（局所麻酔成分）

問67　正解 3

a、c　正
b　誤　成長に伴って**自然に治まる**のが通常である。
d　誤　**生後3ヶ月未満**の乳児には、使用しないこととなっている。

問68　正解 2　重要

a　正　コデインリン酸塩水和物、ジヒドロコデインリン酸塩は、麻薬性鎮咳成分である。
b　誤　デキストロメトルファン臭化水素酸塩水和物は、非麻薬性鎮咳成分である。
c　正　トリメトキノール塩酸塩水和物は、アドレナリン作動成分である。
d　正

問69　正解 5

a　誤　グアイフェネシン（去痰成分）は、気道粘膜からの粘液の分泌を促進させる。設問は、カルボシステインの記述である。
b　誤　エチルシステイン塩酸塩は痰の中の粘性タンパク質を溶解・低分子化して粘性を減少させる作用がある。
c、d　正

問70　正解 4

a、b　正
c　誤　デカリニウム塩化物（殺菌消毒成分）は、口腔内や喉に付着した細菌等の微生物を**死滅させたり**、その**増殖を抑える**ことを目的としている。設問は、アズレンスルホン酸ナトリウムの記述である。
d　誤　殺菌消毒効果が**低下する**場合がある。特に、ヨウ素はビタミンC等の成分と反応すると脱色を生じて殺菌作用が失われる。

問71　正解 3　重要

a　正　ピレンゼピン塩酸塩は、抗コリン成分である。
b　誤　ユウタンは、舌ではなく**胆汁**を乾燥したものを基原とする生薬であり、香りではなく**苦味**による健胃作用を期待して用いる。
c　誤　スクラルファートは、胃粘膜保護・修復成分である。胃粘液の分泌を促す、胃粘膜を覆って胃液による消化から**保護する**、荒れた胃粘膜の**修復**を促す等の作用を期待して用いる。設問は、消化成分の記述である。
d　正

問72 正解 2 重要

a 正 タンニン酸ベルベリンは、腸内殺菌成分である。

b 正 沈降炭酸カルシウムは、吸着成分である。

c 正 センノシドは、大腸刺激性瀉下成分である。

d 誤 次硝酸ビスマスは、収斂止瀉成分である。細菌性の下痢に使用して腸の運動を鎮めると、かえって状態を悪化させる恐れがあるため、安易な**使用を避ける**必要がある。

問73 正解 3

a 誤 麻子仁丸は、体力中等度以下で、ときに便が硬く塊状なものの便秘、便秘に伴う頭重、のぼせ、湿疹・皮膚炎、ふきでもの（にきび）、食欲不振（食欲減退）、腹部膨満、腸内異常醗酵、痔などの症状の緩和に適すとされる。設問は、大黄牡丹皮湯の記述である。

b 正 ピコスルファートナトリウムは大腸刺激性瀉下成分である。

c 正

d 誤 マルツエキス（瀉下成分）は、主成分である麦芽糖が腸内細菌によって分解（発酵）して生じる**ガスによって便通を促す**とされている。設問は、ジオクチルソジウムスルホサクシネート（DSS）の記述である。

問74 正解 3

a 誤 **受診勧奨が必要**な症状である。

b、c 正

d 誤 パパベリン塩酸塩は、抗コリン成分と異なり、自律神経系を介した作用ではないが、**眼圧を上昇させる作用を示す**ことが知られている。

問75 正解 2

a、d 正

b 誤 浣腸薬は、繰り返し使用すると直腸の感受性の**低下**（いわゆる慣れ）が生じて効果が**弱く**なり、医薬品の使用に頼りがちになるため、連用しないこととされている。

c 誤 炭酸水素ナトリウムは、直腸内で徐々に分解して**炭酸ガス**の微細な気泡を発生することで**直腸を刺激**する作用を期待して用いられている。設問はグリセリン、ソルビトールの記述である。

問76 正解 5 重要

a 誤 ロクジョウは、**シカ科**の雄鹿の角化していない**幼角**を基原とする生薬である。設問は**ジャコウ**の記述である。

b、c、d 正

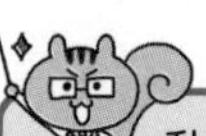

動物性生薬の基原や作用は頻出ですが、植物性生薬の「リュウノウ」も出題頻度が高めです。リュウノウの作用も覚えておくとよいでしょう。

問77 正解 4

a 誤 コレステロールの産生及び代謝は、主として腎臓ではなく**肝臓**で行われている。

b、d 正

c 誤 「高密度リポタンパク質（HDL）」と「低密度リポタンパク質（LDL）」の記述が逆である。

問78 正解 4

a 誤 リノール酸、ポリエンホスファチジルコリンは、コレステロールと結合して、代謝されやすいコレステロールエステルを形成するとされ、**肝臓**におけるコレステロールの**代謝を促す**効果を期待して用いる。

b 正

c 正 大豆油不けん化物（ソイステロール）は、**腸管**におけるコレステロールの**吸収を抑える働き**があるとされている。

d 誤 高コレステロール改善薬は、痩身効果を目的とした医薬品では**ない**。

問79 正解 5

a 誤 ビタミンＢ６は、**ヘモグロビン産生に必要**なビタミン成分である。設問は、ビタミンＣの記述である。

b 誤 貧血の症状がみられる以前から予防的に貧血用薬（鉄製剤）を使用することは、**適当ではない**。

c　正

d　正　貧血用薬には、鉄以外の金属成分も含まれる。以下を参照のこと。

【鉄以外の金属成分】

・硫酸銅：補充した鉄分を利用して**ヘモグロビン**の産生を助ける。銅はヘモグロビンの産生過程で**鉄の代謝・輸送**に関与する。

・硫酸コバルト：骨髄での**造血機能**を高める。コバルトは赤血球の産生で必要不可欠な**ビタミンB12**の構成成分である。

・硫酸マンガン：**エネルギー合成**を促進する。マンガンは糖質、脂質、タンパク質の代謝過程で働く酵素の構成物質である。

問80　正解 3

a　誤　ルチンは、ビタミン様物質の一種で、高血圧等における**毛細血管の補強、強化**の効果を期待して用いられる。設問は、ヘプロニカート、イノシトールヘキサニコチネートの記述である。

b、c、d　正

問81　正解 2

a　誤　裂肛は、肛門の出口からやや内側の**上皮に傷**が生じた状態である。設問は、痔瘻の記述である。

b　誤　局所に適用されるものでも、全身的な影響を生じることがある。

c　誤　酸化亜鉛（収斂保護止血成分）は、粘膜表面に不溶性の**膜を形成**することによる、粘膜の保護・止血を目的としている。設問は、局所麻酔成分の記述である。

d　正

問82　正解 1

1　正

2　誤　カンゾウを含む。

3　誤　カンゾウ、ダイオウを含む。

4　誤　カンゾウを含む。

5　誤　カンゾウ、マオウを含む。

問83　正解 4

a　正　フェニレフリン塩酸塩は、アドレナリン作動成分である。

b　正　クロルフェニラミンマレイン酸塩は、抗ヒスタミン成分である。

c　誤　セチルピリジニウム塩化物（殺菌消毒成分）は、陽性界面活性成分で、黄色ブドウ球菌、溶血性連鎖球菌又はカンジダ等の真菌類に対する**殺菌消毒作用**を示す。

d　誤　リドカインは、局所麻酔成分である。鼻粘膜の過敏性や**痛みや痒みを抑える**ことを目的として配合されている。

問84　正解 4

a　誤　一般用医薬品の点眼薬は、その主たる配合成分から、人工涙液、一般点眼薬、**抗菌性点眼薬**、アレルギー用点眼薬に大別されている。

b　正　理由として、防腐剤などの配合成分がレンズに吸着されて、角膜に障害を引き起こす原因となるおそれがある。

c　誤　目尻ではなく、**目頭**を押さえる必要がある。

d　誤　一般用医薬品の点眼薬には、緑内障の症状を**改善できるものはなく**、目のかすみが緑内障による症状であった場合には効果が期待できないばかりでなく、配合されている成分によっては、**緑内障の悪化**につながるおそれがある場合がある。

問85　正解 5

a　誤　コンドロイチン硫酸ナトリウムは、**角膜の乾燥を防ぐ**ことを目的としている。設問は、組織修復成分のアズレンスルホン酸ナトリウム（水溶性アズレン）やアラントインの記述である。

b　誤　スルファメトキサゾール（抗菌成分）は、ウイルスや真菌ではなく、**細菌**の感染に用いる。

c　正　ナファゾリン塩酸塩は、アドレナリン作動成分である。

d　正　アスパラギン酸カリウムは、アミノ酸成分である。

問86　正解 4

a　誤　5秒以上連続して噴霧すると凍傷を起こすことがあるため、**3秒以内**とすることが望ましい。

b、c　正

d　誤　薬剤を容器から直接指に取り、患部に塗布したあと、また指に取ることを繰り返すと、容器内に雑菌が混入するおそれがある。いったん**手の甲などに必要量を取って**から患部に塗布することが望ましい。

問87　正解 4

a　誤　アクリノールは、**黄色の色素**で、**一般細菌類**の一部（連鎖球菌、黄色ブドウ球菌などの化膿菌）に対する殺菌消毒作用を示すが、真菌、結核菌、ウイルスに対しては効果がない。

b、d　正

c　誤　オキシドールは、作用の持続性は**乏しく**、組織への浸透性も**低い**。

問88　正解 2

1　誤　ヒドロコルチゾン（ステロイド性抗炎症成分）は、水痘（水疱瘡）、みずむし、たむし等又は化膿している患部については症状を悪化させるおそれがあり、**使用を避ける**必要がある。

2　正

3　誤　ステロイド性抗炎症成分として、デキサメタゾン、プレドニゾロン酢酸エステル、**ヒドロコルチゾン**等がある。ケトプロフェンは非ステロイド性抗炎症成分である。

4　誤　一時的な皮膚症状（ほてり・腫れ・痒み等）の緩和を目的とするものであり、広範囲に生じた皮膚症状や、慢性の湿疹・皮膚炎を対象とするものでは**ない**。

5　誤　NSAIDsと呼ばれるものは、**非ステロイド性抗炎症成分**である。

問89　正解 1

a　正　フェルビナクは、非ステロイド性抗炎症成分である。

b　誤　ユーカリ油は、皮膚に**冷感刺激**を与える。

c、d　正

問90　正解 2

a、c、d　正

b　誤　ブテナフィン塩酸塩は、皮膚糸状菌の細**胞膜を構成する成分の産生を妨げる**ことにより、その増殖を抑える。設問は、ウンデシレン酸、ウンデシレン酸亜鉛の記述である。

問91　正解 5

a　誤　サンシシ（生薬成分）は、**抗炎症作用**を期待して用いられている。

b　正　オイゲノールは、殺菌消毒成分である。

c　誤　ミルラ（生薬成分）は、粘膜を引き締める（**収斂**）**作用**のほか、**抗菌作用**も期待して用いられる。

d　正　カルバゾクロムは、止血成分である。

問92　正解 1

a　誤　ニコチン置換療法は、**ニコチンの摂取方法を喫煙以外に換えて**離脱症状の軽減を図りながら徐々に摂取量を減らし、最終的にニコチン摂取をゼロにする方法である。よって、喫煙を継続したまま使用することは避ける必要がある。

b、c、d　正

問93　正解 3

a、d　正

b　誤　グルクロノラクトンは、肝臓の働きを助け、**肝血流を促進**する働きがあり、全身倦怠感や疲労時の栄養補給を目的として配合されている場合がある。設問は、アスパラギン酸ナトリウムの記述である。

c　誤　エルゴカルシフェロール（ビタミンD）は、骨歯の発育不良、くる病の予防、また、妊娠・授乳期、発育期、老年期のビタミンDの補給に用いられる。設問は、システインの記述である。

問94　正解 4　重要

a　誤　ビタミンB12（シアノコバラミン）は**含まれていない**。ビタミンB1（チアミン硝化物）、ビタミンB2（リボフラビンリン酸エステルナトリウム）、ビタミンB6（ピリドキシン塩酸塩）が含まれている。

b　正

c　正　ビタミンB2（リボフラビンリン酸エステルナトリウム）の摂取による作用となる。

d　誤　ビタミンD（エルゴカルシフェロール、コレカルシフェロール）の作用となり、成分の一覧には**含まれていない**。

成分の一覧がある設問は、基本的な内容を聞かれることが多いため、落ち着いて時間をかけて解くようにしましょう。

問95　正解 3

a　誤　大柴胡湯は、体力が充実して、**脇腹からみぞおちあたりにかけて苦しく**、便秘の傾向があるものの胃炎、常習便秘、高血圧や肥満に伴う肩こり・頭痛・便秘、神経症、**肥満症**に適すとされる。設問は、防已黄耆湯の記述である。

b、c　正

d　誤　黄連解毒湯は、体力中等度以上で、**のぼせぎみ**で顔色赤く、いらいらして落ち着かない傾向のあるものの鼻出血、不眠症、神経症、胃炎、**二日酔い**、血の道症、めまい、動悸、更年期障害、湿疹・皮膚炎、皮膚のかゆみ、口内炎に適すとされる。設問は、七物降下湯の記述である。

問96　正解 5

a、d　正

b　誤　サンザシは、**バラ科のサンザシ**又はオオミサンザシの**偽果**をそのまま、又は縦切若しくは横切したものを基原とする生薬である。設問は、オウヒの記述である。サンザシよりも、オウヒの基原植物名の方が多く出題される。

c　誤　ソウハクヒは、**利尿作用**を期待して用いられる。設問は、ウワウルシの記述である。

問97　正解 1　重要

a、c　正

b　誤　イソプロパノールは、ウイルスに対する不活性効果も**ある**。

d　誤　ポリオキシエチレンアルキルフェニルエーテルは、クレゾール石ケン液と同様な殺菌消毒作用がある。設問は、次亜塩素酸ナトリウムの記述である。

近年の感染症対策により、消毒薬の設問は今後も出題が予想されます。しっかり学習しておきたいテーマです。

問98　正解 3

a　誤　医薬品だけでなく、**医薬部外品**としても製造販売されている。

b、c　正

d　誤　次亜塩素酸ナトリウムやサラシ粉は、ウイルスに対する不活性効果も**ある**。

問99　正解 1

a　正　ペストは、日本にはほとんど存在しないが、ケオプスネズミノミ、ヨーロッパネズミノミが生息している地域では、現在でも、保健衛生上大きな問題となっている。

b　誤　シラミの防除は、医薬品による方法以外に**物理的方法もある**。

c　誤　蒸散剤は、殺虫成分を基剤に混ぜて整形し、加熱したとき又は常温で徐々に揮散するようにしたものである。設問は、燻蒸剤の記述である。

d　誤　ディートは、**生後6ヶ月未満**の乳児への**使用を避ける**こととされている。

問100　正解 5

a　誤　薬局だけでなく、**店舗販売業、配置販売業**でも取り扱うことができる。

b　誤　温度の**影響を受ける**。

c　誤　尿糖検査の場合は**食後1～2時間**、尿タンパク検査の場合は原則として**早朝尿**（起床直後の尿）を検体としている。

d　誤　通常、尿は**弱酸性**であるが、食事その他の影響で**弱アルカリ性～中性**に傾くと、正確な検査結果が得られなくなることがある。

医薬品の適正使用・安全対策

問101　正解 2

a　誤　添付文書の内容は、**必要に応じて随時改定**されている。

b　正

c　誤　養生訓は**必須記載ではない**。

d　正　設問の文章は令和4年手引き改訂により追加された。

問102 正解 1

a 正 その他、使用上の注意は「してはいけないこと」「相談すること」及び「その他の注意」から構成され、適正使用のために重要と考えられる項目が前段に記載されている。

b、c、d 正

問103 正解 3

a 誤 添付文書の記載は、一般の生活者に理解しやすい平易な表現でなされている。

b 誤 シロップ剤などは変質しやすいため、開封後は冷蔵庫内に保管されるのが望ましい。錠剤、カプセル剤、散剤等では、湿気を帯びるおそれがあるため、冷蔵庫内での保管は不適当である。

c、d 正

問104 正解 5

「15歳未満の小児」と記載することとされている成分は、設問のほかにもある。「小児における年齢制限」の表を参照のこと。

a 誤 アセトアミノフェンは、解熱鎮痛成分である。

b 誤 チペピジンヒベンズ酸塩は、非麻薬性鎮咳成分である。

c 正 サザピリンは、解熱鎮痛成分である。

d 正 プロメタジンメチレンジサリチル酸塩は、抗ヒスタミン成分である。

問105 正解 4

1 誤 マオウは、生薬成分である。

2 誤 カフェインは、キサンチン系成分である。

3 誤 フェニレフリン塩酸塩は、アドレナリン作動成分である。

4 正 プソイドエフェドリン塩酸塩は、アドレナリン作動成分である。交感神経刺激作用により、尿の貯留・尿閉を生じるおそれがある。

5 誤 トリメトキノール塩酸塩水和物は、アドレナリン作動成分である。

同じアドレナリン作動成分でも、「してはいけないこと」「相談すること」の違いによって対象となる成分が異なることに注意しましょう。特に「プソイドエフェドリン塩酸塩」には注意が必要です。

「次の人は使用（服用）しないこと」小児における年齢制限

対象	主な成分・薬効群等	理由
「15歳未満の小児」	アスピリン、アスピリンアルミニウム、サザピリン、プロメタジンメチレンジサリチル酸塩、サリチル酸ナトリウム	外国において、ライ症候群の発症との関連性が示唆されているため。
	プロメタジン塩酸塩等のプロメタジンを含む成分	外国において、乳児突然死症候群、乳児睡眠時無呼吸発作のような致命的な呼吸抑制が現れたとの報告があるため。
	イブプロフェン	一般用医薬品では、小児向けの製品はないため。
	抗ヒスタミン成分を主薬とする催眠鎮静薬（睡眠改善薬）	小児では、神経過敏、興奮を起こすおそれが大きいため。
	オキセサゼイン	一般用医薬品では、小児向けの製品はないため。
	ロペラミド	外国で乳幼児が過量摂取した場合に、中枢神経系障害、呼吸抑制、腸管壊死に至る麻痺性イレウスを起こしたとの報告があるため。
「6歳未満の小児」	アミノ安息香酸エチル	メトヘモグロビン血症を起こすおそれがあるため。
「3歳未満の小児」	ヒマシ油類	（手引きに記載なし）

「服用後、乗物又は機械類の運転操作をしないこと」

薬効群	主な成分等	懸念される症状
かぜ薬、催眠鎮静薬、乗物酔い防止薬、鎮咳去痰薬、口腔咽喉薬、鼻炎用内服薬、アレルギー用薬、内服痔疾用薬	ジフェンヒドラミン塩酸塩、クロルフェニラミンマレイン酸塩等の抗ヒスタミン成分	眠気等
かぜ薬、鎮咳去痰薬	コデインリン酸塩水和物、ジヒドロコデインリン酸塩	
解熱鎮痛薬、催眠鎮静薬	ブロモバレリル尿素、アリルイソプロピルアセチル尿素	
止瀉薬	ロペラミド塩酸塩、ロートエキス	
胃腸鎮痛鎮痙薬、乗物酔い防止薬	スコポラミン臭化水素酸塩水和物、メチルオクタトロピン臭化物	眠気、目のかすみ、異常なまぶしさを生じることがあるため。
胃腸薬	ピレンゼピン塩酸塩水和物	目のかすみ、異常なまぶしさを生じることがあるため。
かぜ薬、胃腸鎮痛鎮痙薬、鼻炎用内服薬、乗物酔い防止薬	スコポラミン臭化水素酸塩水和物、メチルオクタトロピン臭化物以外の抗コリン成分	

問106　正解 2

a　正　ダイオウは、生薬成分である。乳児に下痢を起こすおそれがある。

b　誤　ウルソデオキシコール酸は、消化成分である。

c　正　ロートエキスは、抗コリン成分である。乳児に頻脈を起こすおそれがある（なお、授乳婦の乳汁分泌が抑制されることがある）。

d　誤　カンゾウは、生薬成分である。

問107　正解 1

「服用後、乗物又は機械類の運転操作をしないこと」を参照のこと。

a、b　誤

c、d　正　眠気を伴う作用がある。

問108　正解 4

1　誤　イブプロフェンは、解熱鎮痛成分である。

2　誤　ジプロフィリンは、キサンチン系成分である。

3　誤　トラネキサム酸は、抗炎症成分である。

4　正　センナは、生薬成分である。刺激性瀉下成分が配合された瀉下剤は、腸管粘膜への刺激が大きくなり、腸管粘膜に炎症を生じるおそれがある。

5　誤　カフェインは、キサンチン系成分である。

問109　正解 3　重要

a、d　正

b　誤　殺菌消毒薬（液体絆創膏）は、創傷面の化膿を防止すること等を目的としている。すでに化膿しているような場合は、医療機関を受診するなどの対応が必要である。

c　誤　プレドニゾロン酢酸エステル（ステロイド性抗炎症成分）は、化膿している患部には症状を悪化させるおそれがあるため、使用を避ける必要がある。

> 知識に基づく登録販売者の対応が問われる実務問題となります。一見どれも正しいように思えますが、各成分の特徴をよく考えると正解を導くことができるようになっています。このような設問は、焦らず時間をかけて解くことが肝心です。

問110　正解 1　重要

a　正　イブプロフェンに関する内容である。

b　正

c　誤　ジプロフィリン（キサンチン系成分）に関する内容であるが、成分一覧に記載がないため、誤りである。

d　誤　**抗コリン成分**等に関する内容であるが、成分一覧に記載がないため、誤りである。

問111　正解 2　重要

a　誤　ビサコジルは、大腸刺激性瀉下成分である。「**はげしい腹痛**」や「**吐きけ・嘔吐**」の記載がある。

b　正　ロートエキスは、抗コリン成分である。

c　誤　ジフェニドール塩酸塩は、抗めまい成分である。「排尿困難」の記載がある。

d　正　ロペラミド塩酸塩は、瀉下成分である。

問112　正解 4

a、c、d　誤

b　正　排便直後に、**急激な血圧低下**等が現れることがあり、心臓病を悪化させるおそれがある。

問113　正解 5

1～4　誤

5　正　インターフェロン製剤との相互作用によって、間質性肺炎を起こしやすくなるためである。

問114　正解 2

a、d　正

b　誤　容器や包装に**記載されている**。

c　誤　「2年」ではなく「**3年**」となる。

問115　正解 5

a、b　正

c　誤　**イエローレター**と呼ばれている。

d　誤　小柴胡湯による間質性肺炎に関する緊急安全性情報のように、一般用医薬品に関する緊急安全性情報が**発出されたこともある**。

問116　正解 3

a　誤　医薬品・医療機器等安全性情報報告制度は、**約3,000の医療機関をモニター施設に指定**して、**厚生省**（当時）が直接副作用報告を受ける「医薬品副作用モニター制度」としてスタートしている。

b　誤　既存の医薬品と明らかに異なる有効成分が配合されたもの（いわゆるダイレクトOTC）等については、**10年**を超えない範囲で厚生労働大臣が承認時に定める一定期間（**概ね8年**）、再審査制度が適用されている。

c　誤　承認後一律で5年間ではなく、**概ね3年**となる。

d　正

問117　正解 1

a、c、d　正

b　誤　「15日以内」ではなく「**定期報告**」が必要となる。

問118　正解 5

a、b、d　正

c　誤　医薬関係者からは、「15日以内」ではなく「**速やか**」に報告する必要がある。

問119　正解 4

a　誤　救済給付の**対象にはならない**。

b　正

c　誤　救済制度の**対象にはならない**。

問120　正解 3　重要

a　正

b　誤　**医薬品**、**医薬部外品**に関する苦情の相談を受け付けている。

c　誤　**公平・中立な立場**で申立ての相談を受け付け、交渉の仲介や調整・あっせんを行い、**裁判によらずに迅速な解決**に導くことを目的としている。

医薬品PLセンターに関する設問は、類似問題がよく出題されます。令和4年手引き改訂により、第1章にも記載されるようになったことから、今後は第1章での出題も考えられます。

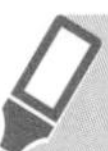

北陸・東海ブロックの解答・解説

解答一覧

問題番号	解答	問題番号	解答	問題番号	解答	問題番号	解答
1	2	31	3	61	2	91	2
2	3	32	3	62	5	92	1
3	2	33	1	63	4	93	2
4	4	34	1	64	4	94	4
5	1	35	4	65	2	95	1
6	4	36	5	66	1	96	3
7	1	37	1	67	3	97	3
8	3	38	4	68	3	98	2
9	1	39	2	69	3	99	4
10	2	40	5	70	5	100	5
11	2	41	5	71	1	101	3
12	3	42	1	72	2	102	2
13	5	43	4	73	1	103	5
14	2	44	4	74	2	104	5
15	4	45	1	75	5	105	4
16	4	46	4	76	4	106	2
17	5	47	4	77	3	107	4
18	2	48	2	78	3	108	5
19	5	49	3	79	4	109	1
20	1	50	4	80	5	110	1
21	3	51	2	81	5	111	3
22	3	52	1	82	4	112	2
23	1	53	3	83	5	113	2
24	2	54	5	84	3	114	4
25	2	55	5	85	2	115	5
26	5	56	3	86	3	116	1
27	4	57	1	87	1	117	4
28	1	58	2	88	1	118	4
29	2	59	2	89	2	119	1
30	4	60	2	90	4	120	3

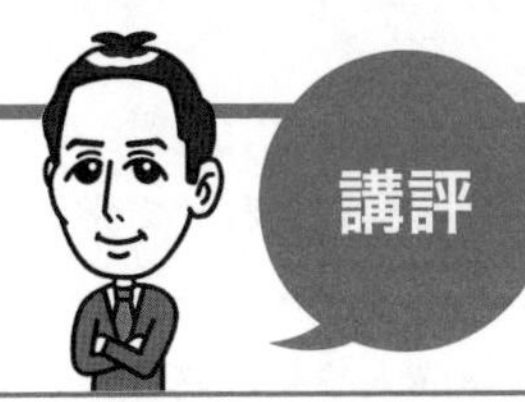

講評　大きく難化。過去問を解くだけでなく ポイントを整理して対策を

例年、標準～易しめの問題が多く、合格率の振れ幅も比較的小さいですが、今回は大きく難化しました。愛知県でみると、合格率が前年の59.1％から43.5％へと低下しています。要因としては、過去問対策だけでは対応しきれない成分や知識を問う問題が増加した影響が考えられます。

<第１章> 令和４年手引き改訂から、製造物責任法（問１）、健康食品（問２）、セルフメディケーション税制（問４）、スポーツドーピング（問14）等が出題され、例年に比べると難易度はやや高めです。

<第２章> 求められている知識量は多い印象ですが、頻出かつ重要ポイントからの出題が多く、過去問中心の学習で十分高得点を狙える内容です。

<第３章> 難易度はかなり高くなっており、幅広い知識がないと正答できない問題が多くありました。特に、生薬に関する知識が数多く問われており、基原や薬効などの細かい知識が求められています。一方、漢方薬に関しては、ボリュームも多くなく対応しやすい印象です。

<第４章> 手引きの改訂部分が最も多い章ですが、他エリアとは異なり、改訂部分はほとんど出題されませんでした。それでも、例年に比べ難易度はやや高く、特に、問85（化粧品）、問86（保健機能食品）、問92（リスク区分と情報提供）、問100（栄養機能食品）は、幅広い知識が求められています。

<第５章> 全国的な傾向ですが、具体的な成分名が登場する「してはいけないこと」「相談すること」に関する出題が、前年５問から８問に増加しており、特に第３章に苦手意識を持つ受験者は対応が難しくなっています。

医薬品に共通する特性と基本的な知識

問１　正解 2

a、c　正

b　誤　一般用医薬品は、医療用医薬品と比較すればリスクは相対的に**低い**と考えられる。

d　正　令和４年手引き改訂による追加事項である。**一般用医薬品も製造物責任法（PL法）の対象である。**

問２　正解 3　重要

a　誤　「機能性表示食品」は、事業者の責任で科学的根拠をもとに**疾病に罹患していない者**の健康維持及び増進に役立つ機能を商品のパッケージに表示するものとして**国に届出**された商品であるが、**国の個別の許可を受けたものではない**。

b　正　「栄養機能食品」は、身体の健全な成長や発達、健康維持に必要な**栄養成分（ビタミン、ミネラルなど）の補給**を目的としたもので、その栄養成分の**健康機能を表示**できる。

c　誤　「特定保健用食品」は、身体の生理機能などに影響を与える保健機能成分を含むもので、**個別に特定の保健機能を示す有効性や安全性**などに関する**国の審査**を受け、**許可**されたものである。

d　正

国が示す要件を満たす食品「保健機能食品」には、特定保健用食品、栄養機能食品、機能性表示食品の３種類があります。この分野の知識は、第４章でも問われます。

問３　正解 2

a、d　正

b　誤　少量の医薬品の投与でも発がん作用、胎児毒性や組織・臓器の機能不全を生じる場合もある。

c　誤　治療量上限を超えると、やがて効果よりも有害反応が強く発現する「**中毒量**」となり、「**最小致死量**」を経て、「**致死量**」に至る。

問4　正解 4　重要

1～3　正

4　誤　セルフメディケーション税制では、「全ての」スイッチOTC医薬品ではなく「**条件を満たした場合**」に購入対価が控除される。なお、令和4年1月の見直しにより、スイッチOTC医薬品以外にも腰痛や肩こり、風邪やアレルギーの諸症状に対応する一般用医薬品が税制の対象となっている。

問5　正解 1

a　誤　アレルギーには体質的・遺伝的な要素もあり、近い親族にアレルギー体質の人がいる場合は注意が必要である。

b　正

c　正　薬理作用がない添加物も、アレルギーを引き起こす原因物質（アレルゲン）となることがある。

d　誤　普段は医薬品でアレルギーを起こしたことがない人でも、**病気等に対する抵抗力が低下**している状態などの場合には、**思わぬアレルギーを生じる**ことがある。

問6　正解 4　重要

a　誤　副作用は、**眠気や口渇等の比較的よく見られるもの**から、日常生活に支障を来す程度の健康被害を生じる**重大なものまでさまざま**である。

b、d　正

c　誤　副作用は、血液や内臓機能への影響等のように、明確な自覚症状として現れないものもある。

問7　正解 1

a、b　正

c　誤　漫然とした使用は、副作用の危険性が増すばかりでなく、適切な治療の機会を失うことにもつながりやすい。

d　誤　専門用語を分かりやすい表現で伝えるなどの適切な情報提供を行う。

問8　正解 3

1　誤　**一般用医薬品にも習慣性・依存性がある成分を含んでいるものがある。**手引き第4章「濫用等の恐れのある医薬品」も合わせて学習すること。

2　誤　必要以上の大量購入や頻回購入などを試みる不審な者には、慎重に対処する必要がある。

3　正

4　誤　小児が使用を避けるべき医薬品を「大人用の半分にして飲ませればよい」として服用させるなど、安易に使用すると、特に副作用につながる危険性が高い。

問9　正解 1

a　誤　（複数の医薬品を併用した場合に）医薬品の作用が**増強**したり、**減弱**したりすることを相互作用という。

b、c　正

d　誤　医薬品が吸収される過程だけでなく、分布、代謝、又は排泄される過程でも起こる。

問10　正解 2

1、3、4　正

2　誤　小児は**腎臓の機能が未発達**であるため、医薬品の成分の排泄に時間がかかり作用が強く出すぎたり、副作用がより強く出ることがある。

問11　正解 2

a、d　正

b　誤　一般用医薬品を使用することで基礎疾患の症状が悪化したり、治療の妨げとなる場合がある。

c　誤　高齢者は、細かい文字が見えづらい等、添付文書や製品表示の記載を読み取るのが難しい場合があり、情報提供や相談対応において特段の配慮が必要となる。

問12　正解 3　重要

a　誤　医薬品を使用したとき、**結果的又は偶発的に薬理作用によらない作用を生じる**ことをプラセボ効果（**偽薬効果**）という。

b　正

c　誤　プラセボ効果は不確実であり、それを目的として医薬品が使用されるべきではない。

d　正　他にも、医薬品を使用したこと自体による楽観的な結果への期待（暗示効果）や、時間経過による自然発生的な変化（自然緩解など）等が関与して生じると考えられている。

問13　正解 5　重要

a　正

b　誤　便秘薬のように、配合成分やその用量によっては流産や早産を誘発するおそれがあるものがある。なお、そのような成分として、大腸刺激性成分センノシド等がある。

c　誤　具体的な悪影響は判明していないものもある。

d　誤　「ビタミンC含有製剤」ではなく「ビタミンA含有製剤」に関する記述である。

問14　正解 2

a　誤　生活習慣病等の疾病に伴う症状発現の予防も含まれる。

b　正

c　正　スポーツドーピングは令和4年手引き改訂で追加された記述である。

d　誤　生活習慣病については、運動療法及び食事療法が基本となる。

問15　正解 4

a、c　正

b　誤　湿度によっても品質の劣化を起こしやすいものがある。

d　誤　適切な保管・陳列がなされたとしても、経時変化による品質の劣化は避けられない。

問16　正解 4

a、d　正

b　誤　常に科学的な根拠に基づいた正確な情報提供を行う。

c　誤　必ずしも医薬品の販売に結びつけるのでなく、受診勧奨や、医薬品の使用によらない対処を勧めることが適切な場合があることも留意する。

問17　正解 5　重要

サリドマイド訴訟は、催眠鎮静剤等として販売されたサリドマイド製剤を妊娠している女性が使用したことにより、出生児に先天異常が発生したことに対する損害賠償訴訟である。

サリドマイドは、催眠鎮静成分として承認され、その鎮静作用を目的として（ a 胃腸薬 ）にも配合されたが、副作用として（ b 血管新生 ）を妨げる作用もあった。

サリドマイドによる薬害事件は、日本のみならず世界的にも問題となったため、世界保健機関（WHO）加盟国を中心に（ c 市販後 ）の副作用情報の収集の重要性が改めて認識され、各国における副作用情報の収集体制の整備が図られることとなった。

問18　正解 2　重要

1、3、4　正

2　誤　「薬局開設者」ではなく「国及び製薬企業」を被告として提訴された。

問19　正解 5　重要

a、c、d　正

b　誤　サリドマイド訴訟、スモン訴訟を契機として、1979年に医薬品副作用被害救済制度が創設された。

問20　正解 1　重要

1　誤　「ウシ乾燥硬膜」ではなく「ヒト乾燥硬膜」である。

2～4　正

薬害訴訟に関する問題は、例年4問程度出題されています。新たに追加されたC型肝炎訴訟も含めてしっかり整理しておきましょう。

主な医薬品とその作用

問21　正解 3　重要

a、b　正

c　誤　ライ症候群の発生が示唆されていることから、アスピリンは15歳未満の小児に対しては、いかなる場合も一般用医薬品として使用してはならない。

d　誤　ジヒドロコデインリン酸塩は麻薬性鎮咳

成分であり、去痰作用はない。依存性に留意する点は正しい。

麻薬性鎮咳成分（ジヒドロコデインリン酸塩、コデインリン酸塩水和物）は、依存性や副作用（眠気、便秘）、授乳回避、12歳未満の小児の使用禁忌など出題ポイントが多くあり頻出です。

問22　正解 3

かぜの症状緩和に用いられる漢方処方製剤の主なものに、葛根湯、麻黄湯、小柴胡湯、柴胡桂枝湯、小青竜湯、桂枝湯、香蘇散、半夏厚朴湯、麦門冬湯がある。このうち、構成生薬としてマオウ（麻黄）を含むのは、麻黄湯、葛根湯、小青竜湯である。

問23　正解 1

a　誤　グアイフェネシンは去痰成分で、痰の切れを良くする目的で配合される。

b　誤　メキタジンは抗ヒスタミン成分で、くしゃみや鼻水を抑える目的で配合される。

c　誤　アスコルビン酸（ビタミンC）はビタミン成分で、かぜの時に消耗しやすいビタミンを補給する目的で配合される。

d　正

問24　正解 2　重要

プロスタグランジンはホルモンに似た働きをする物質で、体の各部位で発生した痛みが脳へ伝わる際に、その痛みの感覚を（ a 強めている ）。また、脳の下部にある体温を調節する部位（温熱中枢）に作用して、体温を通常よりも（ b 高く ）維持するように調節するほか、炎症の発生にも関与する。

プロスタグランジンの作用が（ c 妨げられる ）と、胃粘膜障害を起こしやすくなる。

問25　正解 2

a　誤　小児及び若年者では、抗ヒスタミン成分により眠気とは反対の神経過敏や中枢興奮などが現れることがあり、特に15歳未満では、抗ヒスタミン成分を含有する睡眠改善薬の使用は避ける。

b、c　正

d　誤　アルコールにより、薬効や副作用が増強されるおそれがあり、服用時には飲酒を避ける。

問26　正解 5

まず、「不眠等の症状改善の目的」とあるため、猪苓湯（泌尿器）、芍薬甘草湯（鎮痛）は除外できる。残りの抑肝散、加味帰脾湯、柴胡加竜骨牡蛎湯は、不眠等の症状の改善を目的とした漢方処方製剤だが、「体力中等度以上」「高血圧の随伴症状」といった実証向けの記載から、この中で最も実証（体力高め）向けの製剤である柴胡加竜骨牡蛎湯を選べばよい。

問27　正解 4

a、c　正

b　誤　スコポラミン臭化水素酸塩水和物は抗コリン成分であり、中枢に作用して自律神経系の混乱を軽減させるとともに、末梢では消化管の緊張を低下させる。

d　誤　カフェインは中枢神経系を興奮させる成分で、脳に軽い興奮を起こさせて平衡感覚の混乱によるめまいを軽減させたり、乗物酔いに伴う頭痛を和らげる。

問28　正解 1

a、b　正

c　誤　メトキシフェナミン塩酸塩はアドレナリン作動成分で、交感神経系を刺激して気管支を拡張させる作用を示す。

d　誤　デキストロメトルファン臭化水素酸塩水和物は非麻薬性鎮咳成分で、延髄の咳嗽中枢に作用する。

問29　正解 2

1　誤　ポビドンヨードは殺菌消毒成分であり、喉の粘膜を刺激から保護する成分ではない。

2　正

3　誤　殺菌消毒成分であるクロルヘキシジングルコン酸塩が配合された含嗽薬については、口腔内に傷やひどいただれのある人では、強い刺激を生じるおそれがあるため、使用を避ける。

4　誤　一般用医薬品の使用によって対処を図る

のでなく、早期に医療機関での診療を受けるなどの対応が必要である。

問30 正解 4

a 誤 **麻杏甘石湯**は**体力中等度以上**で、咳が出て、ときにのどが渇くものの咳、小児喘息、気管支喘息、気管支炎、感冒、痔の痛みに用いられ、**胃腸の弱い人**には**不向き**とされる。

b 正

c 誤 **甘草湯**は、**構成生薬がカンゾウのみ**からなる漢方処方製剤。後半部分の記述は正しい。

d 正 なお、**白虎加人参湯**は、体力中等度以上で、**熱感と口渇が強いものの喉の渇き**、**ほてり**、**湿疹・皮膚炎**、皮膚のかゆみに適すとされる。

問31 正解 3

1、2、4 正

3 誤 これらは比較的長期間（1ヶ月位）服用されることがあるが、「半年程度継続して服用する必要がある」は誤り。

問32 正解 3

a 誤 消化酵素は含まれていない。

b 正 **カルニチン塩化物**は、**生体内に存在する有機酸**の一種であり、その働きは必ずしも明らかにされていないが、**胃の働きの低下や食欲不振の改善**を期待して、胃腸薬や滋養強壮保健薬に用いられる。なお、カルニチン塩化物は過去問でもあまり問われていない。

c 誤 制酸成分の**合成ヒドロタルサイト**は、**アルミニウムを含む成分**であり、透析療法を受けている人が長期間服用し、**アルミニウム脳症**及び**アルミニウム骨症**を引き起こしたとの報告があり、**透析療法を受けている人では使用を避ける**。

d 正 この中で制酸成分は合成ヒドロタルサイト。健胃成分はカルニチン塩化物、チンピ（陳皮）、コウボク（厚朴）、チョウジ（丁字）末である。

問33 正解 1

生薬の細かい知識が求められており、難問である。

a 誤 **キョウニン**（杏仁）は、バラ科のホンアンズ、アンズ等の種子を基原とする生薬で、体内で分解されて生じた代謝物の一部が**延髄の呼吸中枢、咳嗽中枢を鎮静**させる作用を示すとされる。

b 誤 **オウヒ**（桜皮）は、バラ科のヤマザクラ又はカスミザクラの**樹皮**を基原とする生薬で、**去痰作用**を期待して用いられる。

c、d 正

問34 正解 1 重要

a、b 正

c 誤 **ロペラミド塩酸塩**を含む一般用医薬品では、**15歳未満の小児には適用がない**。なお、前半部分は正しいが、当成分は「食あたりや水あたりによる下痢については適用対象でない」ことも押さえておくこと。

d 誤 **天然ケイ酸アルミニウム**は吸着成分で、腸管内の異常発酵等によって生じた**有害な物質を吸着**させることを目的として配合される。

問35 正解 4 重要

1 誤 **ヒマシ油**は、誤飲等による中毒の場合など、腸管内の物質をすみやかに体外に排除させなければならない場合に用いられるが、**防虫剤や殺鼠剤**のような**脂溶性の物質による中毒には使用を避ける必要がある**。（ナフタレンやリン等がヒマシ油に溶け出して、中毒症状を増悪させる）

2 誤 **マルツエキス**は、**比較的作用が穏やか**なため、主に**乳幼児の便秘**に用いられる。

3 誤 **センノシド**は、**胃や小腸で消化されない**が、**大腸に生息する腸内細菌に分解**され、分解生成物が**大腸を刺激して瀉下作用**をもたらす。

4 正

ヒマシ油は、腸内容物の急速な排除を目的として用いるとされていますが、他に駆虫薬との併用を避けることもポイントです。

問36 正解 5

オキセサゼインは**局所麻酔成分**で、消化管の粘膜及び平滑筋に対する麻酔作用による鎮痛鎮痙の効果を期待して用いられる。その他の成分は抗コリン成分であり、副交感神経系の働きを抑えることで、胃腸鎮痛鎮痙作用を示す。

問37　正解 1

a　正　なお、センソは、「1日用量中センソ5mgを超えて含有する医薬品は劇薬に指定されている」も合わせて押さえておくこと。

b　誤　苓桂朮甘湯には、カンゾウが含まれているが、**強心作用が期待される生薬は含まれていない**。また、高血圧、心臓病、腎臓病の診断を受けた人では、カンゾウ中のグリチルリチン酸による偽アルドステロン症を生じやすい。

c　誤　これはジャコウ（麝香）に関する記述。**ゴオウ（牛黄）**は、**強心作用**のほか、**末梢血管の拡張による血圧降下**、興奮を鎮める等の作用があるとされる。

d　正

問38　正解 4　重要

ユビデカレノンは頻出である。「**コエンザイムQ10**」「**ビタミンB群とともに働く**」というキーワードから容易に選べるようにしておくこと。

問39　正解 2

1、3、4　正

2　誤　**パンテチン**は、**LDL等の異化排泄を促進し、リポタンパクリパーゼ活性**を高めて、**HDL産生を高める**作用があるとされる。

問40　正解 5　重要

（**a 銅**）は、ヘモグロビンの産生過程で、鉄の代謝や輸送に重要な役割を持つ。補充した鉄分を利用してヘモグロビンが産生されるのを助ける目的で、硫酸（**a 銅**）が配合されている場合がある。

（**b コバルト**）は、ビタミンB12の構成成分であり、骨髄での造血機能を高める目的で、硫酸（**b コバルト**）が配合されている場合がある。

（**c マンガン**）は、糖質・脂質・タンパク質の代謝をする際に働く酵素の構成物質であり、エネルギー合成を促進する目的で、硫酸（**c マンガン**）が配合されている場合がある。

問41　正解 5

カイカの知識がなければ正解できず、難易度は高い。

a　誤　**カルバゾクロム**は、**毛細血管を補強、強化して出血を抑える**働きがあるとされ、**止血効果**を期待して用いられる。

b、c、d　正

問42　正解 1

a、b　正

c　誤　**ジブカイン塩酸塩**は**局所麻酔成分**で、痔に伴う**痛み・痒みを和らげる**ことを目的に配合される。

d　誤　**ベンザルコニウム塩化物**は**殺菌消毒成分**で、痔疾患に伴う**局所の感染を防止**することを目的に配合される。

問43　正解 4

a　誤　内服で用いられる婦人薬は、比較的作用が穏やかで、ある程度長期間使用することによって効果が得られるとされる。

b、d　正

c　誤　妊娠中の女性ホルモン成分の摂取によって胎児の先天性異常の発生が報告されており、妊婦又は妊娠していると思われる女性では使用を避ける。

問44　正解 4　重要

a、d　正

b　誤　内服薬と外用薬でも、それらは相互に影響し合わないとの誤った認識に基づいて、併用されることのないよう注意が必要である。

c　誤　「交感神経系」ではなく「副交感神経系」である。なお、ベラドンナ総アルカロイドは抗コリン成分に分類される。

問45　正解 1

a、d　正

b　誤　**セチルピリジニウム塩化物**は**殺菌消毒成分**で、鼻粘膜を清潔に保ち、細菌による二次感染を防止することを目的に用いられる。

c　誤　アレルギー性でない鼻炎や副鼻腔炎に対しては「無効」である。

問46　正解 4

1　誤　通常、ソフトコンタクトレンズでは防腐剤の配合成分（ベンザルコニウム塩化物等）がレンズに吸着されて角膜に障害を引き起こすおそれがあるため、装着したままの点眼は避ける。

2　誤　点眼後、目頭を押さえると薬液が鼻腔内へ流れ込むのを防ぐことができ、効果的とされる。

3　誤　1滴の薬液の量は約50μLであるのに対して、結膜嚢の容積は30μL程度とされている。

4　正

問47　正解 4　重要

a、b、c　正

d　誤　プラノプロフェンは非ステロイド性抗炎症成分で、目の炎症を改善する効果を期待して用いられる。

問48　正解 2

1、3　正

2　誤　サリチル酸メチルは、主として局所刺激により患部の血行を促し、また、末梢の知覚神経に軽い麻痺を起こすことにより、鎮痛作用をもたらすと考えられている。

4　正　チアプロフェン酸でアレルギー症状を起こしたことがある人は、分子の化学構造が類似しているケトプロフェンでもアレルギーを起こすおそれが大きいことから、使用を避けることとされている（アレルギー感化）。

問49　正解 3　重要

a　誤　フェルビナクは非ステロイド性抗炎症成分であり、殺菌作用はない。

b、d　正

c　誤　インドメタシンを主薬とする外皮用薬では、11歳未満（含量1％の貼付剤では15歳未満）の小児向けの製品はない。

問50　正解 4

a、d　正

b　誤　ブテナフィン塩酸塩は、皮膚糸状菌の細胞膜を構成する成分の産生を妨げることにより、その増殖を抑える。

c　誤　湿疹か皮膚糸状菌による皮膚感染かはっきりしない場合に、抗真菌成分が配合された医薬品を使用することは適当でない。

問51　正解 2

a、c　正

b　誤　「抗コリン作用」ではなく「コリン作用」である。

d　誤　カシュウ（何首烏）はタデ科のツルドクダミの塊根を基原とする生薬で、頭皮における脂質代謝を高めて、余分な皮脂を取り除く作用を期待して用いられる。

問52　正解 1

a、b、c　正

d　誤　チモールは殺菌消毒成分で、歯肉溝での細菌の繁殖を抑えることを目的に用いられる。

問53　正解 3　重要

a　誤　ニコチン置換療法は、ニコチンの摂取方法を喫煙以外に換えて離脱症状の軽減を図りながら徐々に摂取量を減らし、最終的にニコチン摂取をゼロにする方法である。

b、d　正

c　誤　摂取されたニコチンにより胎児又は乳児に影響が生じるおそれがあるため、使用を避ける必要がある。

ニコチン置換療法は、例年1問出題されています。ほかに、咀嚼剤（ガムタイプ）の使用上の注意事項や、パッチ製剤の特徴なども押さえておきましょう。

問54　正解 5

ビタミン類の細かい配合目的が問われており難問である。

a　誤　チアミン硝化物はビタミンB1に分類され、神経痛、筋肉痛・関節痛等の症状の緩和に用いられる。

b、c、d　正

問55　正解 5　重要

a　誤　「ビタミンB1」ではなく「ビタミンA」である。「夜間視力の維持」が重要キーワードである。

b、c、d　正

問56　正解 3　重要

a　誤　患者の「証」に合わないものが選択された場合には、効果が得られないばかりでなく、副作用を生じやすくなる。

b、d　正

c　誤　漢方処方製剤は、用法用量において適用年齢の下限が設けられていない場合であっても、生後３ヶ月未満の乳児には使用しないこととされている。

問57　正解 1

a、b、c　正

d　誤　モクツウ（木通）は利尿作用を期待して用いられる。

問58　正解 2　重要

a　誤　殺菌・消毒と滅菌の説明が逆。「殺菌・消毒」は生存する微生物の数を減らすために行われる処置であり、「滅菌」は物質中のすべての微生物を殺滅又は除去することである。

b、c　正

d　誤　有機物の影響を受けやすいので、殺菌消毒の対象物を洗浄した後に使用した方が効果的である。

問59　正解 2

1、3、4　正

2　誤　忌避剤（ディート等）は人体に直接使用されるが、虫さされによる痒みや腫れなどの症状を和らげる効果はない。

なお、シラミの駆除に用いる医薬品であるフェノトリンは、殺虫成分で唯一、人体に直接適用されるものになります。

問60　正解 2　重要

1　誤　専ら疾病の診断に使用されることが目的とされる医薬品のうち、人体に直接使用されることのないものを体外診断用医薬品という。

2　正

3　誤　通常、尿は弱酸性であるが、食事その他の影響で中性～弱アルカリ性に傾くと、正確な検査結果が得られなくなることがある。

4　誤　いかなる検査薬においても偽陰性・偽陽性を完全に排除することは困難である。

人体の働きと医薬品

問61　正解 2

1、3、4　正

2　誤　食道から内容物が送られてくると、その刺激に反応して胃壁の平滑筋が弛緩し、容積が拡がる（胃適応性弛緩）。

問62　正解 5

ペプシンはタンパク質を消化する酵素であり、胃酸とともに胃液として働く。

問63　正解 4　重要

a、c　正

b　誤　腸内に放出された胆汁酸塩の大部分は、小腸で再吸収されて肝臓に戻される（腸肝循環）。

d　誤　尿素とアンモニアが逆。アミノ酸が分解された場合等に生成するアンモニアは、体内に滞留すると有害な物質であり、肝臓において尿素へと代謝される。

問64　正解 4　重要

a、d　正

b　誤　咽頭は鼻腔と口腔につながっており、消化管と気道の両方に属する。

c　誤　肺自体には肺を動かす筋組織がなく、自力で膨らんだり縮んだりするのではなく、横隔膜や肋間筋によって拡張・収縮し呼吸運動が行われている。

問65　正解 2

a、d　正

b　誤　「上腕部の静脈」ではなく「上腕部の動脈」である。

c　誤　静脈にかかる圧力は比較的低いため、血管壁は動脈よりも薄い。

問66　正解 1　重要

1　正
2　誤　「副腎髄質」ではなく「副腎皮質」である。なお、アルドステロンは副腎皮質ホルモンの一つであり、体内に塩分と水を貯留し、カリウムの排泄を促す作用で、電解質と水分の排出調節の役割を担っている。
3　誤　膀胱括約筋が弛緩すると、同時に膀胱壁の排尿筋が収縮し、尿が尿道へと押し出される。
4　誤　「ビタミンA」ではなく「ビタミンD」である。なお、ビタミンDは骨の形成や維持に関連するビタミンであることも押さえておくこと。

問67　正解 3

目の充血は血管が（ a 拡張 ）して赤く見える状態であるが、（ b 結膜 ）の充血では白目の部分だけでなく眼瞼の裏側も赤くなる。（ c 強膜 ）が充血したときは、眼瞼の裏側は赤くならず、（ c 強膜 ）自体が乳白色であるため、白目の部分がピンク味を帯びる。

問68　正解 3

1、2、4　正
3　誤　鼓室の内部では、互いに連結した微細な3つの耳小骨が鼓膜の振動を増幅して、内耳へ伝導する。

問69　正解 3　重要

a　誤　メラニン色素は、「真皮の最下層」ではなく、「表皮の最下層」にあるメラニン産生細胞で産生される。
b、d　正
c　誤　「有機質」ではなく「無機質」である。なお、無機質は骨に硬さを与え、有機質（タンパク質及び多糖体）は骨の強靱さを保っている。

問70　正解 5　重要

a　誤　気管及び気管支は、交感神経系が活発になると拡張し、副交感神経系が活発になると収縮する。
b　誤　目の瞳孔は、交感神経系が活発になると散大し、副交感神経系が活発になると収縮する。
c　正
d　誤　「視床下部」ではなく「延髄」である。

交感神経系は体が闘争や恐怖等の緊張状態に対応した態勢をとるように働き、副交感神経系は体が食事や休憩等の安息状態となるように働きます。

問71　正解 1

a　誤　口腔粘膜を通っている静脈血は肝臓を経由せずに心臓に至るため、循環血液中に入った成分は、初めに肝臓で代謝を受けることなく全身に分布する。なお、舌下錠を使用した場合も同様である。
b　誤　一般に、消化管からの吸収は、濃度の高い方から低い方へ受動的に拡散していく現象である。
c、d　正

問72　正解 2　重要

複合体の形成や次問のトランスポーターは、初学者にはわかりにくい分野であるが、これらの問題で最低限の知識は理解しておきたい。
a、d　正
b　誤　腎機能が低下した人では、有効成分の尿中への排泄が遅れ、血中濃度が下がりにくい。
c　誤　「リンパ管」ではなく「門脈」である。

問73　正解 1

循環血液中に移行した有効成分は、血流によって全身の組織・器官へ運ばれて作用するが、多くの場合、標的となる細胞に存在する（ a 受容体 ）、酵素、（ b トランスポーター ）などの（ c タンパク質 ）と結合し、その機能を変化させることで薬効や副作用を現す。

問74　正解 2

1、3、4　正
2　誤　チュアブル錠は、口の中で舐めたり噛み砕いたりして服用する剤形であり、水なしでも服用できる。

問75　正解 5　重要

a　誤　人口100万人あたり年間1～6人と報告されている。

b　誤　発症の可能性がある**医薬品の種類は多い**ため、発症の**予測は極めて困難**である。

c　正

d　誤　最初に報告をした二人の医師の名前にちなんで**スティーブンス・ジョンソン症候群**（SJS）とも呼ばれる。なお、**ライエル症候群**とも呼ばれるのは、**中毒性表皮壊死融解症**（TEN）である。

問76　正解 4

a　誤　「グロブリン」ではなく「**ビリルビン**（黄色色素）」である。

b　誤　**偽アルドステロン症**とは、**体内に塩分**（ナトリウム）と**水が貯留**し、体から**カリウムが失われる**ことによって生じる病態である。

c、d　正

問77　正解 3

a、c　正

b　誤　眠気を催すことが知られている医薬品を使用した後は、乗物等の運転操作に従事しないよう十分注意することが必要である。

d　誤　**早期に原因医薬品の使用を中止**すれば、速やかに回復し、**予後は比較的良好**であることがほとんどである。

問78　正解 3

1、2、4　正

3　誤　普段から**便秘傾向**のある人は、発症の**リスクが高い**。

問79　正解 4　重要

a、d　正

b　誤　「交感神経系」ではなく「**副交感神経系**」である。

c　誤　「1～2週間」ではなく「**短時間**（**1時間以内**）」である。なお、原因となる医薬品としては、アスピリンなどの非ステロイド性抗炎症成分を含む解熱鎮痛薬がある。

問80　正解 5

a、c、d　正

b　正　**光線過敏症**は太陽光線（紫外線）に曝されて起こるかぶれ症状だが、この副作用のおそれのある成分として**ケトプロフェン**も一緒に覚えておくこと。

薬事関係法規・制度

問81　正解 5　重要

この法律は、医薬品、医薬部外品、化粧品、医療機器及び再生医療等製品（以下「医薬品等」という。）の品質、有効性及び安全性の確保並びにこれらの使用による保健衛生上の危害の発生及び（ **a 拡大の防止** ）のために必要な規制を行うとともに、（ **b 指定薬物** ）の規制に関する措置を講ずるほか、医療上特にその必要性が高い医薬品、医療機器及び再生医療等製品の（ **c 研究開発** ）の促進のために必要な措置を講ずることにより、保健衛生の向上を図ることを目的とする。

問82　正解 4　重要

1～3　正

4　誤　登録販売者は、一般用医薬品の販売又は授与に従事しようとしなくなったときは、**30日**以内に、登録販売者名簿の**登録の消除**を申請しなければならない。

問83　正解 5

a～d　正　すべて正しい。

問84　正解 3

a、c　誤　一般用医薬品だけでなく、要指導医薬品においても認められていない。

b、d　正

医薬品等の製造・販売に関する申請制度

分類	製造業	製造販売業	品目ごと	販売業
医薬品	許可	許可	承認	許可
医薬部外品	許可	許可	承認 （大臣指定を除く）	必要なし
化粧品	許可	許可	あらかじめ届出 （大臣指定：承認）	必要なし

問85　正解 2　重要

化粧品の製造販売において、品目ごとの「届出」または厚生労働大臣が指定する成分で「承認」を得るケースかどうかの判断が求められる。「医薬品等の製造・販売に関する申請制度」を参照のこと。

a、d　正

b　正　**化粧品を業として製造販売**する場合には、**製造販売業の許可**を受けた者が、あらかじめ品目ごとの届出を行う必要がある。ただし、厚生労働大臣が指定する成分を含有する化粧品である場合は、品目ごとの承認を得る必要がある。

c　誤　化粧品の効能効果の範囲に含まれる。

問86　正解 3　重要

食品安全基本法、食品衛生法における「食品」の定義はよく問われている。

a　誤　この法律では、**食品とは、医薬品、医薬部外品及び再生医療等製品以外のすべての飲食物**をいう。

b、d　正

c　誤　「特定保健用食品」ではなく、（特定保健用食品を除く狭義の）**「特別用途食品」**に関する記述である。具体例として、経口補水液OS－1がある。

問87　正解 1

a、b、c　正

d　誤　薬局では、医療用医薬品、要指導医薬品及び一般用医薬品を取り扱うことができるが、**登録販売者**が購入者等に**情報提供や相談対応**を行うことができるのは、**第２類医薬品、第３類医薬品に限られる。**

問88　正解 1　重要

a、b　正

c　誤　「製造業者」ではなく、「製造販売業者等」の氏名又は名称及び住所である。

d　誤　枠の中に「指定」の文字ではなく、「２」の数字である。

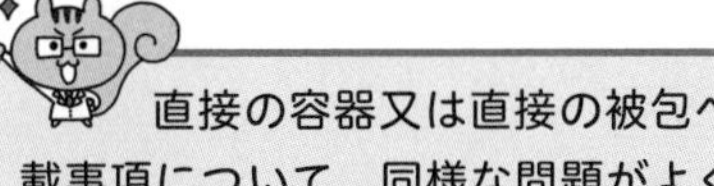
直接の容器又は直接の被包への法定記載事項について、同様な問題がよく出題されています。

問89　正解 2　重要

毒薬の貯蔵・陳列に関する罰則の有無は、これまでほとんど問われたことがないので、判断が難しい。

a　誤　毒薬とは、毒性が強いものとして厚生労働大臣が**薬事・食品衛生審議会**の意見を聴いて指定する医薬品をいう。

b　正

c　誤　これは「劇薬」における記載内容である。毒薬は、**黒地に白枠、白字をもって**、当該医薬品の**品名及び「毒」の文字**が記載されていなければならない。

d　誤　違反者への**罰則が設けられている**（1年以下の懲役若しくは100万以下の罰金）。

問90　正解 4

a、d　正

b　誤　第1類医薬品は配置販売することもできる。なお、要指導医薬品は配置販売できないことも押さえておくこと。

c　誤　**第２類医薬品**は、その副作用等により日常生活に支障を来す程度の健康被害が生ずるおそれがある保健衛生上のリスクが比較的高い一般用医薬品であって、厚生労働大臣が指定するものである。

問91　正解 2

a、c　正

b　誤　配置販売業者又はその配置員は、その住所地の都道府県知事が発行する身分証明書の交付を受け、かつ、これを携帯しなければ、医薬品の配置販売に従事してはならない。

d　誤　配置販売業者は、配置以外の方法により医薬品を販売等してはならない。例えば、店舗販売を行いたい場合は、別に店舗販売業の許可が必要になる。

問92　正解 1　重要

「医薬品のリスク区分に応じた情報提供等」を参照のこと。

a　正

b　誤　第1類医薬品の販売・情報提供に関しては、「書面を用いた情報提供」が義務である。さらに、要指導医薬品の販売・情報提供については、（購入者から質問等がなくても）「対面による書面を用いた情報提供」が義務である点も押さえておくこと。なお、「対面」による情報提供の義務の有無については、特定販売（≒ネット販売）できるかどうかと併せて理解するとわかりやすい。要指導医薬品は「対面」が義務のため、特定販売することができないが、必ずしも対面義務のない第1類医薬品は特定販売することができる。

c　誤　指定第2類医薬品を販売する場合には、（情報提供は努力義務だが）購入者等が、禁忌事項を確認すること及び使用について薬剤師又は登録販売者に相談することを勧める旨を確実に認識できるように必要な措置を講じなければならないとされている。

d　正　第2類、第3類医薬品であっても、相談があった場合の情報提供は義務である。

問93　正解 2

a、b、d　正

c　誤　一般用医薬品では、有効成分の区別にかかわらず、第1類、第2類及び第3類医薬品を混在しないように陳列しなければならない。

問94　正解 4

1～3、5　正

4　誤　掲示事項にはなっていない。なお、「医薬品による健康被害の救済制度に関する解説」は掲示事項となっている。

医薬品のリスク区分に応じた情報提供等

リスク区分	対応する専門家	購入者側から質問等がなくても行う積極的な情報提供	情報提供を行う場所	購入者側から相談があった場合の応答
要指導医薬品	薬剤師	対面により、書面を用いた情報提供及び薬学的知見に基づく指導を義務づけ	情報提供を行う場所（配置販売の場合は医薬品を配置する場所）	義　務
第1類医薬品	薬剤師	書面を用いた情報提供を義務づけ	情報提供を行う場所（配置販売の場合は医薬品を配置する場所）	義　務
第2類医薬品	薬剤師又は登録販売者	努力義務	情報提供を行う場所（配置販売の場合は医薬品を配置する場所）	義　務
第3類医薬品	薬剤師又は登録販売者	（法上の規定は特になし）	情報提供を行う場所（配置販売の場合は医薬品を配置する場所）	義　務

問95 正解 1 重要

a 正 なお、ホームページには、(実店舗をもつ証明のため) **薬局又は店舗の主要な外観の写真**はもちろん、**一般用医薬品の陳列の状況を示す写真**も表示する必要がある。
b、d 誤 特に規定されていない。
c 正 なお、実際には店舗概要のページ等に、「使用期限まで○○日以上ある医薬品をお届けします。」というような形で記載すればよいことになっている。

問96 正解 3 重要

(a **何人も**)、医薬品、医薬部外品、化粧品、医療機器又は再生医療等製品の名称、(b **製造方法**)、効能、効果又は性能に関して、明示的であると暗示的であるとを問わず、(c **虚偽又は誇大**) な記事を広告し、記述し、又は流布してはならない。

問97 正解 3 重要

濫用等のおそれのあるものとして厚生労働大臣が指定する医薬品は次の通りである。
・エフェドリン
・コデイン (鎮咳去痰薬に限る。)
・**ジヒドロコデイン** (鎮咳去痰薬に限る。)
・**ブロモバレリル尿素**
・プソイドエフェドリン
・メチルエフェドリン (鎮咳去痰薬のうち、内用液剤に限る。)

問98 正解 2

a 誤 マスメディアを通じて行うもの以外にも、チラシやダイレクトメール (電子メールを含む)、POP 広告等も含まれる。
b 誤 医薬品の購入履歴、ホームページの利用履歴等に基づき、**自動的に特定の医薬品の購入を勧誘する方法** (いわゆるリコメンド機能) は、医薬品の使用が不適正なものとなるおそれがあり、そのような広告は**認められていない**。
c 正
d 誤 不適正な広告とみなされることがある。

問99 正解 4

「化粧品の効能効果の範囲」は、手引きに56種類も記載されており、すべて覚えるのは現実的ではない。このタイプの問題では、まず医薬品的な効能効果から除外していき選択肢を絞っていく。
a 誤 「医薬部外品」の効能効果の範囲である。
b 誤 「医薬部外品・医薬品」の効能効果の範囲である。
c、d 正

問100 正解 5

栄養機能食品の栄養機能表示の細かい知識が問われており、難問である。「**赤血球**」に関連することから、鉄と銅が候補となり、「**体内酵素の正常な働き**」「**骨の形成**」から、銅を選びたい。

医薬品の適正使用・安全対策

問101 正解 3 重要

a 正 令和4年手引き改訂により、「統一された標識的マークが付されている」から、「例示された標識的マークが付されていることが**多い**」に変更されており、正しい記述である。
b 正
c 誤 **製造販売元の製薬企業**において購入者等からの相談に応じるための窓口担当部門の名称、電話番号、受付時間等が記載されている。
d 誤 添付文書の内容は**必要に応じて随時改訂**がされる。定期的に毎年改訂されるわけではない。

> **添付文書の改訂に関して「必要に応じて随時改訂」される点は重要です。「毎年改訂」や「定期的に改訂」「1年毎に改訂」とくれば誤りです。**

問102 正解 2

1、3、4 正
2 誤 「2年」ではなく「3年」である。

問103 正解 5

a～d 正

問104　正解 5　重要

a　誤　緊急安全性情報は、**厚生労働省からの命令、指示、製造販売業者の自主決定等**に基づいて作成される。

b　誤　製造販売業者から医療機関や薬局等への直接配布のほか、ダイレクトメール、ファックス、電子メール等による情報提供（1ヶ月以内）等により情報伝達される。

c　誤　医薬品、再生医療等製品だけでなく、**医療機器についても作成の対象**となる。

d　誤　**小柴胡湯による間質性肺炎**に関する緊急安全性情報（平成8年3月）のように、**一般用医薬品にも関係する緊急安全性情報**が発出されたこともある。

問105　正解 4　重要

a　誤　**報告期限は特に定められていないが**、報告の必要性を認めた場合においては、**適宜速やかに**、報告書を総合機構に送付することとされている。

b、c、d　正

医薬品・医療機器等安全性情報報告制度は、生じた健康被害などの情報を、法に基づいて医薬関係者（医師、薬剤師や登録販売者なども含む）が厚生労働大臣（実務上は総合機構）に報告する制度です。

問106　正解 2

a、c、d　正

b　誤　医学的薬学的判断を要する事項について**薬事・食品衛生審議会の諮問・答申**を経て、**厚生労働大臣が判定**した結果に基づいて、各種給付が行われる。

問107　正解 4

1　誤　「10年以内」ではなく「**5年以内**」である。

2　誤　「20歳未満」ではなく「**18歳未満**」である。

3　誤　**葬祭料**の給付は**請求期限がある**。

4　正

問108　正解 5

a、b、c　正

d　正　なお、サリドマイド事件、スモン事件等を踏まえ、医薬品副作用被害救済制度が創設されたことも併せて押さえておくこと。

問109　正解 1

手引き第5章別紙にある「医薬品安全性情報報告書」を確認しておくこと。「患者氏名」ではなく、「**患者イニシャル**」を記載する様式になっている。

問110　正解 1　重要

日本では2003年8月までに、（ **a　塩酸フェニルプロパノールアミン** ）が配合された一般用医薬品による脳出血等の副作用症例が複数報告され、それらの多くが用法・用量の範囲を超えた使用又は禁忌とされている（ **b　高血圧症** ）患者の使用によるものであった。そのため、厚生労働省から関係製薬企業等に対して、使用上の注意の改訂、情報提供の徹底等を行うとともに、代替成分として（ **c　プソイドエフェドリン塩酸塩** ）等への速やかな切替えにつき指示がなされた。

問111　正解 3　重要

a　誤　医薬品副作用被害救済制度の対象とならないケースのうち、**製品不良など、製薬企業に損害賠償責任がある場合**には、「**医薬品PLセンター**」への相談が推奨される。

b　正　医薬品又は医薬部外品に関する苦情は受け付けているが、**医療機器や化粧品は対象外**である。

c　誤　**日本製薬団体連合会**において、平成7年7月のPL法の施行と同時に医薬品PLセンターが開設された。

d　正

問112　正解 2

a、b、d　正

c　誤　一般用医薬品によっても薬物乱用や薬物依存は生じ得る。

問113　正解 2

スクラルファート、水酸化アルミニウムゲル、ケイ酸アルミン酸マグネシウム、ケイ酸アルミニウム、合成ヒドロタルサイト、アルジオキサ等のアルミニウムを含む成分が配合された胃腸薬、胃腸鎮痛鎮痙薬は、長期連用により、アルミニウム脳症及びアルミニウム骨症を生じるおそれがあるため、「長期連用しないこと」と記載されている。

a、c　正
b、d　誤

問114　正解 4

「腎臓病」の診断を受けた人では、スクラルファート、水酸化アルミニウムゲル、ケイ酸アルミン酸マグネシウム、ケイ酸アルミニウム、合成ヒドロタルサイト、アルジオキサ等のアルミニウムを含む成分が配合された胃腸薬、胃腸鎮痛鎮痙薬により、過剰のアルミニウムイオンが体内に貯留し、アルミニウム脳症、アルミニウム骨症を生じるおそれがあるため、「相談すること」に記載されている。

アルミニウムを含む成分（スクラルファート、アルジオキサ、合成ヒドロタルサイト等）は、第5章では頻出となっています。

問115　正解 5

a、b、d　正
c　誤　「イソプロピルアンチピリン」ではなく「イブプロフェン」に関する記述である。

問116　正解 1

a、b　正
c　誤　ヒマシ油は、乳児に下痢を引き起こすおそれがあるためである。
d　誤　ジフェンヒドラミン塩酸塩は、乳児に昏睡を起こすおそれがあるためである。

問117　正解 4

ペントキシベリンクエン酸塩は、手引き第5章別表のみに記載されている成分であり、対応は難しい。

a　正　硫酸ナトリウムは無機塩類の瀉下成分（便秘薬）だが、血液中の電解質のバランスが損なわれ、心臓の負担が増加し、心臓病を悪化させるおそれがある。
b　誤　「腎臓病」ではなく「肝臓病」である。駆虫成分のサントニンは、主に肝臓で代謝され、肝臓病の診断を受けた人では、肝機能障害を悪化させるおそれがある。
c　正　マオウ（麻黄）のような交感神経系を興奮させる成分は、甲状腺疾患を悪化させるおそれがある。
d　誤　「胃・十二指腸潰瘍」ではなく「緑内障」である。ペントキシベリンクエン酸塩は抗コリン作用によって眼圧が上昇し、緑内障を悪化させるおそれがある。

問118　正解 4

「心悸亢進、血圧上昇、糖代謝促進を起こしやすい」の記述から、アドレナリン作動成分、またはマオウ（麻黄）が配合されているものが選択候補となる。この中で該当するのは、気管支拡張成分でアドレナリン作動成分のトリメトキノール塩酸塩水和物である。

問119　正解 1

（ a　ジフェニドール塩酸塩 ）を主な成分とする一般用医薬品を服用すると、排尿筋の（ b　弛緩 ）と括約筋の（ c　収縮 ）が起こり、尿の貯留を来すおそれがある。特に前立腺肥大症を伴っている場合には、尿閉を引き起こすおそれがあるため、その添付文書等において、「相談すること」の項目に「次の症状がある人」として「排尿困難」と記載することとされている。

なお、構成生薬として（ d　マオウ ）を含む漢方処方製剤についても、同様の記載がされている。

問120　正解 3

1、2、4　正
3　誤　これはブロモバレリル尿素、アリルイソプロピルアセチル尿素に関する記述である。なお、麻子仁丸は主に便秘に使用される漢方処方製剤である。

関西広域連合・福井県ブロックの解答・解説

解答一覧

問題番号	解答	問題番号	解答	問題番号	解答	問題番号	解答
1	2	31	3	61	5	91	3
2	2	32	1	62	1	92	2
3	3	33	2	63	4	93	2
4	3	34	4	64	3	94	4
5	1	35	1	65	1	95	4
6	4	36	3	66	4	96	1
7	2	37	4	67	1	97	3
8	1	38	2	68	5	98	1
9	3	39	5	69	3	99	5
10	1	40	1	70	2	100	5
11	5	41	5	71	1	101	3
12	4	42	1	72	3	102	2
13	4	43	3	73	2	103	4
14	2	44	3	74	5	104	5
15	1	45	1	75	2	105	1
16	3	46	5	76	4	106	2
17	3	47	3	77	2	107	2
18	3	48	4	78	5	108	1
19	5	49	1	79	4	109	3
20	2	50	4	80	2	110	5
21	5	51	1	81	1	111	4
22	4	52	5	82	2	112	4
23	3	53	2	83	3	113	2
24	3	54	2	84	2	114	5
25	5	55	2	85	5	115	4
26	1	56	2	86	3	116	3
27	4	57	5	87	2	117	5
28	5	58	3	88	5	118	1
29	3	59	4	89	1	119	2
30	4	60	2	90	4	120	3

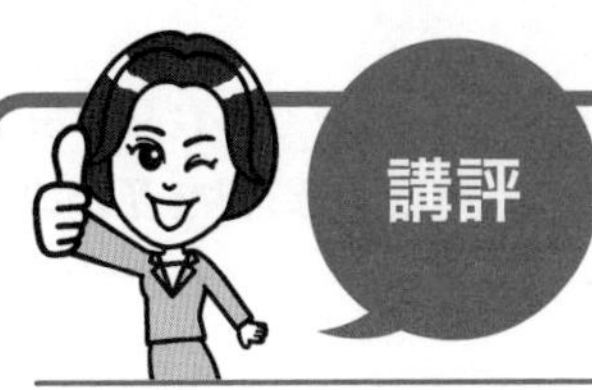

講評　難易度はやや高め。出題が稀な成分の出題や消去法が効かない問題あり

＜第３章＞ 難問もいくつか見受けられました。問40では、かなり頻出度の低い成分である**卵黄油**が出題され、卵黄油の記述の正誤がわからないと正解できない（消去法が効かない）問題となっています。また、漢方処方製剤に関する問題が比較的多く、頻出度の低いものも出題されています。例えば、問23の**香蘇散**、問24の**麻杏薏甘湯**、問41の**柴胡桂枝乾姜湯**、問49の**紫雲膏**などが該当します。2020（令和２）年度の試験では、「**接客事例**を読んで、推奨すべき漢方処方製剤を選ぶ問題（例：35歳女性で○○や△△の症状があるが､最も推奨すべき漢方処方製剤は次のうちどれか？）」が何問も出題され、とまどう受験者も多かったことから、当ブロックでは**漢方処方製剤を重視している傾向**がみられます。そのため、漢方処方製剤も頻出度の高い成分から順にできるだけ広く対策しましょう。なお、生薬成分に関する問題はほとんど出題されていませんが、問37は全国的に頻出となっている「**強心薬**」に関する出題ですので、必ず押さえておきましょう。

＜第４章＞ 受験者に考えさせる問題が散見されました。問96は、「**濫用等のおそれのある医薬品**」についての出題ですが、本問は成分だけでなく**薬効群**や**剤形**まで覚えていないと正解することができません。多くの場合、ここでは**成分**の正誤が問われるのみなので、迷った人も多いと考えられます。

＜令和４年手引き改訂に関する出題＞ 手引きの第１章と第４章での出題が目立ちます。第１章は、問２「医薬品の効果とリスク評価」、問10「小児の年齢区分」、問17「Ｃ型肝炎訴訟」、第４章は、問82「研修」、問90「健康サポート薬局」、問93「お薬手帳」などです。これらの問題は、他のブロックでも出題される可能性があるため、意識して解いておきましょう。

医薬品に共通する特性と基本的な知識

問１　正解 2　重要

a、b、d　正

c　誤　人体に対して使用されない医薬品についても、例えば、**殺虫剤**の中には誤って人体がそれに曝されれば**健康を害するおそれがある**ものもあり、**検査薬**は検査結果について正しい解釈や判断がなされなければ医療機関を受診して**適切な治療を受ける機会を失うおそれがある**など、人の健康に影響を与えるものもある。

問２　正解 2

a、c、d　正

b　誤　「有効性」ではなく「**毒性**」である。

d「医薬品の効果とリスク」に関する記述は、令和４年手引き改訂で「薬物曝露時間と曝露量との積で表現される用量－反応関係」（改訂前）から「用量と作用強度の関係（用量－反応関係）」（改訂後）に基づいて評価される、へと変更されています。

問３　正解 3

a、b　正

c　誤　「特定保健用食品」ではなく「**機能性表示食品**」である。

d　誤　「医薬品と同等の」ではなく「**医薬品とは異なる**」である。

問４　正解 3

a　誤　世界保健機関（WHO）の定義によれば、医薬品の**副作用**とは、「**疾病の予防、診断、治**

療のため、又は**身体の機能を正常化**するために、人に通常用いられる量で発現する医薬品の有害かつ意図しない反応」とされている。

b 誤 「薬物は単一の薬理作用を有する」は誤りで「薬物は**複数**の薬理作用を**併せ持つ**」が正しい。

c 正

d 誤 眠気や口渇等の比較的よく見られるものも**副作用**である。

問5 正解 1

a、b、c 正

d 誤 「原因物質とはならない」は誤りで「原因物質となり得る」が正しい。

問6 正解 4

a、c 正

b 誤 一般用医薬品の使用に際しては、通常、その**使用を中断することによる不利益**よりも、**重大な副作用を回避**することが**優先される**。

d 誤 一般用医薬品を継続して使用する場合には、特段の異常が感じられなくても医療機関を**受診**するよう医薬品の販売等に従事する専門家から促していくことも重要である。

問7 正解 2

a、b、d 正

c 誤 一般用医薬品にも**習慣性・依存性**がある成分を含んでいるものがあり、乱用の繰り返しによって慢性的な臓器障害等を生じるおそれもある。

問8 正解 1

a 誤 「減弱することはない」は誤りで「減弱することもある」が正しい。

b、c 正

d 誤 購入者等が医療機関・薬局から交付された薬剤を使用している場合には、診療を行った**医師若しくは歯科医師**又は調剤した**薬剤師**に相談するよう説明がなされるべきである。

問9 正解 3

a、b、c 正

d 誤 **外用薬や注射薬**であっても、食品の摂取によって医薬品の作用や代謝に**影響を受ける**可能性がある。

問10 正解 1 重要

a、b 正

c 誤 小児は肝臓や腎臓の機能が未発達であるため、医薬品の成分の代謝・排泄に時間がかかり、**作用が強く出過ぎたり、副作用がより強く出る**ことがある。

d 誤 小児は大人と比べて身体の大きさに対して腸が**長く**、服用した医薬品の吸収率が相対的に**高い**。

問11 正解 5

a 誤 高齢者は、持病（基礎疾患）を抱えていることが多く、一般用医薬品の使用によって**基礎疾患の症状が悪化**したり、**治療の妨げ**となる場合があるほか、複数の医薬品が長期間にわたって使用される場合には、**副作用**を生じるリスクも高い。

b 誤 一般に高齢者は生理機能が衰えつつあり、特に、肝臓や腎臓の機能が低下していると医薬品の作用が**強く現れやすく**、若年時と比べて**副作用を生じるリスクが高くなる**。

c、d 正

問12 正解 4

a、d 正

b 誤 「妊婦に対する安全性の評価は確立されている」は誤りで「妊婦が使用した場合における**安全性に関する評価が困難**である」が正しい。

c 誤 便秘薬は、配合成分やその用量によっては**流産や早産を誘発**するおそれがある。

問13 正解 4

a 誤 「薬理作用による作用」ではなく「**薬理作用によらない作用**」である。

b、d 正

c 誤 プラセボ効果は、主観的な変化だけでなく、客観的に測定可能な変化として現れることもあるが、**不確実**であり、それを目的として医薬品が使用されるべきではない。

問14 正解 2

a、c、d 正

b 誤 医薬品に配合されている成分（**有効成分及び添加物成分**）には、高温や多湿、光（紫外線）等によって品質の劣化（変質・変敗）を**起こしやすいものが多い**。

問15 正解 1

a、b、c 正

d 誤 「変わるものではない」が誤りで「変わってくるものである」が正しい。

問16 正解 3

a、b、c 正

d 誤 購入者が医薬品を使用する状況は**随時変化する**可能性があるため、販売数量は一時期に使用する必要量とする等、販売時のコミュニケーションの機会が継続的に確保されるよう配慮することも重要である。

問17 正解 3 重要

a 誤 薬害は、医薬品が十分注意して使用されたとしても**起こり得る**ものである。

b 正 **C型肝炎訴訟**に関する記述は、令和4年の手引き改訂における追記部分である。C型肝炎訴訟とは、出産や手術での大量出血などの際に特定の**フィブリノゲン製剤**や**血液凝固第Ⅸ因子製剤**の投与を受けたことにより、**C型肝炎ウイルス**に感染したことに対する損害賠償訴訟である。

c 誤 **サリドマイド製剤**、**キノホルム製剤**については、過去に**一般用医薬品**として販売されていたこともある。

d 正

問18 正解 3

a、b 正

c 誤 「血管新生を促進する作用」ではなく「血管新生を**妨げる作用**」である。

d 誤 サリドマイドが摂取されると、***R*体と*S*体は体内で相互に転換**するため、*R*体のサリドマイドを分離して製剤化しても**催奇形性は避けられない**。

問19 正解 5

a、b、d 正

c 誤 キノホルム製剤は、1924年から整腸剤として販売されていたが、1958年頃から消化器症状を伴う特異な神経症状が報告されるようになり、米国では1960年に**アメーバ赤痢**への使用に限ることが勧告された。日本では、1970年8月になって、スモンの原因はキノホルムであるとの説が発表され、同年9月に**販売が停止**された。

問20 正解 2

a、c、d 正

b 誤 「ウイルスの一種であるプリオン」ではなく「細菌でもウイルスでもない**タンパク質**の一種であるプリオン」である。

主な医薬品とその作用

問21 正解 5

かぜ薬とは、かぜの諸症状の緩和を目的として使用される医薬品の総称である。その中には、鼻粘膜の充血を和らげ、気管・気管支を拡げる成分として（ **a メチルエフェドリン塩酸塩** ）、咳を抑える成分として（ **b ノスカピン** ）、及びくしゃみや鼻汁を抑える成分として（ **c ヨウ化イソプロパミド** ）が配合されているものがある。

なお、選択肢の成分の分類は次の通りである。

・メチルエフェドリン塩酸塩：気管支拡張成分、アドレナリン作動成分
・ノスカピン：非麻薬性鎮咳成分
・ヨウ化イソプロパミド：抗コリン成分
・グアイフェネシン：去痰成分
・イソプロピルアンチピリン：ピリン系解熱鎮痛成分
・エテンザミド：サリチル酸系解熱鎮痛成分

問22 正解 4

a、c 正

b 誤 「グリチルリチン酸二カリウム」ではなく「**トラネキサム酸**」である。

d　誤　「トラネキサム酸」ではなく「**グリチルリチン酸二カリウム**」である。

問23　正解 3　重要

a　誤　葛根湯：体力**中等度以上**
b　誤　麻黄湯：体力**充実**
c　正　香蘇散：体力**虚弱**
d　誤　小柴胡湯：体力**中等度**

問24　正解 3

a　誤　「芍薬甘草湯」ではなく「**呉茱萸湯**」である。芍薬甘草湯は、体力に関わらず使用でき、筋肉の急激な痙攣を伴う痛みのあるものの**こむらがえり**、筋肉の痙攣、腹痛、腰痛に適すとされる。芍薬甘草湯の商品としては、「コムレケアａ」が有名である。

b、c、d　正

問25　正解 5

a、b　正　**かぜ以外の感染症**やその他の重大な病気が原因となっている可能性がある。

c　正　**子宮内膜症**等の可能性が考えられる。

d　正　**関節リウマチ、痛風、変形性関節炎**等の可能性が考えられる。

問26　正解 1　重要

1　正　加味帰脾湯：体力**中等度以下**で、心身が疲れ、**血色が悪く**、ときに**熱感**を伴うものの貧血、不眠症、精神不安、神経症に適すとされる。

2　誤　桂枝加竜骨牡蛎湯：体力**中等度以下**で、疲れやすく、神経過敏で、興奮しやすいものの神経質、不眠症、小児夜泣き、夜尿症、**眼精疲労**、神経症に適すとされる。

3　誤　抑肝散：体力**中等度**を目安として、神経がたかぶり、怒りやすい、**イライラ**などがあるものの神経症、不眠症、小児夜泣き、**小児疳症**（神経過敏）、歯ぎしり、更年期障害、血の道症に適すとされる。

4　誤　柴胡加竜骨牡蛎湯：体力**中等度以上**で、精神不安があって、動悸、不眠、**便秘などを伴う**ものの高血圧の随伴症状（動悸、不安、不眠）、神経症、更年期神経症、小児夜なき、便秘に適すとされる。

5　誤　小建中湯：体力**虚弱**で、疲労しやすく腹痛があり、血色がすぐれず、ときに動悸、手足のほてり、冷え、寝汗、鼻血、頻尿及び多尿などを伴うものの**小児虚弱体質**、疲労倦怠、慢性胃腸炎、腹痛、神経質、小児夜尿症、夜泣きに適すとされる。

問27　正解 4

a　誤　「減弱」ではなく「**増強**」である。

b　誤　「代謝に影響を与えることはない」が誤りで「**吸収や代謝に影響を与える**」が正しい。

c　誤　「減弱」ではなく「**増強**」である。

d　正

問28　正解 5

a、c、d　正

b　誤　入眠障害、熟眠障害、中途覚醒、早朝覚醒等の症状が**慢性的**に続いている不眠は、**うつ病**等の精神神経疾患や、何らかの**身体疾患**に起因する不眠、又は**催眠鎮静薬の使いすぎ**による不眠等の可能性も考えられるため、医療機関を受診させるなどの対応が必要である。

問29　正解 3　重要

「カフェインの利尿作用」の図を参照のこと。

a、b　正

c　誤　「再吸収促進作用」ではなく「再吸収**抑制**作用」である。「尿量を減少」ではなく「尿量を**増加**」である。

d　誤　「胃液分泌抑制作用」ではなく「胃液分泌**亢進作用**」である。

問30　正解 4

a、c　正

b　誤　「アミノ安息香酸エチル」ではなく「**カフェインやジプロフィリンなどのキサンチン系成分**」である。アミノ安息香酸エチルは**局所麻酔成分**であり、胃粘膜への麻酔作用によって**嘔吐刺激**を和らげ、乗物酔いに伴う吐きけを抑えることを目的として配合されている場合がある。

d　誤　「ジフェニドール塩酸塩」ではなく「**アミノ安息香酸エチル**」である。ジフェニドール塩酸塩は、**内耳**にある前庭と脳を結ぶ神経（**前庭**

カフェインの利尿作用

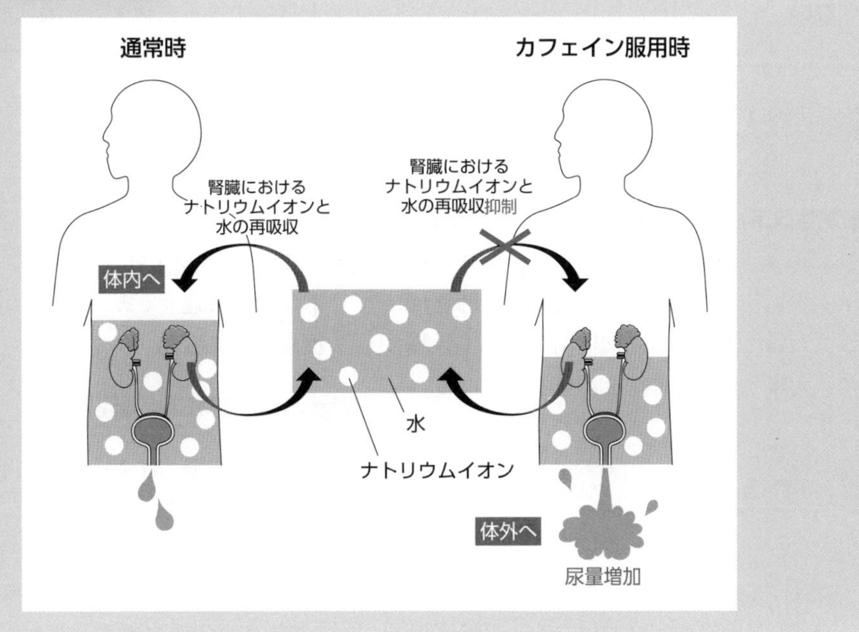

神経）の調節作用のほか、内耳への血流を改善する作用を示す。

問31　正解 3　重要

a　正

b　誤　半夏厚朴湯はカンゾウを含まない。これは頻出であるため必ず覚える。

c　誤　「咳嗽中枢を興奮」ではなく、「咳嗽中枢を鎮静」。

d　誤　「咽喉、食道部に異物感」、「かぜをひきやすく」などの言葉から、「麦門冬湯」ではなく「柴朴湯」の説明であることがわかる。麦門冬湯は、体力中等度以下で、痰が切れにくく、ときに強く咳こみ、または咽頭の乾燥感があるもののから咳、気管支炎、気管支喘息、咽頭炎、しわがれ声に適すとされる。

問32　正解 1

a、b　正

c　誤　「健胃薬」ではなく「消化薬」である。

d　誤　「アセチルコリンの働きを促進する」ではなく「アセチルコリンの働きを抑える」である。

問33　正解 2

a　誤　「安中散」ではなく「人参湯」である。安中散は、体力中等度以下で腹部は力がなくて、胃痛または腹痛があって、ときに胸やけや、げっぷ、胃もたれ、食欲不振、吐きけ、嘔吐などを伴うものの神経性胃炎、慢性胃炎、胃腸虚弱に適すとされる。

b、c　正

d　誤　「人参湯」ではなく「安中散」である。人参湯は、体力虚弱で、疲れやすくて手足などが冷えやすいものの胃腸虚弱、下痢、嘔吐、胃痛、腹痛、急・慢性胃炎に適すとされる。

問34　正解 4

a　誤　「抗菌作用」と「収斂作用」が逆になっている。タンニン酸は収斂作用、ベルベリンは抗菌作用である。

b　誤　「トリメブチンマレイン酸塩」ではなく「ビフィズス菌等の生菌成分」である。トリメブチンマレイン酸塩は、消化管（胃及び腸）の平滑筋に直接作用して、消化管の運動を調整する作用（消化管運動が低下しているときは亢進的に、運動が亢進しているときは抑制的に働く）があるとされる。

c　誤　ロペラミド塩酸塩が配合された止瀉薬は、食べすぎ・飲みすぎによる下痢、寝冷えによる下痢の症状に用いられることを目的としており、水あたりや食あたりによる下痢については適用対象でない。

d　正

問35　正解 1

1　誤　「ピコスルファートナトリウム」ではなく「**膨潤性瀉下成分**（カルメロースナトリウム、カルメロースカルシウム）」である。ピコスルファートナトリウムは、胃や小腸では分解されないが、大腸に生息する腸内細菌によって分解されて、**大腸への刺激作用**を示すようになる。

2〜5　正

問36　正解 3

a、c　正

b　誤「縮瞳」ではなく「**散瞳**」である。

d　誤　パパベリン塩酸塩は、消化管の平滑筋に**直接働いて**胃腸の**痙攣**を鎮める作用を示すとされる。抗コリン成分と異なり、**胃液分泌を抑える作用**は**見出されない**。

問37　正解 4　重要

a　誤　中枢神経系の刺激による**気つけ**の効果が期待できるが、強心成分ではない。

b、d　正

c　誤　「ジャコウ」ではなく「**センソ**」の説明である。

問38　正解 2

a　誤　「ビタミンB６」ではなく「**ビタミンB2**」の説明になっている。

b、c　正

d　誤　「大豆油不けん化物（ソイステロール）」ではなく、「**パンテチン**」。大豆油不けん化物（ソイステロール）には、腸管における**コレステロールの吸収を抑える**働きがあるとされる。

問39　正解 5

a、d　正

b　誤　鉄分の吸収は空腹時のほうが高いとされているが、消化器系への副作用を軽減するには、**食後**に服用することが望ましい。

c　誤　服用の前後30分に**タンニン酸**を含む飲食物（緑茶、紅茶、コーヒー、ワイン、柿等）を摂取すると、タンニン酸と反応して**鉄の吸収が悪くなる**ことがあるので、服用前後はそれらの**摂取を控える**こととされている。

問40　正解 1

a、b、d　正

c　誤　「アラントイン」ではなく「**メチルエフェドリン塩酸塩**」である。アラントインは**組織修復成分**である。

問41　正解 5　重要

1　誤　温経湯：体力中等度以下で、**手足がほてり**、**唇が乾く**ものの月経不順、月経困難、こしけ（おりもの）、更年期障害、不眠、神経症、湿疹・皮膚炎、足腰の**冷え**、しもやけ、手あれ（手の湿疹・皮膚炎）に適すとされる。

2　誤　当帰芍薬散：体力虚弱で、**冷え症で貧血**の傾向があり疲労しやすく、ときに下腹部痛、頭重、めまい、肩こり、耳鳴り、動悸などを訴えるものの月経不順、月経異常、月経痛、更年期障害、産前産後あるいは流産による障害（貧血、疲労倦怠、めまい、むくみ）、めまい・立ちくらみ、頭重、肩こり、腰痛、足腰の冷え症、しもやけ、**むくみ**、しみ、耳鳴りに適すとされる。

3　誤　桂枝茯苓丸：比較的体力があり、時に下腹部痛、肩こり、頭重、めまい、**のぼせて足冷え**などを訴えるものの月経不順、月経異常、月経痛、更年期障害、血の道症、肩こり、めまい、頭重、打ち身（打撲症）、しもやけ、しみ、湿疹・皮膚炎、にきびに適すとされる。

4　誤　四物湯：体力虚弱で、冷え症で皮膚が乾燥、色つやの悪い体質で胃腸障害のないものの月経不順、月経異常、更年期障害、血の道症、冷え症、しもやけ、しみ、貧血、**産後あるいは流産後の疲労回復**に適すとされる。

5　正　柴胡桂枝乾姜湯：体力中等度以下で、冷え症、貧血気味、神経過敏で、動悸、息切れ、ときにねあせ、**頭部の発汗**、口の渇きがあるものの更年期障害、血の道症、不眠症、神経症、動悸、息切れ、**かぜの後期**の症状、気管支炎に適すとされる。

柴胡桂枝乾姜湯は、効能効果のみを見ると特徴がつかみにくいです。簡単に言えば、体力がない人の自律神経を整える漢方薬になります。発汗には自律神経が関わっているため、「頭部の発汗」というキーワードを結び付けて覚えましょう。また、かぜの後期（＝かぜが長引いたとき）に用いられることもあります。

問42 正解 1

a 正 **ジヒドロコデインリン酸塩**が含まれるため、**12歳未満**の小児には使用できない。

b 正 **ジヒドロコデインリン酸塩**が含まれるため、**授乳中**の人は服用しないか、授乳を避ける必要がある。

c 正

d 正 **ジヒドロコデインリン酸塩**や**クロルフェニラミンマレイン酸塩**が含まれるため、服用後は**乗物又は機械類の運転操作を避ける**。

問43 正解 3

a、b 正

c 誤 「コリン作用（アセチルコリンに類似した作用）」ではなく「**抗コリン作用**」である。

d 誤 「拡張」ではなく「**収縮**」である。

問44 正解 3

a、b、c 正

d 正 **減感作療法**とは、患者のアレルゲンを少しずつ体内に入れ、徐々にその量を増やしていくことで、アレルゲンに対する過敏な反応を減らしていく治療法である。

問45 正解 1

a、b、d 正

c 誤 「拡張」ではなく「**収縮**」である。テトラヒドロゾリン塩酸塩は、**アドレナリン作動成分**である。

問46 正解 5

a 正

b 誤 「1滴の薬液量は結膜嚢の容積の50％程度」は誤りである。1滴の薬液の量は約**50**μLであるのに対して、結膜嚢の容積は**30**μL程度とされている。

c 誤 1回使い切りタイプの点眼薬など、**防腐剤を含まない**製品もある。

d 誤 点眼後は、しばらく**眼瞼（まぶた）を閉じて**、薬液を結膜嚢内に行き渡らせる。その際、**目頭を押さえる**と、薬液が鼻腔内へ流れ込むのを防ぐことができ、効果的とされる。

問47 正解 3

a 誤 「アセチルコリンの働きを抑える」ではなく「アセチルコリンの働きを**助ける**」である。

b 正

c 誤 パンテノールは、自律神経系の伝達物質の産生に重要な成分であり、目の**調節機能**の回復を促す効果を期待して用いられる。

d 誤 イプシロン-アミノカプロン酸は、**炎症**の原因となる物質の生成を抑える作用を示し、目の**炎症**を改善する効果を期待して用いられる。

問48 正解 4

a、c 正

b 誤 「**血液凝固を抑える**働きもあるため、血友病などの**出血性血液疾患**の診断を受けた人では使用を避ける」成分は、「トコフェロール酢酸エステル」ではなく、「**ヘパリン類似物質**」や「ポリエチレンスルホン酸ナトリウム」である。

d 誤 打撲や捻挫などの急性の腫れや熱感を伴う症状に対しては、**冷感刺激成分**が配合された外用鎮痛薬が適すとされ、本剤には**冷感刺激成分のメントール**が配合されている。

問49 正解 1

a、b 正

c 誤 「サリチル酸」ではなく「**イオウ**」である。サリチル酸は、角質成分を**溶解**することにより角質軟化作用を示す。

d 誤 イブプロフェンピコノールは、イブプロフェンの誘導体であるが、外用での**鎮痛作用**はほとんど**期待されない**。

問50　正解 4

a、d　正

b　誤　スプレー剤、エアゾール剤は、至近距離から噴霧したり、同じ部位に連続して噴霧すると、**凍傷**を起こすことがある。

c　誤　「有効成分の浸透性が高い液剤」ではなく「**軟膏**」である。

問51　正解 1

a、b　正

c　誤　ヒノキチオールは、ヒノキ科のタイワンヒノキ、ヒバ等から得られた精油成分で、**抗菌**、**抗炎症**などの作用を期待して用いられる。

d　誤　カシュウは、タデ科のツルドクダミの塊根を基原とする生薬で、頭皮における**脂質代謝**を高めて、余分な**皮脂**を取り除く作用を期待して用いられる。

問52　正解 5

a、c、d　正

b　誤　「イソプロピルメチルフェノール」ではなく「**カルバゾクロム**」である。イソプロピルメチルフェノール等の**殺菌消毒成分**は、歯肉溝での**細菌**の繁殖を抑えることを目的として配合されている場合がある。

問53　正解 2

a、c　正

b　誤　咀嚼剤は、菓子のガムのように噛むと唾液が多く分泌され、ニコチンが唾液とともに飲み込まれてしまい、**口腔粘膜**からの吸収が十分なされず、また、吐きけや腹痛等の副作用が現れやすくなるため、**ゆっくりと断続的に噛む**こととされている。

d　誤　禁煙に伴う**ニコチン離脱症状**（イライラ感、集中困難、落ち着かない等）は、通常、禁煙開始から１～２週間の間に起きることが多い。**禁煙補助剤**により**ニコチン離脱症状**を軽減しながら、徐々にその使用量を減らしていくこととし、初めから無理に減らそうとしないほうが、結果的に禁煙達成につながるとされる。

問54　正解 2　重要

1、3～5　誤

2　正

【ビタミンの働きと栄養素の関係】

- ビタミンＢ１：**炭水化物**からのエネルギー産生に不可欠な栄養素で、神経の正常な働きを維持する作用がある。
- ビタミンＢ２：**脂質**の代謝に関与し、皮膚や粘膜の機能を正常に保つために重要な栄養素である。
- ビタミンＢ６：**タンパク質**の代謝に関与し、皮膚や粘膜の健康維持、神経機能の維持に重要な栄養素である。

問55　正解 2

a　誤　ヘスペリジンはビタミン様物質のひとつで、**ビタミンC**の吸収を助ける等の作用があるとされ、滋養強壮保健薬のほか、かぜ薬等にも配合されている場合がある。また、アスパラギン酸ナトリウムは、アスパラギン酸が生体における**エネルギー**の産生効率を高めるとされ、骨格筋に溜まった**乳酸の分解**を促す等の働きを期待して用いられる。

b、c　正

d　誤　「筋肉にのみ存在し」ではなく「筋肉や脳、心臓、目、神経等、体の**あらゆる部分**に存在し」である。

問56　正解 2

a　誤　古来に中国から伝わり、**日本**において発展してきた**日本**の伝統医学が**漢方医学**である。**漢方薬**は、**漢方医学**で用いる薬剤全体を概念的に広く表現する時に用いる言葉である。

b　誤　現代では、漢方処方製剤の多くは、処方に基づく生薬混合物の浸出液を濃縮して調製された**乾燥エキス製剤**を散剤等に加工して市販されているが、**軟エキス剤**、伝統的な煎剤用の刻み**生薬**の混合物、処方に基づいて調製された**丸剤**等も存在する。

c、d　正

問57　**正解 5**

1　**誤**　黄連解毒湯：体力**中等度以上**で、のぼせぎみで**顔色赤く**、いらいらして落ち着かない傾向のあるものの鼻出血、不眠症、神経症、胃炎、**二日酔い**、血の道症、めまい、動悸、更年期障害、湿疹・皮膚炎、皮膚のかゆみ、口内炎に適すとされる。

2　**誤**　清上防風湯：体力**中等度以上**で、赤ら顔で、時にのぼせがあるものの にきび、顔面・頭部の湿疹・皮膚炎、**赤鼻（酒さ）**に適すとされる。

3　**誤**　防風通聖散：体力**充実**して、腹部に**皮下脂肪**が多く、**便秘がち**なものの高血圧や肥満に伴う動悸・肩こり・のぼせ・むくみ・便秘、蓄膿症（副鼻腔炎）、湿疹・皮膚炎、吹き出物（にきび）、肥満症に適すとされる。

4　**誤**　大柴胡湯：体力が**充実**して**脇腹からみぞおちあたりにかけて苦しく**、便秘の傾向があるものの胃炎、**常習便秘**、高血圧や肥満に伴う肩こり・頭痛・便秘、神経症、肥満症に適すとされる。

5　**正**　防已黄耆湯：体力**中等度以下**で、疲れやすく、汗のかきやすい傾向があるものの肥満に伴う関節の腫れや痛み、むくみ、多汗症、肥満症（筋肉にしまりのない、いわゆる**水太り**）に適すとされる。

> 3～5はいずれも肥満症に用いられる漢方薬ですが、5の防已黄耆湯のみ「体力中等度以下」であることに注意しましょう。防已黄耆湯は、体力のない人の肥満症（水太り）に用いられます。

問58　**正解 3**

a　**誤**　酸やアルカリが**目**に入った場合は、早期に十分な**水洗**がされることが重要であり、特にアルカリ性物質の場合には念入りに水洗する。なお、酸をアルカリで中和したり、アルカリを酸で中和するといった処置は、熱を発生して刺激をかえって強め、状態が悪化するおそれがあるため**適切ではない**。

b　**誤**　サラシ粉などの**塩素系殺菌消毒成分**は、**強い酸化力**により**一般細菌類、真菌類、ウイルス全般**に対する殺菌消毒作用を示す。

c　**正**

d　**誤**　クレゾール石ケン液は、原液を**水で希釈**して用いられる。**結核菌を含む一般細菌類、真菌類**に対して比較的広い殺菌消毒作用を示すが、**大部分のウイルス**に対する殺菌消毒作用はない。

問59　**正解 4**

a　**誤**　「痒みなどの症状を和らげる効果を有する」は誤りで「痒みなどの症状を和らげる効果はない」が正しい。

b、d　**正**

c　**誤**　ディートを含有する忌避剤（医薬品及び医薬部外品）は、生後6ヶ月未満の乳児への使用を**避ける**こととされている。ディートを含有する忌避剤の使用可否・使用頻度については、以下の通りである。

- **生後6ヶ月未満**の乳児：使用を**避ける**
- **6ヶ月以上2歳未満**：1日**1**回
- **2歳以上12歳未満**：1日**1～3**回

問60　**正解 2**

a、b、d　**正**

c　**誤**　検査操作を行う場所の室温が極端に**高い**か、又は**低い**場合にも、正確な検査結果が得られないことがある。

人体の働きと医薬品

問61　**正解 5**　重要

a　**正**

b　**誤**　「胃」ではなく「**口腔**」である。

c　**誤**　「化学的消化」ではなく「**機械的消化**」である。

d　**誤**　「括約筋はない」は誤りで「**消化液の分泌腺はない**」が正しい。また、食道の上端と下端には**括約筋**があり、胃の内容物が食道や咽頭に**逆流**しないように防いでいる。**括約筋**は「括る（くくる）」という漢字が入っていることから、括り締める機能を持つ輪状の筋肉であると覚える。

問62　正解 1　重要

a、c　正

b　誤　小腸のうち十二指腸に続く部分の、概ね上部40％が空腸、残り約60％が回腸であるが、明確な境目はない。

d　誤　「ラクターゼ」ではなく「リパーゼ」である。

リパーゼの「リポ」は脂質を意味し、「アーゼ」は酵素を意味することから、「リパーゼ」は脂質分解酵素であると覚えることができます。なお、ドリンク剤のリポビタンD（大正製薬）は「リポクラシス（脂肪分解）＋ビタミン」が名前の由来です。

問63　正解 4

a　誤　鼻腔の内壁には**粘液分泌腺**が多く分布し、鼻汁を分泌する。鼻汁には**リゾチーム**が含まれ、気道の防御機構の一つとなっている。

b、c、d　正

問64　正解 3　重要

a　誤　「心臓の左側部分（左心房、左心室）」ではなく「心臓の**右側**部分（右心房、右心室）」である。なお、心臓の構造と血液の循環は、以下に示した模式図で理解するとよい。

b、c　正

d　誤　**好中球**は、最も数が多く、白血球の約60％を占めている。**単球**は、白血球の約5％と少ないが**最も大きく**、**強い食作用**を持つ。

心臓の構造と血液の循環

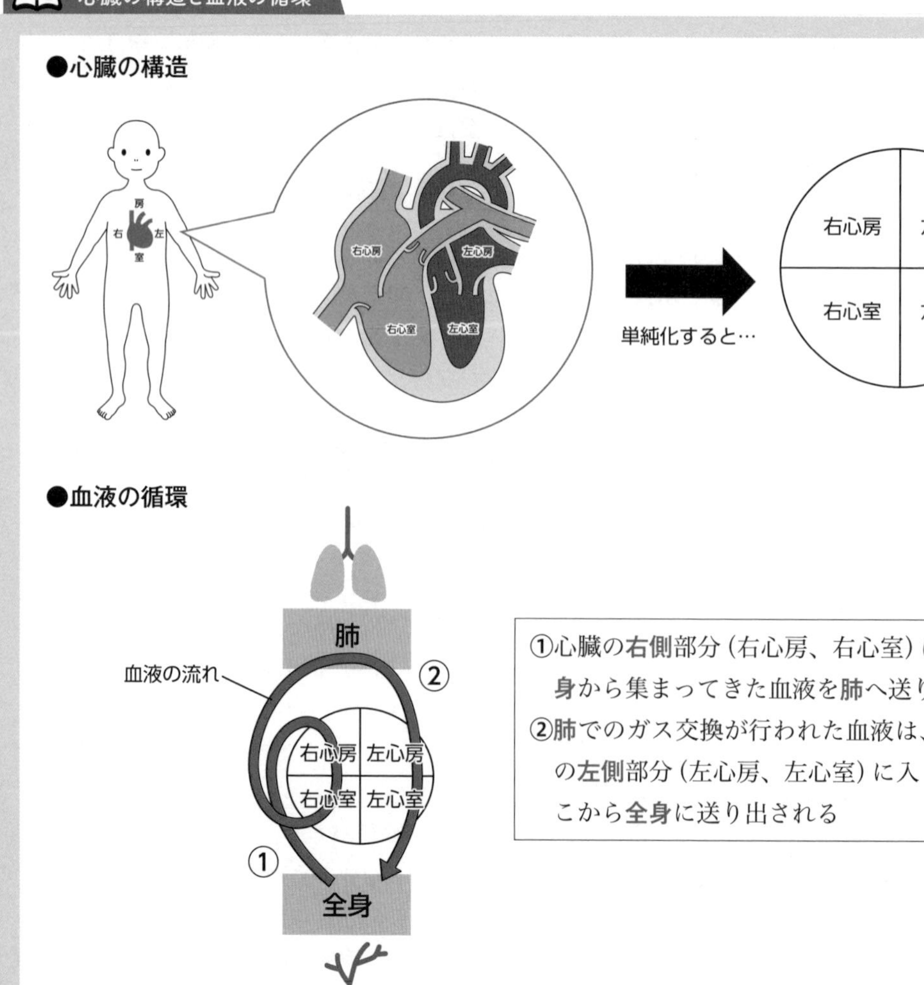

①心臓の**右側**部分（右心房、右心室）は、**全身**から集まってきた血液を**肺**へ送り出す
②**肺**でのガス交換が行われた血液は、心臓の**左側**部分（左心房、左心室）に入り、そこから**全身**に送り出される

問65　正解 1　重要

a、b　正

c　誤　「70％」ではなく「1/5～1/4」である。つまり、20～25％である。

d　誤　排尿（尿を出す）時には、膀胱の出口にある**膀胱括約筋が緩む**と、同時に膀胱壁の**排尿筋が収縮**し、尿が尿道へと押し出される。一方、蓄尿（尿を貯める）時には、排尿筋が弛緩し、膀胱括約筋が収縮する。

膀胱の２つの筋肉（排尿筋と膀胱括約筋）の動きは頻出であるため、必ず覚えましょう。なお、括約筋の「括」は「括りしめる」の意味で、膀胱を括りしめる筋肉です。

問66　正解 4

a、d　正

b　誤　水晶体は、その周りを囲んでいる毛様体の収縮・弛緩によって、**近く**の物を見るときには**丸く厚みが増し**、**遠く**の物を見るときには**扁平**になる。

c　誤　「ビタミンC」ではなく「**ビタミンA**」である。

問67　正解 1

a、b、d　正

c　誤　「中耳へ音を伝える」は誤りで「**内耳へ音を伝える**」が正しい。

問68　正解 5

a　誤　「爪や毛等は含まれない」は誤りで「爪や毛等の角質も**含まれる**」が正しい。

b　誤　「皮下組織」ではなく「**結合組織**」である。

c　正

d　誤　「アポクリン腺」と「エクリン腺」の説明が逆である。

問69　正解 3

a、b　正

c　誤　**筋組織**は**筋細胞**と**結合組織**からできているのに対して、**腱**は**結合組織**のみでできている。

d　誤　骨格筋は**随意筋**であるが、**疲労しやすく**、長時間の動作は**難しい**。

問70　正解 2

1、3～5　正

2　誤　気管、気管支は「収縮」ではなく「**拡張**」である。

問71　正解 1

a　誤　**坐剤**、**経皮吸収製剤**等では、適用部位から吸収された有効成分が、循環血液中に移行して**全身作用**を示すことを目的として設計されたものも存在する。

b、c　正

d　誤　有効成分の吸収量や吸収速度は、消化管内容物や他の医薬品の作用によって**影響を受ける**。

問72　正解 3

a　誤　「肝臓」と「門脈」の位置が逆である。「全身循環に入る前に**門脈**を経由して**肝臓**を通過する」が正しい。

b　誤　「不可逆的」ではなく「**可逆的**」である。

c、d　正

問73　正解 2

a、b、d　正

c　誤　**患部を水から遮断**したい場合に用いられるものは、「クリーム剤」ではなく「**軟膏剤**」である。

問74　正解 5

a、c　正

b　誤　いずれも一旦発症すると多臓器障害の合併症等により**致命的な転帰**をたどることが**あり**、皮膚症状が軽快した後も**眼**や**呼吸器**等に**障害**が残ったりする重篤な疾患である。

d　誤　いずれも原因医薬品の使用開始後**２週間以内**に発症することが**多い**が、**１ヶ月以上**経ってから起こることもある。

問75　正解 2

a、d　正

b　誤　軽度の肝機能障害の場合、**自覚症状がない**。

c　誤　「血液中」と「胆汁中」が逆である。「ビリルビン（黄色色素）が**胆汁中**へ排出されず**血液中**に滞留する」が正しい。

問76　**正解 4**

a　誤　医薬品の副作用として現れる精神神経症状は、医薬品の**大量服用**や**長期連用**、**乳幼児**への**適用外の使用**等の不適正な使用がなされた場合に**限らず**、**通常の用法・用量**でも発生することがある。

b、d　正

c　誤　副作用としての無菌性髄膜炎の発症は、多くの場合、発症は**急性**で、**首筋のつっぱり**を伴った激しい**頭痛**、**発熱**、**吐きけ・嘔吐**、**意識混濁**等の症状が現れる。

問77　**正解 2**

a、c、d　正

b　誤　イレウスとは**腸内容物の通過**が**阻害**された状態をいう。「**胃や十二指腸**の粘膜組織が傷害されて、**粘膜組織**の一部が粘膜筋板を超えて**欠損**する状態」になるものは、「**消化性潰瘍**」である。

問78　**正解 5**

a、c、d　正

b　誤　「必ず発熱を伴う」ではなく「**必ずしも発熱は伴わない**」である。

問79　**正解 4**

a　誤　「副交感神経系の機能を亢進」ではなく「副交感神経系の機能を**抑制**」である。抗コリン成分についての記述である。

b　誤　医薬品を使用して生じる尿閉は、前立腺肥大等の**基礎疾患がない人**でも現れることが知られており、男性に限らず**女性**においても報告されている。

c、d　正

問80　**正解 2**

a、d　正

b　誤　接触皮膚炎は、同じ医薬品が触れても発症するか否かはその人の体質によって**異なる**。

c　誤　「再発することはない」は誤りで「**再発する**」が正しい。

薬事関係法規・制度

問81　**正解 1**

この法律は、医薬品、医薬部外品、化粧品、医療機器及び再生医療等製品（以下「医薬品等」という。）の品質、有効性及び安全性の確保並びにこれらの使用による（ **a 保健衛生** ）上の危害の発生及び拡大の防止のために必要な規制を行うとともに、（ **b 指定薬物** ）の規制に関する措置を講ずるほか、医療上特にその（ **c 必要性** ）が高い医薬品、医療機器及び再生医療等製品の研究開発の促進のために必要な措置を講ずることにより、（ **a 保健衛生** ）の向上を図ることを目的とする。

問82　**正解 2**　重要

1、3～5　正

2　誤　「販売従事登録を受けようとする者の居住地の都道府県知事」ではなく「医薬品の販売又は授与に従事する**薬局**又は**医薬品の販売業の店舗の所在地**の都道府県知事」である。例えば、販売従事登録を受けようとする者が千葉県に住んでいる場合でも、東京都で勤務する場合には、申請書の提出先は東京都となる。

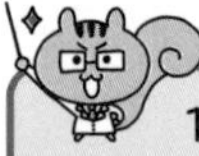

1の「研修」に関する記述は、令和4年手引き改訂で追記されたものです。

問83　**正解 3**

a　誤　「医薬品に含まれない」は誤りで「医薬品**に含まれる**」が正しい。

b、c、d　正

問84　**正解 2**　重要

a、d　正

b　誤　毒薬又は劇薬は、**要指導医薬品**に該当することは**ある**が、現在のところ、毒薬又は劇薬で、**一般用医薬品**のものは**ない**。

c　誤　毒薬又は劇薬の法定表示については以下の通りである。

・毒薬：黒地に白枠、白字をもって、当該医薬品の品名及び「毒」の文字
・劇薬：白地に赤枠、赤字をもって、当該医薬品の品名及び「劇」の文字

問85　正解 5

a～d　正

問86　正解 3

a　誤　「化粧品的な使用目的を有する製品はない」は誤りで「化粧品的な使用目的を有する製品がある」が正しい。
b　正
c　誤　「医薬品の販売業の許可が必要である」は誤りで「医薬品の販売業の許可は不要である」が正しい。
d　誤　「指定医薬部外品」ではなく「防除用医薬部外品」である。医薬部外品の表示については、以下の通りである。
・防除用医薬部外品：衛生害虫類（ねずみ、はえ、蚊、のみその他これらに類する生物）の防除のため使用される製品群。製品例としては、殺鼠剤や虫よけスプレーなどがある。
・指定医薬部外品：かつては医薬品であったが医薬部外品へ移行された製品群。製品例としては、整腸剤、栄養ドリンク剤などがある。

問87　正解 2

a、b、d　正
c　誤　化粧品について、法第61条にそのような規定はない。ただし、医薬部外品の直接の容器又は直接の被包には、「医薬部外品」の文字の表示その他定められた事項の表示が義務付けられている（法第59条）。

問88　正解 5

a～d　正　食品の販売を行う者（薬局・医薬品の販売業において食品を販売する場合を含む）にあっては、以下の内容に照らして医薬品に該当する物とみなされることのないよう留意する必要がある。
・成分本質（原材料）：成分本質（原材料）が、専ら医薬品として使用される成分本質を含むこと（食品添加物と認められる場合を除く）
・医薬品的な効能効果：医薬品的な効能効果が標榜又は暗示されていること（製品表示や添付文書によるほか、チラシ、パンフレット、刊行物、インターネット等の広告宣伝物等による場合も含む）
・医薬品的な形状：アンプル剤や舌下錠、口腔用スプレー剤等、医薬品的な形状であること。錠剤、丸剤、カプセル剤、顆粒剤、散剤等の形状については、食品である旨が明示されている場合に限り、当該形状のみをもって医薬品への該当性の判断がなされることはない。
・医薬品的な用法用量：服用時期、服用間隔、服用量等の医薬品的な用法用量の記載があること（調理のために使用方法、使用量等を定めている場合を除く）

問89　正解 1

a、c、d　正
b　誤　「厚生労働大臣」ではなく「消費者庁長官」である。

問90　正解 4

a　誤　薬局における医薬品の販売行為は、薬局の業務に付随して行われる行為であるので、医薬品の販売業の許可は必要としない。
b　誤　薬局の管理者は、薬剤師でなくてはならない。
c、d　正

dの健康サポート薬局の記述は、令和4年手引き改訂で追記されたものです。

問91　正解 3

a、b、c　正
d　誤　「1メートル」ではなく「1.2メートル」である。

問92　正解 2

a、d　正
b　誤　「すべての一般用医薬品を販売することができる」は誤り。配置販売業では、一般用医

薬品のうち経年変化が起こりにくいこと等の基準（配置販売品目基準）に適合するもの以外の医薬品を販売等してはならない。

c　誤　配置販売業では、医薬品を開封して分割販売することは禁止されている。

問93　正解 2

a、c、d　正

b　誤　「情報を提供せずに販売することはできない」ではなく「情報を提供せずに販売することができる」である。ただしこの規定は、第一類医薬品には適用されるが、要指導医薬品には適用されない。

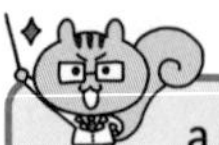

aのお薬手帳に関する記述は、令和4年手引き改訂で追記されたものです。

問94　正解 4　重要

a　誤　特定販売とは、その薬局又は店舗におけるその薬局又は店舗以外の場所にいる者に対する一般用医薬品又は薬局製造販売医薬品（毒薬及び劇薬であるものを除く）の販売又は授与をいう。要指導医薬品は含まれない。

b　誤　特定販売では、当該薬局又は店舗に貯蔵・陳列している一般用医薬品又は薬局製造販売医薬品を販売し、又は授与しなくてはならない。つまり、他店から直接発送することはできない。

c、d　正

問95　正解 4

1～3、5　正

4　誤　「医薬品のリスク区分」は含まれない。

問96　正解 1　重要

a、b　正

c　誤　「ブロモバレリル尿素を含有する解熱鎮痛剤」は、濫用等のおそれのある医薬品である。

d　誤　「メチルエフェドリンを含有する散剤のかぜ薬」は、濫用等のおそれのある医薬品ではない。なぜならメチルエフェドリンは、「鎮咳去痰薬のうち、内用液剤に限る」となっているからである。

濫用等のおそれのあるものとして厚生労働大臣が指定する医薬品は、次に掲げるもの、その水和物及びそれらの塩類を有効成分として含有する製剤とされている。

①エフェドリン
②コデイン（鎮咳去痰薬に限る）
③ジヒドロコデイン（鎮咳去痰薬に限る）
④ブロモバレリル尿素
⑤プソイドエフェドリン
⑥メチルエフェドリン（鎮咳去痰薬のうち、内用液剤に限る）

「濫用等のおそれのある医薬品」の成分は超頻出ですが、本問のように薬効群や剤形まで問うものは珍しく、難問です。ただし、剤形まで指定があるものは、メチルエフェドリンのみとなります。

問97　正解 3

a　誤　何人も、未承認の医薬品の名称、製造方法、効能、効果又は性能に関する広告が禁止されている。

b、d　正

c　誤　「明示的でない限り、虚偽又は誇大広告には該当しない」は誤りであり、「明示的・暗示的を問わず、虚偽又は誇大広告に該当する」が正しい。

問98　正解 1

a、c、d　正

b　誤　チラシやパンフレット等の同一紙面に、医薬品と、食品、化粧品、雑貨類等の医薬品ではない製品を併せて掲載すること自体は問題ないが、医薬品でない製品について医薬品的な効能効果があるように見せかけ、一般の生活者に誤認を与えるおそれがある場合には、必要な承認等を受けていない医薬品の広告とみなされることがある。

問99　正解 5

a、b、d　正

c　誤　「認められている」は誤りで「認められて

いない」が正しい。

問100　正解 5

a、c、d　正
b　誤　薬剤師及び登録販売者ではない従業員も、この規定の対象者である。

医薬品の適正使用・安全対策

問101　正解 3

a　誤　要指導医薬品又は一般用医薬品は、その医薬品のリスク区分に応じた販売又は授与する者その他の医薬関係者から**提供された情報**に基づき、一般の生活者が購入し、**自己の判断**で使用するものである。
b、d　正
c　誤　一般用検査薬では、その検査結果のみで**確定診断はできないので**、判定が陽性であれば速やかに**医師の診断**を受ける旨が**記載されている**。

問102　正解 2

a、c、d　正
b　誤　「添付文書に目を通す必要はない」は誤りで「添付文書に目を通し、使用上の注意等に留意して適正に使用されることが特に重要である」が正しい。

問103　正解 4

1〜3、5　正
4　誤　医療用医薬品との併用については、医療機関で治療を受けている人が、治療のために処方された医薬品の使用を自己判断で控えることは適当でないため、「**相談すること**」の項において、「医師（又は歯科医師）の治療を受けている人」等として記載されている。

問104　正解 5

a　誤　**シロップ剤**などは変質しやすいため、開封後は**冷蔵庫**内に保管されるのが望ましいとされている。なお、**錠剤**、**カプセル剤**、**散剤**等では、取り出したときに室温との急な温度差で湿気を帯びるおそれがあるため、冷蔵庫内での保管は**不適当**である。
b、d　正
c　誤　点眼薬では、複数の使用者間で使い回されると、万一、使用に際して薬液に細菌汚染があった場合に、別の使用者に**感染**するおそれがあるため、「**他の人と共用しないこと**」と記載されている。

問105　正解 1

a　誤　対象となるのは**医薬品**や**医療機器**又は**再生医療等製品**である。
b、c　正
d　誤　「イエローレター」ではなく「**ブルーレター**」である。

問106　正解 2

a、b　正
c　誤　医薬品医療機器総合機構のホームページでは、**緊急安全性情報**も**掲載されている**。
d　誤　「医薬関係者のみが」ではなく「**誰でも**」である。

問107　正解 2

a　誤　「義務ではなく自主的な報告である」は誤りで「**義務である**」が正しい。
b　誤　一般用医薬品における承認後の調査期間は以下の通りである。

- ダイレクトOTC医薬品（既存の医薬品と**明らかに異なる有効成分**が配合されたもの）：**10年**を超えない範囲で厚生労働大臣が承認時に定める一定期間（概ね**8年**）、承認後の使用成績等を製造販売業者等が集積し、厚生労働省へ提出する制度（**再審査制度**）が適用される。
- スイッチOTC医薬品（**医療用医薬品で使用されていた有効成分**を一般用医薬品で初めて配合したもの）：承認条件として承認後の一定期間（概ね**3年**）、**安全性**に関する調査及び調査結果の報告が求められている。

c　正
d　誤　「報告義務はない」は誤りで「報告義務がある」が正しい。この場合、**定期報告**を行う。

問108　正解 1

a、b、c　正
d　誤　報告期限は特に定められていない。

問109　正解 3

サリドマイド事件、(a スモン事件) 等を踏まえ、1979年に薬事法が改正され、医薬品の市販後の安全対策の強化を図るため、(b 再審査・再評価) 制度の創設、副作用等報告制度の整備、保健衛生上の危害の発生又は拡大を防止するための (c 緊急命令)、廃棄・回収命令に関する法整備等がなされたが、それらと併せて、医薬品副作用被害救済基金法 (現「(独) 医薬品医療機器総合機構法」) による救済制度が創設された。

問110　正解 5

a　誤　健康食品は、医薬品副作用被害救済制度の対象とはならない。
b、d　正
c　誤　「救済給付の対象となる」は誤りで「救済給付の対象に含まれない」が正しい。

問111　正解 4

a、b　正
c　誤　「消費者側の立場に立って」ではなく「公平・中立な立場で申立ての相談を受け付け」である。
d　誤　医療機器は含まれない。

問112　正解 4

(a アミノピリン) 等が配合されたアンプル入り (b かぜ薬) の使用による重篤な副作用 (ショック) で1959年から1965年までの間に計38名の死亡例が発生した。アンプル剤は錠剤や散剤等、他の剤形に比べて、血中濃度が (c 急速に) 高値に達するため、通常用量でも副作用を生じやすいことが確認されたことから、1965年、厚生省 (当時) より関係製薬企業に対し、アンプル入り (b かぜ薬) 製品の回収が要請された。

問113　正解 2

a、d　正
b　誤　正しくは「毎年6月20日～7月19日までの1ヶ月間、国、自治体、関係団体等により、「ダメ。ゼッタイ。」普及運動が実施されている」である。
c　誤　薬物乱用や薬物依存は、一般用医薬品によっても生じ得る。

問114　正解 5　重要

a　正　ロートエキスは心臓病の診断を受けた人は「相談すること」となっている。
b　誤　てんかんの診断を受けた人が「相談すること」になっている成分は、「ジプロフィリン」である。
c　正　ロートエキスは緑内障の診断を受けた人は「相談すること」となっている。
d　誤　糖尿病の診断を受けた人が「相談すること」になっている成分は、「メチルエフェドリン塩酸塩等のアドレナリン作動成分」などである。なお、プソイドエフェドリンは、糖尿病の診断を受けた人は「してはいけないこと」となっている。

問115　正解 4　重要

1～3、5　誤
4　正　タンニン酸アルブミンが正しい。タンニン酸アルブミンは、乳製カゼインを由来としているためである。カゼイン、カゼインナトリウム等 (添加物) は牛乳タンパクの主成分であり、牛乳アレルギーのアレルゲンとなる可能性がある。

問116　正解 3

a、b、d　誤
c　正　アミノ安息香酸エチルが正しい。頻出の問題であるため、必ず押さえること。

問117　正解 5

a　誤　ヒマシ油類：腸の急激な動きに刺激されて流産・早産を誘発するおそれがあるため。
b、d　正
c　誤　イブプロフェン：妊娠期間の延長、胎児の動脈管の収縮・早期閉鎖、子宮収縮の抑制、分娩時出血の増加のおそれがあるため。

問118 正解 1

a、b 正

c 誤 メチルエフェドリン塩酸塩は誤りである。なお、プソイドエフェドリンは、腎臓病の診断を受けた人は「相談すること」になっている。

d 誤 ジプロフィリンは、てんかん、甲状腺機能障害、心臓病の診断を受けた人は「相談すること」になっている。

問119 正解 2

a 誤 ジヒドロコデインリン酸塩には関係のない記述である。なお、副腎皮質の機能低下を生じるおそれがあることが理由で「長期連用しないこと」になっているものには、ステロイド性抗炎症成分がある。

b 誤 ジヒドロコデインリン酸塩には関係のない記述である。なお、ダイオウを含む漢方製剤や瀉下成分が配合された駆虫薬は、他の瀉下薬（下剤）と併用すると、激しい腹痛を伴う下痢等の副作用が現れやすくなるため、「本剤を使用している間は、次の医薬品を使用しないこと」となっている。

c、d 正

問120 正解 3

a 誤 合成ヒドロタルサイトは、制酸成分である。

b 正 ジフェンヒドラミン塩酸塩は、抗ヒスタミン成分である。

c 正 ブロモバレリル尿素は、鎮静成分である。

d 誤 テオフィリンは、キサンチン系成分である（手引きの第５章には記載があるが、第３章には記載のない成分である）。

奈良県ブロックの解答・解説

解答一覧

問題番号	解答	問題番号	解答	問題番号	解答	問題番号	解答
1	5	31	4	61	3	91	4
2	4	32	1	62	4	92	1
3	3	33	4	63	4	93	5
4	1	34	5	64	3	94	3
5	2	35	1	65	1	95	4
6	3	36	4	66	3	96	1
7	3	37	3	67	2	97	1
8	2	38	5	68	5	98	5
9	3	39	1	69	4	99	4
10	2	40	1	70	3	100	2
11	2	41	3	71	5	101	2
12	1	42	1	72	2	102	5
13	3	43	4	73	2	103	3
14	1	44	3	74	1	104	1
15	2	45	1	75	4	105	4
16	3	46	3	76	5	106	3
17	3	47	4	77	2	107	4
18	4	48	4	78	1	108	3
19	1	49	3	79	4	109	1
20	5	50	2	80	3	110	2
21	1	51	4	81	5	111	2
22	4	52	2	82	3	112	5
23	4	53	2	83	3	113	1
24	1	54	1	84	1	114	1
25	5	55	5	85	4	115	1
26	2	56	2	86	1	116	1
27	4	57	1	87	3	117	3
28	2	58	4	88	2	118	3
29	4	59	2	89	5	119	1
30	5	60	1	90	2	120	2

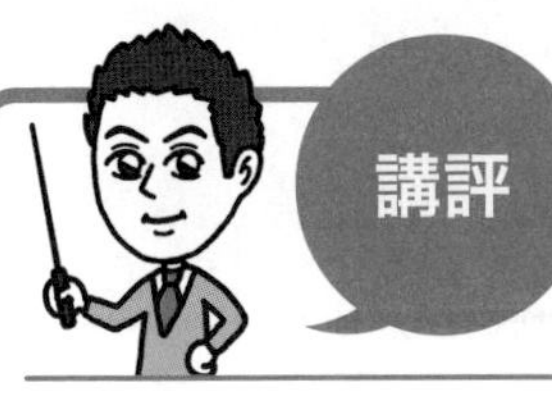

講評 難易度は標準。例年通り、出題傾向が似ているため過去問対策が有効

<第1章> 難易度は易しいです。「小児・高齢者・妊婦」に関する内容は頻出です。他の地域では平均4問出題される「薬害問題」が3問と特徴がみられます。
<第2章> 難易度は標準です。「人体の構造と働き」「副作用」は例年通りの出題数です。「消化器系」は3問あり、その中でも消化酵素に関する問題が1問ありました。「薬の働く仕組み」は2問あり、難しい内容は出題されませんでした。「剤形」は2問ありました（例年は1問ほど）。
<第3章> 基礎的な問題が多いですが、まれに応用問題があります。「胃腸薬」の出題数は例年通りでしたが、「かぜ薬・解熱鎮痛薬」は2問出題があり、例年よりやや少なかったです。また、「生薬・漢方薬」は近年増加傾向であるため、しっかりと対策が必要です。
<第4章> 標準的な難易度の出題が多いですが、問題の偏りはなく全範囲をまんべんなく学習する必要があります。テキスト通りの順番で出題がされないため、問題が解きにくく感じるかもしれません。「薬機法第1条」に関する問題は他の地域ではよく出題されますが、奈良県での出題頻度は極めて低いです。「薬局」、「店舗販売業」、「配置販売業」、「医薬部外品」、「化粧品」、「食品」について出題されることが多いため、十分な対策をとりましょう。
<第5章> 「使用上の注意（成分名）」は6問となり例年通りですが、他の地域と比べてやや少ないです。また、漢方薬の内容も含まれているため、第3章の復習を兼ねて手引きの第5章別表を使って学習を進めましょう。

医薬品に共通する特性と基本的な知識

問1　正解 5

a　誤　人体に対して使用されない医薬品でも、人の健康に影響を**与えるものもある**。
b　誤　医薬品が人体に及ぼす作用は、複雑、かつ多岐に渡り、そのすべてが**解明されているわけではない**。
c、d　正

問2　正解 4　重要

次ページの「医薬品の国際基準の4つの名称と意味」を参照のこと。
a　誤　LD_{50}はヒトを対象とした臨床試験ではなく、**動物実験**により求められる。
b　誤　製造販売後の調査及び試験の実施の基準はGVPではなく、**Good Post marketing Study Practice（GPSP）**となる。
c、d　正

問3　正解 3

a　誤　通常は、その使用を中断することによる不利益よりも、重大な副作用を回避することが優先され、その兆候が現れたときには**基本的に使用を中止**することとされており、必要に応じて医師、薬剤師などに相談がなされるべきである。
b、c、d　正

問4　正解 1

a、b、c　正
d　誤　医薬品にアレルギーを起こしたことがない人でも、病気等に対する抵抗力が低下している状態ではアレルギーを**起こす**ことがある。

問5　正解 2

a　正　薬物依存とは、ある薬物の精神的な作用を体験するために、その薬物を連続的、あるいは周期的に摂取することへの強迫（欲求）を常に伴っている行動等によって特徴づけられる精

医薬品の国際基準の4つの名称と意味

時期	名称	意味
販売前	GLP	Good Laboratory Practice（動物が対象）
		医薬品の安全性に関する**非臨床試験**の基準
	GCP	Good Clinical Practice（ヒトが対象）
		医薬品の**臨床試験**の実施基準
販売後	GVP	Good Vigilance Practice
		医薬品の**製造販売後安全管理**の基準
	GPSP	Good Post-marketing Study Practice
		医薬品の**製造販売後の調査および試験**の実施基準

神的・身体的な状態をいう。

b、c、d　正

問6　正解 3

a　誤　かぜ薬、鎮静薬、アレルギー用薬等では、成分や作用が重複することは多いため、これらの薬効群に属する医薬品の併用を避けることとされている。

b、d　正

c　誤　複数の医薬品を併用したときに、医薬品の作用が**増強したり、減弱したりすること**を相互作用という。

問7　正解 3

a　誤　外用薬や注射薬であっても、食品によって医薬品の作用や代謝に影響を受ける可能性がある。

b　正

c　誤　酒類（アルコール）をよく摂取する者では、肝臓の代謝機能が**高まっている**ことが多いため、肝臓で代謝されるアセトアミノフェンなどでは、通常よりも**代謝されやすく**なり、体内から医薬品が速く消失して十分な薬効が得られなくなることがある。

d　誤　食品（ハーブ等）として流通している生薬成分が、医薬品の作用に**影響を与えることがある**。

問8　正解 2

a、c、d　正

b　誤　5歳未満の幼児に使用される錠剤やカプセル剤などの医薬品では、服用時に喉につかえやすいため、注意するよう添付文書に記載されている。

問9　正解 3

a　誤　おおよその目安として**65歳以上**を「高齢者」としている。

b　正　高齢者であっても基礎体力や生理機能の衰えの度合いは個人差が大きいため、年齢のみから判断することは難しい。

c　誤　一般に高齢者は生理機能が衰えつつあり、特に、肝臓や腎臓の機能が低下していると医薬品の作用が強く**現れやすくなる**。

d　正

問10　正解 2

a、b、d　正

c　誤　ビタミンＢ２ではなく、**ビタミンA**についての記述である。

問11　正解 2

a、c　正

b　誤　どのような疾患にいつ頃かかっていたかを踏まえて、購入者等が使用の可否を適切に判断することができるよう情報提供がなされることが重要である。

d　誤　登録販売者が医療機関・薬局で交付された薬剤と一般用医薬品との併用の**可否を判断す**

ることは困難なことが多く、その薬剤を処方した医師若しくは歯科医師又は調剤を行った薬剤師に相談するよう説明する必要がある。

問12 正解 1 重要

a、c 正

b 誤 不確実であるため、それを目的として医薬品が使用されるべきではない。

d 誤 時間経過による自然発生的な変化等が関与して生じると考えられている。

問13 正解 3

a 誤 適切な保管・陳列を行っても、経時変化による品質の劣化は避けられない。

b、c 正

d 誤 高い水準で均一な品質が保証されていても、高温や多湿、光等によって品質の劣化を起こしやすいものが多い。

問14 正解 1

1 誤 重度ではなく、軽度な疾病に伴う症状の改善をする役割がある。

2～4 正

問15 正解 2

a、d 正

b 誤 セルフメディケーションでは、専門家による適切なアドバイスが必要となる。

c 誤 症状が重いときに、一般用医薬品を使用することは、一般用医薬品の役割にかんがみて、適切な対処とはいえない。

問16 正解 3

医薬品のうち、その効能及び効果において人体に対する作用が（ a 著しくない ）ものであつて、（ b 薬剤師その他の医薬関係者 ）から提供された情報に基づく（ c 需要者 ）の選択により使用されることが目的とされているもの（要指導医薬品を除く。）をいう。

穴埋め問題は語句を正しく覚えていないと正解を導き出せません。そのため、類似の過去問題を複数回解いて確実に解答できるようにしましょう。

問17 正解 3

a 誤 説明した内容が購入者等にどう理解され、行動に反映されているか、などの実情を把握しながら行うことにより、情報提供の実効性が高まる。

b 誤 情報を受けようとする意識が乏しい場合であっても、購入者側から医薬品の使用状況に係る情報をできる限り引き出し、可能な情報提供を行っていくためのコミュニケーション技術を身につけるべきである。

c 正

d 誤 登録販売者は、第一類医薬品の情報提供等を行うことはできない。

問18 正解 4

a 誤 サリドマイドが摂取されると、*R*体と*S*体は体内で相互に転換するため、*R*体のサリドマイドを分離して製剤化しても催奇形性は避けられない。

b 誤 出荷停止は1962年5月まで行われず、販売停止及び回収措置は同年9月であるなど、対応の遅さが問題視された。

c 正

d 誤 サリドマイド製剤は、貧血用薬ではなく催眠鎮静薬として承認された。

問19 正解 1

a 誤 「都道府県」ではなく「製薬企業」である。

b 誤 「免疫グロブリン製剤」ではなく「血液凝固因子製剤」である。

c、d 正

問20 正解 5

脳外科手術等に用いられていた（ a ヒト ）乾燥硬膜を介してクロイツフェルト・ヤコブ病（CJD）に罹患したことに対する損害賠償訴訟で

ある。CJDは、タンパク質の一種である（ b プリオン ）が原因とされ、（ b プリオン ）が脳の組織に感染し、次第に認知症に類似した症状が現れ、死に至る重篤な神経難病である。

本訴訟を踏まえ、生物由来製品の安全対策強化、独立行政法人医薬品医療機器総合機構による生物由来製品による（ c 感染等被害救済 ）制度の創設等がなされた。

（ ）にあてはまる語句以外でも、「脳外科手術」「タンパク質」「認知症」「死に至る重篤な神経難病」などは覚えておきたいキーワードです。

人体の働きと医薬品

問21 正解 1

a、b 正

c 誤 「内耳」ではなく「**中耳**」である。

d 誤 「中耳」ではなく「**内耳**」である。

問22 正解 4 重要

a 誤 水晶体は、その周りを囲んでいる毛様体の収縮・弛緩によって、遠くの物を見るときは**扁平**になり、近くの物を見るときには**丸く厚みが増す**。「眼球の構造」を参照のこと。

b 誤 「ビタミンD」ではなく「ビタミンA」である。

c、d 正

眼球の構造

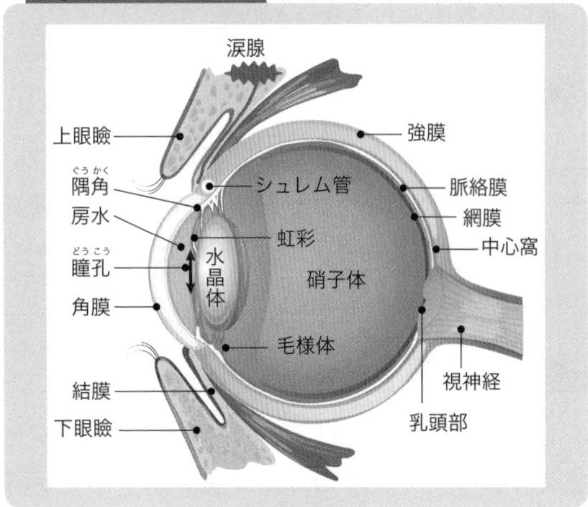

問23 正解 4

a 誤 膵臓は胃の**後下部**に位置する細長い臓器で、膵液を**十二指腸**へ分泌する。

b 誤 膵液は、**弱アルカリ性**で、胃で**酸性**となった内容物を中和する。

c、d 正

問24 正解 1

a 正 脾臓内で処理された赤血球はビリルビンとなり、胆汁中に排泄される。

b 誤 リンパ液の流れは、主に平滑筋ではなく、**骨格筋**の収縮による。

c 誤 組織液は、組織中の細胞に酸素や栄養分を供給して二酸化炭素や老廃物を回収したのち、そのほとんどが**毛細血管で吸収されて血液に還元されるが、一部はリンパ管に入ってリンパ液**となる。

d 正

問25 正解 5

a、b、d 正

c 誤 喉頭から肺へ向かう気道が左右の肺へ分岐するまでの部分を**気管**といい、そこから肺の中で複数に枝分かれする部分を**気管支**という。

問26 正解 2

a、c 正

b 誤 「タンパク質」ではなく「**糖質**」である。

d 誤 小腸のうち十二指腸に続く部分の、概ね上部40％が空腸、残り60％が回腸であるが、明確な境目はない。

問27 正解 4

a、b、c 正

d 誤 「副腎皮質」ではなく「**副腎髄質**」の記述である。また、副腎皮質では、副腎皮質ホルモンの一つである、アルドステロンなどが産生・分泌される。

問28 正解 2

a、c 正

b 誤 成長が**停止した後も一生を通じて**、破壊

（骨吸収）と修復（骨形成）が行われている。

d　誤　筋組織は、神経からの指令によって収縮するが、随意筋は体性神経系で支配されているのに対して、不随意筋は自律神経系に支配されている。

問29　正解 4　重要

a、d　正

b　誤　ヘモグロビンは、酸素が多いところで酸素分子と結合し、酸素が少なく二酸化炭素が多いところで酸素分子を放出する性質がある。

c　誤　白血球のうち好中球は、最も数が多く、白血球の約60％を占めている。

問30　正解 5

a、b　正

c　正　膵臓では、トリプシノーゲンが消化管内で活性体であるトリプシンに変換されている。

d　誤　脂質を分解する消化酵素はマルターゼではなく、リパーゼである。マルターゼは炭水化物を単糖類まで分解する消化酵素である。

三大栄養素（タンパク質、糖質、脂質）を分解する消化酵素について、しっかりとまとめておきましょう。

問31　正解 4　重要

a　誤　副交感神経系は体が食事や休憩等の安息状態となるように働き、交感神経系は体が闘争や恐怖等の緊張状態に対応した態勢をとるように働く。

b　誤　交感神経の節後線維の末端から放出される神経伝達物質はノルアドレナリンであり、副交感神経の節後線維の末端から放出される神経伝達物質はアセチルコリンである。

c、d　正

問32　正解 1

a、b、c　正

d　誤　「クリーム剤」ではなく、「軟膏剤」の記述である。

問33　正解 4

a　誤　アスピリンは、解熱鎮痛成分である。

b　誤　アセトアミノフェンは、解熱鎮痛成分である。

c　正　ニコチンは、禁煙補助剤である。

d　正　ニトログリセリンは、抗狭心症薬である。

問34　正解 5

a、b、d　正

c　誤　医療用医薬品には全身作用を目的とするものもあるが、一般用医薬品は局所作用を目的として製造販売されている。

問35　正解 1

a、b、c　正

d　誤　血液中で血漿タンパク質と結合して複合体を形成しているが、薬物代謝酵素の作用により代謝されない。

問36　正解 4　重要

a　誤　「遅延型」ではなく「即時型」である。

b　誤　医薬品が原因物質である場合、以前にその医薬品によって蕁麻疹等のアレルギーを起こしたことがある人では、起きる可能性が高くなる。

c、d　正

問37　正解 3

a　誤　「1～2ヶ月」ではなく「1～2週間」程度である。

b　正

c　誤　かぜや気管支炎の症状と区別することは難しいこともあり、細心の注意を払い鑑別を行う必要がある。

d　正　重篤な病態への進行を防止するため、直ちに原因と考えられる医薬品の使用を中止して、速やかに医師の診療を受ける必要がある。

問38　正解 5

a、b、d　正

c　正　その他の症状として、発熱、発疹、皮膚の掻痒感、吐き気等がある。

問39　正解 1　重要

a、b、d　正

c　誤　「消化性潰瘍」ではなく「イレウス様症状」の記述である。

問40　正解 1　重要

a、b　正

c　誤　接触皮膚炎は、再びその医薬品に触れると再発する。

d　誤　光線過敏症は、医薬品が触れた部分だけでなく、全身へ広がって重篤化する場合がある。

薬事関係法規・制度

問41　正解 3

医薬品は、その全部若しくは一部が（ a 有毒若しくは有害な ）物質からなつているためにその医薬品を（ b 保健衛生上 ）危険なものにするおそれがある物とともに、又はこれと同様のおそれがある容器若しくは被包（内袋を含む。）に収められていてはならず、また、医薬品の容器又は被包は、その医薬品の（ c 使用方法 ）を誤らせやすいものであつてはならない。

問42　正解 1

a　誤　殺虫剤や器具用消毒薬のように、人の身体に直接使用されないものも、医薬品に該当するものがある。

b　正

c　誤　日本薬局方に収載されている医薬品の中には、一般用医薬品として販売されているものもある。

d　誤　「すべて」ではない。人又は動物の身体の構造又は機能に影響を及ぼすことが目的とされている物であっても、機械器具等であれば医薬品とは定義されない。

問43　正解 4

a　誤　要指導医薬品は、あらかじめ用法・用量が定められているため、患者の容態に合わせて処方量を決めて交付することはできない。

b　正

c　誤　注射等の侵襲性の高い使用方法は用いられていない。

d　誤　現在のところ、生物由来製品として指定された要指導医薬品はない。なお、一般用医薬品、医薬部外品、化粧品も同様に生物由来製品として指定されたものはない。

問44　正解 3

a　正

b　誤　劇薬の直接の容器又は直接の被包には、白地に赤枠、赤字をもって、当該医薬品の品名及び「劇」の文字が記載されていなければならない。

c　誤　現在のところ、毒薬又は劇薬で、一般用医薬品のものはない。

d　誤　毒薬であればかぎを施さなければならない。

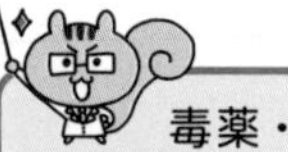

毒薬・劇薬の容器・被包への記載は、頻出問題です。得点ポイントのため、しっかりと勉強しておきましょう。

問45　正解 1

a、c、d　正

b　誤　容器又は被包に効能及び効果の記載があるものが多いが、記載の義務はない。

問46　正解 3

a　誤　脱毛の防止、育毛又は除毛等の目的のために使用される物であり、機械器具等を含まない。

b、d　正

c　誤　「指定医薬部外品」ではなく「防除用医薬部外品」である。ちなみに、指定医薬部外品とは、かつては医薬品であったが医薬部外品へ移行された製品群をいう。

問47　正解 4

a　誤　薬局の開設許可を受けていれば医薬品の調剤と併せて、店舗による医薬品（要指導医薬品や一般用医薬品など）の販売が認められている。よって、改めて店舗販売業の許可を受ける必要はない。

b　誤　医薬品の販売業の許可は「５年ごと」ではなく「**6年ごと**」に更新する必要がある。

c　誤　医薬品の販売業の許可を受けていれば、特定の購入者の求めに応じて医薬品の包装を開封して**分割販売**することはできるが、あらかじめ**小分けすることは認められていない。**

d　誤　店舗販売業、配置販売業又は卸売販売業のうち、一般の生活者に対して医薬品を販売することができるのは、店舗販売業と**配置販売業**である。

問48　**正解 4**

a　誤　「化粧品」ではなく「**医薬部外品**」の記述である。

b　正

c　誤　販売開始後の届け出も**必要ない。**

d　誤　医薬品と他の物品（食品、医薬部外品、化粧品等）を区別して貯蔵又は陳列しなければならないが、医薬部外品と化粧品を**区別して貯蔵又は陳列する必要はない。**

問49　**正解 3**

a　誤　「第三類医薬品」ではなく「**指定第二類医薬品**」の記述である。

b、d　正

c　誤　医薬品と医薬部外品も**区別して陳列**しなければならない。

問50　**正解 2**　重要

a、c　正

b　誤　登録販売者の**住所地**に変更が生じても**届出は不要**である。本籍地都道府県名に変更が生じたときは30日以内に届け出が必要になる。

d　誤「10日以内」ではなく「**30日以内**」である。

問51　**正解 4**

a　誤　栄養機能食品は、厚生労働大臣への届出は**必要ない。**

b、c　正

d　正　条件付き特定保健用食品とは、現行の特定保健用食品の許可の際に必要とされる有効性の科学的根拠のレベルに達しないものの、一定の有効性が確認されるものについては、限定的な科学的根拠である旨の表示をすることを条件として許可されている食品である。

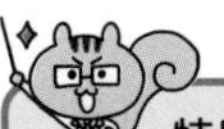

特別用途食品、特定保健用食品、栄養機能食品、機能性表示食品についてそれぞれの特徴を理解しておきましょう。

問52　**正解 2**

a、b、d　正

c　誤　現在勤務している薬剤師又は登録販売者の写真ではなく、**氏名**が必要である。

問53　**正解 2**

a、b、c　正

d　誤　「出入口」ではなく「**情報提供場所**」である。

問54　**正解 1**

a、d　正

b　誤　要指導医薬品の情報提供は、登録販売者が行うことはできない。

c　誤　第一類医薬品の情報提供は、登録販売者が行うことはできない。

問55　**正解 5**

a　誤　特定販売を行う場合は、当該薬局以外の場所に貯蔵し、又は陳列している一般用医薬品を販売又は授与することはできない。必ず、薬局又は店舗に貯蔵し、陳列している一般用医薬品又は薬局製造販売医薬品を販売又は授与しなければならない。

b　誤「医薬品の薬効群ごと」ではなく「**区分ごと**」に表示しなければならない。

c、d　正

問56　**正解 2**

a　誤　使用する者の氏名及び住所は**必要ない。**

b、d　正

c　誤　購入しようとする者の性別は**必要ない。**

問57　**正解 1**

a　誤　医薬品の組み合わせ販売は、購入者の利便性を考慮して行われるものであり、販売側の都合による抱き合わせ、**在庫処分**等の目的で組み合わせを行うことは、厳に**認められていない**。

b、c　正

d　誤　**店舗以外**の出張所に医薬品を貯蔵又は陳列して販売等することは、薬機法の**規定に違反**している。

問58　正解 4

a　正

b　誤　電子メールは、販売広告に**含まれる**。

c　誤　未承認の医薬品については、**広告はできない**。

d　誤　販売促進のため用いられるステッカーやディスプレーなどによる店頭・店内広告は、一般用医薬品の販売広告に**含まれる**。

問59　正解 2

a、c　正

b　誤　従事する「時間」ではなく「**期間**」である。

d　誤　配置販売する医薬品名及び数量の届け出は**必要ない**。

> 配置販売に従事するときの届け出は、あまり出題頻度は高くありません。しかし、今回のような設問は理解しておかなければ解けないため学習しておくことが必要です。

問60　正解 1

a、b、c　正

d　誤　疑いのある物は「全て」ではなく、試験のため**必要な最少分量に限り**、収去させることができる。

主な医薬品とその作用

問61　正解 3　重要

a　正　チペピジンヒベンズ酸塩（非麻薬性鎮咳成分）

b　正　アスピリン（解熱鎮痛成分）

c　正　メキタジン（抗ヒスタミン成分）

d　誤　**柴胡桂枝湯**の記述である。香蘇散は、体力虚弱で、神経過敏で気分がすぐれず胃腸の弱いもののかぜの初期、血の道症に適すとされている。

> かぜ薬は成分名が多く覚えることに苦労しますが、ほかの分野でも同様の成分が出題されるため、確実に正解を導けるようにしましょう。

問62　正解 4　重要

a　誤　専ら小児の解熱に用いる坐薬には、**アセトアミノフェン**が配合されている。

b　誤　イソプロピルアンチピリンは、**ピリン系解熱鎮痛成分**として用いられている。

c　正

d　正　イブプロフェン（解熱鎮痛成分）

問63　正解 4

a　誤　抗ヒスタミン成分は、脳内におけるヒスタミン刺激を**低下**させることにより、眠気を促す。

b　誤　抗ヒスタミン成分を主薬とする催眠鎮静薬は妊娠又は妊娠していると思われる女性には、**使用を避ける**必要がある。

c　誤　慢性的に不眠症状がある人や、医療機関において不眠症の診断を受けている人は**対象外**となる。

d　正

問64　正解 3

a、d　正

b　誤　成長期の小児の発育には睡眠が重要であることから、**小児用の眠気防止薬はない**。

c　正　チアミン塩化物塩酸塩（ビタミンB1）

問65　正解 1

a　正　ジフェニドール塩酸塩（抗めまい成分）

b　正　メクリジン塩酸塩（抗ヒスタミン成分）

c　誤　ジプロフィリン（キサンチン系成分）は、**脳に軽い興奮を起こさせて平衡感覚の混乱によるめまいを軽減させる**ことを目的としている。また、設問は抗コリン成分の記述である。

d　誤　つわりに伴う吐きけは対象外となる。

ジフェニドールは出題頻度のかなり高い成分であり、抗コリン成分と併せて違いを理解しておきましょう。

問66　正解 3

a、c　正

b　誤　小児鎮静薬として使用される漢方処方製剤は、作用が穏やかであっても、生後３ヶ月未満の乳児には使用することはできない。

d　誤　カンゾウは、小児の疳を適応症とする生薬製剤に配合できる。

問67　正解 2　重要

a　正　デキストロメトルファン臭化水素酸塩水和物（非麻薬性鎮咳成分）

b　誤　グアイフェネシン（去痰成分）は、気道粘膜からの粘液の分泌を促進する作用を示す。設問は、キサンチン系成分の記述である。

c　正　カルボシステイン（去痰成分）

d　正　トリメトキノール塩酸塩水和物（アドレナリン作動成分）

鎮咳去痰薬は、毎年１、２問必ず出題されています。配合成分、生薬及び漢方処方製剤などを確実に覚えておきましょう。

問68　正解 5

a、d　正

b　正　トラネキサム酸（抗炎症成分）

c　誤　デカリニウム塩化物（殺菌消毒成分）は、口腔内や喉に付着した細菌等の微生物を死滅させたり、その増殖を抑えることを目的としている。設問はアズレンスルホン酸ナトリウム（組織修復成分）の記述である。

問69　正解 4　重要

a　誤　消化薬は、胃や腸の内容物の消化を助けることを目的とする医薬品である。設問は制酸成分の記述である。

b　誤　合成ヒドロタルサイト（制酸成分）は、胃液の分泌亢進による胃酸過多やそれに伴う胸やけ、腹部の不快感、吐きけ等の症状を緩和することを目的として配合されている。設問は、ジメチルポリシロキサン（ジメチコン）の記述である。

c、d　正

問70　正解 3

a　誤　整腸薬、瀉下薬では、医薬部外品として製造販売されている製品もある。

b　正　トリメブチンマレイン酸塩（整腸成分）

c　誤　大黄牡丹皮湯は、ダイオウが含まれているため、胃腸が弱く下痢しやすい人に不向きである。

d　正

ダイオウ、マオウ、カンゾウの有無は毎年出題されます。どの漢方処方製剤がこれらに該当するかを確認しておきましょう。

問71　正解 5

a　正　タンニン酸ベルベリン（腸内殺菌成分）

b　正　沈降炭酸カルシウム（吸着成分）

c　誤　ビスマスを含む成分は、細菌性の下痢や食中毒のときに使用して腸の運動を鎮めると、かえって状態を悪化させるおそれがある。

d　正　ロペラミド塩酸塩（止瀉成分）

問72　正解 2

a　正　ヒマシ油（小腸刺激性瀉下成分）

b　誤　酸化マグネシウム（無機塩類）は腸内容物の浸透圧を高めることで糞便中の水分量を増やす。

c　正　ダイオウ（大腸刺激性瀉下成分）

d　誤　センノシド（大腸刺激性瀉下成分）は、大腸に生息する腸内細菌によって分解され、分解生成物が大腸を刺激して瀉下作用をもたらすと考えられている。設問はヒマシ油の記述である。

問73　正解 2

a　正　オキセサゼイン（局所麻酔成分）

b　正　ブチルスコポラミン臭化物（抗コリン成分）

c　誤　パパベリン塩酸塩は、**消化管の平滑筋に直接働いて胃腸の痙攣を鎮める作用**を示すとされる。抗コリン成分と異なり、胃液分泌を抑える作用は見出されていない。

d　誤　チキジウム臭化物（抗コリン成分）は、**消化管の運動や胃液の分泌を抑える作用**を示す。設問は、局所麻酔成分の記述である。

> パパベリン塩酸塩と抗コリン成分の違いについて学習しておきましょう。

問74　正解 1

a　誤　炭酸水素ナトリウムは、直腸内で徐々に分解して**炭酸ガスの微細な気泡を発生**することで、直腸を刺激する作用を期待して用いられる。設問はグリセリンやソルビトールの記述である。

b、d　正

c　誤　ビサコジルは、大腸のうち特に**結腸や直腸の粘膜を刺激**して、排便を促すと考えられている。

問75　正解 4

a　正

b　誤　「回虫」ではなく「**蟯虫**」の記述である。

c　誤　駆虫薬は腸管内に生息する虫体に**のみ**作用し、虫卵や腸管内以外に潜伏した幼虫（回虫の場合）には駆虫作用が及ばない。

d　誤　ピペラジンリン酸塩は、**アセチルコリン**伝達を妨げて、**回虫及び蟯虫**の運動筋を麻痺させる作用を示す。設問は、パモ酸ピルビニウムの記述である。

> 駆虫成分は出題範囲が狭いため、得点源となります。サントニン、カイニン酸、ピペラジンリン酸塩、パモ酸ピルビニウムについて、作用などの特徴をまとめておきましょう。

問76　正解 5

1～4　誤

5　正　センソは、ヒキガエル科のアジアヒキガエル等の耳腺の分泌物を集めたものを基原とする生薬で、微量で強い強心作用を示す。

問77　正解 2

a、c　正

b　誤　「すべて」ではなく、**いずれか1つ**を満たす状態をいう。

d　誤　使用の中止を要する副作用等の**異常ではない**。

問78　正解 1

a、b　正

c　誤　予防的に鉄製剤を使用することは**適当ではない**。食生活の改善が図られることが重要である。

d　誤　葉酸は、正常な**赤血球の形成**に働く。設問は、ビタミンCの記述である。

問79　正解 4

a　誤　ルチンは、ビタミン様物質の一種で、高血圧等における**毛細血管の補強、強化**の効果を期待して用いられる。設問はヘプロニカート、イノシトールヘキサニコチネートの記述である。

b　誤　ユビデカレノン（コエンザイムQ10）は、心筋の酸素利用効率を高めて収縮力を**高める**ことによって血液循環の改善効果を示すとされている。

c　正　コウカは、キク科のベニバナの管状花をそのまま又は黄色色素の大部分を除いたもので、ときに圧搾して板状としたものを基原とする生薬である。

問80　正解 3

a　誤　外用薬だけでなく、内服して使用する**内用薬**もある。

b　正　クロタミトン（熱感刺激成分）

c　誤　カイカクは**止血効果**を期待して用いられる。

d　正

問81　正解 5

1～3　誤

4　誤　猪苓湯は、体力にかかわらず使用でき、排尿異常があり、ときに口が渇くものの排尿困難、排尿痛、残尿感、頻尿、むくみに適すとされている。

5　正

問82　**正解 3**

a、b、c　正

d　誤　桃核承気湯は構成生薬として、マオウではなく**ダイオウ**を含む。

問83　**正解 3**　重要

a　誤　メチルエフェドリン塩酸塩（アドレナリン作動成分）は、**交感神経系を刺激**して鼻粘膜の**充血や腫れを和らげる**。

b　正　グリチルリチン酸二カリウム（抗炎症成分）

c　誤　クレマスチンフマル酸塩（抗ヒスタミン成分）は、**ヒスタミンの働きを抑える**。

d　正　ヨウ化イソプロパミド（抗コリン成分）

配合成分と配合目的に関する出題は内服アレルギー用薬以外でも頻出のため、必ず正解を導くことができるようにしましょう。

問84　**正解 1**

a　誤　アレルギー性鼻炎は、ハウスダストや花粉等の**アレルゲンに対する過敏反応**によって引き起こされる鼻粘膜の炎症である。

b　正　リドカイン塩酸塩（局所麻酔成分）

c　正　ナファゾリン塩酸塩（アドレナリン作動成分）

d　正　ベンザルコニウム塩化物（殺菌消毒成分）

問85　**正解 4**

a　誤　目の疲れやコンタクトレンズ装着時の不快感等に**用いられる**。

b　誤　イプシロン-アミノカプロン酸（抗炎症成分）は、炎症の原因となる物質の生成を抑える作用を示し、**目の炎症を改善する**効果を期待して用いられる。設問はアスパラギン酸カリウムなどのアミノ酸成分の記述である。

c　正

d　誤　一般的に、点眼薬の1滴の薬液量は、結膜嚢の容積より**多い**。

問86　**正解 1**

a　誤　オキシドールは**刺激性があるため**、目の周りへの使用は避ける必要がある。

b、c、d　正

問87　**正解 3**

a　誤　急性の腫れには、温感刺激成分ではなく**冷感刺激成分**が適している。

b　正

c　誤　デキサメタゾン（**ステロイド性抗炎症成分**）は、分子内にステロイド骨格を**持つ**。

d　正　ケトプロフェン（非ステロイド性抗炎症成分）

問88　**正解 2**

にきび、吹き出物は、最も一般的に生じる（ **a 化膿性皮膚疾患** ）である。その発生要因の一つとして、老廃物がつまった毛穴の中で（ **b 皮膚常在菌** ）であるアクネ菌が繁殖することが挙げられる。

（ **c スルファジアジン** ）は、細菌のDNA合成を阻害することにより抗菌作用を示すことで、（ **a 化膿性皮膚疾患** ）の治療に使用される。

なお、クロラムフェニコールは、細菌のタンパク質合成を阻害することにより抗菌作用を示します。次ページの「抗菌成分（抗生物質）」の表を参照のこと。

問89　**正解 5**

a　正

b　誤　カルプロニウム塩化物は、抗コリン作用ではなく**コリン作用**を示す。

c　誤　チクセツニンジンは、ウコギ科のトチバニンジンの根茎を、通例、湯通ししたものを基原とする生薬で、**血行促進、抗炎症**などの作用を期待して用いられる。

d　誤　カシュウは、タデ科のツルドクダミの塊

抗菌成分（抗生物質）

成分		作用
サルファ剤	スルファジアジン ホモスルファミン スルフイソキサゾール	細菌のDNA合成を阻害
バシトラシン		細菌の**細胞壁**合成を阻害
フラジオマイシン硫酸塩 クロラムフェニコール		細菌の**タンパク質**合成を阻害

根を基原とする生薬で、頭皮における脂質代謝を高めて、**余分な皮脂を取り除く**作用を期待して用いられる。設問はヒノキチオールの記述である。

問90　正解 2

a、c　正

b　誤　歯痛薬に歯の齲蝕を修復する作用は**ない**。

d　誤　セチルピリジニウム塩化物（殺菌消毒成分）は、歯肉溝での**細菌の繁殖を抑える**ことを目的としている。設問は局所麻酔成分の記述である。

問91　正解 4

a　誤　咀嚼剤は、胃粘膜ではなく**口腔粘膜**から吸収されることを目的としている。

b　誤　口腔内が酸性になると、ニコチンの吸収が**低下**する。

c、d　正

禁煙補助剤は出題範囲が狭いため、得点源となります。それぞれの製剤の特徴やニコチンの作用、副作用を押さえておくのがポイントです。

問92　正解 1

a　誤　ビタミンA主薬製剤は、**目の乾燥感、夜盲症**の症状の緩和に用いられる。設問はビタミンEの記述である。

b、c　正

d　誤　ビタミンE主薬製剤は、**肩・首すじのこり、手足のしびれ・冷え、しもやけ**の症状の緩和に用いられる。設問は、ビタミンDの記述である。

問93　正解 5

a、d　正

b　誤　グルクロノラクトンは、**肝臓の働きを助け、肝血流を促進**する働きがあり、全身倦怠感や疲労時の栄養補給を目的として配合されている。設問は、アスパラギン酸ナトリウムの記述である。

c　正　アミノエチルスルホン酸（タウリン）は、肝臓機能を改善する働きの他、筋肉や脳、心臓、目、神経等、体のあらゆる部分に存在し、細胞の機能が正常に働くために重要な物質である。

問94　正解 3

a、c、d　正

b　誤　「証」に合った漢方処方が選択されていても、重篤な副作用が起こることもある。

問95　正解 4　重要

1　誤　サイコは、セリ科のミシマサイコの根を基原とする生薬である。

2　誤　ボウフウは、セリ科の *Saposhnikovia divaricata* Schischkin の根及び根茎を基原とする生薬である。

3　誤　ショウマは、キンポウゲ科の *Cimicifuga dahurica* Maximowicz、*Cimicifuga heracleifolia* Komarov、*Cimicifuga foetida* Linné 又はサラシナショウマの根茎を基原とする生薬である。

4　正

5　誤　レンギョウは、モクセイ科のレンギョウの果実を基原とする生薬である。

問96　正解 1

a、b　正

c　誤　次亜塩素酸ナトリウムは、皮膚刺激性が強いため、手指の消毒に適さない。

d　誤　酸やアルカリが目に入った場合は、早期に十分な**水洗**がされることが重要である。

問97　正解 1

a、b、c　正

d　誤　ゴキブリは、食品にサルモネラ菌、ブドウ球菌、腸炎ビブリオ菌、ボツリヌス菌、O-157大腸菌等を媒介する。設問はシラミの記述である。

問98　正解 5

1　誤　ピリプロキシフェンは、昆虫成長阻害成分である。

2　誤　オルトジクロロベンゼンは、有機塩素系殺虫成分である。

3　誤　フタルスリンは、ピレスロイド系殺虫成分である。

4　誤　プロポクスルは、カーバメイト系殺虫成分である。

5　正

問99　正解 4　重要

a　誤　一般用検査薬は、一般の生活者が正しく用いて健康状態を把握し、速やかな受診につなげることで疾病を早期発見するためのものである。

b、c、d　正

問100　正解 2　重要

a、b、d　正

c　誤　検出する部分を、長い間尿に浸していると検出**成分が溶け出してしまい**、正確な検査結果が得られなくなることがある。

医薬品の適正使用・安全対策

問101　正解 2

a　誤　具体的な悪影響が判明しているものに**限定されているわけではない**。

b　正

c　誤　添付文書は開封時に一度目を通されれば**十分というものでなく**、実際に使用する人やその時の状態等によって留意されるべき事項が異なる。そのため、必要なときにいつでも取り出して読むことができるように保管される**必要がある**。

d　誤　添付文書の内容は、**必要に応じて随時改訂**がされている。

問102　正解 5

a、b、c　正

d　誤　いったん**使用を中止**した上で**専門家に相談**する旨が記載されている。

問103　正解 3

a　誤　「使用期限」は、**未開封状態**で保管された場合に品質が保持される期限である。

b、c　正

d　誤　定められた表示事項以外にも、購入者等における適切な医薬品の選択、適正な使用に資するさまざまな情報が記載されている。

問104　正解 1

a、b　正

c　誤　「1年」ではなく「3年」である。

問105　正解 4

a　誤　カプセル剤は湿気を帯びるおそれがあり、冷蔵庫内での保管は**不適当**である。**シロップ剤**などは変質しやすいため、開封後は冷蔵庫内に保管されるのが望ましい。

b、c　正

d　誤　点眼薬では、複数の使用者間で使い回されると、万一、使用に際して薬液に細菌汚染があった場合に、別の使用者に感染するおそれがあるため「**他の人と共用しないこと**」と記載されている。

問106　**正解 3**　重要

1　誤　報告の対象となる。

2　誤　使用上の注意に**記載されている医薬品の副作用以外**でも報告の対象となる。

3　正

4　誤　報告先は都道府県知事ではなく、**厚生労働大臣**である。

副作用等の報告に関する問題は、近年難しくなっています。細部まで理解しておきましょう。

問107　**正解 4**　重要

a　誤　感染症の発生等を知ったときには、「20日以内」ではなく「**15日以内**」となる。

b　誤　承認後一律で5年間ではなく、承認後の一定期間（**概ね3年**）となる。

c、d　正

問108　**正解 3**

a　誤　遺族一時金は、**生計維持者以外**の人が医薬品の副作用により死亡した場合に、その遺族に対する見舞等を目的として給付される（**定額**）。設問は、遺族年金の記述である。

b、d　正

c　誤　医療機関での治療を要さずに寛解したような軽度のものは、**給付対象に含まれない**。

問109　**正解 1**

a　誤　請求にあたっては、**医師の診断書**、**要した医療費を証明する書類（受診証明書）**、**販売証明書**等が必要になる。

b　誤　無承認無許可医薬品の使用による健康被害については、救済制度の対象から除外されている。

c　正

d　誤　判定は「都道府県知事」ではなく「厚生労働大臣」となる。

問110　**正解 2**

a、c　正

b、d　誤

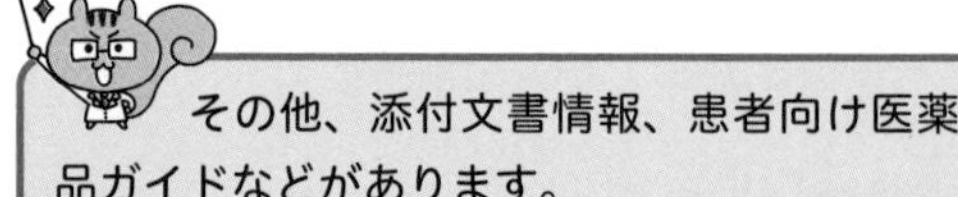

その他、添付文書情報、患者向け医薬品ガイドなどがあります。

問111　**正解 2**

a　正

b　誤　**安全性速報**は、医薬品、医療機器又は再生医療等製品について一般的な使用上の注意の改訂情報よりも**迅速な注意喚起**や適正使用のための対応の注意喚起が必要な状況にある場合に作成される。設問は、緊急安全性情報の記述である。

c　誤　緊急安全性情報は、一般用医薬品についての情報伝達も**行われている**。

d　誤　製造販売業者の自主決定に基づき、作成されることもある。

問112　**正解 5**

（**a 小柴胡湯**）による間質性肺炎については、1991年4月以降、使用上の注意に記載されていたが、その後、（**a 小柴胡湯**）と（**b インターフェロン製剤**）の併用例による間質性肺炎が報告されたことから、1994年1月、（**b インターフェロン製剤**）との併用を禁忌とする旨の使用上の注意の改訂がなされた。しかし、それ以降も慢性肝炎患者が（**a 小柴胡湯**）を使用して間質性肺炎が発症し、死亡を含む重篤な転帰に至った例もあったことから、1996年3月、厚生省（当時）より関係製薬企業に対して（**c 緊急安全性情報の配布**）が指示された。

問113　**正解 1**

a、d　正

b　誤　一般用医薬品でも薬物依存を生じることもある。

c　誤　社会的な弊害を生じることもある。

問114　**正解 1**

a　正　製造物責任法（PL法）

b　誤　医療機器ではなく、**医薬部外品**となる。

c　誤　健康被害以外の損害に関する申立ての相

談も受け付けている。

d　誤　**裁判によらず**に迅速な解決に導くことを目的としている。

PL法に関する内容は出題範囲が狭いため、得点源になります。令和4年手引き改訂により、第1章でも出題されるようになりました。

問115　正解 1

a、b　正

c　誤　「柴胡桂枝湯」ではなく「**芍薬甘草湯**」の記述である。

d　誤　「駆虫薬」ではなく「**止瀉薬のうち、次没食子酸ビスマス等のビスマスを含む成分**」に関する記述である。

問116　正解 1

a　正　プソイドエフェドリン塩酸塩は、アドレナリン作動成分である。

b　正　センノシドは、大腸刺激性瀉下成分である。

c　正　イブプロフェンは、解熱鎮痛成分である。

d　誤　「眠気を生じることがあるため」は誤りで、「目のかすみ、異常なまぶしさを生じることがあるため」が正しい。

問117　正解 3

1　誤

2　誤　水酸化アルミニウムゲルは、制酸成分である。

3　正　ジフェンヒドラミン塩酸塩は、抗ヒスタミン成分である。

4　誤　ブロモバレリル尿素は、鎮静成分である。

問118　正解 3　重要

a　誤　「カフェインを主薬とする眠気防止剤」ではなく「**プソイドエフェドリン塩酸塩**」である。

b、d　正

c　誤　「抗ヒスタミン成分を主薬とする催眠鎮静薬」ではなく「**プソイドエフェドリン塩酸塩**」である。

問119　正解 1　重要

a　正　スコポラミン臭化水素酸塩水和物は、抗コリン成分である。

b　正　酸化マグネシウムは、制酸成分、瀉下成分である。

c　誤　「エテンザミドが配合されたかぜ薬」ではなく**ピペラジン**である。

d　誤　「アスピリン」ではなく**アドレナリン作動成分**が配合された鼻炎用点鼻薬などである。

問120　正解 2

1、3～5　誤

2　正　構成生薬として**マオウ**を含む漢方処方製剤のため。

中国・四国ブロックの解答・解説

解答一覧

問題番号	解答
1	3
2	4
3	5
4	1
5	3
6	3
7	1
8	4
9	5
10	4
11	3
12	2
13	3
14	1
15	2
16	4
17	3
18	2
19	3
20	4
21	5
22	2
23	3
24	3
25	5
26	1
27	2
28	4
29	2
30	2

問題番号	解答
31	3
32	4
33	2
34	5
35	2
36	5
37	5
38	1
39	3
40	4
41	1
42	2
43	3
44	3
45	5
46	3
47	2
48	2
49	3
50	1
51	2
52	5
53	5
54	4
55	3
56	1
57	2
58	2
59	1
60	4

問題番号	解答
61	2
62	1
63	5
64	4
65	5
66	4
67	3
68	1
69	4
70	4
71	3
72	2
73	2
74	5
75	3
76	1
77	4
78	5
79	4
80	3
81	3
82	2
83	1
84	4
85	3
86	5
87	4
88	1
89	3
90	4

問題番号	解答
91	4
92	2
93	2
94	1
95	2
96	4
97	1
98	2
99	3
100	4
101	1
102	4
103	2
104	3
105	2
106	4
107	4
108	3
109	2
110	5
111	5
112	2
113	5
114	4
115	2
116	1
117	3
118	5
119	5
120	2

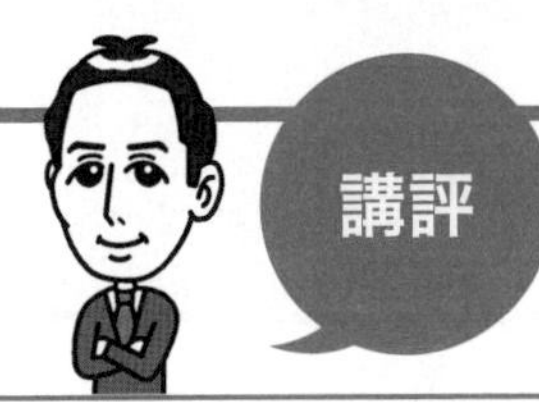

講評　第3章は際立って難易度が高い。合格するには他の章で得点を重ねることが必要

＜第1章＞ 一般常識で正否が判断できる内容も多く、前年と同様の論点が多数出題されており、全問正解を狙えるレベルです。薬害に関する問題は、前年の4問から2問へと減少しています。

＜第2章＞ 前年に比べて、やや難易度が高くなった印象です。ただし、過去問をこなしていれば対応できる内容が多いです。

＜第3章＞ 前年と比べて、大幅に難易度が高くなっています。前年は対策次第で高得点を狙えるレベルでしたが、今年度は全国の中で最も難しかったと言えるでしょう。決してマイナーな成分が多く問われているわけではありませんが、一般常識や頻出知識で選択肢が絞れるサービス問題は少なく、成分の働きや病態知識など幅広い知識が必要となります。また、漢方・生薬関連も難易度が高く、**カンゾウ・マオウの有無を問う**選択肢（重複含む）が、マオウで4つ、カンゾウで3つあり、計11種類の漢方でその有無が問われました。辛夷清肺湯、温経湯、十全大補湯、補中益気湯など、これまでカンゾウ・マオウの有無がほとんど問われてこなかった漢方でも出題され、判断が非常に難しくなっています。

＜第4章＞ 前年と比べて、難易度が上昇しています。特に、問56（医薬品の移転記録）は、全国的にもほとんど出題されていないテーマでした。ほかにも、問43（医薬品の定義）、問48（特別用途食品）、問52（説明を要しない旨の意思表示）、問60（構造設備の改善命令）も対応しづらい問題です。なお、手引きの改訂部分が最も多い章ですが、関連する出題は問44（毒薬、劇薬）程度でした。

＜第5章＞ 過去問対策で解ける問題が多く、前年に比べ易しくなっています。特に前年において難易度が高かった「してはいけないこと」「相談すること」に関連する問題は、8問から6問に減少し、**タンニン酸アルブミン、ケトプロフェン**など頻出の内容ばかりでした。

医薬品に共通する特性と基本的な知識

問1　正解 3

a　誤　保健衛生上のリスクを伴うものであることに注意が必要である。

b　誤　一般用医薬品でも、リスク区分の見直しが行われることがある。

c　誤　適正使用のためには、専門家の関与が不可欠である。

d　正

問2　正解 4　重要

Good Clinical Practice (GCP) は、前年も出題されている。

1～3　正

4　誤　**Good Laboratory Practice（GLP）は、医薬品の安全性に関する非臨床試験の基準である。ヒトを対象とした臨床試験の国際的な実施基準は、Good Clinical Practice（GCP）である。**

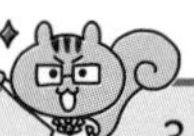

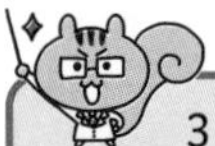

3の記述について、投与量と効果・毒性の関係は、用量の増加に伴って「無作用量」→「最小有効量」→「治療量」→「治療量上限」→「中毒量」→「最小致死量」→「致死量」に至る流れになっています。

問3　正解 5

a、b、c　正

d　誤　**健康食品**は、その多くが摂取しやすいように**カプセルや錠剤等の医薬品に類似した形状**で販売されている。

問4　正解 1

a、b　正

c　誤　普段は医薬品にアレルギーを起こしたことがない人でも、病気等に対する抵抗力が低下している状態などの場合には、医薬品がアレルゲンになることがある。

d　誤　使用を避けなければならない場合もある。手引きに直接記載されてはいないが、常識的に判断できる。

問5　正解 3

a、b、c　正

d　誤　副作用は、血液や内臓機能への影響等のように、直ちに明確な自覚症状として現れないこともある。そのため、継続して使用する場合には、**特段の異常が感じられなくても医療機関**を受診するよう、促していくことも重要である。

問6　正解 3

a　正　余裕があれば、手引きの第４章「濫用等のおそれのある医薬品」も併せて学習すること。

b　誤　青少年は、薬物乱用の危険性に関する認識や理解が**必ずしも十分でなく**、興味本位で乱用することがあるため、**注意が必要**である。

c、d　正

問7　正解 1

a、b　正

c　誤　健康食品も、医薬品との相互作用で薬物治療の妨げになることがある。

d　誤　相互作用には、医薬品が吸収、分布、代謝又は排泄される過程で起こるものと、医薬品が薬理作用をもたらす部位において起こるものがある。

問8　正解 4　重要

a　誤　（肝臓の代謝機能が高まっていると）肝臓で**代謝されるアセトアミノフェン**は、通常よりも代謝されやすくなり、**十分な薬効が得られなくなる**ことがある。

b　正

c　誤　効き目に影響する場合がある。

d　誤　外用薬や注射薬であっても、その作用や代謝に影響を受ける可能性がある。

問9　正解 5　重要

小児の腸の長さや、肝臓・腎臓・血液脳関門の未発達については頻出である。

a　誤　小児は大人と比べて**身体の大きさに対して腸が長く**、服用した**医薬品の吸収率が大人と比べ相対的に高い**。

b　誤　小児は**肝臓や腎臓の機能が未発達**であるため、医薬品成分の代謝・**排泄に時間がかかり**、**作用が強く出過ぎたり**、**副作用がより強く出る**ことがある。

c、d　正

小児は、大人と比べて血液脳関門が未発達です。服用した医薬品の成分が脳に達しやすく、中枢神経系に影響を与える医薬品だと副作用を起こしやすくなります。

問10　正解 4　重要

年齢区分に関する問題は頻出である。なお、令和４年手引き改訂により新生児（生後４週未満）の年齢区分も追加されているため、対応できるようにしておくこと。

乳　児：生後４週以上（ a　1歳 ）未満
幼　児：（ a　1歳 ）以上（ b　7歳 ）未満
小　児：（ b　7歳 ）以上（ c　15歳 ）未満

問11　正解 3

a、c　正

b　誤　高齢者の基礎体力や生理機能の衰えの度合いは**個人差が大きく**、年齢のみから一概に判断できない。

問12　正解 2　重要

1、3　正

2　誤　「血液脳関門」ではなく「**血液‐胎盤関門**」である。

4　正　なお、そのような成分としては大腸刺激性成分のセンノシド等がある。

問13 正解 3

a、d 正

b 誤 医薬品の種類や配合成分等によっては、特定の症状がある人が使用するとその症状を悪化させるおそれがある。

c 誤 判断にやや迷う選択肢である。**登録販売者において（医療機関で交付された薬剤と）一般用医薬品との併用の可否を判断することは困難なことが多く**、その薬剤を処方・調剤した医師や薬剤師に相談するよう説明しなければならない。

問14 正解 1 重要

a、b 正

c 誤 プラセボ効果によってもたらされる反応や変化にも、望ましいもの（効果）と不都合なもの（副作用）とがある。

d 誤 客観的に測定可能な変化として現れることもある。

問15 正解 2

a、c 正

b 誤 添加物成分についても同様に品質の劣化を生じる。

d 誤 表示されている「使用期限」は、**未開封状態で保管された場合に品質が保持される期限**である。

問16 正解 4

a 誤 必ずしも医薬品の販売に結び付けるのでなく、受診勧奨や、医薬品の使用によらない対処を勧めることが適切な場合があることにも留意する。

b、c 正

d 誤 症状が重いときに、一般用医薬品を使用することは適切な対処とはいえない。

問17 正解 3

a、c 正

b 誤 記載内容は**一般的・網羅的な内容**となっているため、個々の使用者にとって、どの記載内容が当てはまり、どの注意に特に留意すべきなのか等について**適切に理解することは必ずしも容易でない**。

問18 正解 2

a、c 正

b 誤 情報提供は、専門用語をわかりやすい平**易な表現で説明**するだけでなく、説明した内容がどう理解され、行動に反映されているかを把握しながら行う。

d 誤 そうした場合でも、医薬品の使用状況に係る情報をできる限り引き出し、可能な情報提供を行うコミュニケーション技術を身につけるべきである。

問19 正解 3

1 誤 「糖尿病薬」ではなく「催眠鎮静剤等」である。

2 誤 サリドマイド製剤、キノホルム製剤は、過去に一般用医薬品として販売されていたことがある。

3 正

4 誤 日本では、1961年12月に西ドイツ企業から勧告が届いており、かつ翌年になってからも警告が発せられていたにもかかわらず、**出荷停止は1962年5月まで行われず、対応の遅さが問題視された**。

問20 正解 4

a 誤 これはCJD訴訟に関する記述である。**HIV訴訟**とは、**血友病患者**が、ヒト免疫不全ウイルス（HIV）が混入した原料血漿から製造された**血液凝固因子製剤**の投与を受けたことにより、**HIVに感染**したことに対する損害賠償訴訟である。

b、d 正

c 誤 （HIV訴訟ではなく）**サリドマイド訴訟、スモン訴訟**を契機として、1979年に**医薬品副作用被害救済制度**が創設された。

人体の働きと医薬品

問21 正解 5

a 誤 膵臓は、**弱アルカリ性**である膵液を十二

耳の構造

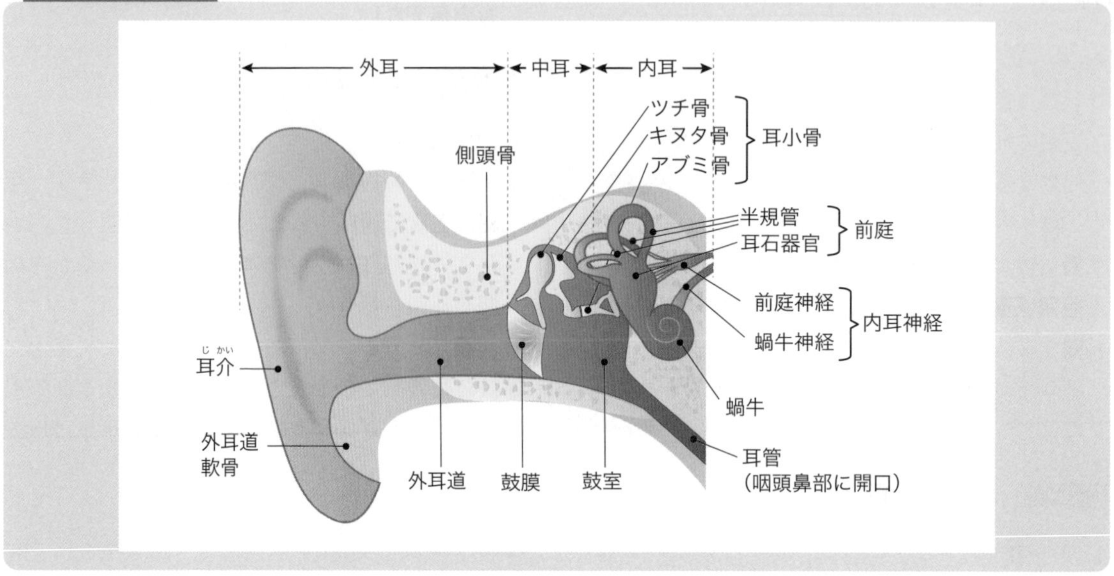

指腸へ分泌し、胃で酸性となった内容物を中和するのに重要である。

b、c　正

d　誤　肛門周囲には、**静脈**が細かい網目状に通っている。後半部分の記述は正しい。

問22　正解 2　重要

a、c　正

b　誤　腸内に放出された胆汁酸塩の大部分は、小腸で再吸収されて肝臓に戻される（**腸肝循環**）。

d　誤　肝臓では、**必須アミノ酸以外のアミノ酸**を生合成することができる。なお、必須アミノ酸は、体内で作られないために食品などから摂取する必要のあるアミノ酸である。

問23　正解 3

a、d　正

b　誤　「喉頭」ではなく「咽頭」に関する記述である。

c　誤　肺胞の壁は**非常に薄く**できていて、周囲を毛細血管が網のように取り囲んでおり、この壁を介してガス交換が行われる。

問24　正解 3　重要

a、c　正

b　誤　「心房」ではなく「心室」に関する記述である。

d　正　なお、リンパ液の流れは主に**骨格筋の収縮**によるものであることも押さえておくこと。

問25　正解 5　重要

幅広い知識が求められており、難しい。

a　誤　**血液の粘稠性**は、主に**血漿の水分量や赤血球の量**で決まり、血中脂質量はほとんど影響を与えない。

b　誤　これは白血球の細分類のうち、「リンパ球」ではなく「単球」に関する記述である。

c　誤　感染や炎症などが起きると全体の数が増加するとともに、種類ごとの割合も変化する。

d　正　なお、同時に損傷部位に血小板が粘着、凝集して傷口を覆う（フィブリン線維）。

問26　正解 1

強膜（いわゆる白目部分）の細かい知識が問われており、難しい。

a　正

b　誤　**強膜**は、眼球の角膜（黒目）部分以外を覆う、**乳白色**の比較的丈夫な結合組織である。

c　誤　水晶体は**近くの物を見るときは丸く厚みが増し、遠くの物を見るときは扁平になる**。

d　誤　眼瞼（まぶた）は、素早くまばたき運動ができるよう、**皮下組織が少なく薄く**できているため、**内出血や裂傷を生じやすい**。

眼瞼は皮下組織が薄く、内出血や裂傷が生じやすいです。そのため、プロボクシングの試合などでは眼瞼に裂傷を生じることがあります。

問27　正解 2　重要

耳の解剖は覚えることが多いので注意すること。前ページの「耳の構造」を参照のこと。

a、c、d　正

b　誤　蝸牛は「中耳」ではなく「内耳」部分である。中耳は、**鼓膜**、**鼓室**、**耳小骨**、**耳管**からなる。

問28　正解 4　重要

a　誤　これは体温が上がり始めたときの反応である。**体温が下がり始めると血管は収縮して放熱を抑える**（つまり、寒くなると血圧が上がりやすい）。

b、c　正

d　正　アポクリン腺、エクリン腺の違いは頻出である。

問29　正解 2

a　正

b　正　なお、主として胸骨、肋骨、脊椎、骨盤、大腿骨などが造血機能を担っている。

c　誤　有機質（タンパク質及び多糖体）も存在し、骨の強靭さを保つ役割がある。

d　誤　**関節面**は「骨膜」ではなく、弾力性に富む柔らかな「**軟骨層（関節軟骨）**」で覆われている。

問30　正解 2　重要

a、c、d　正

b　誤　「平滑筋」ではなく「骨格筋」に関する記述である。

問31　正解 3

a、b、c　正

d　誤　脊髄は、脳と末梢の間で刺激を伝えるほか、末梢からの刺激の一部に対して脳を介さずに刺激を返す場合がある（**脊髄反射**）。

問32　正解 4　重要

「自律神経系の2重支配」を参照のこと。

a　誤　交感神経系が活発なとき、瞳孔は散大する。

b、d　正

c　誤　交感神経系が活発なとき、肝臓でグリコーゲンの分解が起きる。

自律神経系の2重支配

効果器	交感神経系が優位	副交感神経系が優位
目	瞳孔散大	瞳孔収縮
唾液腺	少量の粘性の高い唾液を分泌	唾液分泌亢進（こうしん）
心臓	心拍数増加	心拍数減少
末梢血管	収縮（血圧上昇）	拡張（血圧降下）
気管、気管支	拡張	収縮
胃	血管の収縮	胃液分泌亢進
腸	運動低下	運動亢進
肝臓	グリコーゲンの分解（ブドウ糖の放出）	グリコーゲンの合成
皮膚	立毛筋収縮	－
汗腺	発汗亢進	－
膀胱	排尿筋の弛緩（排尿抑制）	排尿筋の収縮（排尿促進）

問33　正解 2

a　誤　アレルギー性の副作用は、適用部位以外にも現れることがある。

b　正　なお、(胃ではなく) 腸内での溶解を目的として錠剤表面をコーティングしているものを腸溶錠という。

c　誤　直腸の粘膜下には静脈が豊富に分布しており、有効成分は容易に循環血液中に入るため、内服の場合よりも全身作用が速やかに現れる。

d　正

問34　正解 5　重要

a　誤　小腸などの消化管粘膜や腎臓にも、代謝活性があることが明らかにされている。

b　正　肝初回通過効果についても理解しておくこと。

c、d　正

服用後、消化管で吸収された有効成分は、全身循環に入る前に門脈という血管を経由して肝臓を通過します。そして、肝臓に存在する酵素の働きにより、代謝を受けた分だけ有効成分が少なくなります。これを肝初回通過効果 (first-pass effect) といいます。

問35　正解 2

a、d　正

b　誤　チュアブル錠は、口の中で舐めたり噛み砕いたりして服用する剤形であり、水なしでも服用できる特徴がある。

c　誤　外用液剤は軟膏剤やクリーム剤に比べて、患部が乾きやすいという特徴がある。

問36　正解 5

a　正　なお、肝機能障害は直接的肝毒性が原因で起きる中毒性のものと、有効成分に対する抗原抗体反応が原因で起きるアレルギー性のものに大別される。

b、c、d　正

問37　正解 5　重要

a　誤　体内に塩分 (ナトリウム) と水が貯留し、体からカリウムが失われることによって生じる病態である。

b　誤　副腎皮質からのアルドステロン分泌が増加していないにもかかわらず、増加したような状態になることから、偽アルドステロン症と呼ばれている。

c　誤　「血圧低下」ではなく「血圧上昇」である。他の症状は正しい記述である。

d　正

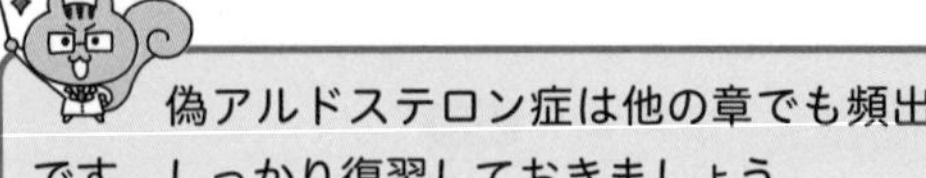

偽アルドステロン症は他の章でも頻出です。しっかり復習しておきましょう。

問38　正解 1

a、c、d　正

b　誤　一般的に、医薬品の使用開始から1～2週間程度で起きることが多い。

問39　正解 3　重要

難問である。

a、d　正

b　誤　「交感神経系」ではなく「副交感神経系」である。なお、この内容は抗コリン成分に関するものと理解するとよい。

c　誤　排尿困難や尿閉は、女性においても報告されている。

問40　正解 4

a　正

b　正　接触皮膚炎は医薬品が触れた皮膚の部分にのみ生じ、正常な皮膚との境界がはっきりしているのが特徴である。

c　正　太陽光線 (紫外線) に曝されて初めて起こるかぶれ症状を、光線過敏症という。なお、光線過敏症を起こしやすい成分として、ケトプロフェンも覚えておくこと。

d　誤　薬疹は医薬品によって引き起こされるアレルギー反応の一種で、外用薬に限ったものではない。

薬事関係法規・制度

問41 正解 1

1 誤 薬機法は、**医薬品**、**医薬部外品**、**化粧品**、**医療機器**及び**再生医療等製品**を対象としたものである。よって、化粧品も対象に含まれる。

2～4 正

問42 正解 2 重要

a 誤 合格の年月も登録されている。

b 正

c 正 「店舗の所在地」で正しい。

d 誤 「住所地」の変更は届出の必要はない。なお、「本籍地」が変更になった場合は届出が必要である。

〈登録販売者の販売従事登録事項〉

販売従事を行うため、都道府県にある登録販売者名簿には以下の事項を登録するとされている。

①登録番号及び登録年月日

②本籍地都道府県名（外国人は国籍）、氏名、生年月日及び性別

③登録販売者試験合格の年月及び試験施行地都道府県名

④適正に医薬品を販売するに足るものであることを確認するために都道府県知事が必要と認める事項

問43 正解 3

b、cの判断が難しい。

a、d 正

b 誤 動物の疾病の診断、治療等に使用されるものも含まれる。

c 正 例えば、「やせ薬」と呼ばれるような「無承認無許可医薬品」は、薬機法第２条第１項の三に該当する。

〈医薬品の定義：薬機法第２条第１項〉

一 日本薬局方に収められている物

二 人又は動物の疾病の診断、治療又は予防に使用されることが目的とされている物であつて、機械器具等でないもの（医薬部外品及び再生医療等製品を除く。）

三 人又は動物の身体の構造又は機能に影響を及ぼすことが目的とされている物であつて、機械器具等でないもの（医薬部外品、化粧品及び再生医療等製品を除く。）

問44 正解 3

a、d 正

b 誤 注射等の侵襲性の高い使用方法は用いられていない。

c 誤 **毒薬又は劇薬**は、要指導医薬品に該当することはあるが、現在のところ、**一般用医薬品のものはない**。ここは令和４年の手引き改訂により、表現が一部変更された部分である。

問45 正解 5 重要

a （ **黒字に白枠、白字** ）で品名及び「毒」の文字

b ・鍵を施す必要（ **あり** ）

c ・鍵を施す必要（ **なし** ）

d （ **14** ）歳未満の者その他安全な取扱いに不安のある者に交付することは禁止されている

問46 正解 3

a、d 正

b 誤 「製造業者」ではなく「製造販売業者等」である。

c 誤 **指定第二類医薬品**にあっては、**枠の中に「2」**の数字を記載する。

dの「店舗専用」と書かれている医薬品は、「配置販売ができない」ということですが、現在そのような表示を見かけることはまずないため、迷いやすい選択肢と言えます。

問47 正解 2 重要

1 誤 化粧品としての使用目的を有する製品については、医薬部外品の枠内で、薬用化粧品類、薬用石けん、薬用歯みがき類等として承認されている。

2 正

3 誤 **人の疾病の診断、治療若しくは予防に使用されること**、又は**人の身体の構造若しくは機能に影響**を及ぼすことを目的とするものは**化粧品に含まれない**。

4 誤 「清涼感を与える」、「爽快にする」等の使

用感等を表示し、広告することは事実に反しない限り認められている。

問48 正解 2 重要

a、d 正

b 誤 **特別用途食品**は、**健康増進法**の規定に基づく許可又は承認を受けたものである。ほとんど問われたことのないポイントで難しい。

c 誤 これは「特定保健用食品」に関する記述である。**機能性表示食品**は、販売前に安全性及び機能性の根拠に関する情報などが**消費者庁長官へ届け出**られたものである（消費者庁長官の**個別の許可を受けたものではない**）。

問49 正解 3

1、2、4 正

3 誤 薬局では、医療用医薬品の他、要指導医薬品及び一般用医薬品を取り扱うことができるため、**店舗販売業の許可を受ける必要はない**。

問50 正解 1

a、b 正

c 誤 この場合、店舗管理者を補佐する薬剤師を設置する必要がある。

d 誤 分割販売（量り売り）に関する内容である。薬局、店舗販売業及び卸売販売業では、特定の購入者の求めに応じて医薬品の包装を開封して分割販売することができるが、**あらかじめ小分けし、販売する行為は認められていない**。

問51 正解 2

a 正

b 誤 要指導医薬品については、配置販売は認められていない（「第一類医薬品」は可）。

c 正 「あらかじめ（中略）届け出なければならない」で正しい。

d 誤 **配置販売業**では、**分割販売は認められていない**。

問52 正解 5 重要

a 誤 要指導医薬品なので、販売・授与や相談対応は「登録販売者」ではなく「薬剤師」が行う。

b 誤 第一類医薬品を購入しようとする者から、**説明を要しない旨の意思の表明**があり、薬剤師が適正使用されると認められると判断した場合には、（情報提供等の義務を）**適用しない**こととされている。

c 正

d 誤 「第三類」ではなく「指定第二類」に関する記述である。

bの「説明を要しない旨の意思の表明」については、例えば、第一類の発毛剤を定期的に何度か購入しており、適正使用が認められるケースなどをイメージするとよいでしょう。

問53 正解 5

a 誤 「薬効分類ごと」ではなく「第一類医薬品、第二類医薬品、第三類医薬品の区分ごと」に陳列する。

b 誤 「鍵」は必須ではない。

c、d 正

問54 正解 4

a、d 正

b 誤 「氏名及び担当業務」は掲示することになっているが、**勤務年数を掲示する必要はない**。

c 誤 **薬剤師免許証、販売従事登録証**ともに**掲示する必要はない**。

問55 正解 3 重要

ホームページには、（実店舗をもつ証明のため）薬局又は店舗の**主要な外観の写真**はもちろん、**一般用医薬品の陳列の状況を示す写真**も表示する必要がある。

a 正

b 誤 「情報提供場所の写真」は義務ではない。

c 誤 「医薬部外品」に関しては不要である。

d 正 なお、実際には店舗概要のページ等に、「使用期限まで○○日以上ある医薬品をお届けします。」といった形で記載すればよいことになっている。

特定販売できる医薬品は、一般用医薬品と薬局製造医薬品であり、要指導医薬品は特定販売できないこともポイントです。なお、一般になじみの少ない薬局製造医薬品は、漢方相談薬局で販売する煎じ薬が代表例です。

問56　正解 1

異なる事業所間での医薬品の移転記録に関する問題である。移転先及び移転元のそれぞれの事業所ごとに、次の①から⑤までの事項を記録しなければならない（②③は医療用医薬品で必須だが、一般用医薬品にも記載することが望ましい）。
①品名
②ロット番号
③使用の期限
④数量
⑤移転先及び移転元の場所並びに移転の年月日

a、b　正
c、d　誤

医薬品を扱う業者間での購入記録や事業所間での移転記録に関しては、高額なC型肝炎治療薬の偽物が複数業者間を流通し、最終的に患者に渡ってしまった事件が契機となっていることを知っていると、その目的が理解しやすいです。

問57　正解 2　重要

a、c　正
b　誤　若年者である場合にあっては、（保護者ではなく）当該者の氏名及び年齢を確認させなければならない。
d　誤　メチルシステイン塩酸塩は、濫用等のおそれがある医薬品には指定されていない。

問58　正解 2

1、3、4　正
2　誤　未承認の医薬品の名称、製造方法、効能、効果又は性能に関する広告は禁止されている。

問59　正解 1

a、b　正
c　誤　個々の医薬品等の外箱等の記載事項が、組み合わせ販売のため使用される容器の外から明瞭に見えるようになっている必要がある。
d　誤　「いかなる場合にも認められていない」が誤り。購入者に情報提供を十分に行える範囲内で、組み合わせることに合理性が認められる場合は可能である。

問60　正解 4　重要

bの判断は難しいが、消去法で正解できる。
a　誤　疑いのある物を、試験のため必要な最少分量に限り、収去させることができる。
b　誤　この「構造設備」に関する命令は、配置販売業は対象外である。
c　誤　行政庁からの命令がなくても、必要な措置を講じなければならない。
d　正

主な医薬品とその作用

問61　正解 2　重要

a　正
b　誤　抗ヒスタミン成分のクロルフェニラミンマレイン酸塩は、眠気を促す成分である。
c　正　メチルエフェドリン塩酸塩はアドレナリン作動成分であり、交感神経興奮作用により血圧を上昇させ、高血圧を悪化させるおそれがある。
d　誤　抗炎症成分のトラネキサム酸は、凝固した血液を溶解されにくくする働きもあるため、血栓のある人や血栓を起こすおそれのある人は、相談するなどの対応が必要である。

相談対応における事例問題では、添付文書の記載にならい、光学異性体の区別を表す *dl*−、*d*−、等の記号も表記されることがあります。

問62　正解 1

a　正　クロルフェニラミンマレイン酸塩は、抗ヒスタミン成分である。

b　正　デキストロメトルファン臭化水素酸塩水和物は、非麻薬性鎮咳成分である。

c　誤　メチルエフェドリン塩酸塩はアドレナリン作動成分で、鼻粘膜の充血を和らげ、気管・気管支を拡げる目的で配合される。

d　誤　ヘスペリジンはビタミン様物質で、かぜの時に消耗しやすいビタミン様物質を補給する目的で配合される。

問63　正解 5

難問である。

a、c　正

b　誤　麻黄湯は、「**胃腸の弱い人、発汗傾向の著しい人**」には**不向き**とされている。なお、麻黄湯は、**体力充実**して、**かぜのひきはじめ**で、**寒気**がして発熱、頭痛があり、**咳が出て身体のふしぶしが痛く汗が出ていないものの感冒**、鼻かぜ、気管支炎、鼻づまりに適すとされている。

d　誤　小青竜湯は、**体力中等度又はやや虚弱**で、**うすい水様の痰**を伴う咳や**鼻水**が出るものの気管支炎、気管支喘息、鼻炎、アレルギー性鼻炎、むくみ、感冒、**花粉症**に適すとされている。

葛根湯は、漢方の風邪薬としては知名度抜群で、体力にかかわらず幅広く使用できる印象を持つ受験生も多いですが、マオウを含んでいることもあり、「体力中等度以上」に適すとされています。

問64　正解 4

a　誤　解熱作用については、「末梢神経系」ではなく「**中枢神経系**」におけるプロスタグランジンの産生抑制作用である。なお、後半部分の記述は正しい。

b、c　正

d　誤　いわゆる「アスピリン喘息」は、アスピリン特有の副作用ではなく、他の解熱鎮痛成分でも生じる可能性がある。

問65　正解 5　重要

a　誤　アスピリンは（～ピリンとなっているが）、**非ピリン系**である。なお、現在**イソプロピルアンチピリン**が一般用医薬品で**唯一のピリン系解熱鎮痛成分**となっている。

b　正

c　誤　アセトアミノフェンは、他の解熱鎮痛成分に比べ**胃腸障害は少なく**、**空腹時に服用できる製品もある**。

d　誤　イブプロフェンは、一般用医薬品においては**15歳未満の小児に対しては、いかなる場合も使用してはならない**。

問66　正解 4

1～3　正

4　誤　これは**当帰四逆加呉茱萸生姜湯**に関する記述である。「**冷え性**」はあるものの、特徴的なキーワードである「**しもやけ**」が抜かれているため、判断がやや難しい。

問67　正解 3

a、c　正

b　誤　医療機関において**不眠症の診断を受けている人**は、治療を妨げるおそれがあるため**使用を避ける**。

d　誤　特に成長期の小児の発育には睡眠が重要であることから、**小児用の眠気防止薬はない**。

問68　正解 1

a、d　正

b　誤　**スコポラミン臭化水素酸塩水和物**は、乗物酔い防止に古くから用いられている抗コリン成分で、消化管からよく吸収され、他の抗コリン成分と比べて**脳内に移行しやすい**とされる。

c　誤　これは**アミノ安息香酸エチル**に関する記述である。アリルイソプロピルアセチル尿素は鎮静成分である。

問69　正解 4

a　誤　抗ヒスタミン成分、抗コリン成分、鎮静成分、カフェイン類等の配合成分が重複するおそれがあるため、併用を避ける。

b、d　正

c　誤　**ジヒドロコデインリン酸塩、コデインリン酸塩水和物**は、妊娠中に摂取された場合、吸収された成分の一部が**血液-胎盤関門を通過して胎児へ移行する**ことが知られている。

問70　正解 4

a、c、d　正

b　誤　五虎湯はマオウ（麻黄）を含む。マオウは交感神経系への刺激作用があり、心臓病、高血圧、糖尿病又は甲状腺機能亢進症の診断を受けた人では、症状を悪化させるおそれがある。

咳症状に用いられる「麻杏甘石湯」は、麻黄＋杏仁＋甘草＋石膏の４種類の生薬から構成され、その頭文字から名付けられています。さらに桑白皮が追加され、５種類の生薬で構成されたものが「五虎湯」です。

問71　正解 3

a　誤　テプレノンは、**胃粘膜保護・修復成分**で、胃粘膜を胃液による消化から保護する、荒れた胃粘膜の修復を促す等の作用を期待して用いられる。

b、c　正

d　誤　センブリは、**苦味による健胃作用**を期待して用いられる。

問72　正解 2

a、c　正

b　誤　これら生薬成分が配合された散剤をオブ**ラートで包む等、味や香りを遮蔽する方法**で服用されると**効果が期待できず、適当ではない。**

d　誤　「Ｈ１」ではなく「Ｈ２」である。**胃液分泌の抑制**を目的としたヒスタミンを抑える製品群は**Ｈ２ブロッカー**と呼ばれているが、この試験でＨ２ブロッカーの知識を問われることは珍しい。なお、出題されることはないが、一般用医薬品ではファモチジン（ガスター10）などがある。

問73　正解 2

a、c　正

b　誤　木クレオソートは、過剰な腸管の（蠕動）運動を正常化し、併せて水分や電解質の分泌も抑える止瀉作用がある。

d　誤　カルメロースナトリウムは、腸管内で水分を吸収して腸内容物に浸透し、糞便のかさを増して、糞便を柔らかくすることによる瀉下作用がある。

問74　正解 5　重要

a、b　正

c　誤　ビサコジルは、大腸のうち特に**結腸や直腸の粘膜を刺激**して、排便を促すと考えられている。空腸、回腸は小腸の部分である。

d　誤　**ヒマシ油**は、主に誤食・誤飲等で、腸管内の物質の体外排除に用いられるが、**防虫剤や殺鼠剤**の誤飲のような、**脂溶性物質による中毒には使用を避ける**（ナフタレンやリン等がヒマシ油に溶け出して、**中毒症状を増悪させる**おそれがある）。なお、現在、ヒマシ油は誤食・誤飲等で使用されることはまれだが、試験ではよく出題されている。

問75　正解 3

まず、**便秘**に関する内容を含むことから、**ダイオウ（大黄）**を含む、**大黄甘草湯、大黄牡丹皮湯**に絞ることができる。さらに、**のぼせ、湿疹、ふきでもの**といったキーワードから**大黄甘草湯**を選択できる。または、**大黄牡丹皮湯**では、**月経不順、月経痛**といった**婦人用薬的な効能を持つ**ことを知っていれば、消去法的にも選択できる（牡丹皮は婦人用薬で使用されることの多い生薬）。

問76　正解 1　重要

a、b　正

c　誤　消化管に限定されないため、散瞳による目のかすみや異常な眩しさ、眠気、口渇、排尿困難等の副作用が現れることがある。

d　誤　下痢を伴う腹痛については、基本的に下痢への対処が優先され、胃腸鎮痛鎮痙薬の適用となる症状ではない。

問77　正解 4

a　誤　「血圧上昇」ではなく「血圧低下」である。

b　誤　**炭酸水素ナトリウム**の坐剤は、直腸内で徐々に分解されて**炭酸ガスの微細な気泡を発生**

することで直腸を刺激し、排便を促す。

c　誤　**一般用医薬品の駆虫薬**が対象とする寄生虫は、**回虫と蟯（ぎょう）虫**である。条虫（サナダ虫）は対象外である。

d　正

問78　**正解 5**

強心薬は、疲労やストレス等による（ **a 軽度** ）の心臓の働きの乱れについて、心臓の働きを整えて、動悸や息切れ等の症状の改善を目的とする医薬品である。心筋に作用して、その収縮力を高めるとされる代表的な成分として（ **b センソ** ）があり、一般用医薬品では、1日用量が（ **c 5mg** ）以下となるように用法・用量が定められている。

問79　**正解 4**

細かい知識が問われており、難易度は高い。

a　誤　低密度リポタンパク質（LDL：いわゆる「悪玉コレステロール」）ではなく、高密度リポタンパク質（HDL：いわゆる「善玉コレステロール」）に関する記述である。

b　正

c　正　なお、リボフラビンはビタミンB２である。

d　正　なお、ビタミンEも同様な作用がある。

問80　**正解 3**

a　誤　「酵素」ではなく「酸素」である。

b、c　正

d　誤　「アルミニウム」ではなく「タンニン酸」である。

問81　**正解 3**

a、d　正

b　誤　**タンニン酸**は**収斂保護止血成分**で、粘膜表面に不溶性の膜を形成し、粘膜の保護・止血を目的とする。

c　誤　**セチルピリジニウム塩化物**は**殺菌消毒成分**で、痔疾患に伴う局所の感染防止を目的とする。

問82　**正解 2**

1、3、4　正

2　誤　これは「ウワウルシ」に関する記述である。**ブクリョウ（茯苓）**は、**サルノコシカケ科のマツホドの菌核**を基原とする生薬で、利尿、健胃、鎮静等の作用を期待して用いられる。

問83　**正解 1**　重要

月経に関する幅広い知識が求められており、難易度は高い。

a、c　正

b　誤　**更年期**（閉経周辺期）では、体内の**女性ホルモンの量が大きく変動する**ことがある。

d　誤　「月経終了と共に消失する」ではなく「**月経開始と共に消失する**」である。

問84　**正解 4**

服用期間や生薬の知識が問われており、難易度は高い。

a　正　なお、これは人工合成女性ホルモンの一種であるエチニルエストラジオールに関する記述である。

b　誤　いずれも、比較的長期間（１ヶ月位）服用されることがある。

c　誤　どちらもマオウを含んでいない。

d　正

問85　**正解 3**

a　誤　どちらもカンゾウを含んでいない。

b、c　正

d　誤　どちらも**体力中等度以上**に適するとされるが、**辛夷清肺湯**は主に**鼻の症状向け**、**消風散**は主に**皮膚の症状向け**の処方である。

問86　**正解 5**

鼻炎用点鼻薬は、（ **a 急性鼻炎** ）、アレルギー性鼻炎又は副鼻腔炎による諸症状のうち、鼻づまり、鼻みず（鼻汁過多）、くしゃみ、頭重（頭が重い）の緩和を目的として、鼻腔内に適用される外用液剤である。鼻炎用内服薬との主な違いとしては、（ **b アドレナリン作動成分** ）が主体となっていることである。

基本的に、要指導医薬品、一般用医薬品は慢性疾患には用いないものと判断して構いません。

問87 正解 4

a 誤 「副交感神経系を刺激」ではなく「**交感神経系を刺激**」である。なお、ナファゾリン塩酸塩は**アドレナリン作動成分**であり、市販点鼻薬によく配合されている。

b、d 正

c 誤 ベンゼトニウム塩化物は**陽性界面活性成分**であり、黄色ブドウ球菌、溶血性連鎖球菌又はカンジダ等の真菌類に対する殺菌消毒作用を示すが、**結核菌やウイルスには効果がない**。

問88 正解 1

a 誤 「角膜」ではなく「結膜嚢」に適用する外用薬である。

b、c、d 正

問89 正解 3

1、2、4 正

3 誤 **クロモグリク酸ナトリウム**は抗アレルギー成分であり、**肥満細胞からのヒスタミン遊離を抑える**作用を示すが、(遊離されたヒスタミンの働きを抑える)**抗ヒスタミン成分には分類されない**。

抗ヒスタミン成分は、ヒスタミンが受容体に結合するのをブロックしますが、クロモグリク酸ナトリウムは、肥満細胞からのヒスタミン遊離を抑えます。特に初学者は混乱しやすい点ですので、下のイメージ図で把握するとよいでしょう。

問90 正解 4

a 誤 外皮用薬は、入浴後に用いるのが効果的とされる。

b、d 正

c 誤 至近距離から噴霧したり、同じ部位に連続して噴霧すると凍傷を起こすことがある。

問91 正解 4

a 誤 角質軟化薬は、ウイルスに対する抑制作用はなく、いぼが広範囲にわたって生じたり、外陰部や肛門周囲に生じたような場合は、医師の診療を受ける。

b 誤 バシトラシンは、**細菌の細胞壁合成を阻害する**ことで抗菌作用を示すものである。

c、d 正

問92 正解 2 重要

ウフェナマートの細かい知識が問われており、難易度は高い。

a、c 正

b 誤 **非ステロイド性抗炎症成分**のウフェナマートは、湿疹、皮膚炎、かぶれ、あせも等の皮

抗ヒスタミン成分によるアレルギー抑制のイメージ

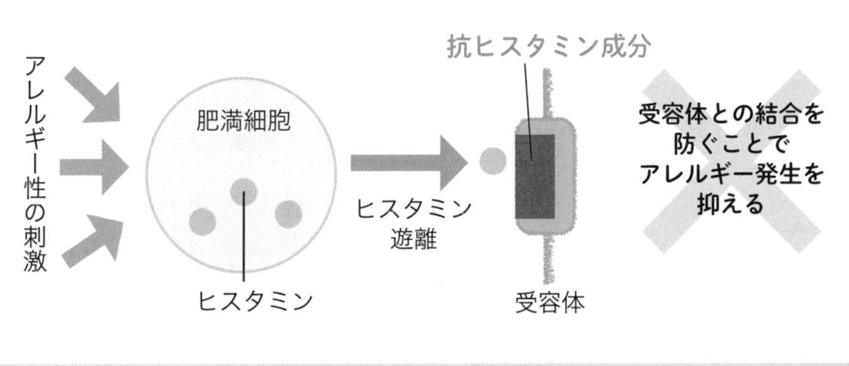

膚症状の緩和に用いられる（筋肉痛等の鎮痛目的では通常用いられない）。

d　誤　**ステロイド性抗炎症成分**の好ましくない作用として、**末梢組織の免疫機能を低下**させる作用があり、**細菌、真菌、ウイルス等による皮膚感染を悪化**させるおそれがある。

問93　正解 2

1　誤　**ジブカイン塩酸塩、テーカインは局所麻酔成分**である。

2　正

3　誤　第三大臼歯（親知らず）の伸長による痛みには、外用歯痛薬の効果は期待できない。

4　誤　**カミツレは、抗炎症、抗菌**などの作用を期待して用いられる。

問94　正解 1

禁煙補助剤は、ニコチン置換療法に使用される、ニコチンを有効成分とする医薬品であり、咀嚼剤とパッチ製剤がある。

禁煙補助剤は口腔内が酸性になるとニコチンの吸収が低下するため、（ **a　コーヒー** ）などを摂取した後しばらくは使用を避ける必要がある。

また、（ **b　交感神経** ）系を興奮させる作用を示すため、（ **c　アドレナリン作動成分** ）が配合された医薬品（鎮咳去痰薬、痔疾患用薬）との併用により、その作用を増強させるおそれがある。

問95　正解 2

a　誤　医薬部外品の保健薬の効能・効果の範囲は、滋養強壮、虚弱体質の改善、病中・病後の栄養補給等に限定されており、**筋肉痛は医薬品にのみ認められている**。

b　誤　医薬品においてのみ認められている。

c　正

d　誤　**ヘスペリジンはビタミン様物質**のひとつで、**ビタミンCの吸収を助ける**等の作用があるとされる。

問96　正解 4　重要

1〜3　正

4　誤　大柴胡湯には、マオウ（麻黄）は含まれていない。

「肥満症」の適応がある、防風通聖散、防已黄耆湯、大柴胡湯は頻出です。それぞれ「腹部に皮下脂肪」「多汗症」「常習便秘」などの特徴的なキーワードから容易に区別できるようにしましょう。

問97　正解 1　重要

a、b　正

c　誤　「有機塩素系殺菌消毒成分」ではなく「**塩素系殺菌消毒成分**」である。

d　誤　**クレゾール石ケン液**は、結核菌を含む一般細菌類、真菌類に対して比較的広い殺菌消毒作用を示すが、大部分の**ウイルスに対する殺菌消毒作用はない**。また、タンパク質を変性させる働きは、手引きに記載されていない。

問98　正解 2

殺虫成分の幅広い知識が求められており、難しい。

a　正

b　誤　ペルメトリンは**ピレスロイド系殺虫成分**であり、**神経細胞に直接作用**して**神経伝達を阻害**する。

c　正　なお、プロポクスルは代表的なカーバメイト系殺虫成分である。

d　誤　**ピリプロキシフェン**は**昆虫成長阻害成分**であり、直接の殺虫作用ではなく、**昆虫の脱皮や変態を阻害**する。

殺虫成分の出題で、「アセチルコリンエステラーゼと不可逆的に結合して阻害」ときたら、ジクロルボス等の有機リン系殺虫成分に関するものと判断して構いません。

問99　正解 3

a、d　正

b　誤　「偽陽性」ではなく「偽陰性」である。

c　誤　悪性腫瘍や遺伝性疾患など重大な疾患の診断に関係するものは一般用検査薬の対象外である。

問100　正解 4　重要

a　誤　尿糖検査では、(食直前ではなく）食後1～2時間等、検査薬の使用方法に従って採尿を行う。尿タンパク検査では、早朝尿（起床直後の尿）を検体とする点は正しい。

b　正

c　誤　出始めの尿では、尿道や外陰部等に付着した細菌や分泌物が混入することがあるため、**中間尿を採取して検査することが望ましい**。

d　誤　通常、**尿は弱酸性**であるが、食事その他の影響で中性～弱アルカリ性に傾くと、正確な検査結果が得られなくなることがある。

医薬品の適正使用・安全対策

問101　正解 1

a　誤　作用機序の記載は義務づけられていない。

b　正

c　誤　添付文書の内容は**必要に応じて随時改訂**される。定期的に改訂されるわけではない。

d　誤　リスク区分は記載されており、省略されない。

問102　正解 4

1～3　正

4　誤　有効成分の名称及び分量が記載されている。

問103　正解 2

これは頻出のポイントである。「**牛乳アレルギーの人は使用しない**」とくれば、**タンニン酸アルブミン**を選択すること。

問104　正解 3

これも頻出のポイントである。貼付剤（いわゆるシップ）で「**紫外線に当てないように**」の注意点から、**光線過敏症**を起こすおそれのある**ケトプロフェン**を選択すること。

問105　正解 2　重要

a、c　正

b　誤　「肝臓病」ではなく「甲状腺疾患」である。ポビドンヨードにより、ヨウ素の体内摂取が増える可能性があり、治療に影響を及ぼすおそれがあるためである。

d　誤　次硝酸ビスマスは、授乳中に関する「相談すること」への記載はない。授乳中に関する注意は、正しいと判断したくなるため、正答率は低かったと考えられる。

問106　正解 4　重要

a　誤　「大黄甘草湯」ではなく「芍薬甘草湯」に関する記述である。

b、d　正

c　誤　**セトラキサート塩酸塩**は体内で**代謝されてトラネキサム酸**になり、(トラネキサム酸と同様に）**凝固した血液を溶解されにくくする働き**もあるため、**血栓のある人**や**血栓を起こすおそれのある人**は「**相談すること**」とされている。

問107　正解 4

a、b、c　正

d　誤　**ライ症候群**との関連性が示唆されているのは**サリチル酸系解熱鎮痛成分**（アスピリン、サザピリンなど）である。アセトアミノフェンは小児にも使用され、内服薬のほか、小児解熱用の坐剤にも使用されている。

問108　正解 3

この4択であれば、容易に長期連用しない薬効群を選択できる。

a、d　誤

b、c　正

問109　正解 2

錠剤、**カプセル剤**、**散剤**等では、取り出したときに室温との急な温度差で湿気を帯びるおそれがあるため、**冷蔵庫内での保管は不適当**であるが、**シロップ剤**などは変質しやすいため、**開封後は冷蔵庫内に保管されるのが望ましい**とされている。

問110　正解 5　重要

a、b、c　正

d　誤　「2年」ではなく「3年」である。適切な保存条件の下で「**製造後3年を超えて性状及び**

品質が安定」である医薬品において**使用期限の法的な表示義務はない**。ただし、実際に表示がない製品はまれであり、外箱等に記載されるのが通常である。

問111　正解 5　重要

a　誤　緊急安全性情報、安全性速報ともに、**厚生労働省からの命令、指示、製造販売業者の自主決定等**に基づいて作成される。

b　誤　「緊急安全性情報」ではなく「安全性速報」に関する記述である。

c　正

d　正　**小柴胡湯による間質性肺炎**に関する緊急安全性情報（平成８年３月）のように、**一般用医薬品にも関係する緊急安全性情報**が発出されたこともある。

問112　正解 2

a、b、d　正

c　誤　医療用医薬品で使用されていた有効成分を要指導医薬品、一般用医薬品で初めて配合したものについては、承認後の一定期間（**概ね３年**）、安全性に関する調査及び調査結果の報告が製造販売業者に求められている。

問113　正解 5

a、c　正

b　誤　「保健所」ではなく「独立行政法人医薬品医療機器総合機構」である。

問114　正解 4　重要

a　誤　健康被害の情報に直接接した専門家１名から報告書が提出されれば十分である。

b、d　正

c　誤　**報告期限は特に定められていないが**、報告の必要性を認めた場合においては、**適宜速やかに報告書を総合機構に送付する**こととされている。

問115　正解 2

1　誤　**薬事・食品衛生審議会の諮問・答申**を経て、**厚生労働大臣が判定**した結果に基づいて、各種給付が行われる。

2　正

3　誤　救済給付業務に必要な費用のうち、**給付費**については、**製造販売業者から年度ごとに納付される拠出金**が充てられる。また、**事務費**については、その**２分の１相当額は国庫補助**により賄われている。

4　誤　「製造業者」ではなく「製造販売業者」である。

問116　正解 1

a、c、d　正

b　誤　製品不良など、**製薬企業に損害賠償責任**がある場合は**救済制度の対象外**である。

問117　正解 3

給付の種類として、医療費、医療手当、障害年金、障害児養育年金、遺族年金、遺族一時金及び葬祭料があるが、そのうち**障害年金、障害児養育年金に請求の期限はない**。

なお、前年の試験では、５年以内に請求がなされる必要があるものとして、医療手当が問われていた。

問118　正解 5　重要

a、b　正

c　誤　「消費者側の立場」ではなく「**公平・中立な立場**」で交渉の仲介や調整・あっせんを行う。

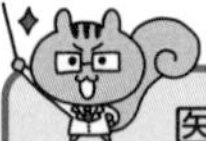

医薬品PLセンターが受け付ける苦情は、医薬品又は医薬部外品となっており、化粧品や医療機器に関する苦情については対象外です。ひっかけ問題に注意しましょう。

問119　正解 5

a　誤　「サリチルアミド」ではなく「アミノピリン、スルピリン」である。

b　誤　「急性膵炎」ではなく「間質性肺炎」である。

c、d　正

問120　正解 2　重要

日本では、2003年８月までに、PPAが配合された一般用医薬品による（ a　**脳出血** ）等の副作用症例が複数報告され、それらの多くが用法・用量の範囲を超えた使用又は禁忌とされている（**b 高血圧症**）患者の使用によるものであった。そのため、厚生労働省から関係製薬企業等に対して、使用上の注意の改訂、情報提供の徹底等を行うとともに、代替成分として（**c プソイドエフェドリン塩酸塩**）等への速やかな切替えにつき指示がなされた。

PPAの代替成分であるプソイドエフェドリン塩酸塩、小柴胡湯による間質性肺炎に関する緊急安全性情報については、第５章で超頻出となっています。

九州・沖縄県ブロックの解答・解説

解答一覧

問題番号	解答	問題番号	解答	問題番号	解答	問題番号	解答
1	2	31	2	61	4	91	4
2	4	32	2	62	1	92	3
3	3	33	3	63	1	93	1
4	1	34	2	64	3	94	2
5	1	35	3	65	5	95	1
6	2	36	1	66	1	96	1
7	2	37	3	67	2	97	4
8	3	38	4	68	1	98	2
9	2	39	3	69	2	99	2
10	3	40	3	70	2	100	3
11	1	41	2	71	2	101	1
12	3	42	1	72	4	102	3
13	3	43	3	73	2	103	2
14	4	44	2	74	2	104	3
15	1	45	1	75	1	105	5
16	1	46	1	76	3	106	4
17	2	47	2	77	1	107	2
18	3	48	1	78	5	108	1
19	5	49	4	79	4	109	2
20	5	50	1	80	2	110	5
21	2	51	5	81	4	111	4
22	1	52	3	82	3	112	2
23	3	53	1	83	3	113	1
24	3	54	2	84	3	114	4
25	2	55	2	85	2	115	4
26	4	56	1	86	4	116	2
27	4	57	1	87	1	117	2
28	4	58	4	88	2	118	2
29	2	59	5	89	4	119	3
30	2	60	1	90	3	120	3

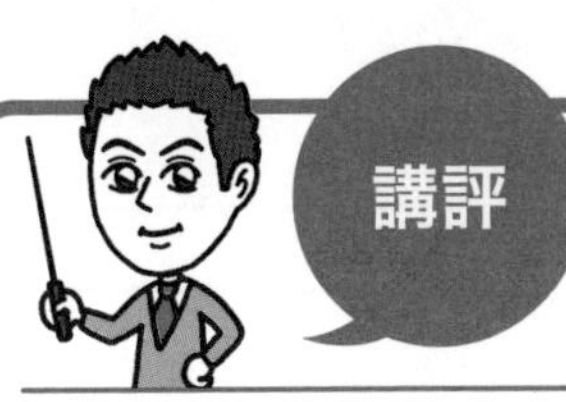

講評 **難易度は平易。例年の頻出問題を押さえたうえで知識を広げること**

<第1章> 毎年出題傾向が類似しており、過去問対策で高得点が狙えます。「小児・高齢者・妊婦・医療機関で治療を受けている人」は例年2、3問で基本的な設問が多いです。「販売時のコミュニケーション」は難しくないですが、近年出題が多く実務でも必要となる知識です。「訴訟問題」は3問出題され、他の地域と比べて少ないですが、**サリドマイド訴訟**や**スモン訴訟**などは確実に得点しましょう。
<第2章> 目立って難しい問題はありませんでした。「人体の構造と働き」は9問あり、近年出題が減っています。消化器系は2問、他の範囲は1問ずつで満遍なく出題されました。「薬が働く仕組み」では剤形に関する設問について毎年出題があります。「症状からみた主な副作用」に関する出題では、例年出題のある「**ショック**」「**SJS・TEN**」「**肝機能障害**」などを押さえましょう。
<第3章> 毎年特定の範囲を集中して問われる傾向があります。必ず数年分の過去問を解いておきましょう。「かぜ薬・解熱鎮痛薬」では、近年5、6問と出題が増えています。今回は**プロスタグランジン**について1問の出題がありました。「眠気を促す薬」は3問、「胃腸薬」は4問あり、大幅に出題数が増えました。「アレルギー用薬、鼻に用いる薬、眼科用薬」は合計で7問あり、得点源になるテーマです。「生薬・漢方薬」は他の地域と比べても出題数は多く、増加傾向にあります。
<第4章>「薬機法第1条」に関する穴埋め問題は多くの地域で出題がありますが、今年は穴埋めでの出題がありませんでした。また、「食品」に関する出題が増えており、今回は特に第4章別表にある**特定保健用食品**や**栄養機能食品**の用途や注意喚起についての一覧表から出題がありました。おろそかになりやすい範囲のため、忘れずに学習しておきましょう。
<第5章>「使用上の注意（成分名）」は他の地域と比べて出題が少ない分、「**安全性情報**」や「**救済制度**」についての出題が多く、細かいところまで問われます。「添付文書」の「してはいけないこと・相談すること」の項に記載する事項についての設問は、難易度が高く感じられるため、学習が必要です。

医薬品に共通する特性と基本的な知識

問1 正解 2

ア、ウ、エ 正
イ 誤 「医療用医薬品」ではなく「**一般用医薬品**」に関する記述である。

問2 正解 4

1〜3 正
4 誤 製造物責任法の対象である。

問3 正解 3 重要

1、4 正
2 正 「動物実験」「致死量」「毒性の指標」のキーワードに注意が必要である。
3 誤 Good Clinical Practice（GCP）はヒトを対象とした臨床試験の実施基準である。医薬品の安全性に関する非臨床試験の基準は、Good Laboratory Practice（GLP）である。

問4 正解 1

ア〜エ 正 **保健機能食品**は、健康食品の中でも国が示す要件を満たす食品であり、**特定保健用食品、栄養機能食品、機能性表示食品**と3種類に分類することができる。

問5 正解 1

ア、イ 正

ウ　誤　アレルギーは、外用薬でも引き起こされる。

エ　誤　一般用医薬品は、その使用を中断することによる不利益よりも、**重大な副作用を回避することが優先**されるため、その兆候が現れたときには基本的に使用を中止することとされている。

問6　正解 2

ア　正　人体に直接使用されない医薬品には、殺虫剤や検査薬が該当する。

イ、ウ　正

エ　誤　購入者等が医薬品を使用する前に添付文書や製品表示を必ず読むなどの適切な行動がとられ、その適正な使用が図られるよう、購入者等の理解力や医薬品を使用する状況等に即して**説明がなされるべき**である。

問7　正解 2

ア、イ、エ　正

ウ　誤　外用薬であっても、食品によっては医薬品の作用や代謝に影響を受ける可能性がある。

問8　正解 3

酒類（アルコール）は、医薬品の吸収や代謝に影響を与えることがある。アルコールは、主として肝臓で代謝されるため、酒類（アルコール）をよく摂取する者では、肝臓の代謝機能が（ **ア 高く** ）なっていることが多い。その結果、肝臓で代謝されるアセトアミノフェンなどでは、通常よりも代謝され（ **イ やすく** ）なっているため体内から医薬品が（ **ウ 速く** ）消失する傾向がある。

問9　正解 2

1　正　その他、**新生児**は生後4週未満、**乳児**は生後4週以上1歳未満、**幼児**は1歳以上7歳未満であることを覚えておくこと。

2　誤　小児は大人と比べて身体の大きさに対して腸が**長く**、服用した医薬品の吸収率が相対的に**高い**。

3、4　正

問10　正解 3

ア、ウ、エ　正

イ　誤　妊婦又は妊娠していると思われる女性に対しても、十分に配慮して情報提供や相談対応を行う必要がある。

問11　正解 1

ア〜エ　正　その他、プラセボ効果によってもたらされる反応や変化にも、**望ましいもの（効果）**と**不都合なもの（副作用）**とがある。

プラセボ効果は出題範囲が限定されているため、設問の内容と解説の内容をしっかり押さえておきましょう。

問12　正解 3

ア　誤　医薬品は、適切な保管・陳列がなされていても、経時変化による品質の劣化は**避けられない**。

イ、エ　正

ウ　誤　医薬品は、配合されている成分が**光（紫外線）**だけでなく、**高温**や**多湿**等によっても品質の劣化（変質・変敗）を起こしやすいものが多い。また、いったん開封されると使用期限まで品質が保証されない場合があり、暗所で保管しても未開封状態と同じ状態に保つことは難しい。

問13　正解 3

一般用医薬品は、医薬品医療機器等法において「（ **ア 医薬品** ）のうち、その効能及び効果において人体に対する作用が（ **イ 著しくない** ）ものであって、薬剤師その他の医薬関係者から提供された情報に基づく（ **ウ 需要者** ）の選択により使用されることが目的とされているもの（要指導医薬品を除く。）」と定義されている。

一般用医薬品の定義に関する設問です。全国的によく出題される内容のため、確実に押さえておきましょう。

問14 正解 4

ア 誤 「治療」ではなく「**予防**」である。

イ 正 「改善・向上」がキーワードのため、注意すること。

ウ 正 一般用検査薬が該当する。

エ 正

問15 正解 1

ア、イ 正

ウ 誤 情報提供の際には必ずしも医薬品の販売に結びつけるのでなく、**医療機関の受診**を勧めたり（受診勧奨）、**医薬品の使用によらない対処**を勧めることが適切な場合がある。

エ 誤 別の一般用医薬品を勧めるのではなく、**医療機関を受診して医師の診療を受けるよう勧める**必要がある。

問16 正解 1

ア〜エ 正 確認すべき事項は複数あるため、次の内容を復習しておくこと。

【医薬品の販売等に従事する専門家が購入者等へ確認するべき事項】

①何のために医薬品を購入しようとしているか（購入のニーズや動機）

②医薬品を使用するのは情報提供を受けている当人か、その家族等が想定されるか

③医薬品を使用する人として、小児や高齢者、妊婦等が想定されるか

④医薬品を使用する人が医療機関で治療を受けていないか

⑤医薬品を使用する人が過去にアレルギーや副作用等を経験しているか

⑥医薬品を使用する人が相互作用や飲み合わせで問題を生じるおそれのある他の医薬品の使用や食品の摂取をしていないか

⑦医薬品がすぐに使用される状況にあるか

⑧症状等がある場合、いつごろからか、その原因等の特定はなされているか

問17 正解 2

ア、エ 正

イ 誤 購入者等の体質や症状等にあった製品を事前に調べて選択しているのではなく、宣伝広告や販売価格等に基づいて漠然と選択していることも少なくないため、一般的・網羅的な説明だけでは**不十分**である。

ウ 誤 専門用語のまま説明することは好ましくない。専門用語をわかりやすい平易な表現で説明し、説明した内容が購入者等にどのように理解され、行動に反映されているのか、などの実情を把握しながら行うことで実効性が高まる。

問18 正解 3 重要

ア 誤 「解熱鎮痛剤」ではなく「**催眠鎮静剤等**」である。

イ、エ 正

ウ 誤 サリドマイドが摂取されると、**R体とS体は体内で相互に転換する**ため、R体のサリドマイドを分離して製剤化しても催奇形性は避けられない。

問19 正解 5 重要

スモン訴訟は、（**ア 整腸剤**）として販売されていたキノホルム製剤を使用したことにより、亜急性脊髄視神経症に罹患したことに対する損害賠償訴訟である。キノホルム製剤は、1924年から（**ア 整腸剤**）として販売されていたが、1958年頃から消化器症状を伴う特異な（**イ 神経症状**）が報告されるようになり、米国では1960年に（**ウ アメーバ赤痢**）への使用に限ることが勧告された。

その他、スモンの症状として、初期には腹部の膨満感から激しい腹痛を伴う下痢を生じ、次第に下半身の痺れや脱力、歩行困難等が現れます。麻痺は上半身にも広がる場合があり、ときに視覚障害から失明に至ることもあります。

問20 正解 5 重要

ア 誤 「白血病患者」ではなく「**血友病患者**」である。

イ 誤 両地裁で**和解が成立**している。

ウ 誤 HIV訴訟ではなく、**サリドマイド訴訟**、**スモン訴訟**を契機として、医薬品副作用被害救

済制度が創設された。

エ 正

人体の働きと医薬品

問21 正解 2

ア 正 リゾチーム等の物質を含んでいる。

イ 誤 「強アルカリ性」ではなく「**強酸性**」である。

ウ 正

エ 誤 膵液に含まれるデンプンを分解する酵素は、アミラーゼ（膵液アミラーゼ）であり、リパーゼは**脂質**を分解する酵素である。

問22 正解 1

ア、イ、エ 正

ウ 誤 「ホルムアルデヒド」ではなく「**アセトアルデヒド**」である。

問23 正解 3

ア 誤 鼻腔、咽頭、喉頭までの部分を**上気道**といい、気管、気管支、肺までの部分を**下気道**という。

イ、エ 正

ウ 誤 「厚く」ではなく「**薄く**」である。

問24 正解 3

ア 誤 心臓の**右側部分（右心房、右心室）**は、全身から集まってきた血液を肺へ送り出す。肺でのガス交換が行われた血液は、心臓の**左側部分（左心房、左心室）**に入り、そこから全身に送り出される。

イ 正 ヘモグロビンは赤い色素である。

ウ 誤 リンパ球は、白血球の約**1/3**を占める。設問は、**好中球**に関する記述である。

エ 正 脾臓の主な働きは、脾臓内を流れる血液から古くなった赤血球を濾し取って処理することにある。

問25 正解 2

ア、エ 正

イ 誤 「ナトリウム」ではなく「**カリウム**」である。

ウ 誤 女性の尿道は**短い**ため、細菌などが侵入したとき膀胱まで感染を**生じやすい**。

問26 正解 4

ア 誤 近くの物を見るときは**丸く厚みが増し**、遠くの物を見るときは**扁平**になる。

イ、エ 正

ウ 誤 「ビタミンD」ではなく「**ビタミンA**」である。

問27 正解 4

1、2 正

3 正 メラニン産生細胞は、**表皮の最下層**にあることも覚えておくこと。

4 誤 エクリン腺とアポクリン腺の記述が逆である。

問28 正解 4

次ページの「骨格筋、平滑筋、心筋」の表で筋組織について整理しておくこと。

1～3 正

4 誤 「平滑筋」ではなく「**骨格筋**」である。

問29 正解 2

ア、イ 正

ウ 誤 「交感神経系」ではなく「**副交感神経系**」である。

エ 正 通常は**交感神経線維**の末端からは、**ノルアドレナリン**が放出されるが、**汗腺は例外**である。**エクリン腺**を支配する交感神経線維の末端では**アセチルコリン**が神経伝達物質として放出される。一方、**アポクリン腺**を支配する交感神経線維の末端では**ノルアドレナリン**が神経伝達物質として放出される。

問30 正解 2

ア、ウ 正

イ 誤 濃度の**高い方**から**低い方**へ**受動的**に拡散していく現象である。

エ 誤 眼の粘膜に適用する点眼薬は、鼻涙管を通って鼻粘膜から吸収されることがある。したがって、眼以外の部位に到達して副作用を起こすことがある。

骨格筋、平滑筋、心筋

分類	所在	特徴	随意・不随意
骨格筋	骨に連結	・関節を動かす筋肉 ・横縞模様がある（横紋筋とも呼ばれる） ・収縮力は強いが持続力がなく疲労しやすい	随意筋（自分の意思通りに動かすことができる）
平滑筋	消化管壁、血管壁等	・消化管等を動かす ・比較的弱い力で持続的に収縮する	不随意筋（自分の意思通りに動かすことができない）
心筋	心臓壁	・心臓を動かす ・強い収縮力と持続力を兼ね備えている	

問31　正解 2

1　正　このようなことを**肝初回通過効果**という。

2　誤　効き目が「弱く」ではなく「**強く**」なる。

3、4　正

問32　正解 2

医薬品が効果を発揮するためには、有効成分がその作用の対象である器官や組織の細胞外液中に、一定以上の濃度で分布する必要がある。医薬品が摂取された後、成分が吸収されるにつれて血中濃度は上昇し、（**ア 最小有効濃度**）を超えたときに薬効が現れる。また、一度に医薬品を大量に摂取して血中濃度がある濃度以上になると、薬効は（**イ 頭打ちとなり**）、副作用の発症リスクは（**ウ 高くなる**）。

最小有効濃度は閾値ともいい、最高血中濃度はピークと呼ばれることも覚えておきましょう。

問33　正解 3

1　正　粉末状にしたものを散剤、小さな粒状にしたものを顆粒剤という。

2、4　正

3　誤　適用部位を水から遮断したい場合は、「クリーム剤」ではなく「**軟膏剤**」を用いることが多い。

問34　正解 2

ア、エ　正

イ　誤　軽度の場合、**自覚症状がなく**、健康診断等の血液検査（肝機能検査値の悪化）で初めて判明することが多い。

ウ　誤　原因医薬品の長期服用後に初めて発症する場合もある。

問35　正解 3　重要

ア　正　スティーブンス・ジョンソン症候群はSJSとも呼ばれる。

イ　誤　発症の可能性がある医薬品の種類は**多い**ため、発症の予測は極めて**困難**である。

ウ　正

エ　誤　1ヶ月以上経ってから発症することもある。

問36　正解 1

ア　正　これらの症状が現れた場合は、原因と考えられる医薬品の使用を中止し、症状によっては受診勧奨などの対応が必要である。

イ、ウ、エ　正

問37　正解 3

1、4　正

2　正　**イレウス様症状**（**腸閉塞様症状**）に関する記述である。

3　誤　間質性肺炎は、肺の中で肺胞と毛細血管を取り囲んで支持している組織（間質）が炎症を起こしたものである。設問は、**肺炎**に関する記述である。

問38　正解 4

ア　誤　うっ血性心不全とは、全身が必要とする量の血液を心臓から送り出すことができなくなり、肺に血液が貯留して、種々の症状を示す疾患である。設問は、**不整脈**に関する記述である。

イ　正

ウ　誤　前立腺肥大等の基礎疾患がない人でも現れることが知られており、**男性に限らず女性においても報告されている。**

エ　誤　尿の回数は「減少」するのではなく「**増加**」する。

問39　正解 3

1、2、4　正

3　誤　「可逆的」ではなく「**不可逆的**」である。

問40　正解 3　重要

ア　正　このような疾患を**接触皮膚炎**という。

イ　誤　長期使用後に現れることもある。

ウ　誤　このような疾患を**光線過敏症**という。光線過敏症は、貼付剤を**剥がした後でも発症**することがある。

エ　正

医薬品の適正使用・安全対策

問41　正解 2

1、3、4　正

2　誤　1年に1回ではなく、**必要に応じて随時改訂**がなされている。

問42　正解 1

1　誤　「症状があるときのみの使用にとどめ、連用しないこと」の項には、連用すると副作用等が現れやすくなる成分、効果が減弱して医薬品に頼りがちになりやすい成分又は比較的作用の強い成分が配合されている場合に記載される。設問は「**次の部位には使用しないこと**」の記述である。

2～4　正

問42と問43は文章をよく読まないと間違えてしまう設問です。正解の選択肢を含めてテキストで再度、内容を確認しておきましょう。

問43　正解 3

ア、エ　正

イ　誤　具体的な悪影響が判明している医薬品に限定されているわけではない。「してはいけないこと」の項で「次の人は使用（服用）しないこと」として記載されている場合と異なり、必ずしも人における具体的な悪影響が判明しているものでないが、妊婦における使用経験に関する科学的データが限られており、**安全性の評価が困難とされている場合に記載**されている。

ウ　誤　登録販売者が判断するのではなく、治療を行っている医師又は歯科医師にあらかじめ相談して、使用の適否について判断を仰ぐべきである。

問44　正解 2

ア、ウ　正

イ　誤　添加物として配合されている成分も掲げられているが、添加物は、それ自体積極的な薬効を期待して配合されるものではない。**製剤としての品質、有効性及び安全性を高めることを目的**として配合されている。

エ　正　効能又は効果は、「適応症」として記載されている場合もある。

問45　正解 1　重要

1　正　タンニン酸アルブミンは、収斂止瀉成分である。

2　誤　アミノフィリン水和物は、キサンチン系成分である。

3　誤　ジヒドロコデインリン酸塩は、麻薬性鎮咳成分である。

4　誤　ロートエキスは、抗コリン成分である。

5　誤　エチニルエストラジオールは、女性ホルモン成分である。

問46　正解 1　重要

ア　正　テオフィリンは、キサンチン系成分である。
イ　正　ジフェンヒドラミン塩酸塩は、抗ヒスタミン成分である。
ウ　正　センノシドは、瀉下成分である。
エ　誤　コデインリン酸塩水和物（麻薬性鎮咳成分）は、メトヘモグロビン血症ではなく、乳児で**モルヒネ中毒**が生じたとの報告がある。

問47　正解 2

ア、エ　正
イ　誤　「散剤」ではなく「**シロップ剤**」である。
ウ　正　錠剤だけでなく、カプセル剤、散剤等も同様の理由で冷蔵庫内での保管は不適当である。

問48　正解 1

ア　正　ジフェンヒドラミン塩酸塩（抗ヒスタミン成分）は、眠気を生じる。
イ　正　スコポラミン臭化水素酸塩水和物（抗コリン成分）は、眠気、目のかすみ、異常なまぶしさを生じることがある。
ウ　誤　インドメタシンは、非ステロイド性抗炎症成分である。
エ　誤　スクラルファートは、胃粘膜保護・修復成分である。

問49　正解 4　重要

医薬品、医療機器又は再生医療等製品について緊急かつ重大な注意喚起や使用制限に係る対策が必要な状況にある場合に、（**ア 厚生労働省**）からの命令、指示、製造販売業者の自主決定等に基づいて作成されるもので、（**イ イエローレター**）とも呼ばれる。

医療用医薬品や医家向け医療機器についての情報伝達である場合が多いが、小柴胡湯による（**ウ 間質性肺炎**）に関する緊急安全性情報（平成８年３月）のように、一般用医薬品にも関係する緊急安全性情報が発出されたこともある。

緊急安全性情報や安全性速報などの安全性情報は出題頻度も高いため、知識を整理しておくことが必要です。

問50　正解 1

ア　正　紙の添付文書の同梱が廃止され、注意事項等情報が電子的な方法により提供されるようになったことは、令和４年３月の手引き改訂によって追加された内容である。
イ、ウ、エ　正

問51　正解 5

選択肢の機関は、手引き第５章「（参考）主な情報入手先、受付窓口等」に掲載されているため、一度は目を通しておくこと。
1、2、4　誤
3　誤　日本製薬団体連合会は、「医薬品 PL センター」を開設した機関である。
5　正

問52　正解 3

ア　正　約3,000の医療機関をモニター施設に指定して、直接副作用報告を受けた。
イ　誤　登録販売者は、**医薬関係者に該当**する。
ウ　誤　医薬品との**因果関係が必ずしも明確でない場合であっても報告**の対象となり得る。また、安全対策上必要があると認めるときは、医薬品の過量使用や誤用等によるものと思われる健康被害についても、報告がなされる必要がある。
エ　正

問53　正解 1

ア、イ　正
ウ　誤　**給付費**については、**製造販売業者**から年度ごとに納付される拠出金が充てられる。また、事業費の２分の１相当額が国庫補助により賄われている。
エ　誤　**障害年金、障害児養育年金**は**請求期限がない**。その他には、請求期限が定められている。

問54　正解 2

ア、イ、ウ　正

エ　誤　一般用検査薬は、医薬品副作用被害救済制度の対象とならない。

問55　正解 2

1　誤　人体に直接使用しない殺菌消毒剤は、給付対象とはならない。

2　正

3〜5　誤

問56　正解 1

ア、イ　正

ウ　誤　胃潰瘍には、カフェインを含む成分を主薬とする眠気防止薬が該当する。

エ　誤　糖尿病には、プソイドエフェドリン塩酸塩が該当する。

問57　正解 1　重要

ア、イ、ウ　正

エ　誤　健康被害以外の損害に関する申立てについても受け付けている。その他、医薬品PLセンターは、製造販売元の企業と交渉するに当たって、公平・中立な立場で申立ての相談を受け付け、交渉の仲介や調整・あっせんを行い、裁判によらずに迅速な解決に導くことを目的としている。

問58　正解 4

イブプロフェンは、妊娠期間の（**ア 延長**）、胎児の動脈管の（**イ 収縮**）・早期閉鎖、子宮収縮の抑制、分娩時出血の増加のおそれがあるため、出産予定日（**ウ 12**）週以内の妊婦に対して、使用（服用）しないこととしている。

その他、出産予定日12週以内の妊婦に対して使用しないこととしている成分として、アスピリンがあります。

問59　正解 5

解熱鎮痛成分として（**ア アミノピリン、スルピリン**）が配合されたアンプル入りかぜ薬の使用による重篤な（**イ 副作用（ショック）**）で、1959年から1965年までの間に計38名の死亡例が発生した。

アンプル剤は他の剤形（錠剤、散剤等）に比べて吸収が速く、血中濃度が（**ウ 急速**）に高値に達するため、通常用量でも副作用が生じやすいことが確認されたことから、1965年、厚生省（当時）より関係製薬企業に対し、アンプル入りかぜ薬製品の回収が要請された。

アミノピリン、スルピリンはピリン系の解熱鎮痛成分であるが、第5章のこの範囲でしか登場しない成分である。

問60　正解 1

ア、イ　正

ウ　誤　違法薬物（麻薬、覚醒剤、大麻等）によるものばかりでなく、一般用医薬品によっても生じ得る。

エ　誤　医薬品の適正使用に関する重要性については、小中学生など小さいうちから啓発を行うことが重要である。

主な医薬品とその作用

問61　正解 4　重要

ア　誤　チペピジンヒベンズ酸塩（非麻薬性鎮咳成分）は、咳を抑えることを目的とする成分である。

イ　誤　ブロムヘキシン塩酸塩（去痰成分）は、気道粘膜からの粘液の分泌促進作用、痰の中の粘性タンパク質に関する溶解低分子化作用、線毛運動促進作用を示す成分である。

ウ　正　トラネキサム酸は、抗炎症成分である。

エ　正　メチルエフェドリン塩酸塩は、アドレナリン作動成分である。

成分から主な作用を答える設問は、かぜ薬で出題が多いため、かぜ薬の成分をよく学習しておきましょう。

問62　正解 1

選択肢は、かぜの症状緩和に用いる代表的な漢方処方製剤である。「**感冒の初期**」「**肩こり**」などのキーワードにより葛根湯を選ぶことができる。

問63　正解 1　重要

ア、イ、エ　正
ウ　誤　体温を通常よりも「低く」ではなく「**高く**」する。

問64　正解 3

ア　誤　胃腸障害を起こしやすい。
イ、ウ　正
エ　誤　シャクヤクは、**ボタン科のシャクヤクの根**を基原とする生薬で、鎮痛鎮痙作用、鎮静作用を示し、内臓の痛みにも用いられる。設問は、**ボウイ**に関する記述である。

問65　正解 5

1～4　誤　イソプロピルアンチピリン以外は、**サリチル酸系解熱鎮痛成分**である。
5　正

問66　正解 1

ア　正　アリルイソプロピルアセチル尿素は、鎮静成分である。
イ、エ　正
ウ　誤　一時的な睡眠障害の緩和に用いられるものであり、慢性的に不眠症状がある人や医療機関において不眠症の診断を受けている人を対象とするものではない。

問67　正解 2

ア、ウ　正
イ　誤　ブシは、心筋の収縮力を高めて**血液循環を改善**する作用を持つ。また、血液循環が高まることによる**利尿作用**を示すほか、**鎮痛作用**を示す。
エ　誤　サンザシは、**健胃、消化促進**等の作用を期待して用いられる。

問68　正解 1　重要

ア～エ　正　カフェインには、中枢興奮作用、強心作用、利尿作用、胃液分泌促進作用がある。

問69　正解 2

ア、イ、エ　正
ウ　誤　「15歳未満」ではなく「**3歳未満**」が正しい。3歳未満では、乗物酔いが起こることはほとんどないとされている。

問70　正解 2

ア、ウ　正
イ　誤　カンゾウについては、小児の疳を適応症とする生薬製剤では主として健胃作用を期待して用いられる。
エ　誤　漢方処方製剤は、用法用量において適用年齢の下限が設けられていない場合にあっても、生後3ヶ月未満の乳児には使用しないこととされている。

問71　正解 2　重要

ア、イ　正
ウ　誤　キョウニンは、体内で分解されて生じた代謝物の一部が延髄の呼吸中枢、咳嗽中枢を鎮静させる作用を示す。
エ　誤　セキサンは、**ヒガンバナ科のヒガンバナ鱗茎**を基原とする生薬で、去痰作用を期待して用いられる。設問は、**オウヒ**に関する記述である。

問72　正解 4

1、2　正
3　正　テプレノンは、胃粘膜保護修復成分である。
4　誤　ピレンゼピン塩酸塩は、アセチルコリンの働きを「亢進」ではなく「**抑制**」する。また、胃液の分泌を**抑える**作用がある。

問73　正解 2　重要

ア、ウ　正
イ　誤　「大腸」ではなく「**小腸**」である。
エ　誤　急激で強い瀉下作用（峻下作用）を示す

ため、激しい腹痛又は悪心・嘔吐の症状がある人、妊婦又は妊娠していると思われる女性、3歳未満の乳幼児では**使用を避ける**こととされている。

問74　正解 2　重要

ア　正

イ　正　ロートエキスは、抗コリン成分である。

ウ　誤　パパベリン塩酸塩は、自律神経系に作用するのではなく、**消化管の平滑筋に直接働いて**胃腸の痙攣を鎮める作用を示す。また、自律神経系を介した作用ではないが、**眼圧を上昇させる**作用を示す。

エ　正　オキセサゼインは、局所麻酔成分である。

問75　正解 1　重要

駆虫成分は数が少ないため、「駆虫成分」の表でまとめて学習しておくこと。

ア、イ　正

ウ　誤　マクリは「サントニン」ではなく「**カイニン酸**」を含む生薬である。

エ　誤　パモ酸ピルビニウムは、**蟯虫**の呼吸や栄養分の代謝を抑えて殺虫作用を示すとされる。設問は、**カイニン酸**に関する記述である。

問76　正解 3

ア、エ　正

イ　誤　ジャコウは、**シカ**科のジャコウジカの**雄**の**麝香腺分泌物**を基原とする生薬で、強心作用のほか、呼吸中枢を刺激して呼吸機能を高めたり、意識をはっきりさせる等の作用がある。設問は、**ゴオウ**に関する記述である。

ウ　誤　リュウノウは、中枢神経系の刺激作用による気つけの効果を期待して用いられる。設問は、シンジュに関する記述である。

問77　正解 1

ア、イ、エ　正

ウ　正　ビタミンＢ２は、リボフラビンとも呼ばれている。

駆虫成分

成分	作用	ポイント
サントニン	**回虫**の自発運動を抑える	・主に**肝臓**で代謝される。肝臓病がある場合、肝機能障害を悪化させるため、使用前に医師等に相談する ・服用後、一時的に物が**黄色く**見えたり、耳鳴り、口渇が現れたりする
カイニン酸	**回虫**に痙攣を起こさせる	カイニン酸を含む生薬（しょうやく）成分として、マクリがある
ピペラジンリン酸塩	アセチルコリン伝達を妨げて、**回虫**および**蟯虫**の運動筋を麻痺させる	・副作用として痙攣、倦怠感、眠気、食欲不振、下痢、便秘等が現れる ・痙攣の症状のある人、貧血、著しい栄養障害の患者では、それらの症状の悪化を招くため、使用前に医師等に相談する ・**肝臓病**、**腎臓病**の診断を受けた人は、副作用を生じやすいため、使用前に医師等に相談する
パモ酸ピルビニウム	**蟯虫**の呼吸や栄養分の代謝を抑える	・赤〜赤褐色の成分で、尿や糞便が赤く着色することがある ・水に溶けにくいため消化管からの吸収は少ないとされているが、**ヒマシ油**との併用は避ける ・腸管内で駆虫成分が吸収されやすくなるため、脂質分の多い食事やアルコール摂取は避ける

問78　正解 5

ア　誤　便が黒くなっても使用の中止を要する副作用等の**異常ではないが**、鉄製剤の服用前から便が黒い場合は貧血の原因として消化管内で出血している場合もあるため、服用前の便の状況との対比が必要である。

イ　誤　貧血を改善するため、ヘモグロビン産生に必要なビタミンＢ６や、正常な赤血球の形成に働くビタミンＢ12、葉酸が配合されている場合がある。

ウ、エ　正

問79　正解 4

ア　誤　直腸粘膜には知覚神経が通っていないため、直腸粘膜にできた**内痔核は自覚症状が少ない**ことが特徴である。排便と関係なく、出血や患部の痛みを生じるものは、**外痔核**である。

イ、ウ　正

エ　誤　「ビタミンC（アスコルビン酸等）」ではなく「**ビタミンE**（トコフェロール酢酸エステル等）」である。

問80　正解 2

ア　正

イ　誤　ジフェンヒドラミン塩酸塩は、**抗ヒスタミン成分**である。**痔に伴う痒みを和らげる**ことを目的としている。

ウ　正　グリチルレチン酸は、グリチルリチン酸が分解されてできる成分である。グリチルリチン酸と同様に作用する。

エ　誤　酸化亜鉛は、**収斂保護止血成分**である。粘膜表面に不溶性の膜を形成することにより、**粘膜の保護・止血**を目的としている。

問81　正解 4

ア　誤　妊娠中の女性ホルモン成分の摂取によって胎児の先天性異常の発生が報告されており、妊婦又は妊娠していると思われる女性では**使用を避ける**必要がある。

イ　誤　外用薬として、膣粘膜又は外陰部に適用されるものがある。

ウ、エ　正

問82　正解 3　重要

選択肢に婦人薬が多くあるため迷うが、キーワードとして「**冷え**」、「**腰痛、神経痛、関節痛、月経痛、頭痛**」などの「**痛み**」より、適応がある漢方処方製剤として「五積散」を選択する。

1　誤　温清飲：体力中等度で、**皮膚はかさかさ**して色つやが悪く、**のぼせる**ものの月経不順、月経困難、血の道症、更年期障害、神経症、湿疹・皮膚炎に適すとされる。

2　誤　補中益気湯：体力虚弱で、元気がなく、胃腸の働きが衰えて、疲れやすいものの虚弱体質、**疲労倦怠**、病後・術後の衰弱、食欲不振、ねあせ、感冒に適すとされる。

3　正　五積散：体力中等度またはやや虚弱で、**冷え**があるものの胃腸炎、**腰痛**、**神経痛**、**関節痛**、**月経痛**、**頭痛**、更年期障害、感冒に適すとされる。

4　誤　四物湯：体力虚弱で、**冷え症**で**皮膚が乾燥**、色つやの悪い体質で胃腸障害のないものの月経不順、月経異常、更年期障害、血の道症、冷え症、しもやけ、しみ、貧血、**産後または流産後の疲労回復**に適すとされる。

5　誤　当帰芍薬散：体力虚弱で、**冷え症**で貧血の傾向があり疲労しやすく、時に**下腹部痛**、頭重、めまい、肩こり、耳鳴り、動悸等を訴えるものの月経不順、月経異常、月経痛、更年期障害、産前産後または流産による障害（貧血、疲労倦怠、めまい、むくみ）、めまい・立ちくらみ、頭重、肩こり、腰痛、足腰の冷え症、しもやけ、むくみ、しみ、耳鳴りに適すとされる。

問83　正解 3

ア　誤　アゼラスチン（抗ヒスタミン成分）は、「好中球」ではなく「**肥満細胞**」から遊離したヒスタミンが受容体と反応するのを妨げる。

イ　正　ジフェンヒドラミン塩酸塩は、抗ヒスタミン成分である。

ウ　誤　クロルフェニラミンマレイン酸塩（抗ヒスタミン成分）は、覚醒の維持・調節を行う働きを担っているヒスタミンの働きを抑え、**眠気が促される**。そのため、本剤の服用後に乗物又は機械類の運転操作を**避ける**こととされている。

エ　正

問84　正解 3　重要

ア　誤　プソイドエフェドリン塩酸塩（アドレナリン作動成分）は、**交感神経系**を**刺激**して鼻粘膜の血管を収縮させることによって鼻粘膜の充血や腫れを和らげることを目的としている。設問は、**抗コリン成分**に関する記述である。

イ、ウ　正

エ　誤　プソイドエフェドリン塩酸塩には、眠気が促進される作用はない。

プソイドエフェドリン塩酸塩は、手引き第5章別表に関する設問でも出題があります。

問85　正解 2

ア　正

イ　誤　減感作療法等のアレルギーの治療を受けている人では、治療の**妨げとなる**おそれがある。

ウ　誤　ベンザルコニウム塩化物（殺菌消毒成分）は、石けんとの混合によって殺菌消毒効果が**低下**する。

エ　正　ケトチフェンフマル酸塩は、抗ヒスタミン成分である。

問86　正解 4

1　正　ナファゾリン塩酸塩、フェニレフリン塩酸塩は、アドレナリン作動成分である。

2、3　正

4　誤　一般用医薬品により対処を図ることは適当でなく、医療機関における治療（ステロイド性抗炎症成分を含む点鼻薬の処方等）が必要となる。

問87　正解 1

ア　正　テトラヒドロゾリン塩酸塩は、アドレナリン作動成分である。

イ　正　イプシロン-アミノカプロン酸は、抗炎症成分である。

ウ　誤　硫酸マグネシウム（無機塩類）は、**涙液成分を補う**ことを目的としている。設問は**アスパラギン酸カリウム**（アミノ酸成分）などの記述である。

エ　誤　ネオスチグミンメチル硫酸塩は、コリンエステラーゼの働きを**抑える**作用を示し、毛様体におけるアセチルコリンの働きを**助ける**ことで、目の調節機能を改善する効果を目的として用いられる。

イプシロン-アミノカプロン酸やネオスチグミンメチル硫酸塩は眼科用薬でしか出題がない成分です。

問88　正解 2

ア　正　1滴の薬液の量は約50μLであるのに対して、結膜嚢の容積は30μL程度とされているため、一度に何滴も点眼しても効果が増すわけではない。

イ　誤　「目尻」ではなく「**目頭**」である。

ウ　誤　無菌的に製造されていても、容器が開封されてから長期間を経過した製品は、**使用を避けるべき**である。

エ　正　角膜に障害を引き起こす原因となるおそれがあり、ソフトコンタクトレンズを装着したままの点眼は避けることとしている製品が多い。ただし、1回使い切りタイプとして防腐剤を含まない製品では、ソフトコンタクトレンズ装着時にも使用できるものがある。

問89　正解 4

1　誤　「ビタミンＢ２」ではなく「ビタミンＢ６」の記述である。

2　誤　「ビタミンＢ６」ではなく「ビタミンＢ２」の記述である。

3　誤　ビタミンＢ12は、**目の調節機能を助ける**作用を期待して用いられる。設問は、ビタミンＡに関する記述である。

4　正

滋養強壮保健薬と同じように、ビタミンの特徴を理解していなければ解けない問題です。何度も復習して覚えるようにしましょう。

問90　正解 3

ア、エ　正

イ　誤　解説**ウ**を参照のこと。

ウ　誤　ポビドンヨードは、ヨウ素をポリビニルピロリドン（PVP）と呼ばれる担体に結合させて**水溶性**とし、**徐々にヨウ素が遊離**して殺菌作用を示すように工夫されたものである。設問は、ヨードチンキに関する記述である。

問91　正解 4

ア　誤　デキサメタゾンはステロイド性抗炎症成分であるが、フェルビナクは**非ステロイド性抗炎症成分**である。

イ　誤　ステロイド性抗炎症成分は、体の一部分に生じた一時的な皮膚症状の緩和を目的とするため、広範囲に生じた皮膚症状や、慢性の湿疹・皮膚炎を対象とするものではない。

ウ、エ　正

問92　正解 3

ア　正

イ　誤　カンフル（冷感刺激成分）は、皮膚表面に冷感刺激を与え、軽い炎症を起こして反射的な血管の拡張による患部の血行を促す効果を期待して、また、知覚神経を麻痺させることによる鎮痛・鎮痒の効果を期待して配合されている場合がある。設問は、カプサイシンなどの温感刺激成分に関する記述である。

ウ　誤　温感刺激成分ではなく、**冷感刺激成分**が配合された外用鎮痛薬が適している。

エ　誤　尿素は、角質層の水分保持量を高め、**皮膚の乾燥を改善**することを目的として用いられる。設問は、**イオウ**に関する記述である。

問93　正解 1

ア　正　オイゲノールは、殺菌消毒成分である。

イ　正　ビタミンEは、トコフェロールコハク酸エステルカルシウムなどとも呼ばれる。

ウ　正　フィトナジオンは、ビタミンK1とも呼ばれる。

エ　誤　カルバゾクロム（止血成分）は、炎症を起こした**歯周組織からの出血を抑える**作用がある。設問は、アミノ安息香酸エチル（局所麻酔成分）などに関する記述である。

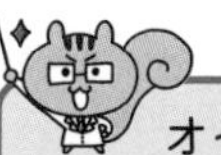

オイゲノールやフィトナジオンは、歯痛薬・歯槽膿漏薬でしか出題のない成分です。

問94　正解 2

1、3、4　正

2　誤　外用薬だけでなく、**内服薬**も製造販売されている。

問95　正解 1

口腔内が（ **ア 酸性** ）になるとニコチンの吸収が低下するため、コーヒーなど口腔内を（ **ア 酸性** ）にする食品を摂取した後しばらくは使用を避けることとされている。また、ニコチンは（ **イ 交感神経系** ）を興奮させる作用を示し、アドレナリン作動成分が配合された医薬品（鎮咳去痰薬、鼻炎用薬、痔疾用薬等）との併用により、その作用を（ **ウ 増強** ）させるおそれがある。

問96　正解 1

ア　正　システインはその他にも、皮膚における**メラニンの生成を抑える**とともに、皮膚の新陳代謝を活発にして**メラニンの排出を促す**働きがある。

イ　誤　ビタミンCは、歯ぐきからの出血や鼻血の**予防**に用いられる。

ウ　正

エ　誤　**1ヶ月位**服用しても症状の改善がみられない場合には、栄養素の不足以外の要因が考えられるため、漫然と使用を継続することなく、症状によっては医療機関を受診する等、適切な対処が図られることが重要である。

問97　正解 4

ア　誤　漢方薬でも重篤な副作用が起きることもある。

イ、ウ　正

エ　誤　一般用医薬品に用いることのできる漢方処方は、現在**300**処方程度である。

問98　正解 2

ア、ウ　正

イ　誤　サンザシは、**健胃、消化促進作用**を期待して用いられる。

エ　誤　ブシは、心筋の収縮力を高めて**血液循環を改善**する作用を持つ。血液循環が高まることによる**利尿作用**を示すほか、**鎮痛作用**を示す。

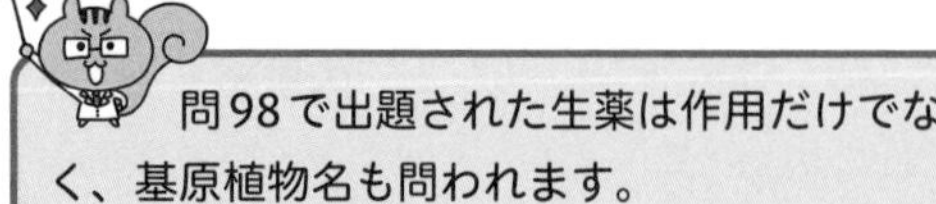

問98で出題された生薬は作用だけでなく、基原植物名も問われます。

問99　正解 2

1、3、4　正

2　誤　設問は、**ピレスロイド系殺虫成分**の記述である。

問100　正解 3

ア、イ　正

ウ　誤　検査薬が高温になる場所に放置されたり、冷蔵庫内に保管されていたりすると、設計どおりの検出感度を発揮できなくなるおそれがある。

エ　誤　妊娠が成立していたとしても、正常な妊娠か否かについては、妊娠検査薬による検査結果では判別できないため、妊娠週数が進むままに漫然と過ごすのではなく、早期に医師の診断を受けるなどの対応が必要である。

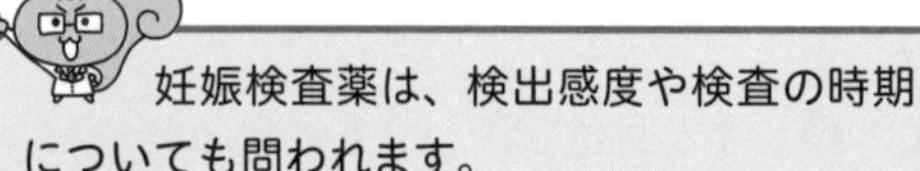

妊娠検査薬は、検出感度や検査の時期についても問われます。

薬事関係法規・制度

問101　正解 1

ア　正　穴埋め形式で出題されることが多い設問のため、「品質」「有効性」「安全性」「保健衛生の向上」などのキーワードを覚えておくこと。

イ、ウ、エ　正

問102　正解 3

ア　誤　日本薬局方には、全ての医療用医薬品が収載されているわけではない。

イ、エ　正

ウ　誤　日本薬局方に収められている医薬品には、一般用医薬品として販売されているものや一般用医薬品の中に配合されているものもある。

問103　正解 2

ア　正　劇薬については、要指導医薬品に該当するものがある。

イ、エ　正

ウ　誤　毒薬に関する容器又は被包への記載は、**黒地に白枠、白字**となる。

問104　正解 3

（ア）は「**薬剤師**」であり、答えやすいと考えられるが、（イ）と（ウ）は間違えやすいため、注意が必要である。「購入者側から質問等がなくても行う積極的な情報提供」について、要指導医薬品や第一類医薬品は「義務」であるのに対して、第二類医薬品は「**努力義務**」になる。また、「購入者側から相談があった場合の応答」については、どのリスク区分でも「**義務**」となることを押さえておくこと。

問105　正解 5

ア　誤　化粧品は、「**人の身体を清潔にし、美化し、魅力を増し、容貌を変え、又は皮膚若しくは毛髪を健やかに保つ**」ことを目的としている。「人の身体の構造若しくは機能に影響を及ぼす」ことを目的とするものは化粧品に含まれない。

イ　誤　販売業の許可は、**不要**である。

ウ　誤　化粧品は、**医薬品的な**効能効果を表示・標榜することは**一切認められていない**。あくまで、解説**ア**に記載した事項を目的とする範囲内においてのみ、効能効果を表示・標榜することが認められている。

エ　誤　原則認められていないが、添加物として使用されているなど**薬理作用が期待できない量以下**に制限されていれば認められる。

問106　正解 4

1、2　正

3　正　特別用途食品には、そのほかに乳児用、妊産婦用などがある。

4　誤　機能性表示食品は、消費者庁長官の個別の許可を受けてはいないが、**販売前に安全性及び機能性の根拠に関する情報**などが**消費者庁長官へ届け出**られたものである。

問107　正解 2

保健機能成分の表示内容は、全国的に出題頻度が低いため、得点に結びつけるのが難しい内容である。「特定保健用食品の表示内容と保健機能成分」の表を確認しておくこと。

1、3～5　正

2　誤　「コレステロールが高めの方に適する」に該当する成分は、キトサンや大豆たんぱく質、低分子化アルギン酸ナトリウムである。なお、中性脂肪酸は、「食後の血中中性脂肪が上昇しにくい又は身体に脂肪がつきにくい等の中性脂肪関係」が表示内容となる。

問108　正解 1

1　正　葉酸は、**赤血球の形成**を助け、**胎児の正常な発育**に寄与する栄養素である。

2　誤　カルシウムは、**骨や歯の形成**に必要な栄養素である。

3　誤　ビタミンAは、**夜間の視力**の維持を助け、**皮膚や粘膜**の健康維持を助ける栄養素である。

4　誤　マグネシウムは、骨の形成や歯の形成や多くの体内**酵素の正常な働き**と**エネルギー産生**を助けるとともに、**血液循環**を正常に保つのに必要な栄養素である。

特定保健用食品の表示内容と保健機能成分

表示内容	保健機能成分
おなかの調子を整える等	各種オリゴ糖、ラクチュロース、ビフィズス菌、各種乳酸菌、食物繊維（難消化性デキストリン、ポリデキストロース、グアーガム分解物、サイリウム種皮等）
血糖値が気になる方に適する、食後の血糖値の上昇を緩やかにする等の血糖値関係	難消化性デキストリン、小麦アルブミン、グアバ葉ポリフェノール、L-アラビノース等
血圧が高めの方に適する等の血圧関係	ラクトトリペプチド、カゼインドデカペプチド、杜仲葉配糖体（ベニポシド酸）、サーデンペプチド等
コレステロールが高めの方に適する等のコレステロール関係	キトサン、大豆たんぱく質、低分子化アルギン酸ナトリウム
歯の健康維持に役立つ等の歯関係	パラチノース、マルチトール、エリスリトール等
コレステロール＋おなかの調子、中性脂肪＋コレステロール 等	低分子化アルギン酸ナトリウム、サイリウム種皮等
骨の健康維持に役立つ等の骨関係	大豆イソフラボン、MBP（乳塩基性タンパク質）等
カルシウム等の吸収を高める等のミネラルの吸収関係	クエン酸リンゴ酸カルシウム、カゼインホスホペプチド、ヘム鉄、フラクトオリゴ糖等
食後の血中中性脂肪が上昇しにくい又は身体に脂肪がつきにくい等の中性脂肪関係	中性脂肪酸等

5　誤　亜鉛は、**味覚**を正常に保ち、**皮膚や粘膜**の健康維持を助け、**たんぱく質・核酸**の代謝に関与して健康の維持に役立つ栄養素である。

問109　正解 2

ア　正

イ　誤　一般の生活者に対して、医薬品を販売することはできない。

ウ　正　**薬局**も**6年ごと**の更新が必要である。

エ　誤　薬局は、**店舗**による販売又は授与の方法でしか医薬品を販売することができない。

問110　正解 5

ア　誤　登録販売者は、薬機法において「法第36条の8第2項の登録（これは販売従事登録のこと）を受けた者をいう」と規定されている。

イ　誤　「**連続**」ではなく「**通算**」して2年以上となる。

ウ　誤　通常、店舗管理者は、その店舗以外の場所で業として店舗の管理その他薬事に関する実務に従事することはできない。ただし、**都道府県知事の許可**を受ければ特別に可能となる。

エ　正

問111　正解 4

1〜3、5　正

4　誤　「購入者の氏名」ではなく「販売や情報提供を行った**薬剤師の氏名**」が必要である。

なお、第二類医薬品や第三類医薬品について、書面への記録は努力義務となります。

問112　正解 2　重要

濫用等のおそれのある医薬品は出題頻度が高いため、次の6つの成分を覚えておくこと。
①エフェドリン、②コデイン（鎮咳去痰薬に限る）、③ジヒドロコデイン（鎮咳去痰薬に限る）、④ブロモバレリル尿素、⑤プソイドエフェドリン、⑥メチルエフェドリン（鎮咳去痰薬のうち、内用液剤に限る）

ア　正　エフェドリンは、アドレナリン作動成分である。

イ　誤　ジフェンヒドラミンは、抗ヒスタミン成分である。

ウ　正　プソイドエフェドリンは、アドレナリン作動成分である。

エ　誤　イブプロフェンは、解熱鎮痛成分である。

問113　正解 1

ア、ウ　正

イ　正　薬局又は店舗**以外**の場所に貯蔵又は陳列している一般用医薬品又は薬局製造販売医薬品は販売できないため、注意が必要である。

エ　正　「薬局又は店舗の**主要な外観**」「薬局製造販売医薬品又は一般用医薬品の**陳列の状況**」については、写真が必要である。

問114　正解 4

1　誤　漢方処方製剤の効能効果は、配合されている個々の生薬成分が**相互に**作用しているため、それらの構成生薬の作用を個別に挙げて説明することは**不適当**である。

2　誤　そのまま標榜することは、承認されている内容を正確に反映した広告といえない。

3　誤　医師が推薦している旨の広告は、事実に基づくものであっても認められていない。

4　正　課徴金制度は、令和4年3月の手引き改訂により追加された内容である。本制度は、違反を行っていた期間中における対象商品の売上額×**4.5%**の課徴金を納付させるものである。

問115　正解 4

1〜3、5　正

4　誤　薬剤師又は登録販売者の解雇命令は、処分として存在しない。

行政庁による処分は大きく分けて「改善命令」「業務停止命令」「廃棄・回収命令」があります。そのうち「管理者の変更命令」など、それぞれの命令について様々な処分があるため、これらの内容を確認しておきましょう。

問116 正解 2

店舗販売業者が劇薬を一般の生活者に対して販売する際に、譲り受ける者から交付を受ける文書に必要な記載は次の通りである。

・品名
・数量
・使用目的
・譲渡年月日
・譲受人の氏名、住所及び職業

ア、ウ 正

イ 誤 譲受人の生年月日は記載不要である。

エ 誤 「譲渡人」ではなく「**譲受人**」の氏名である。

問117 正解 2

ア、イ、エ 正

ウ 誤 医療機器は、生物由来製品の指定対象である。

問118 正解 2

ア、ウ 正

イ 誤 製造販売業者だけでなく、薬局開設者及び医薬品販売業者においても適用される。

エ 誤 有効成分の名称及び分量を**表示する必要がある**。

問119 正解 3

ア 正

イ 誤 配置販売業では、医薬品を開封して分割**販売することはできない**。

ウ 誤 別途、薬局の開設又は店舗販売業の**許可を受ける必要がある**。

エ 誤 薬剤師が従事していても、医療用医薬品を**取り扱うことはできない**。

問120 正解 3

1、2、4、5 正

3 誤 取り扱う薬局製造販売医薬品又は一般用医薬品の使用期限は、**特定販売**において表示する必要のある事項である。

登録販売者試験 マークシート

問題番号	解答欄
1	① ② ③ ④ ⑤
2	① ② ③ ④ ⑤
3	① ② ③ ④ ⑤
4	① ② ③ ④ ⑤
5	① ② ③ ④ ⑤
6	① ② ③ ④ ⑤
7	① ② ③ ④ ⑤
8	① ② ③ ④ ⑤
9	① ② ③ ④ ⑤
10	① ② ③ ④ ⑤
11	① ② ③ ④ ⑤
12	① ② ③ ④ ⑤
13	① ② ③ ④ ⑤
14	① ② ③ ④ ⑤
15	① ② ③ ④ ⑤
16	① ② ③ ④ ⑤
17	① ② ③ ④ ⑤
18	① ② ③ ④ ⑤
19	① ② ③ ④ ⑤
20	① ② ③ ④ ⑤
21	① ② ③ ④ ⑤
22	① ② ③ ④ ⑤
23	① ② ③ ④ ⑤
24	① ② ③ ④ ⑤
25	① ② ③ ④ ⑤
26	① ② ③ ④ ⑤
27	① ② ③ ④ ⑤
28	① ② ③ ④ ⑤
29	① ② ③ ④ ⑤
30	① ② ③ ④ ⑤
31	① ② ③ ④ ⑤
32	① ② ③ ④ ⑤
33	① ② ③ ④ ⑤
34	① ② ③ ④ ⑤
35	① ② ③ ④ ⑤
36	① ② ③ ④ ⑤
37	① ② ③ ④ ⑤
38	① ② ③ ④ ⑤
39	① ② ③ ④ ⑤
40	① ② ③ ④ ⑤

問題番号	解答欄
41	① ② ③ ④ ⑤
42	① ② ③ ④ ⑤
43	① ② ③ ④ ⑤
44	① ② ③ ④ ⑤
45	① ② ③ ④ ⑤
46	① ② ③ ④ ⑤
47	① ② ③ ④ ⑤
48	① ② ③ ④ ⑤
49	① ② ③ ④ ⑤
50	① ② ③ ④ ⑤
51	① ② ③ ④ ⑤
52	① ② ③ ④ ⑤
53	① ② ③ ④ ⑤
54	① ② ③ ④ ⑤
55	① ② ③ ④ ⑤
56	① ② ③ ④ ⑤
57	① ② ③ ④ ⑤
58	① ② ③ ④ ⑤
59	① ② ③ ④ ⑤
60	① ② ③ ④ ⑤
61	① ② ③ ④ ⑤
62	① ② ③ ④ ⑤
63	① ② ③ ④ ⑤
64	① ② ③ ④ ⑤
65	① ② ③ ④ ⑤
66	① ② ③ ④ ⑤
67	① ② ③ ④ ⑤
68	① ② ③ ④ ⑤
69	① ② ③ ④ ⑤
70	① ② ③ ④ ⑤
71	① ② ③ ④ ⑤
72	① ② ③ ④ ⑤
73	① ② ③ ④ ⑤
74	① ② ③ ④ ⑤
75	① ② ③ ④ ⑤
76	① ② ③ ④ ⑤
77	① ② ③ ④ ⑤
78	① ② ③ ④ ⑤
79	① ② ③ ④ ⑤
80	① ② ③ ④ ⑤

問題番号	解答欄
81	① ② ③ ④ ⑤
82	① ② ③ ④ ⑤
83	① ② ③ ④ ⑤
84	① ② ③ ④ ⑤
85	① ② ③ ④ ⑤
86	① ② ③ ④ ⑤
87	① ② ③ ④ ⑤
88	① ② ③ ④ ⑤
89	① ② ③ ④ ⑤
90	① ② ③ ④ ⑤
91	① ② ③ ④ ⑤
92	① ② ③ ④ ⑤
93	① ② ③ ④ ⑤
94	① ② ③ ④ ⑤
95	① ② ③ ④ ⑤
96	① ② ③ ④ ⑤
97	① ② ③ ④ ⑤
98	① ② ③ ④ ⑤
99	① ② ③ ④ ⑤
100	① ② ③ ④ ⑤
101	① ② ③ ④ ⑤
102	① ② ③ ④ ⑤
103	① ② ③ ④ ⑤
104	① ② ③ ④ ⑤
105	① ② ③ ④ ⑤
106	① ② ③ ④ ⑤
107	① ② ③ ④ ⑤
108	① ② ③ ④ ⑤
109	① ② ③ ④ ⑤
110	① ② ③ ④ ⑤
111	① ② ③ ④ ⑤
112	① ② ③ ④ ⑤
113	① ② ③ ④ ⑤
114	① ② ③ ④ ⑤
115	① ② ③ ④ ⑤
116	① ② ③ ④ ⑤
117	① ② ③ ④ ⑤
118	① ② ③ ④ ⑤
119	① ② ③ ④ ⑤
120	① ② ③ ④ ⑤

登録販売者試験 マークシート

問題番号	解答欄
1	① ② ③ ④ ⑤
2	① ② ③ ④ ⑤
3	① ② ③ ④ ⑤
4	① ② ③ ④ ⑤
5	① ② ③ ④ ⑤
6	① ② ③ ④ ⑤
7	① ② ③ ④ ⑤
8	① ② ③ ④ ⑤
9	① ② ③ ④ ⑤
10	① ② ③ ④ ⑤
11	① ② ③ ④ ⑤
12	① ② ③ ④ ⑤
13	① ② ③ ④ ⑤
14	① ② ③ ④ ⑤
15	① ② ③ ④ ⑤
16	① ② ③ ④ ⑤
17	① ② ③ ④ ⑤
18	① ② ③ ④ ⑤
19	① ② ③ ④ ⑤
20	① ② ③ ④ ⑤
21	① ② ③ ④ ⑤
22	① ② ③ ④ ⑤
23	① ② ③ ④ ⑤
24	① ② ③ ④ ⑤
25	① ② ③ ④ ⑤
26	① ② ③ ④ ⑤
27	① ② ③ ④ ⑤
28	① ② ③ ④ ⑤
29	① ② ③ ④ ⑤
30	① ② ③ ④ ⑤
31	① ② ③ ④ ⑤
32	① ② ③ ④ ⑤
33	① ② ③ ④ ⑤
34	① ② ③ ④ ⑤
35	① ② ③ ④ ⑤
36	① ② ③ ④ ⑤
37	① ② ③ ④ ⑤
38	① ② ③ ④ ⑤
39	① ② ③ ④ ⑤
40	① ② ③ ④ ⑤

問題番号	解答欄
41	① ② ③ ④ ⑤
42	① ② ③ ④ ⑤
43	① ② ③ ④ ⑤
44	① ② ③ ④ ⑤
45	① ② ③ ④ ⑤
46	① ② ③ ④ ⑤
47	① ② ③ ④ ⑤
48	① ② ③ ④ ⑤
49	① ② ③ ④ ⑤
50	① ② ③ ④ ⑤
51	① ② ③ ④ ⑤
52	① ② ③ ④ ⑤
53	① ② ③ ④ ⑤
54	① ② ③ ④ ⑤
55	① ② ③ ④ ⑤
56	① ② ③ ④ ⑤
57	① ② ③ ④ ⑤
58	① ② ③ ④ ⑤
59	① ② ③ ④ ⑤
60	① ② ③ ④ ⑤
61	① ② ③ ④ ⑤
62	① ② ③ ④ ⑤
63	① ② ③ ④ ⑤
64	① ② ③ ④ ⑤
65	① ② ③ ④ ⑤
66	① ② ③ ④ ⑤
67	① ② ③ ④ ⑤
68	① ② ③ ④ ⑤
69	① ② ③ ④ ⑤
70	① ② ③ ④ ⑤
71	① ② ③ ④ ⑤
72	① ② ③ ④ ⑤
73	① ② ③ ④ ⑤
74	① ② ③ ④ ⑤
75	① ② ③ ④ ⑤
76	① ② ③ ④ ⑤
77	① ② ③ ④ ⑤
78	① ② ③ ④ ⑤
79	① ② ③ ④ ⑤
80	① ② ③ ④ ⑤

問題番号	解答欄
81	① ② ③ ④ ⑤
82	① ② ③ ④ ⑤
83	① ② ③ ④ ⑤
84	① ② ③ ④ ⑤
85	① ② ③ ④ ⑤
86	① ② ③ ④ ⑤
87	① ② ③ ④ ⑤
88	① ② ③ ④ ⑤
89	① ② ③ ④ ⑤
90	① ② ③ ④ ⑤
91	① ② ③ ④ ⑤
92	① ② ③ ④ ⑤
93	① ② ③ ④ ⑤
94	① ② ③ ④ ⑤
95	① ② ③ ④ ⑤
96	① ② ③ ④ ⑤
97	① ② ③ ④ ⑤
98	① ② ③ ④ ⑤
99	① ② ③ ④ ⑤
100	① ② ③ ④ ⑤
101	① ② ③ ④ ⑤
102	① ② ③ ④ ⑤
103	① ② ③ ④ ⑤
104	① ② ③ ④ ⑤
105	① ② ③ ④ ⑤
106	① ② ③ ④ ⑤
107	① ② ③ ④ ⑤
108	① ② ③ ④ ⑤
109	① ② ③ ④ ⑤
110	① ② ③ ④ ⑤
111	① ② ③ ④ ⑤
112	① ② ③ ④ ⑤
113	① ② ③ ④ ⑤
114	① ② ③ ④ ⑤
115	① ② ③ ④ ⑤
116	① ② ③ ④ ⑤
117	① ② ③ ④ ⑤
118	① ② ③ ④ ⑤
119	① ② ③ ④ ⑤
120	① ② ③ ④ ⑤

登録販売者試験 マークシート

問題番号	解答欄
1	① ② ③ ④ ⑤
2	① ② ③ ④ ⑤
3	① ② ③ ④ ⑤
4	① ② ③ ④ ⑤
5	① ② ③ ④ ⑤
6	① ② ③ ④ ⑤
7	① ② ③ ④ ⑤
8	① ② ③ ④ ⑤
9	① ② ③ ④ ⑤
10	① ② ③ ④ ⑤
11	① ② ③ ④ ⑤
12	① ② ③ ④ ⑤
13	① ② ③ ④ ⑤
14	① ② ③ ④ ⑤
15	① ② ③ ④ ⑤
16	① ② ③ ④ ⑤
17	① ② ③ ④ ⑤
18	① ② ③ ④ ⑤
19	① ② ③ ④ ⑤
20	① ② ③ ④ ⑤
21	① ② ③ ④ ⑤
22	① ② ③ ④ ⑤
23	① ② ③ ④ ⑤
24	① ② ③ ④ ⑤
25	① ② ③ ④ ⑤
26	① ② ③ ④ ⑤
27	① ② ③ ④ ⑤
28	① ② ③ ④ ⑤
29	① ② ③ ④ ⑤
30	① ② ③ ④ ⑤
31	① ② ③ ④ ⑤
32	① ② ③ ④ ⑤
33	① ② ③ ④ ⑤
34	① ② ③ ④ ⑤
35	① ② ③ ④ ⑤
36	① ② ③ ④ ⑤
37	① ② ③ ④ ⑤
38	① ② ③ ④ ⑤
39	① ② ③ ④ ⑤
40	① ② ③ ④ ⑤

問題番号	解答欄
41	① ② ③ ④ ⑤
42	① ② ③ ④ ⑤
43	① ② ③ ④ ⑤
44	① ② ③ ④ ⑤
45	① ② ③ ④ ⑤
46	① ② ③ ④ ⑤
47	① ② ③ ④ ⑤
48	① ② ③ ④ ⑤
49	① ② ③ ④ ⑤
50	① ② ③ ④ ⑤
51	① ② ③ ④ ⑤
52	① ② ③ ④ ⑤
53	① ② ③ ④ ⑤
54	① ② ③ ④ ⑤
55	① ② ③ ④ ⑤
56	① ② ③ ④ ⑤
57	① ② ③ ④ ⑤
58	① ② ③ ④ ⑤
59	① ② ③ ④ ⑤
60	① ② ③ ④ ⑤
61	① ② ③ ④ ⑤
62	① ② ③ ④ ⑤
63	① ② ③ ④ ⑤
64	① ② ③ ④ ⑤
65	① ② ③ ④ ⑤
66	① ② ③ ④ ⑤
67	① ② ③ ④ ⑤
68	① ② ③ ④ ⑤
69	① ② ③ ④ ⑤
70	① ② ③ ④ ⑤
71	① ② ③ ④ ⑤
72	① ② ③ ④ ⑤
73	① ② ③ ④ ⑤
74	① ② ③ ④ ⑤
75	① ② ③ ④ ⑤
76	① ② ③ ④ ⑤
77	① ② ③ ④ ⑤
78	① ② ③ ④ ⑤
79	① ② ③ ④ ⑤
80	① ② ③ ④ ⑤

問題番号	解答欄
81	① ② ③ ④ ⑤
82	① ② ③ ④ ⑤
83	① ② ③ ④ ⑤
84	① ② ③ ④ ⑤
85	① ② ③ ④ ⑤
86	① ② ③ ④ ⑤
87	① ② ③ ④ ⑤
88	① ② ③ ④ ⑤
89	① ② ③ ④ ⑤
90	① ② ③ ④ ⑤
91	① ② ③ ④ ⑤
92	① ② ③ ④ ⑤
93	① ② ③ ④ ⑤
94	① ② ③ ④ ⑤
95	① ② ③ ④ ⑤
96	① ② ③ ④ ⑤
97	① ② ③ ④ ⑤
98	① ② ③ ④ ⑤
99	① ② ③ ④ ⑤
100	① ② ③ ④ ⑤
101	① ② ③ ④ ⑤
102	① ② ③ ④ ⑤
103	① ② ③ ④ ⑤
104	① ② ③ ④ ⑤
105	① ② ③ ④ ⑤
106	① ② ③ ④ ⑤
107	① ② ③ ④ ⑤
108	① ② ③ ④ ⑤
109	① ② ③ ④ ⑤
110	① ② ③ ④ ⑤
111	① ② ③ ④ ⑤
112	① ② ③ ④ ⑤
113	① ② ③ ④ ⑤
114	① ② ③ ④ ⑤
115	① ② ③ ④ ⑤
116	① ② ③ ④ ⑤
117	① ② ③ ④ ⑤
118	① ② ③ ④ ⑤
119	① ② ③ ④ ⑤
120	① ② ③ ④ ⑤

登録販売者試験 マークシート

問題番号	解答欄
1	① ② ③ ④ ⑤
2	① ② ③ ④ ⑤
3	① ② ③ ④ ⑤
4	① ② ③ ④ ⑤
5	① ② ③ ④ ⑤
6	① ② ③ ④ ⑤
7	① ② ③ ④ ⑤
8	① ② ③ ④ ⑤
9	① ② ③ ④ ⑤
10	① ② ③ ④ ⑤
11	① ② ③ ④ ⑤
12	① ② ③ ④ ⑤
13	① ② ③ ④ ⑤
14	① ② ③ ④ ⑤
15	① ② ③ ④ ⑤
16	① ② ③ ④ ⑤
17	① ② ③ ④ ⑤
18	① ② ③ ④ ⑤
19	① ② ③ ④ ⑤
20	① ② ③ ④ ⑤
21	① ② ③ ④ ⑤
22	① ② ③ ④ ⑤
23	① ② ③ ④ ⑤
24	① ② ③ ④ ⑤
25	① ② ③ ④ ⑤
26	① ② ③ ④ ⑤
27	① ② ③ ④ ⑤
28	① ② ③ ④ ⑤
29	① ② ③ ④ ⑤
30	① ② ③ ④ ⑤
31	① ② ③ ④ ⑤
32	① ② ③ ④ ⑤
33	① ② ③ ④ ⑤
34	① ② ③ ④ ⑤
35	① ② ③ ④ ⑤
36	① ② ③ ④ ⑤
37	① ② ③ ④ ⑤
38	① ② ③ ④ ⑤
39	① ② ③ ④ ⑤
40	① ② ③ ④ ⑤

問題番号	解答欄
41	① ② ③ ④ ⑤
42	① ② ③ ④ ⑤
43	① ② ③ ④ ⑤
44	① ② ③ ④ ⑤
45	① ② ③ ④ ⑤
46	① ② ③ ④ ⑤
47	① ② ③ ④ ⑤
48	① ② ③ ④ ⑤
49	① ② ③ ④ ⑤
50	① ② ③ ④ ⑤
51	① ② ③ ④ ⑤
52	① ② ③ ④ ⑤
53	① ② ③ ④ ⑤
54	① ② ③ ④ ⑤
55	① ② ③ ④ ⑤
56	① ② ③ ④ ⑤
57	① ② ③ ④ ⑤
58	① ② ③ ④ ⑤
59	① ② ③ ④ ⑤
60	① ② ③ ④ ⑤
61	① ② ③ ④ ⑤
62	① ② ③ ④ ⑤
63	① ② ③ ④ ⑤
64	① ② ③ ④ ⑤
65	① ② ③ ④ ⑤
66	① ② ③ ④ ⑤
67	① ② ③ ④ ⑤
68	① ② ③ ④ ⑤
69	① ② ③ ④ ⑤
70	① ② ③ ④ ⑤
71	① ② ③ ④ ⑤
72	① ② ③ ④ ⑤
73	① ② ③ ④ ⑤
74	① ② ③ ④ ⑤
75	① ② ③ ④ ⑤
76	① ② ③ ④ ⑤
77	① ② ③ ④ ⑤
78	① ② ③ ④ ⑤
79	① ② ③ ④ ⑤
80	① ② ③ ④ ⑤

問題番号	解答欄
81	① ② ③ ④ ⑤
82	① ② ③ ④ ⑤
83	① ② ③ ④ ⑤
84	① ② ③ ④ ⑤
85	① ② ③ ④ ⑤
86	① ② ③ ④ ⑤
87	① ② ③ ④ ⑤
88	① ② ③ ④ ⑤
89	① ② ③ ④ ⑤
90	① ② ③ ④ ⑤
91	① ② ③ ④ ⑤
92	① ② ③ ④ ⑤
93	① ② ③ ④ ⑤
94	① ② ③ ④ ⑤
95	① ② ③ ④ ⑤
96	① ② ③ ④ ⑤
97	① ② ③ ④ ⑤
98	① ② ③ ④ ⑤
99	① ② ③ ④ ⑤
100	① ② ③ ④ ⑤
101	① ② ③ ④ ⑤
102	① ② ③ ④ ⑤
103	① ② ③ ④ ⑤
104	① ② ③ ④ ⑤
105	① ② ③ ④ ⑤
106	① ② ③ ④ ⑤
107	① ② ③ ④ ⑤
108	① ② ③ ④ ⑤
109	① ② ③ ④ ⑤
110	① ② ③ ④ ⑤
111	① ② ③ ④ ⑤
112	① ② ③ ④ ⑤
113	① ② ③ ④ ⑤
114	① ② ③ ④ ⑤
115	① ② ③ ④ ⑤
116	① ② ③ ④ ⑤
117	① ② ③ ④ ⑤
118	① ② ③ ④ ⑤
119	① ② ③ ④ ⑤
120	① ② ③ ④ ⑤

登録販売者試験 マークシート

問題番号	解答欄
1	① ② ③ ④ ⑤
2	① ② ③ ④ ⑤
3	① ② ③ ④ ⑤
4	① ② ③ ④ ⑤
5	① ② ③ ④ ⑤
6	① ② ③ ④ ⑤
7	① ② ③ ④ ⑤
8	① ② ③ ④ ⑤
9	① ② ③ ④ ⑤
10	① ② ③ ④ ⑤
11	① ② ③ ④ ⑤
12	① ② ③ ④ ⑤
13	① ② ③ ④ ⑤
14	① ② ③ ④ ⑤
15	① ② ③ ④ ⑤
16	① ② ③ ④ ⑤
17	① ② ③ ④ ⑤
18	① ② ③ ④ ⑤
19	① ② ③ ④ ⑤
20	① ② ③ ④ ⑤
21	① ② ③ ④ ⑤
22	① ② ③ ④ ⑤
23	① ② ③ ④ ⑤
24	① ② ③ ④ ⑤
25	① ② ③ ④ ⑤
26	① ② ③ ④ ⑤
27	① ② ③ ④ ⑤
28	① ② ③ ④ ⑤
29	① ② ③ ④ ⑤
30	① ② ③ ④ ⑤
31	① ② ③ ④ ⑤
32	① ② ③ ④ ⑤
33	① ② ③ ④ ⑤
34	① ② ③ ④ ⑤
35	① ② ③ ④ ⑤
36	① ② ③ ④ ⑤
37	① ② ③ ④ ⑤
38	① ② ③ ④ ⑤
39	① ② ③ ④ ⑤
40	① ② ③ ④ ⑤

問題番号	解答欄
41	① ② ③ ④ ⑤
42	① ② ③ ④ ⑤
43	① ② ③ ④ ⑤
44	① ② ③ ④ ⑤
45	① ② ③ ④ ⑤
46	① ② ③ ④ ⑤
47	① ② ③ ④ ⑤
48	① ② ③ ④ ⑤
49	① ② ③ ④ ⑤
50	① ② ③ ④ ⑤
51	① ② ③ ④ ⑤
52	① ② ③ ④ ⑤
53	① ② ③ ④ ⑤
54	① ② ③ ④ ⑤
55	① ② ③ ④ ⑤
56	① ② ③ ④ ⑤
57	① ② ③ ④ ⑤
58	① ② ③ ④ ⑤
59	① ② ③ ④ ⑤
60	① ② ③ ④ ⑤
61	① ② ③ ④ ⑤
62	① ② ③ ④ ⑤
63	① ② ③ ④ ⑤
64	① ② ③ ④ ⑤
65	① ② ③ ④ ⑤
66	① ② ③ ④ ⑤
67	① ② ③ ④ ⑤
68	① ② ③ ④ ⑤
69	① ② ③ ④ ⑤
70	① ② ③ ④ ⑤
71	① ② ③ ④ ⑤
72	① ② ③ ④ ⑤
73	① ② ③ ④ ⑤
74	① ② ③ ④ ⑤
75	① ② ③ ④ ⑤
76	① ② ③ ④ ⑤
77	① ② ③ ④ ⑤
78	① ② ③ ④ ⑤
79	① ② ③ ④ ⑤
80	① ② ③ ④ ⑤

問題番号	解答欄
81	① ② ③ ④ ⑤
82	① ② ③ ④ ⑤
83	① ② ③ ④ ⑤
84	① ② ③ ④ ⑤
85	① ② ③ ④ ⑤
86	① ② ③ ④ ⑤
87	① ② ③ ④ ⑤
88	① ② ③ ④ ⑤
89	① ② ③ ④ ⑤
90	① ② ③ ④ ⑤
91	① ② ③ ④ ⑤
92	① ② ③ ④ ⑤
93	① ② ③ ④ ⑤
94	① ② ③ ④ ⑤
95	① ② ③ ④ ⑤
96	① ② ③ ④ ⑤
97	① ② ③ ④ ⑤
98	① ② ③ ④ ⑤
99	① ② ③ ④ ⑤
100	① ② ③ ④ ⑤
101	① ② ③ ④ ⑤
102	① ② ③ ④ ⑤
103	① ② ③ ④ ⑤
104	① ② ③ ④ ⑤
105	① ② ③ ④ ⑤
106	① ② ③ ④ ⑤
107	① ② ③ ④ ⑤
108	① ② ③ ④ ⑤
109	① ② ③ ④ ⑤
110	① ② ③ ④ ⑤
111	① ② ③ ④ ⑤
112	① ② ③ ④ ⑤
113	① ② ③ ④ ⑤
114	① ② ③ ④ ⑤
115	① ② ③ ④ ⑤
116	① ② ③ ④ ⑤
117	① ② ③ ④ ⑤
118	① ② ③ ④ ⑤
119	① ② ③ ④ ⑤
120	① ② ③ ④ ⑤

登録販売者試験 マークシート

問題番号	解答欄
1	① ② ③ ④ ⑤
2	① ② ③ ④ ⑤
3	① ② ③ ④ ⑤
4	① ② ③ ④ ⑤
5	① ② ③ ④ ⑤
6	① ② ③ ④ ⑤
7	① ② ③ ④ ⑤
8	① ② ③ ④ ⑤
9	① ② ③ ④ ⑤
10	① ② ③ ④ ⑤
11	① ② ③ ④ ⑤
12	① ② ③ ④ ⑤
13	① ② ③ ④ ⑤
14	① ② ③ ④ ⑤
15	① ② ③ ④ ⑤
16	① ② ③ ④ ⑤
17	① ② ③ ④ ⑤
18	① ② ③ ④ ⑤
19	① ② ③ ④ ⑤
20	① ② ③ ④ ⑤
21	① ② ③ ④ ⑤
22	① ② ③ ④ ⑤
23	① ② ③ ④ ⑤
24	① ② ③ ④ ⑤
25	① ② ③ ④ ⑤
26	① ② ③ ④ ⑤
27	① ② ③ ④ ⑤
28	① ② ③ ④ ⑤
29	① ② ③ ④ ⑤
30	① ② ③ ④ ⑤
31	① ② ③ ④ ⑤
32	① ② ③ ④ ⑤
33	① ② ③ ④ ⑤
34	① ② ③ ④ ⑤
35	① ② ③ ④ ⑤
36	① ② ③ ④ ⑤
37	① ② ③ ④ ⑤
38	① ② ③ ④ ⑤
39	① ② ③ ④ ⑤
40	① ② ③ ④ ⑤

問題番号	解答欄
41	① ② ③ ④ ⑤
42	① ② ③ ④ ⑤
43	① ② ③ ④ ⑤
44	① ② ③ ④ ⑤
45	① ② ③ ④ ⑤
46	① ② ③ ④ ⑤
47	① ② ③ ④ ⑤
48	① ② ③ ④ ⑤
49	① ② ③ ④ ⑤
50	① ② ③ ④ ⑤
51	① ② ③ ④ ⑤
52	① ② ③ ④ ⑤
53	① ② ③ ④ ⑤
54	① ② ③ ④ ⑤
55	① ② ③ ④ ⑤
56	① ② ③ ④ ⑤
57	① ② ③ ④ ⑤
58	① ② ③ ④ ⑤
59	① ② ③ ④ ⑤
60	① ② ③ ④ ⑤
61	① ② ③ ④ ⑤
62	① ② ③ ④ ⑤
63	① ② ③ ④ ⑤
64	① ② ③ ④ ⑤
65	① ② ③ ④ ⑤
66	① ② ③ ④ ⑤
67	① ② ③ ④ ⑤
68	① ② ③ ④ ⑤
69	① ② ③ ④ ⑤
70	① ② ③ ④ ⑤
71	① ② ③ ④ ⑤
72	① ② ③ ④ ⑤
73	① ② ③ ④ ⑤
74	① ② ③ ④ ⑤
75	① ② ③ ④ ⑤
76	① ② ③ ④ ⑤
77	① ② ③ ④ ⑤
78	① ② ③ ④ ⑤
79	① ② ③ ④ ⑤
80	① ② ③ ④ ⑤

問題番号	解答欄
81	① ② ③ ④ ⑤
82	① ② ③ ④ ⑤
83	① ② ③ ④ ⑤
84	① ② ③ ④ ⑤
85	① ② ③ ④ ⑤
86	① ② ③ ④ ⑤
87	① ② ③ ④ ⑤
88	① ② ③ ④ ⑤
89	① ② ③ ④ ⑤
90	① ② ③ ④ ⑤
91	① ② ③ ④ ⑤
92	① ② ③ ④ ⑤
93	① ② ③ ④ ⑤
94	① ② ③ ④ ⑤
95	① ② ③ ④ ⑤
96	① ② ③ ④ ⑤
97	① ② ③ ④ ⑤
98	① ② ③ ④ ⑤
99	① ② ③ ④ ⑤
100	① ② ③ ④ ⑤
101	① ② ③ ④ ⑤
102	① ② ③ ④ ⑤
103	① ② ③ ④ ⑤
104	① ② ③ ④ ⑤
105	① ② ③ ④ ⑤
106	① ② ③ ④ ⑤
107	① ② ③ ④ ⑤
108	① ② ③ ④ ⑤
109	① ② ③ ④ ⑤
110	① ② ③ ④ ⑤
111	① ② ③ ④ ⑤
112	① ② ③ ④ ⑤
113	① ② ③ ④ ⑤
114	① ② ③ ④ ⑤
115	① ② ③ ④ ⑤
116	① ② ③ ④ ⑤
117	① ② ③ ④ ⑤
118	① ② ③ ④ ⑤
119	① ② ③ ④ ⑤
120	① ② ③ ④ ⑤

登録販売者試験 マークシート

問題番号	解答欄	問題番号	解答欄	問題番号	解答欄
1	① ② ③ ④ ⑤	41	① ② ③ ④ ⑤	81	① ② ③ ④ ⑤
2	① ② ③ ④ ⑤	42	① ② ③ ④ ⑤	82	① ② ③ ④ ⑤
3	① ② ③ ④ ⑤	43	① ② ③ ④ ⑤	83	① ② ③ ④ ⑤
4	① ② ③ ④ ⑤	44	① ② ③ ④ ⑤	84	① ② ③ ④ ⑤
5	① ② ③ ④ ⑤	45	① ② ③ ④ ⑤	85	① ② ③ ④ ⑤
6	① ② ③ ④ ⑤	46	① ② ③ ④ ⑤	86	① ② ③ ④ ⑤
7	① ② ③ ④ ⑤	47	① ② ③ ④ ⑤	87	① ② ③ ④ ⑤
8	① ② ③ ④ ⑤	48	① ② ③ ④ ⑤	88	① ② ③ ④ ⑤
9	① ② ③ ④ ⑤	49	① ② ③ ④ ⑤	89	① ② ③ ④ ⑤
10	① ② ③ ④ ⑤	50	① ② ③ ④ ⑤	90	① ② ③ ④ ⑤
11	① ② ③ ④ ⑤	51	① ② ③ ④ ⑤	91	① ② ③ ④ ⑤
12	① ② ③ ④ ⑤	52	① ② ③ ④ ⑤	92	① ② ③ ④ ⑤
13	① ② ③ ④ ⑤	53	① ② ③ ④ ⑤	93	① ② ③ ④ ⑤
14	① ② ③ ④ ⑤	54	① ② ③ ④ ⑤	94	① ② ③ ④ ⑤
15	① ② ③ ④ ⑤	55	① ② ③ ④ ⑤	95	① ② ③ ④ ⑤
16	① ② ③ ④ ⑤	56	① ② ③ ④ ⑤	96	① ② ③ ④ ⑤
17	① ② ③ ④ ⑤	57	① ② ③ ④ ⑤	97	① ② ③ ④ ⑤
18	① ② ③ ④ ⑤	58	① ② ③ ④ ⑤	98	① ② ③ ④ ⑤
19	① ② ③ ④ ⑤	59	① ② ③ ④ ⑤	99	① ② ③ ④ ⑤
20	① ② ③ ④ ⑤	60	① ② ③ ④ ⑤	100	① ② ③ ④ ⑤
21	① ② ③ ④ ⑤	61	① ② ③ ④ ⑤	101	① ② ③ ④ ⑤
22	① ② ③ ④ ⑤	62	① ② ③ ④ ⑤	102	① ② ③ ④ ⑤
23	① ② ③ ④ ⑤	63	① ② ③ ④ ⑤	103	① ② ③ ④ ⑤
24	① ② ③ ④ ⑤	64	① ② ③ ④ ⑤	104	① ② ③ ④ ⑤
25	① ② ③ ④ ⑤	65	① ② ③ ④ ⑤	105	① ② ③ ④ ⑤
26	① ② ③ ④ ⑤	66	① ② ③ ④ ⑤	106	① ② ③ ④ ⑤
27	① ② ③ ④ ⑤	67	① ② ③ ④ ⑤	107	① ② ③ ④ ⑤
28	① ② ③ ④ ⑤	68	① ② ③ ④ ⑤	108	① ② ③ ④ ⑤
29	① ② ③ ④ ⑤	69	① ② ③ ④ ⑤	109	① ② ③ ④ ⑤
30	① ② ③ ④ ⑤	70	① ② ③ ④ ⑤	110	① ② ③ ④ ⑤
31	① ② ③ ④ ⑤	71	① ② ③ ④ ⑤	111	① ② ③ ④ ⑤
32	① ② ③ ④ ⑤	72	① ② ③ ④ ⑤	112	① ② ③ ④ ⑤
33	① ② ③ ④ ⑤	73	① ② ③ ④ ⑤	113	① ② ③ ④ ⑤
34	① ② ③ ④ ⑤	74	① ② ③ ④ ⑤	114	① ② ③ ④ ⑤
35	① ② ③ ④ ⑤	75	① ② ③ ④ ⑤	115	① ② ③ ④ ⑤
36	① ② ③ ④ ⑤	76	① ② ③ ④ ⑤	116	① ② ③ ④ ⑤
37	① ② ③ ④ ⑤	77	① ② ③ ④ ⑤	117	① ② ③ ④ ⑤
38	① ② ③ ④ ⑤	78	① ② ③ ④ ⑤	118	① ② ③ ④ ⑤
39	① ② ③ ④ ⑤	79	① ② ③ ④ ⑤	119	① ② ③ ④ ⑤
40	① ② ③ ④ ⑤	80	① ② ③ ④ ⑤	120	① ② ③ ④ ⑤